M. Schwermann C. Möllmann M. Larkamp

Simulation in der Pflege

Kompetenzorientiertes Lehren und Lernen

Meike Schwermann Christina Möllmann Myrèse Larkamp

Simulation in der Pflege

Kompetenzorientiertes Lehren und Lernen

Mit Beiträgen von: Hannah Blumenröhr, Münster; Melanie Plath, Münster; Julia Pulickal, Münster; Annika Rott, Münster; Daniela Schlosser, Steinfurt; Lisa Striezel, Münster; Doreen Madeleine Strzys, Münster
Mit einem Geleitwort von: Carsten Drude, Münster

ELSEVIER

Elsevier GmbH, Bernhard-Wicki-Str. 5, 80636 München, Deutschland
Wir freuen uns über Ihr Feedback und Ihre Anregungen an kundendienst@elsevier.com

ISBN 978-3-437-25219-8
eISBN 978-3-437-06405-0

Aus Gründen der Barrierefreiheit sind die Bilder in elektronischen Ausgaben dieses Buches mit Alt-Text-Beschreibungen (Alternativ-Text) versehen, die von Elsevier bereitgestellt werden.
Mehr Informationen erhalten Sie unter https://www.elsevier.com/about/accessibility.

Elsevier nimmt eine neutrale Position in Bezug auf territoriale Meinungsverschiedenheiten oder Zuständigkeitsansprüche in seinen veröffentlichten Inhalten ein, einschließlich Landkarten und institutionellen Zugehörigkeiten.

1. Auflage 2026

Wichtiger Hinweis: Die medizinischen Wissenschaften unterliegen einem sehr schnellen Wissenszuwachs. Der stetige Wandel von Methoden, Wirkstoffen und Erkenntnissen ist allen an diesem Werk Beteiligten bewusst. Sowohl der Verlag als auch die Autorinnen und Autoren und alle, die an der Entstehung dieses Werkes beteiligt waren, haben große Sorgfalt darauf verwandt, dass die Angaben zu Methoden, Anweisungen, Produkten, Anwendungen oder Konzepten dem aktuellen Wissensstand zum Zeitpunkt der Fertigstellung des Werkes entsprechen.
Der Verlag kann jedoch keine Gewähr für Angaben zu Dosierung und Applikationsformen übernehmen. Es sollte stets eine unabhängige und sorgfältige Überprüfung von Diagnosen und Arzneimitteldosierungen sowie möglicher Kontraindikationen erfolgen. Jede Dosierung oder Applikation liegt in der Verantwortung der Anwenderin oder des Anwenders. Die Elsevier GmbH, die Autorinnen und Autoren und alle, die an der Entstehung des Werkes mitgewirkt haben, können keinerlei Haftung in Bezug auf jegliche Verletzung und/oder Schäden an Personen oder Eigentum, im Rahmen von Produkthaftung, Fahrlässigkeit oder anderweitig übernehmen.

Obwohl alle Werbemittel mit ethischen (medizinischen) Standards übereinstimmen, stellt die Erwähnung in dieser Publikation keine Garantie oder Anerkennung der Qualität oder des Wertes dieses Produkts oder der Aussagen der Herstellerfirmen dar.

Für die Vollständigkeit und Auswahl der aufgeführten Medikamente übernimmt der Verlag keine Gewähr.
Geschützte Warennamen (Warenzeichen) werden in der Regel besonders kenntlich gemacht (®). Aus dem Fehlen eines solchen Hinweises kann jedoch nicht automatisch geschlossen werden, dass es sich um einen freien Warennamen handelt.

Bibliografische Information der Deutschen Nationalbibliothek
Die Deutsche Nationalbibliothek verzeichnet diese Publikation in der Deutschen Nationalbibliografie; detaillierte bibliografische Daten sind im Internet über https://www.dnb.de abrufbar.

26 27 28 29 30 5 4 3 2 1

In ihren Veröffentlichungen verfolgt die Elsevier GmbH das Ziel, genderneutrale Formulierungen für Personengruppen zu verwenden. Um jedoch den Textfluss nicht zu stören sowie die gestalterische Freiheit nicht einzuschränken, wurden bisweilen Kompromisse eingegangen. Selbstverständlich sind **immer alle Geschlechter** gemeint.

Planung: Katharina Frank; Projektmanagement: Christine Kosel
Redaktion: Annette Gerstenkorn, Bochum; Bildrechteklärung: Lisa Neulinger
Herstellung: Dietmar Radünz, Leipzig; Satz: Thomson Digital, Noida/Indien;
Druck und Bindung: Drukarnia Dimograf Sp. z o. o., Bielsko-Biała/Polen
Umschlaggestaltung: SpieszDesign, Neu-Ulm
Titelfbild: © Colourbox.de

Aktuelle Informationen finden Sie im Internet unter **www.elsevier.de**

Geleitwort

Zur Fertigstellung der vorliegenden Neuerscheinung „Simulation in der Pflege – Kompetenzorientiertes Lehren und Lernen“ kann man den Herausgeberinnen und Autorinnen nur gratulieren. Damit ist in der deutschsprachigen Pflegepädagogik-Szene eine wichtige Lücke geschlossen worden, die sich in der Aus- und Weiterbildung sicherlich bald zum Standardwerk etablieren wird.

Dabei ist dieses Buch mehr als nur ein Leitfaden: Die Inhalte werden mit theoretischen bzw. wissenschaftstheoretischen Grundlagen gestützt, es wird auf die aktuelle Gesetzgebung Bezug genommen und abschließend finden sich zur Vertiefung reichlich aktuelle Literaturangaben.

Aber das Buch ist auch ein Leitfaden: Es kann dabei helfen, simulationsbasiertes Lehren und Lernen in das schuleigene Curriculum oder in die pflegerischen Weiterbildungen zu integrieren. Wenngleich es sich nicht um eine „Bauanleitung“ zur Einrichtung eines Simulationszentrums handelt, werden doch alle Aspekte umfassend berücksichtigt, die bei der Planung eines solchen erforderlich sind.

Die historische Entwicklung aus pflegepädagogischer Perspektive wird gleich zu Beginn aufgegriffen – dabei sind Skills-Labs oder auch Simulationslabore leider immer noch nicht der Standard an allen Pflegeschulen.

Besonders positiv ist hervorzuheben, dass die einzelnen Kapitel/Inhalte stets einen sehr hohen Konkretisierungsgrad aufweisen, sodass sie direkt für die Lehr-Lernsituationen nutzbar sind. Das liegt unter anderem daran, dass konsequent mit Beispielen aus der pflegerischen Aus- und Weiterbildung gearbeitet wird. Hilfreich ist dabei auch, dass auf die relevanten gesetzlichen Vorgaben – Pflegeberufegesetz (PflBG), Ausbildungs- und Prüfungsverordnung, Rahmenlehrpläne – Bezug genommen wird. Das sollte die Legitimation von Änderungen am eigenen Lehrplan sowohl für die schulinternen Abläufe als auch gegenüber Behörden erleichtern bzw. ermöglichen.

Simulationsbasiertes Lehren und Lernen eignet sich aber nicht nur als Lehr-Lernmethode – insbesondere bei Prüfungen bieten sich hier vielfältige Möglichkeiten. Am Beispiel der Gestaltung einer Zwischenprüfung gemäß PflBG wird dies im Buch besonders deutlich und konkret beschrieben. Auch die Methode des OSCE-Verfahrens wird aufgegriffen und umfassend erläutert. Während der Pandemiezeit Anfang der 2020er-Jahre wurden derartige Methoden in der Pflegeausbildung als Prüfungsmethode auch zur Abschlussprüfung von den Behörden zugelassen. Trotz zahlreicher positiver Rückmeldungen wurde der praktische Teil der Prüfung aber wieder verpflichtend in die Einrichtungen zurückverlegt. Vielleicht trägt dieses Buch zum besseren Verständnis von standardisierten Prüfungsformaten bei.

Ich wünsche den Leserinnen und Lesern viel Freude und anregende Gedanken bei der Lektüre dieses Buches. Den in Aus- oder Weiterbildung befindlichen Personen wünsche ich, dass ihre Teams der Lehrenden diese Methoden aufgreifen und damit spannende Szenarien entwickeln. Den Autorinnen und Herausgeberinnen wünsche ich viel Erfolg und viele hilfreiche Rückmeldungen zu diesem Buch.

Carsten Drude
Vorsitzender Bundesverband Lehrende Gesundheits- und Sozialberufe (BLGS) e.V.
Geschäftsführer Alexianer Bildungszentrum Gesundheit & Soziales Münster

Benutzerhinweise

Zu den Kapiteln 7.1.4 und 7.2.1 stehen ergänzende Videos zur Verfügung, die online abgerufen werden können. Die Videos zeigen exemplarisch das Briefing, die Umsetzung der Simulation und das Debriefing. Am Anfang der beiden Kapitel finden Sie jeweils einen Hinweis auf die Videos.

So finden Sie die Videos

Sie haben ein **gedrucktes Buch:**
- Rubbeln Sie den Code auf der Innenseite des Buchumschlags frei.
- Gehen Sie auf https://ebooks.health.elsevier.com/
- Registrieren Sie sich mit dem freigerubbelten PIN-Code (detaillierte Anweisungen auf der Umschlaginnenseite).

Sie haben ein **eBook:**
Wenden Sie sich bitte ebenfalls an: **elsevier.support/de-de/elsevierebooksplus**

Ihre Anfrage wird durch unseren Kundendienst werktags binnen 24 Std. geprüft. Sie werden per E-Mail über die Freischaltung benachrichtigt.

Imagefilm

Mithilfe dieses QR-Codes können Sie einen kurzen Imagefilm des Skills Lab am Zentrum für praktisches Lehren und Lernen des Fachbereichs Gesundheit der FH Münster ansehen.

Hinweis zu den Patientenfällen

Die Namen der Patientinnen und Patienten, die Beschreibungen ihrer Erkrankungen, die Orte und Situationen sind alle realitätsnah, aber frei erfunden. Jegliche Ähnlichkeiten mit echten Personen und Geschehnissen sowie Orten und Institutionen sind daher rein zufällig und nicht beabsichtigt.

Adressen

Herausgeberinnen

Meike Schwermann
FH Münster / FB Gesundheit
Zentrum für praktisches Lehren und Lernen (ZpLL)
Münster

Christina Möllmann
Hochschule Osnabrück
Fakultät Wirtschaft- und Sozialwissenschaften
Osnabrück

Myrèse Larkamp
Franziskus-Campus für Gesundheitsberufe
Ahlen

Autorinnen

Hannah Blumenröhr
Franziskus Gesundheitsakademie Münster der
St. Franziskus-Hospital GmbH
Münster

Melanie Plath
FH Münster / FB Gesundheit
Zentrum für praktisches Lehren und Lernen (ZpLL)
Münster

Julia Pulickal
St. Franziskus-Hospital GmbH
Münster

Annika Rott
Franziskus Gesundheitsakademie Münster der
St. Franziskus-Hospital GmbH
Münster

Prof. Dr. Daniela Schlosser
Hochschule Bochum
Fachbereich Pflege-, Hebammen- und Therapie-
wissenschaften
Bochum

Lisa Striezel
FH Münster / FB Gesundheit
Zentrum für praktisches Lehren und Lernen (ZpLL)
Münster

Doreen Madeleine Strzys
Alexianer Bildungszentrum
Gesundheit und Soziales
Münster

Abkürzungen

AWMF	Arbeitsgemeinschaft der Wissenschaftlichen Medizinischen Fachgesellschaften
B.A. BIG	Bachelor of Arts – Berufspädagogik im Gesundheitswesen
BESD	Beurteilung von Schmerzen bei Demenz
BGA	Blutgasanalyse
BIBB	Bundesinstitut für Berufsbildung
BISAD	Beobachtungsinstrument für das Schmerzassessment bei alten Menschen mit Demenz
BMFSFJ	Bundesministerium für Familie, Senioren, Frauen und Jugend
B. Sc.	Bachelor of Science
CE	Curriculare Einheit
DGP	Deutsche Gesellschaft für Palliativmedizin
DNQP	Deutsches Netzwerk für Qualitätsentwicklung in der Pflege
DQR	Deutscher Qualifikationsrahmen
EAPC	European Association of Palliative Care
ECVET	European Credit System for Vocational Education and Training
EQR	Europäischer Qualifikationsrahmen
FVNF	Freiwilliger Verzicht auf Nahrung und Flüssigkeit
GCS	Glasgow Coma Scale
GMA	Gesellschaft für Medizinische Ausbildung
HF	Herzfrequenz
IASP	International Association for the Study of Pain
INACSL	International Nursing Association for Clinical Simulation and Learning
KG	Kleingruppen
KoMPaC	Kompetenzbasierte berufsgruppenunabhängige Matrix zur Erstellung von Curricula, die Weiterbildung curricularer Bildungsinhalte in Palliative Care/ Palliativmedizin
KMK	Kultusministerkonferenz
LENA	LEbendiges und NAchhaltiges Modell
MNA-LF	Mini Nutritional Assessment – Long Form
NLN	National League for Nursing
NOC	Nursing Outcomes Classification
NRS	Numerische Rating-Skala
OP	Operation
OSCE	Objective Structured Clinical Examination
PAIC	Pain Assessment in Impaired Cognition
PflAPrV	Pflegeberufe-Ausbildungs- und Prüfungsverordnung
PflBG	Pflegeberufegesetz
RR	Riva Rocci
SBE	Simulationsbasierte Erfahrung
SBL	Simulationsbasiertes Lehren und Lehren
SESAM	Society in Europe for Simulation applied to medicine
SimNAT Gesundheitsfachberufe e.V.	Simulations-Netzwerk Ausbildung und Training in den Gesundheitsfachberufen e.V.
SP	Simulationsperson(en)
SSH	Society of Simulation in Healthcare
TIntG NRW	Teilhabe und Integrationsgesetz Nordrhein-Westfalen
VIFSG	Integration und Förderung des Skills-Lab-Konzeptes in den Gesundheitsfachberufen
WBVO	Weiterbildungsverordnung
WHO	Weltgesundheitsorganisation
WIFI	Wirtschaftsförderungsinstitut Österreich
ZpLL	Zentrum für praktisches Lehren und Lernen

Abbildungsnachweis

Der Verweis auf die jeweilige Abbildungsquelle befindet sich bei allen Abbildungen im Werk am Ende des Legendentextes in eckigen Klammern.

G1488 Kotler, P., Berger, R., Bickhoff, N. (2016). Strategic Frames of Reference: The Key Tools of Strategy Determination, Their Principles, and How They Interact. In: The Quintessence of Strategic Management. Quintessence Series. Springer, Berlin, Heidelberg. https://doi.org/10.1007/978-3-662-48490-6_3

G1489 John Erpenbeck, Lutz von Rosenstiel, Sven Grote, Werner Sauter (Hrsg.): Handbuch Kompetenzmessung 3. überarbeitete und erweiterte Auflage 2017, S. XVII. 2017 Schäffer-Poeschel Verlag für Wirtschaft·Steuern·Recht GmbH in Stuttgart

G1490 Schlegel, C., Sroka, C. (2023). Objective Structured Clinical Examination (OSCE). In: Schlegel, C. (eds) OSCE – Kompetenzorientiert Prüfen in der Pflegeausbildung. Springer, Berlin, Heidelberg. https://doi.org/10.1007/978-3-662-67060-6_1

G1491 Rauner, Felix. Berufliche Kompetenzentwicklung : vom Novizen zum Experten. In: Vernetzte Kompetenzentwicklung. Dehnbostel, Peter (Hrsg). Berlin : edition sigma. belladonna, Kultur, Bildung und Wirtschaft für Frauen e.V./

L143 Heike Hübner, Berlin

M1654 Meike Schwermann, Münster

M1655 Hannah Blumenröhr, Münster

M1656 Lisa Striezel, Münster

M1657 Julia Pulickal, Münster

M1658 Doreen Strzys, Münster

M1659 Myrèse Larkamp, Ahlen

M1660 Christina Möllmann, Osnabrück

M1661 Dr. David Christopher Rott, Münster

V663 Thieme DokuFORM GmbH, Lübeck

W931 Rettungsdienst-Kooperation in Schleswig-Holstein (RKiSH) gGmbH, Heide / fotografirma

Fehler gefunden?

An unsere Inhalte haben wir sehr hohe Ansprüche. Trotz aller Sorgfalt kann es jedoch passieren, dass sich ein Fehler einschleicht oder fachlich-inhaltliche Aktualisierungen notwendig geworden sind.

Sobald ein relevanter Fehler entdeckt wird, stellen wir eine Korrektur zur Verfügung. Mit diesem QR-Code gelingt der schnelle Zugriff.

https://else4.de/9783437252198

Wir sind dankbar für jeden Hinweis, der uns hilft, dieses Werk zu verbessern. Bitte richten Sie Ihre Anregungen, Lob und Kritik an folgende E-Mail-Adresse: kundendienst@elsevier.com

Inhaltsverzeichnis

KAPITEL

1 Einführung – vom Demoraum zum Simulationszentrum

Meike Schwermann, Myrèse Larkamp, Christina Möllmann

Der Übergang vom traditionellen Demoraum zum modernen Skills Lab oder Simulationszentrum in der Qualifizierung von Gesundheitsfachberufen stellt eine bedeutende Entwicklung dar, die das praxisnahe Lernen revolutioniert hat.

Im Demoraum konnten und können didaktisch sehr gut aufbereitete Lerneinheiten angeboten werden, die sinnvoll in den fachpraktischen Unterricht integriert oder für die Methode des „Stationslernens" genutzt werden können. Hier erlernen die Lernenden aktiv konkrete *Skills* oder Handlungsabläufe, die sie zuvor in der theoretischen Ausbildung vermittelt bekommen haben. Auch im Demoraum sind nach Arens (2017) die Körper der Lernenden sowie Dinge, insbesondere in Form von Lernmitteln und Pflegegegenständen, allgegenwärtig und dienen der Aneignung relevanter Fähigkeiten und Fertigkeiten für die Berufspraxis. Dies zeigt sich bei einem flüchtigen Blick in einen fachpraktischen Unterrichtsraum, der häufig mit einem oder mehreren Pflegebetten, Pflegepuppen (auch Simulatoren) sowie zahlreichen Dingen des Pflegealltags ausstaffiert ist. Demoräume bieten allerdings meist nur das Potenzial einer rudimentären Simulation berufspraktischer Umgebungen:

- Sie haben nur eine begrenzte Ausstattung (Pflegebetten, Grundausstattung),
- der Fokus des Lernens liegt auf isolierten Fertigkeiten und
- es existiert nur eine eingeschränkte Möglichkeit für komplexe Szenarien.

Die Evolution der praktischen Lernumgebungen in der Pflegeausbildung durch das simulationsbasierte Lehren und Lernen (SBL) spiegelt einen enormen Fortschritt in der Berufs- und Pflegepädagogik wider. Der Übergang vom traditionellen Demoraum zum modernen Simulationsraum stellt einen Paradigmenwechsel in der Vermittlung der beruflichen Handlungskompetenz in den Gesundheitsfachberufen dar.

Das SBL erfordert nach Strzys (2023) die Berücksichtigung relevanter Kompetenz- und Performanzanforderungen. Sie bezieht sich dabei auf Löwenstein (2016). Diese definiert Lernen als einen Prozess, bei dem Menschen verschiedenartige Erfahrungen miteinander verknüpfen und kategorisieren. Dieser Vorgang findet kontinuierlich statt und ermöglicht es dem Individuum, sich an unterschiedliche Lebensbedingungen anzupassen.

Nach Schröppel (2020) bezieht sich das Lernen auf Prozesse, „durch die eine lernende Person innerhalb eines geplanten Rahmens Erfahrungen, Wissen und Dispositionen verändert" (Kaukinen und Arwood, zitiert nach Schröppel 2020). Obwohl Lernen allgegenwärtig ist, wird es primär mit der Schule oder anderen Bildungseinrichtungen assoziiert, in denen gezielt Wissen vermittelt wird (Strzys 2023). In diesen Kontexten spielen demnach die Interaktion zwischen Lehrenden und Lernenden sowie die Gestaltung der Lehr-Lern-Prozesse eine entscheidende Rolle für den Lernerfolg. Löwenstein (2016) betont dabei die zentrale Bedeutung des Erwerbs von Lernkompetenz. Diese befähigt Lernende dazu, aktiv an der Gestaltung ihrer Lebensbereiche mitzuwirken und Lernen als einen lebenslangen Prozess zu begreifen. Diese Perspektive unterstreicht die Notwendigkeit, Lernkompetenz auch als wesentlichen Bestandteil in das Konzept des SBL zu integrieren (Strzys 2023). Dies impliziert in gewisser Form der Kompetenzbegriff, der in den Rahmenlehrplänen der Fachkommissionen dargestellt wird.

DEFINITION

Definition des Kompetenzbegriffs in den Rahmenlehrplänen der Fachkommission nach § 53 PflBG

„Kompetenz wird verstanden als die Fähigkeit und Bereitschaft, in komplexen Pflege- und Berufssituationen professionell zu handeln und sich für die persönliche und fachliche Weiterentwicklung einzusetzen. Kompetenz ist als Handlungsvoraussetzung des Einzelnen anzusehen, die nicht unmittelbar beobachtet werden kann, sich jedoch mittelbar im Handeln selbst zeigt. Das beobacht-

bare Handeln wird auch als Performanz bezeichnet. Erwerb und Weiterentwicklung von Kompetenz erfordern handlungsorientierte Lernprozesse an den verschiedenen Lernorten, in der Pflegeschule ebenso wie in der Pflegepraxis." (Darmann-Finck, Hundenborn et al. 2018, zit. n. Fachkommission nach §53 PflBG 2020, S. 10)

Das SBL integriert moderne Bildungstechnologien und pädagogische Innovationen, die hier synergetisch zusammenwirken können, um Gesundheitsfachkräfte auf höchstem Niveau auszubilden und sie optimal auf die komplexen Herausforderungen ihres zukünftigen Berufsfeldes vorzubereiten. Das SBL basiert auf der Erkenntnis, dass die berufliche Handlungskompetenz am effektivsten durch praktische Erfahrungen erworben wird. Es geht über das reine theoretische Lernen hinaus und schafft eine Brücke zwischen Theorie und Praxis. Hier sind dem Demoraum, aufgrund seiner eher begrenzten Ausstattung, Grenzen gesetzt.

Mit der Implementierung hochmoderner Skills- und Simulationslabore wird eine innovative Lernumgebung geschaffen, die den Lernenden eine nahtlose Integration von theoretischem Wissen und praktischer Anwendung ermöglicht.

In den Bildungseinrichtungen, die das SBL ermöglichen, werden Umgebungen geschaffen, die reale Arbeits- und Begegnungssituationen für die personennahen Dienstleistungsberufe nachbilden. Auch dieses ist in den meisten Demoräumen nicht möglich gewesen. Hierdurch können Gesundheitsfachkräfte auf höchstem Niveau ausgebildet und optimal auf die komplexen Herausforderungen ihres zukünftigen Berufsfeldes vorbereitet werden, auch unter dem Aspekt der Patientinnensicherheit (Geschäftsstelle der Wissenschaftsoffensive Hessen 2023).

MERKE

Forderung nach der Etablierung des SBL durch die WHO

Seit 2013 empfiehlt die World Health Organization (WHO) die Anwendung von simulationsbasierten Lernmethoden in sämtlichen Ausbildungsprogrammen für Angehörige der Gesundheitsberufe weltweit (WHO 2018).

Die Lehr-Lernmethode des SBL stellt ein innovatives Potenzial zur Steigerung der Patientinnensicherheit und der Verbesserung des Theorie-Praxistransfers dar (Schwermann und Loewenhardt 2020.) Auch in Deutschland etabliert sich diese Orientierung zunehmend in den Bildungseinrichtungen der Gesundheitsfachberufe.

Lernende haben konsequent die Möglichkeit, praktische Fähigkeiten, aber auch die Kommunikation und Interaktion mit diversen Zielgruppen in einer sicheren Umgebung zu üben und zu perfektionieren. Aber auch die Zusammenarbeit verschiedener Gesundheitsberufe kann simuliert werden. Besonders hervorzuheben ist der Umgang mit Fehlern. Anders als in der realen klinischen Praxis werden Fehler hier nicht nur toleriert, sondern als essenzieller Bestandteil des Lernprozesses aktiv gefördert (Geschäftsstelle der Wissenschaftsoffensive Hessen 2023).

Im SBL wird eine Kultur der konstruktiven Selbstreflexion und kontinuierlichen Verbesserung etabliert.

MERKE

Förderung der reflexiven Kompetenz

Idealerweise ist das SBL auf die Bedürfnisse und Bedarfe der Lernenden mit Bezug zu diversen Settings sowie zum Curriculum der theoretischen und praktischen Ausbildung abgestimmt. Dadurch können sie sich aktiv in realitätsnahmen Situationen ausprobieren und in der anschließenden erneuten gezielten Beobachtung einzelner Aspekte oder der Gesamtsituation durch Ton- und Videoaufnahmen ihr Agieren reflektieren und ihre Performanz evaluieren. Somit bekommt das *Debriefing* eine hohe Bedeutung im SBL (Schwermann 2016).

Schröppel (2020) hebt diesbezüglich hervor, dass, damit Lernende keinen falschen „Lehrlernkurzschluss" erfahren und aus Simulationen und Debriefings substanzielle Erkenntnisse und Lerngewinne ziehen können, Lehren und Lernen explizit miteinander verzahnt werden müssen. Das bedeutet demnach, dass in Debriefings und simulationsbasierten Performanzprüfungen neben den subjektiven Erfahrungen und der Ausführung psychomotorischer sowie sozialer Fertigkeiten auch die zugrundeliegenden Lernprozesse und Lernergebnisse analysiert werden (Schröppel 2020).

In diesem Buch wird die Integration praxisnaher Simulationen als Methode des kompetenzorientierten Lehrens und Lernens in der Pflegeaus- und -weiterbildung mit vielfältigen Zugängen und Beispielen dargestellt.

Das Werk gliedert sich in zwei komplementäre Teile – einen theoretischen Grundlagenteil und einen anwendungsorientierten Praxisteil. Der Theorieteil orientiert sich an den aktuellen internationalen Leitlinien und bietet einen umfassenden Überblick über die theoretischen pädagogischen und fachwissenschaftlichen Fundamente des simulationsbasierten Lehrens und Lernens.

Besonderes Augenmerk liegt auf der systematischen Implementierung von Simulationen als Lehr-Lernmethode. Hierbei werden zentrale Aspekte wie Bedarfsanalyse, Strategieplanung, Personalentwicklung und Ressourcenmanagement detailliert beleuchtet. Die Rolle des Leaderships von Simulationspersonen wird als kritischer Erfolgsfaktor hervorgehoben, ebenso wie die Notwendigkeit einer curricularen Verankerung des simulationsbasierten Lernens.

Der Praxisteil des Buches präsentiert eine Fülle von erprobten Simulationsszenarien, die von den Autorinnen sowohl für die grundständige Pflegeausbildung und das Studium als auch für verschiedene Weiterbildungsbereiche entwickelt wurden. Diese Szenarien, die einem einheitlichen, adaptierbaren Raster folgen, decken ein breites Spektrum ab – von der Palliativ- und Notfallpflege über die Praxisanleitung bis hin zur Intensiv- und Anästhesiepflege.

Abgerundet wird das Werk durch eine fundierte Darstellung kompetenzorientierter Prüfungsformate, insbesondere der OSCE-Prüfung, samt theoretischer Grundlagen und praktischer Umsetzungsbeispiele.

Dieses Buch richtet sich an alle, die in der Pflegbildung tätig sind und nach innovativen, effektiven Lehrmethoden suchen. Es bietet nicht nur theoretisches Wissen, sondern auch unmittelbar anwendbare Praxisbeispiele, die die Leserschaft inspirieren und befähigen sollen, simulationsbasiertes Lernen in ihren eigenen Arbeitsbereichen zu implementieren und zu optimieren.

LITERATUR

Arens F. Dinge und Körper als Medien? Ein Beitrag zur Pflegedidaktik des fachpraktischen Unterrichts und der Praxisbegleitung. Padua, 2017;12(4): 239–44.

Fachkommission nach § 53 Pflegeberufegesetz. Rahmenpläne der Fachkommission nach § 53 PflBG. 2. A. o. O. 2020. Verfügbar unter: https://www.bibb.de/dienst/publikationen/de/16560 (letzter Zugriff: 20.2.2025)

Geschäftsstelle der Wissenschaftsoffensive Hessen. Hochschule Fulda: Pflegesimulationslabor – wenn Theorie und Praxis optimal verschmelzen. Teil 2. 2023. Verfügbar unter: https://www.hessen-schafft-wissen.de/artikel/pflegesimulationslabor-wenn-theorie-und-praxis-optimal-verschmelzen-2 (letzter Zugriff: 20.2.2025)

Löwenstein M. Förderung der Lernkompetenz in der Pflegeausbildung. Lehr-Lern-Kultur durch Lernportfolios verändern. Wiesbaden: Springer Fachmedien, 2016.

Schröppel H. Theoretische Grundlagen zur Methode. In: Kerres A, Wissing C, Wershofen B. Skillslab in Pflege und Gesundheitsfachberufen: Intra- und interprofessionelle Lehrformate. Studium Pflege, Therapie, Gesundheit. Berlin, Heidelberg: Springer, 2020. S. 18–34.

Schwermann M. Simulation im Skills Lab – das „Münsteraner Modell". In: Brinker-Meyendriesch E und Arens F. Diskurs Berufspädagogik Pflege und Gesundheit: Wissen und Wirklichkeiten zu Handlungsfeldern und Themenbereichen. Berlin: Wissenschaftlicher Verlag Berlin, 2016. S. 310–324.

Schwermann M, Loewenhardt C. SimNAT Pflege – Simulations-Netzwerk Ausbildung und Training in der Pflege. In: Kerres A, Wissing C, Wershofen B. Skillslab in Pflege und Gesundheitsfachberufen: Intra- und interprofessionelle Lehrformate. Studium Pflege, Therapie, Gesundheit. Springer Berlin Heidelberg; 2020. S. 1–11.

Strzys DM. Vom fachpraktischen Unterricht zur Simulation in der Pflege: Ein Konzept zum simulationsbasierten Lernen am Beispiel der perioperativen Pflege im Rahmen der generalistischen Pflegeausbildung. Wiesbaden: Springer Spektrum, 2023. (Forschungsreihe der FH Münster).

WHO-World Health Organization Regional Office for Europe (2018). Simulation in nursing and midwifery education. 2018. Verfügbar unter: https://www.who.int/europe/publications/i/item/WHO-EURO-2018-3296-43055-60253 (letzter Zugriff: 20.2.2025)

KAPITEL

Meike Schwermann

2 Implementation der Simulation als Lehr-Lernmethode

Bereits in den 1950er-Jahren wurde die Simulation als Lehr-Lernmethode in US-amerikanischen Ausbildungsinstitutionen eingeführt. Die Weltgesundheitsorganisation (WHO) erkannte 2013 die Bedeutung dieser Lernform und empfahl deren Einsatz in allen Ausbildungsprogrammen für Gesundheitsberufe. (Gore et al. 2024)

MERKE

Simulationen als Lehrmethode

„Simulationen wirken sich positiv auf Studierende, Lehrkräfte, Einzelpersonen, Gruppen und Gemeinschaften, die sie betreuen, sowie auf Bildungs- und Gesundheitseinrichtungen aus. Die wichtigsten Ziele der Simulation als Lehrmethode sind die Verbesserung der Qualität der Pflege und die Gewährleistung der Patientensicherheit." (WHO 2018, Übersetzung: DeepL)

In den Leitlinien der *Society for Simulation in Healthcare* (Stefanidis et al. 2024) heben die Autoren und Autorinnen hervor, dass sich in den vergangenen drei Jahrzehnten die Nutzung von Simulationsmethoden in der Ausbildung der Gesundheitsfachberufe stetig intensiviert hat. Diese Lehr-, Lernmethode bietet im Gegensatz zu konventionellen Lehrmethoden die Möglichkeit eines praxisnahen, erfahrungsbasierten Lernens. Dadurch können Wissensaufnahme und Kompetenzerhalt nachweislich gefördert werden, was sich positiv auf die Versorgungsqualität auswirkt. Allerdings variieren nach Aussage der Autoren und Autorinnen die eingesetzten Lehransätze erheblich. Diese Unterschiede beeinflussen sowohl die Qualität als auch die Effektivität des Trainings und können somit den potenziellen Nutzen für Fürsorgeempfängerinnen in der Berufspraxis schmälern. Um Lehrende und Lernende bei der Auswahl optimaler Trainingsmethoden zu unterstützen, sind demnach evidenzbasierte Leitlinien hilfreich.

Aus internationaler Perspektive hat der Einsatz von Simulationen in der Aus-, Fort- und Weiterbildung seit Jahrzehnten einen festen Platz. Hierfür setzten sich diverse internationale Gesellschaften und Organisationen ein. (Schwermann und Loewenhardt 2020)

Die WHO (2018) veröffentlichte einen Leitfaden zur Weiterentwicklung der Ausbildung in Gesundheitsberufen. Dieser zielt darauf ab, Lehrende im Pflege- und Hebammenwesen bei der Einführung von Simulationsmethoden zu unterstützen. Er bietet einen Überblick über zentrale Aspekte der simulationsbasierten Ausbildung und deren Anpassungsmöglichkeiten an spezifische Kontexte.

MERKE

WHO-Leitfaden

Ziel des WHO-Leitfadens *„Simulation in nursing and midwifery education"* (WHO 2018) ist es, die Qualität der Ausbildung in Pflege- und Hebammenberufen durch evidenzbasierte Simulationsmethoden zu verbessern. Lehrende erhalten konkrete Hilfestellungen, um Simulationen als innovative Bildungsstrategie in ihre Curricula zu integrieren. Dabei werden die wichtigsten Merkmale und Einsatzmöglichkeiten von Simulationen als Lehr-Lern-Methode vorgestellt. Es wird auch Wert auf die Anpassungsfähigkeit an unterschiedliche kulturelle, pädagogische und berufliche Rahmenbedingungen gelegt.

Die „International Nursing Association for Clinical Simulation and Learning" (INACSL 2021) stellt seit vielen Jahren Praxisstandards zur Implementierung des simulationsbasierten Lehrens und Lernens zur Verfügung. Die „Healthcare Simulation Standards of Best Practice®" bieten einen detaillierten Prozess zur Bewertung und Verbesserung von Simulationsverfahren und -methoden, die von den Bildungsinstitutionen übernommen werden und angepasst werden können. INACL (2021) hebt dabei hervor, dass die Übernahme der „Healthcare Simulation Standards" das Engagement der Teams für Qualität und die Umsetzung strenger evidenzbasierter Verfahren in der Ausbildung der Gesundheitsfachberufe zur Verbesserung der Patientenversorgung verdeutlichen.

Im Simulationsnetzwerk Ausbildung und Training für Gesundheitsfachberufe e. V. (SimNAT Gesundheitsfachberufe e. V. 2024) wird seit mehreren Jahren eine deutschsprachige „Leitlinie Simulation als Lehr-Lernmethode“ (3. Aufl.) zur Verfügung gestellt, die auf der Basis der INACL-Standards entwickelt wurde. Sie dient als Grundlage für die Implementation und Ausgestaltung simulationsbasierten Lehrens und Lernens unter Berücksichtigung des SESAM Ethikkodexes (Park, Murphy and the Code of Ethics Workinggroup 2018).

Die Gliederung der folgenden Unterkapitel orientiert sich an der Gliederung der SimNAT Gesundheitsfachberufe e. V. – Leitlinie, die Autorinnen in diesem Buch beziehen sich in vielen Fällen in ihren Ausführungen auf diese Leitlinie bzw. die INACL-Standards.

2018 wurde auf einer internationalen Tagung der „Society of Simulation in Europe“ (SESAM) von Simulationsexpertinnen im Gesundheitswesen ein übergeordneter Ethik-Kodex erarbeitet, der bereits in mehrere Sprachen übersetzt vorliegt (siehe unter: https://www.sesam-web.org/code-of-ethics/). *„Dieser Kodex für SimulationsexpertInnen im Gesundheitswesen bekräftigt die grundlegenden angestrebten Werte, die für die medizinische Simulation maßgeblich sind: Integrität, Transparenz, gegenseitiger Respekt, Professionalität, Verantwortlichkeit und Ergebnisorientiertheit.“* (Park, Murphy and the Code of Ethics Workinggroup 2018) Dabei ist es von der Gesellschaft gewünscht, dass Organisationen und Institutionen den Kodex nach Bedarf aufarbeiten können.

MERKE

Simulation in Bildungskonzepte integrieren

„Simulationsbasiertes Lernen ermöglicht, auf Grundlage evidenzbasierter Praxis, Wissen und Fertigkeiten zu erlangen und zu festigen, sowie eine Haltung zu entwickeln. Hierzu ist es notwendig, die Simulation in das Bildungskonzept einer Ausbildungsstätte, eines Studiengangs zu integrieren, damit sie zielorientiert und systematisch umgesetzt und evaluiert werden kann." (Schwermann und Loewenhardt 2020)

Wünschenswert ist aus der Perspektive der Herausgeberinnen, wenn die Ausführungen des Kapitel 2 in diesem Buch Anregungen schenken, um die Strukturkriterien für eine erfolgreiche Implementierung der Simulation als Lehr- und Lernmethode in den Bildungsinstitutionen zu etablieren oder zu verstetigen.

LITERATUR

Gore J, Echelsberger R, Findling T, Lang M, Pfeilstecher M, Sumerauer I. Stationsalltag meistern: Simulationstraining im Pflegestudium als Vorbereitung auf den Berufseinstieg. Padua. 2024;19(4): 197–201.

INACL-International Nursing Association for Clinical Simulation and Learning. INACSL HEALTHCARE SIMULATION STANDARDS OF BEST PRACTICE WITH THE SUPPORT AND INPUT OF THE GLOBAL COMMUNITY. 2021. Verfügbar unter: https://www.inacsl.org/healthcare-simulation-standards (letzter Zugriff: 3.11.2024)

Park CS, Murphy TF & the Code of Ethics Working Group. Healthcare Simulationist Code of Ethics. 2018. Verfügbar unter: https://www.sesam-web.org/code-of-ethics/ (letzter Zugriff: 3.11.2024)

Schwermann M, Loewenhardt C. SimNAT Pflege – Simulations-Netzwerk Ausbildung und Training in der Pflege. In: Kerres A, Wissing C und Wershofen B (Hrsg.). Skillslab in Pflege und Gesundheitsfachberufen: Intra- und interprofessionelle Lehrformate. Skillslab in Pflege und Gesundheitsfachberufen, Studium Pflege, Therapie, Gesundheit. Heidelberg: Springer, 2020. S. 1–11.

SimNAT Gesundheitsfachberufe e.V. Unsere Visionen. 2024. Verfügbar unter: https://www.simnat.de/de/simnat/visionen/ (letzter Zugriff: 4.12.2024)

Stefanidis D, Cook D, Kalantar-Motamedi SM et al. Society for Simulation in Healthcare. Guidelines for Simulation Training. Simulation in Healthcare. The Journal of the Society for Simulation in Healthcare. 2024;19(1): 4–22.

WHO – World Health Organization. Regional Office for Europe (ED). Simulation in nursing an midwifery education. 2018. Verfügbar unter: https://www.who.int/europe/publications/i/item/WHO-EURO-2018-3296-43055-60253 (letzter Zugriff: 2.11.2024)

2.1 Bedarfsanalyse und strategische Planung

Myrèse Larkamp

Um die Implementierung des simulationsbasierten Lehrens und Lernens als vollständiges, in die Organisation integriertes Konzept zu verstehen und organisationsweit zu nutzen, ist eine Ausrichtung an den Bedarfen, der Vision, den Zielen und Werten der Bildungseinrichtung unabdingbar. Dafür notwendig sind die Bedarfsanalyse und die strategische Planung als zwei eng miteinander verbundene Schritte in der Organisationsentwicklung.

Dabei stellt die Bedarfsanalyse die Grundlage für die strategische Planung an der Schule dar. Ohne eine fundierte Analyse der Bedürfnisse kann die strategische Planung nicht effektiv sein. Beide Prozesse sind also entscheidend für eine erfolgreiche Organisationsentwicklung und sollten in einem kontinuierlichen Zyklus betrachtet werden. Erst, wenn der Bedarf für das simulationsbasierte Lehren und Lernen der Institution analysiert und ermittelt wurde, erfolgt die strategische Planung, die die Basis für alle weiteren Schritte im Implementierungsprozess bildet.

2.1.1 Die Bedarfsanalyse

DEFINITION

Bedarfsanalyse

Eine **Bedarfsanalyse** im institutionellen Kontext wird angewendet, um aktuelle oder prospektive Bedarfe einer Institution oder Organisation zu identifizieren. Dabei geht es beispielsweise um Bedarfe an Personal, Waren oder Dienstleistungen.

Die pflegerische Ausbildung steht vor der Herausforderung, angehende Pflegefachkräfte optimal auf die komplexen Anforderungen des Berufslebens vorzubereiten. In diesem Kontext gewinnt simulationsbasiertes Lehren und Lernen zunehmend an Bedeutung. Diese Methode ermöglicht es, realistische Szenarien zu schaffen, in denen die Auszubildenden ihre Fähigkeiten in einer sicheren Umgebung erproben können. Eine umfassende Bedarfsanalyse ist hilfreich, um die Potenziale und Herausforderungen der Lehrmethode zu identifizieren. Zudem stellt sie auch die Gegebenheiten der Bildungseinrichtung heraus, die zur Implementierung entscheidend sind. Sie hilft dabei, Schwächen, Stärken, Chancen und Risiken zu erkennen, die für die Entwicklung der Organisation relevant sind. Durch die Bedarfsanalyse wird ein klares Bild davon gewonnen, wo Handlungsbedarf besteht und welche Ressourcen benötigt werden. Dabei kann die SWOT-Analyse Anwendung finden.

DEFINITION

SWOT-Analyse

Die SWOT-Analyse ist ein Akronym und steht für **S**trengths (Stärken), **W**eaknesses (Schwächen), **O**pportunities (Chancen) und **T**hreats (Risiken). Sie ist in den 1960er-Jahren an der Harvard Business School entwickelt worden, um in Unternehmen zur Organisationsentwicklung angewendet zu werden (Kotler, Berger und Rickhoff 2010).

Die SWOT-Analyse ist ein Instrument, mit dem einerseits die internen **Stärken** und **Schwächen** eines Unternehmens (oder einer Bildungseinrichtung) und andererseits die **Chancen** und **Risiken,** die der Markt bzw. die Branche bereithält, beleuchtet und in Beziehung gesetzt werden.

Bezogen auf die Implementierung simulationsbasierten Lehrens und Lernens könnte eine SWOT-Analyse folgendermaßen beispielhaft aussehen.

Die Bedarfsanalyse ist ein elementarer Bestandteil der Organisationsentwicklung und demnach auch als Teil von Schulentwicklung zu sehen. In Schulen mit etabliertem Qualitätsmanagementsystem sind Bedarfsanalysen häufig bereits durchgeführt worden, um das Schulprogramm danach auszurichten. Ziel dessen ist es, eine Verbesserung der Prozessqualität und der Ergebnisse pädagogischer Arbeit zu bewirken (Bauer 2014).

Neben der SWOT-Analyse stehen zur Durchführung der Bedarfsanalyse weitere unterschiedliche Methoden zur Verfügung, wie beispielsweise (INACSL 2021a):

- **Befragungen** der Lehrenden, der Auszubildenden, weitere an der Ausbildung beteiligte Personen(gruppen), Trägervertreter, Praxisanleitende o. Ä.
- **Fokusgruppeninterviews**
- Anwendung von **Leitlinien** bzw. **gesetzlichen Vorgaben/Empfehlungen**
- Gezielte **Beobachtungen**
- **Ziel- und Maßnahmenplanung** des Qualitätsmanagementsystems
- **Curriculumevaluationen**
- Aktueller **Bildungsstandard**
- Überprüfung der **Fachliteratur**

Einen einfachen Zugang zur Bedarfsanalyse liefern die drei Fragestellungen:

- Was haben wir?
- Was wollen wir?
- Was brauchen wir?

Eine vorausgehende Analyse des Ist-Zustands und damit die Beantwortung der Frage *„Was haben wir?"* ist somit ebenfalls notwendig, auch, um anhand der Bedarfsanalyse ggf. die strategische Planung anzupassen. Bezogen auf die Simulation als curricular fest verankerte Lehr-Lernmethode ist die Analyse auf folgende relevante Bereiche anzuwenden, die in ➤ Tab. 2.1 dargestellt werden.

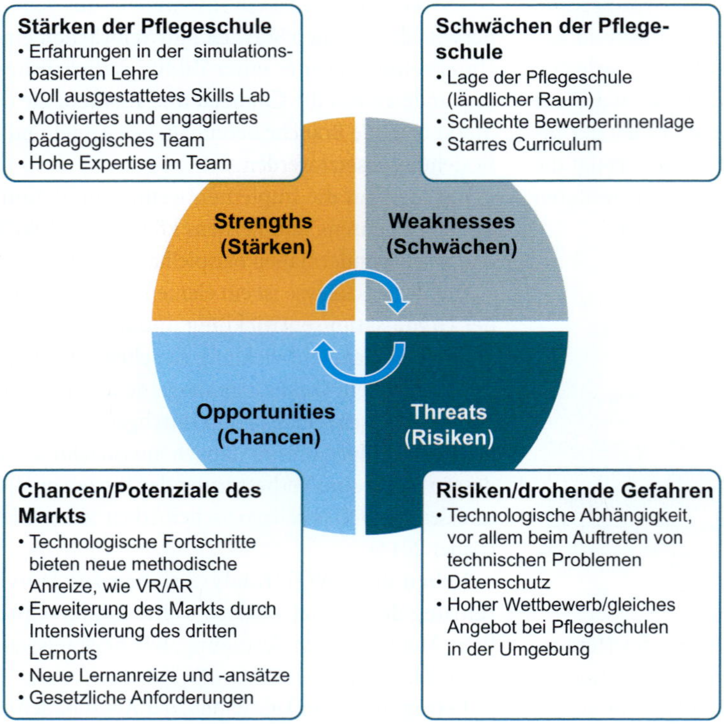

Abb. 2.1 Beispielhafte SWOT-Analyse [G1488/L143]

Tab. 2.1 Relevante Faktoren der Ist- und Bedarfsanalyse

Analysebereiche	Beispielhafte Aspekte
Zeitliche Ressourcen	• Bis wann soll die Implementierung des simulationsbasierten Lehrens und Lernens umgesetzt sein? • Wann gibt es Zeitfenster zur Konzeptentwicklung? • Welche limitierenden Faktoren spielen ggf. eine Rolle?
Personelle Ressourcen	• Gibt es ausreichend Personal zur Konzeptionierung und Umsetzung? • Gibt es entsprechend qualifiziertes Personal für die simulationsbasierte Lehre (z. B. durch Fort- und Weiterbildungen)? • Ist eine Compliance im Team zu erwarten? • Sind notwendige Rollen und Verantwortlichkeiten vorhanden und verteilt worden?
Finanzielle Ressourcen	• Ist ein Budget für die Implementierung des simulationsbasierten Lehrens und Lernens vorgesehen oder vorhanden? • Sind Stakeholder involviert und informiert?
Räumliche Ausstattung	• Verfügt die Bildungseinrichtung über ein Skills Lab? • Sind neben dem Simulationsraum auch eine Umkleide, ein Regieraum, ein Debriefingraum etc. vorhanden? • Gibt es räumliche Erweiterungsmöglichkeiten?
Materielle Ausstattung	• Welche Materialien sind essenziell, welche optional? • Sind ausreichend Materialien zur Umsetzung von Simulationen vorhanden?
Technische Ausstattung	• Ist eine Audio-Video-Ausstattung vorhanden? • Ist ein Simulator vorhanden?
Curriculare Verankerung	• Sind Simulationen bereits curricular verankert? • Lässt das schulinterne Curriculum Spielräume zur Einbindung zu? • Welche Kompetenzen sollen besonders gefördert werden?
Zielgruppenanalyse	• Haben die Auszubildenden schon Vorkenntnisse im Simulationslernen? • Welche Bedürfnisse haben die Lernenden?

Durch die Beantwortung dieser und ggf. weiterer Fragen zur Ist-Situation an der Bildungseinrichtung lassen sich potenzielle Bedarfe ableiten (vertiefend ➢ Kap. 2.2, ➢ 2.3, ➢ 2.4, ➢ 2.5) und die Fragen *„Was wollen wir?"* und *„Was brauchen wir?"* beantworten.

2.1.2 Die strategische Planung

INFO

Strategische Planung

Die strategische Planung nutzt die Erkenntnisse aus der Bedarfsanalyse, um konkrete Ziele und Maßnahmen zu formulieren. Sie legt fest, wie die Organisation ihre Ressourcen einsetzen kann, um die identifizierten Bedürfnisse zu erfüllen und ihre langfristigen Ziele zu erreichen.
Die strategische Planung ist eine unternehmerische Aufgabe und dient dazu, das Unternehmen an Umfeld- und Umweltveränderungen anzupassen und weiterzuentwickeln. Das Ziel ist, den langfristigen Erfolg eines Unternehmens zu gewährleisten, indem auf Veränderungen im Markt oder in der Branche reagiert wird (Grünig, Kühn und Morschett 2022).

Ein vollständiger strategischer Plan hat realistische Ziele und passt zur Vision der Bildungseinrichtung. Er bietet eine Grundlage für Veränderungen und umreißt die gewünschten Ergebnisse, die Aktivitäten zur Erreichung dieser Ergebnisse und die Bewertungsmaßstäbe zur Dokumentation und Evaluation der Ergebnisse (INACSL 2021b).

Die strategische Planung zur Implementierung von simulationsbasiertem Lehren und Lernen ist ein entscheidender Schritt zur Verbesserung der Ausbildung und der praktischen Fähigkeiten von angehenden Pflegekräften und fußt auf der Bedarfsanalyse (vertiefend ➢ Kap. 2.1.1).

Zielorientierung

Ein weiterer zentraler Aspekt des strategischen Plans ist die **Zielorientierung.** Von der Bedarfsanalyse ausgehend sollten klare und messbare Ziele gesetzt werden, die mit den Werten und der Vision der Organisation übereinstimmen. Hilfreich in diesem Zusammenhang ist die Verwendung der SMART-Methode zur Zielformulierung.

DEFINITION

SMART-Zielformulierung

Die SMART-Regel ist eine Methode, mit deren Hilfe sich Ziele auf ihre klare und konkrete Formulierung hin überprüfen lassen bzw. die bei der Formulierung mess- und überprüfbarer Ziele genutzt werden kann. Ursprünglich erfunden wurde diese Methode von Peter Drucker, einem Managementforscher und Unternehmensberater aus den USA. SMART ist ein Akronym und steht für **S**pecific (spezifisch), **M**easurable (messbar), **A**rchievable (erreichbar), **R**easonable (angemessen) und **T**ime-Bound (terminiert) (Drucker 1977).

Konkret formulierte und überprüfbare Ziele sind notwendig, um das Handeln daran auszurichten und um zu überprüfen, ob das Handeln noch zur Zielerreichung beiträgt.

Es bietet sich an, die Zielformulierung in
- unmittelbare Ziele (innerhalb eines Jahres)
- kurzfristige Ziele (1–5 Jahre)
- langfristige Ziele (5–10 Jahre)

zu differenzieren. Diese Ziele beinhalten die **Infrastruktur,** die **Personalorganisation** und alle **Prozesse zur Entwicklung und Durchführung von Simulationen** (INACSL 2021b).

Infrastruktur

Die zu erzielende organisatorische Infrastruktur umfasst die Rollen und Verantwortlichkeiten in den folgenden Bereichen:
- Führung, Verwaltung und/oder Management
- Betriebs- oder Technologiespezialistinnen
- Pädagoginnen, Ausbilderinnen, wie z. B. Praxisanleiterinnen oder Moderatorinnen
- Weitere Rollen, die in die Simulation eingebunden sind oder sein können (INACSL 2021b). (Vertiefend ➢ Kap. 2.3)

Wichtige Rollen und Interessengruppen sollten in die Entwicklung der strategischen Planung mit einbezogen werden, sodass eine hohe Partizipation hergestellt wird. Dies steigert die Compliance und Motivation der Mitarbeiterinnen. Zudem ist die Expertise eines multiprofessionellen Teams höher, da unterschiedliche Perspektiven und differenziertes Know-how in die Planung einfließt.

Budgetplanung und Finanzierung

Neben der transparenten und effizienten Planung der notwendigen Kapitalausgaben, bspw. für die technische Ausstattung, das Material/Equipment, Räume etc., fallen zusätzlich personelle Kosten an, die mitkalkuliert werden müssen (Zimmermann, Forbrig und Gräske 2023). Dem gegenüber stehen erwartete Renditen der Simulationslehre, die sich nicht immer direkt monetär abbilden lassen, wie bspw. eine qualitativ bessere Ausbildung mit höherem Praxisbezug o. Ä. (Vertiefend ➤ Kap. 2.5)

Evaluation

Teil der strategischen Planung umfasst eine frühzeitige Entwicklung der systematischen Evaluation, die sich sowohl auf den gesamten Entwicklungs- und Implementierungsprozess des simulationsbasierten Lehrens und Lernens als auch auf die einzelnen Simulationen bezieht. Es ist sinnvoll, auch für die Evaluation einen Zeitplan zu hinterlegen, um einen kontinuierlichen Verbesserungsprozess zu erzielen und rechtzeitig auf neue Erkenntnisse, Vorschriften o. Ä. reagieren zu können (INACSL 2021b). (Vertiefend ➤ Kap. 2.7)

Berichterstattung

Die strategische Planung sorgt für Transparenz beim Fortschritt des simulationsbasierten Lehrens und Lernens durch regelmäßige Berichte an Stakeholder sowie an die Führungs- und Verwaltungsebene. Dabei werden der aktuelle Stand, mögliche Verzögerungen oder Abweichungen erläutert und Rückmeldungen zu Meilensteinen und Ergebnissen eingeholt (INACSL 2021b).

LITERATUR

Bauer K.-O. Schule leiten mit dem Schulprogramm? In: Pfundtner R (Hrsg.). Grundwissen Schulleitung. Handbuch für das Schulmanagement. Köln: Wolters Kluwer Deutschland GmbH, 2014. S. 25–36.

Drucker P.F. People and Performance: The Best of Peter Drucker on Management. New York: Harper's College Press, 1977.

Grünig R, Kühn R, Morschett D. Strategieplanungsprozess. Strategische Analysen, Ziele, Optionen und Projekte. Bern: Haupt Verlag, 2022.

INACSL Standards Committee (2021a). Healthcare Simulation Standards of Best Practice. Professional Development. In: Clinical Simulation in Nursing, 58, 5–8.

INACSL Standards Committee (2021b) Healthcare Simulation Standards of Best Practice. Operations. In: Clinical Simulation in Nursing, 58, 33–39.

Kotler P, Berger R & Rickhoff N. The Quintessence of Strategic Management. Berlin: Springer, 2010.

Zimmermann J, Forbrig T A & Gräske Prof. Dr. J. Etablierung von Skills- oder Simulationszentren. In: Forbrig T.A. & Gräske, Prof. Dr. J. (Hrsg.). Simulationsbasiertes Lehren und Lernen in der Pflegebildung. Heidelberg: medhochzwei Verlag, 2023. S. 205–214.

2.2 Pädagogische Ausrichtung

Christina Möllmann

Die Entwicklung des simulationsbasierten Lehrens und Lernens (SBL) ist populärer denn je in den beruflichen und akademischen Ausbildungen des deutschen Gesundheitssektors. Die Intention der simulationsbasierten Erfahrung (SBE) liegt darin begründet, dass Lernende in der Aus-, Fort- und Weiterbildung durch das Üben in realitätsnahen, aber geschützten, patientenfernen Lernumgebungen mehr Sicherheit im eigenen Handeln bekommen und dies zur Verbesserung der Ausbildungsqualität und damit auch zum besseren Outcome führt (Schwermann und Loewenhardt 2021). Damit die Lernenden in den simulationsbasierten Lernprozessen optimal von den Trainerinnen begleitet werden können, bedarf es zunächst eines grundlegenden Verständnisses des lehr- und lerntheoretischen Bezugsrahmens. Die International Nursing Association for Clinical Simulation and Learning (INACSL) empfiehlt in ihren Standards für Simulationen eine konstruktivistische Lerntheorie (INACSL 2021).

INFO

INACSL

Die **International Nursing Association for Clinical Simulation and Learning** (INACSL) ist eine aus 2300 Mitgliedern bestehende, weltweit agierende Vereinigung, die sich für die Förderung der Wissenschaftlichkeit in Simulationen im Gesundheitswesen einsetzt. Ihre entwickelten und veröffentlichen Standards dienen als Grundlage zur Implementierung wissenschafts- und simulationsbasierter Lernerfahrungen.

DEFINITION

Konstruktivistische Lerntheorie

Die **konstruktivistische Lerntheorie** besagt, dass Wissen nicht vermittelt werden kann, sondern dass jeder Mensch sein Wissen selbst konstruiert. Dabei werden Sinneseindrücke, Wahrnehmungen etc. ständig neu konstruiert und dekonstruiert, sodass jeder einzelne Mensch zu einer individuellen Interpretation dieser kommt.

Der Konstruktivismus wird als eine **Erkenntnistheorie** definiert, die mit einem reflexiven Ansatz einhergeht, der die Wirklichkeitsperspektive eines Individuums als vorläufig beschreibt und eine Offenheit für andere Konstrukte bietet. „*Konstruktivistische Theorien gehen davon aus, dass Wissen nicht einfach von einer Person auf eine andere übertragen werden kann*" (Arnold und Schön 2019), sondern es bedarf vielmehr lebens- und berufsrealitätsnahe komplexe sowie ganzheitlich zu betrachtende Handlungssituationen. In diesem Zusammenhang plädiert Roth (1997) dafür, dass Wissen **nicht allein objektiv** vermittelt werden darf. Jede Person konstruiert auf Grundlage von bereits gemachten Erfahrungen und Assoziationen individuell ihr Wissen. Daraus lässt sich ableiten, dass „*Denken und Lernen selbstorganisiert-, biografie- und erfahrungsabhängig*" abläuft (Siebert 2005). Lernende übernehmen Verantwortung für ihre eigenen Lernprozesse, wählen ihre Lernstrategien aus und setzen eigene Ziele. Dies bedeutet, dass sie aktiv ihr Wissen konstruieren, anstatt passiv Informationen aus einer Quelle zu konsumieren. **Selbstorganisation** ist dabei ein wesentlicher Bestandteil des lebenslangen Lernens. Die persönlichen Lebensgeschichten und Erfahrungen der Lernenden beeinflussen maßgeblich, wie er oder sie Wissen aufnimmt, verarbeitet und anwendet. Jeder Mensch hat bereits individuelle Erfahrungen, die seine Wahrnehmung und Lernweise prägen. Diese Erfahrungen können sowohl aus formellen Bildungswegen als auch aus informellen Kontexten wie sozialen Interaktionen und alltäglichen Herausforderungen stammen. Daraus lässt sich schließen, das Lernen nicht nur bloßes Auswendiglernen von Fakten ist, sondern dass es oft durch **Erfahrungen** im realen Leben oder durch die **Reflexion** über gemachte Erlebnisse unterstützt wird.

Zur Erweiterung bereits vorhandener Wissensnetze ist die konstruktivistische **Viabilität** erforderlich. Das Konzept basiert auf den Prinzipien des Konstruktivismus, die das Lernen als einen aktiven, selbstgesteuerten Prozess beschreiben. Der Begriff Viabilität bezieht sich hier auf das neue Wissen oder die erweiterten Wissensstrukturen, welche praktisch anwendbar und sinnvoll im Kontext des Lernenden sind. Es geht also darum, dass neues Wissen nicht nur theoretisch korrekt ist, sondern auch im Alltag oder in konkreten Situationen einen Nutzen und eine Relevanz für den Lernenden hat. **Konstruktivistische Viabilität** bedeutet also, dass das Wissen, das hinzugefügt wird, in einem praktischen Kontext viabel (also brauchbar und handhabbar) ist (Reich 2012; Arnold und Schön 2019).

DEFINITION

Viabilität

Gangbarkeit; Erkenntnisse sind erst dann viabel (also gangbar oder passend), wenn sie in bestehende Konstrukte des Subjektes passen.

Lernen im Konstruktivismus bedeutet somit ein Öffnen für neue Möglichkeiten. Durch die **subjektive Wahrnehmung/Konstruktion** und die dadurch individuell empfundene Wirklichkeit ist jede Lernende auf ihre individuelle Art zu betrachten. Für Lehrende bedeutet dies, dass sie **Empathie** und **Flexibilität** gegenüber den verschiedenen Lernwegen der Lernenden entwickeln müssen. Sie sollten Lernprozesse so gestalten, dass sie den Lernenden Raum geben, ihre eigenen Erfahrungen und Erkenntnisse zu reflektieren und zu konstruieren. Auf diese Weise können Lernende selbstgesteuerte und tiefgehende Lernprozesse erleben, die nicht nur Wissen vermitteln, sondern auch die Entwicklung von **kritischem Denken, Problemlösungsfähigkeiten und Selbstreflexion** fördern.

In diesem konstruktivistischen Lernprozess ist die **Haltung** der Lehrenden ein entscheidender Faktor, der von Respekt und Offenheit geprägt ist. Lehrende verstehen ihre **Rolle** weniger als Wissensvermittlerin, sondern mehr als Lerngestalterin, die den Lernenden den Raum und die Unterstützung bieten, den sie benötigen, um ihren eigenen Lernprozess zu gestalten. Dies ermöglicht den Lernenden, ihre Fähigkeiten zur Selbstorganisation und **kritischen Reflexion** zu entwickeln, was zu einem nachhaltigeren und individuelleren Lernen führt.

2

2.2.1 Konstruktivismus im simulationsbasierten Lehren und Lernen

Bezogen auf das simulationsbasierte Lehren und Lernen bedeutet die Anwendung der konstruktivistischen Lerntheorie, dass Lernumgebungen im Skills Lab geschaffen werden müssen, in denen die Lernenden auf **realistische Probleme in authentischen Szenarien** treffen. Dabei ist zu berücksichtigen, dass sich der Wissenserwerb nicht allein auf einen Kontext beschränken lässt, sondern sich vielmehr auf multiple Kontexte aufteilt. Entsprechend sollen die realistisch dargestellten Herausforderungen in der Lernumgebung aus verschiedenen Perspektiven beleuchtet (bspw. aus den Perspektiven der an der Situation Beteiligten) und für eine Bearbeitung zur Verfügung gestellt werden. Zu berücksichtigen sind personeninterne sowie -externe Faktoren, die mit situativen Komponenten in Wechselbeziehung zu bringen sind ➤ Tab. 2.2. Die Interaktionen zwischen Menschen sowie deren kultureller Kontext spielen hier eine besondere Rolle und werden in ihrem Denken und Handeln mit eingebettet (Law 1994).

Tab. 2.2 Faktoren, die die Simulation beeinflussen (Reich 2012)

Personeninterne Faktoren	Personenexterne Faktoren
Bereitschaft zur persönlichen Weiterentwicklung	Gemeinsame Interaktion und Kommunikation bestimmt kulturelle, zwischenmenschliche Atmosphäre und schafft Rahmen für ein „Fördern und Fordern"
Forschende, neugierige Einstellung	Glaubwürdigkeit des Lehrenden entscheidend für die Wertigkeit der Interaktion und Kommunikation
Erkennbarer Sinn- und Verwendungszusammenhang des Lernens	Authentische Lernumgebung entsprechend der umzusetzenden Simulation
Teamfähigkeit	Vorbilder in der Sozial- und Methodenkompetenz

2.2.2 Kompetenzorientierung

Mit dem skizzierten **konstruktivistischen Lernverständnis** wird deutlich, dass Szenarien kompetenzorientiert aufgebaut und arrangiert werden sollen. Damit der adressatengerechte Lernprozess gelingen kann, sollten die kompetenzorientierten Lern- und Transferprozesse zunehmend autonomer und selbstverantwortlicher gestaltet werden. Eine Voraussetzung für das selbstgesteuerte Lernen ist die Gestaltung **anregender und situationsnaher Lernumgebungen,** in denen Denken, Fühlen, Erinnern und körperliche Empfindungen erlebbar werden (Arnold und Schön 2019). Die Simulationstrainerin plant diese realitätsnahen **kompetenzorientierten Simulationsszenarien** und unterstützt die Teilnehmenden während der Durchführung und Auseinandersetzung in ihrem individuellen Handeln und Erleben von Erkenntnissen, sodass Erlebtes zu neuen Erfahrungen verarbeitet werden kann. Diese bewusste und individuelle Auseinandersetzung mit den Lerngegenständen fördert die Eigenmotivation sowie das Lerninteresse des Individuums. Dadurch lässt sich die **Selbstlernkompetenz** des Individuums innerhalb der Simulation anbahnen.

2.2.3 Didaktischen Prinzipien und Merkmale im SBL

Damit die unterschiedlichen Kompetenzen in der Simulation gezielt gefördert werden können, sind bestimmte didaktische und pädagogische Prinzipien wichtig (Siebert 2012). Als relevantestes Prinzip der Ermöglichungsdidaktik ist hier die **Emotionalität** zu nennen.

INFO

Emotionen im Lernprozess

Wissen und Informationen werden niemals gefühlstreu aufgenommen und abgespeichert. Wenn den Lernenden dabei geholfen wird, ein tieferes Verständnis für ihre eigenen Emotions- und Deutungsmuster zu erlangen, wird Bildung nachhaltig (Arnold und Schön 2019).

Demnach wirken Lernprozesse nachhaltiger, wenn emotionale Aspekte integriert werden. Für Lehrende *„stellt die emotionale Kompetenz eine Grundvoraussetzung dar"* (Arnold und Schön 2019) und verschafft den Lernenden eine **positive Lernatmosphäre,** in der ein effektives Lernen möglich wird (SESAM 2025). Als motivierendes Vorbild unterstützt die Lehrende den Lernenden beim Erleben und dessen konstruktiven Verbalisierungen (Arnold und Schön 2019; Reich 2012). Neben einer **vertrauensvollen Lernumgebung** und **Humor** führen die **Beziehungen der Teilnehmenden untereinander** und deren **Erfolgserlebnisse** zu positiven Entwicklungen. Zu Beginn der Planung ist daher eine gezielte Erhebung der Lernanforderungen und die Zielgruppenanalyse eine Voraussetzung. Damit gelingt es, die Simulation an das bisherige Wissen der Teilnehmerinnen anzupassen und ein Anschlusslernen zu gewährleisten. Das Erleben einer positiven Fehlerkultur in der Simulation führt zu einer intrinsischen Problemlösung und lässt die **zu fördernden Kompetenzen** im Lernprozess anbahnen (INACSL 2021; Reich 2012).

2.2.4 Förderung einer reflexiven Lernkultur

Für die SBE ist somit die praxisrelevante Haltung und Einstellung seitens der Simulationstrainerin unerlässlich. INACSL (2021) beschreibt in seinen **Leitlinien,** dass Lehrende in dem simulationsbasierten Lernprozess eine unterstützende Funktion einnehmen und vorwiegend als Lernbegleiterin (**Facilitators**) agieren. Lehrende, die einen solchen reflexiven und simulationsbasierten Lernprozess anregen, können nicht mehr in der traditionellen Rolle der Wissensvermittlerin handeln. Es werden vielmehr innovative Rollen, wie: Lernarrangeurin, Lernberaterin, Lerncoachin, Beobachterin und Trainerin, benötigt. Dieser **Rollenwandel** erfordert eine Verabschiedung von der bisherigen Kontrolle hin zu einer pädagogischen Gelassenheit (Arnold und Schön 2019). Für Lehrende bedeutet dies, dass sie sich der Individualität der Lernenden bewusst sein müssen und ihnen die notwendige Offenheit entgegenbringen. Aus dem konstruktivistischen Lernverständnis wird vielmehr deutlich, dass Lernen nicht mehr als individuelle Informationsaneignung stattfinden kann, sondern durch reflexive Lernprozesse gelingt. Das verbale Reflektieren führt zum Erkenntnisgewinn der eigenen Potenziale und bietet Verbesserungsmöglichkeiten.

Evidenzbasierte Szenarien fördern und festigen die Weiterentwicklung von Wissen sowie Fertigkeiten und lassen eine reflexive Lernkultur entwickeln. Die Entwicklung evidenzbasierter Simulationsszenarien ist auf zwei Ebenen zu sehen. Auf der fachlichen Ebene zielt das Simulationsszenario darauf ab, konkrete Kompetenzen zu vermitteln, die an realen, praxisnahen Situationen orientiert sind. Hierbei werden Szenarien so gewählt, dass sie auf aktuelle, evidenzbasierte Erkenntnisse und **realistische Herausforderungen** aus der Fachwelt zurückgreifen. Das evidenzbasierte Simulationsdesign auf der zweiten Ebene bezieht sich auf die gezielte Gestaltung der Simulationsumgebung sowie Simulationsprozesse, die wissenschaftlich fundierte Erkenntnisse, Prinzipien und Best Practices integrieren. Auf dieser Ebene geht es nicht nur um die Auswahl der Fachinhalte, sondern auch darum, wie diese Inhalte effektiv und nachhaltig vermittelt werden können. Ein **evidenzbasiertes Simulationsdesgin** berücksichtigt psychologische, pädagogische und technologische Erkenntnisse, um das Lernerlebnis zu optimieren.

Im Kontext einer SBE bedeutet dies, dass Lernende in **praxisnahe, realistische Szenarien** eingebunden werden, in denen sie ihre Fähigkeiten und Fertigkeiten aktiv einsetzen können. Diese Szenarien basieren auf echten Herausforderungen, das können z. B. schwierige Gesprächssituationen oder die Lösung **komplexer Aufgabenstellungen** aus der jeweiligen Berufswelt sein. Hervorragend eignet sich dafür der Einsatz von situierten, problemorientierten und erfahrungsorientierten Lernmethoden (Reich 2012). Dadurch wird das Lernen lebendiger, praxisnaher und relevanter. Lernende können spezifische **Handlungs- und Erfahrungskontexte** erleben und reflektieren, was ihre Problemlösungsfähigkeit und Handlungskompetenz auf eine tiefere Ebene hebt und sie für die realen Herausforderungen ihrer Disziplin vorbereitet.

Vor dem Hintergrund der konstruktivistischen Theorie und des damit einhergehenden selbstorganisierten Lernens sollten die **kompetenzorientierten Lern- und Transferprozesse** zunehmend autonomer und selbstverantwortlicher durch die Lernenden gestaltet werden. Durch die Anpassung der Simulationen an den Lerngegenstand des Einzelnen erhalten Lernende gezielte und differenzierte Herausforderungen, die ihre eigene Lernentwicklung fördern. In den simulationsbasierten Umgebungen können Lernende ausprobieren, Fehler zu machen und daraus zu lernen, und zwar ohne Angst vor negativen Konsequenzen. Dadurch erleben sie eine **positive Fehlerkultur.** So können sie nach und nach ihre **eigenen Problemlöse-**

strategien entwickeln und den Transfer von Wissen aus der Simulation in den realen Kontext erbringen. Dieses wird durch das Kernstück, das **Debriefing,** in der SBE gefördert. Durch die Erstellung dieser spezifischen Handlungs- und Erfahrungskontexte werden die Lernenden nicht nur in ihrer Fachkompetenz gestärkt, sondern auch in ihrer Fähigkeit, selbstständig und sicher Entscheidungen zu treffen und in komplexen, dynamischen Situationen zu handeln. Der Transfer von theoretischem Wissen in praxisorientiertes Handeln steht hierbei im Vordergrund.

Beispiele für anregende Lernumgebungen im Skills Lab:

- Gut vorbereitete Lernmaterialien
- Authentische Simulationsumgebung
- Angstminderung durch gut vorbereitete Szenarien
- Psychologische Sicherheit durch Trainerinnen und Trainer, die durch die Simulation führen
- Zielgruppenorientierte Szenarioanforderungen

Didaktischer Rahmen

„Lernen muss SPASS machen" und zur Kompetenzentwicklung führen (Arnold 2013). Arnold entwickelte in Zusammenarbeit mit dem Wirtschaftsförderungsinstitut Österreich (WIFI) ein **LE**bendiges und **NA**chhaltiges Modell namens **LENA.** Die dort beschriebenen 29 Orientierungspunkte bieten einen methodischen und didaktischen Lehr- und Lernrahmen, in dem ein aktiver, konstruktiver, selbstgesteuerter und zielorientierter Simulationsprozess gefördert wird. Im Fokus des Modells stehen das selbstgesteuerte Lernen und die Stärkung der Selbstlernkompetenz. Für die kompetenzorientierte Planung und Durchführung lebendiger und nachhaltiger Lernarrangements unterstützen die folgenden methodischen und qualitativen Kriterien des S. P. A. S. S.-Rasters den Lehrenden (Arnold 2013):

- **S**elbstgesteuert: In dem Bewusstsein, dass ein Individuum seine eigene Art der Wirklichkeit konstruiert, wird jedem Lernenden die Möglichkeit gegeben, die eigene Wissensaneignung und die Kompetenzanbahnung im Lernprozess selbst zu gestalten. Daraus leitet sich ab, dass die Lernenden ihre eigenen Lernergebnisse reflektieren, um zukünftige Ziele, Prozesse und Lernbedingungen selbst zu gestalten. Die Lerninhalte und die zu fördernden Kompetenzen bilden den Rahmen der Simulation ab. In diesem können die Lernenden geschützt und selbstorganisiert agieren. In dem abschließenden **Debriefing** (vertiefend ➢ Kap. 5.2.3) entscheiden die Lernenden über die Weiterbearbeitung und Anwendung ihres reflektierten Wissens.
- **P**roduktiv: Sowohl Vorerfahrungen als auch das Vorwissen der Lernenden werden mit in die Simulation eingebunden und erweitern die eigenen Denkkonstrukte. Nach der Simulation besteht die Möglichkeit einer Perspektivverschränkung der Lernenden, damit bestehende Sichtweisen in einem wertschätzenden Raum hinterfragt und verändert werden können.
- **A**ktivierend: Durch das Simulationsdesgin wird ein dynamischer Theorie-Praxis-Transfer ermöglicht, der alle Lernende in klar definierten Rollen einbindet und sie auch wieder herausholt. Dabei sind die Lernenden unentbehrliche Gestalterinnen der Simulation.
- **S**ituativ: Die bisherige Erfahrungswelt des Lernenden wird mit in die kompetenzorientierte Lernsituation sowie das anschließende Debriefing eingebunden. Dort erarbeiten die Lernenden innerhalb der Reflexion Lösungen und transferieren die Musterlösungen nachhaltig in die eigene Praxis.
- **S**ozial: Das Erleben unterschiedlicher Sozialformen führt zur Stärkung der sozialen und emotionalen Kompetenz. Der rege Austausch der Gruppenteilnehmerinnen untereinander fördert den Perspektivwechsel und das Einüben von Äußern und Annehmen konstruktiver Kritik.

Durch die Anwendung der oben genannten Prinzipien wird eine lernförderliche Umgebung geschaffen, die nicht nur das selbstgesteuerte Lernen der Lernenden unterstützt, sondern auch eine lebendige, nachhaltige und praktische Lernkultur aufbaut. Lernende werden zu aktiven, reflektierenden und kompetenten Akteuren in ihrem Lernprozess, der durch eine respektvolle, wertschätzende Haltung und durch die präzise Definition der zu entwickelnden Kompetenzen gekennzeichnet ist. So wird nicht nur das Lernverhalten der Lernenden positiv beeinflusst, sondern auch ihre Fähigkeit zur selbstständigen Problemlösung und zum kooperativen Handeln in verschiedenen sozialen und beruflichen Kontexten.

LITERATUR

Arnold R. Wie man lehrt, ohne zu belehren. 29 Regeln für eine kluge Lehre. Das LENA-Modell. Heidelberg: Carl-Auer, 2013.

Arnold R, Schön M. Ermöglichungsdidaktik. Ein Lehrbuch. Bern: he verlag ag, 2019.

INACSL Standards Committee Watts PI, McDermott DS, Alinier G, Charnetski M, & Nawathe PA. (2021). Healthcare Simulation Standards of Best Practice TM Simulation Design. Clinical Simulation in Nursing, 2021; 58, 14–21. Aus: https://doi.org/10.1016/j.ecns.2021.08.009 Zugriff am (letzter Zugriff: 12. Februar 2025).

Law LC. Transfer of learning. Situated cognition perspectives (Research Report No. 32). Universität München. Lehrstuhl für empirische Pädagogik und Pädagogische Psychologie, 1994.

Reich K. Konstruktivistische Didaktik. Das Lehr- und Studienbuch mit Online-Methodenpool. 5. A. Weinheim und Basel: Beltz Verlag, 2012.

Roth G. Das Gehirn und seine Wirklichkeit: kognitive Neurobiologie und ihre philosophischen Konsequenzen. Frankfurt am Main: Suhrkamp, 1997.

Schwermann M, Löwenhardt C. SimNAT Pflege – Simulations-Netzwerk Ausbildung und Training in der Pflege. In: Kerres A, Wissing C & Wershofen B (Hrsg.). Skillslab in Pflege und Gesundheitsfachberufen Intra- und interprofessionelle Lehrformate. München: Springer, 2021. S. 1.

SESAM Accredidatition of Simulation Based Educational Institution – Principles (SESAM). ETHIK-KODEX FÜR SIMULATIONS – EXPERTINNEN IM GESUNDHEITSWESEN Arbeitsgruppe „Ethik-Kodex" Deutsche Version (German version), 2025. Aus: https://www.sesam-web.org/media/documents/code-of-ethics-german.pdf. (letzter Zugriff: 12. Februar 2025).

Siebert H. Pädagogischer Konstruktivismus. Lernzentrierte Pädagogik in Schule und Erwachsenbildung. Weinheim, Basel: Beltz, 2005.

Siebert H. Didaktisches Handeln in der Erwachsenbildung. Didaktik aus Konstruktivistischer Sicht. Hergensweiler: Ziel, 2012.

2.3 Personalentwicklung – Rollen und Aufgaben

Myrèse Larkamp

Bereits in der strategischen Planung (vertiefend ➤ Kapitel 2.1), die die Grundlage für die Personalplanung und -entwicklung bildet, werden für die notwendigen und beteiligten Rollen und Positionen Qualifikationsansprüche festgelegt und Tätigkeitsportfolios erstellt.

Folgende Rollen und Positionen spielen bei der Implementierung von simulationsbasiertem Lehren und Lernen eine entscheidende Rolle (SimNAT, 2024):

- Führungs- und Managementebene,
- Technologiespezialistinnen,
- Simulationstrainerinnen und
- weitere in die Simulation eingebundene Rollen, wie beispielsweise Simulationspersonen.

2.3.1 Führungs- und Managementebene

Da die Implementierung des simulationsbasierten Lehrens und Lernens mit der Entwicklung des strategischen Plans beginnt, setzt an dieser Stelle bereits der Aufgabenbereich der Führungs- und Managementebene an, wenngleich in die Strategieplanung auch alle weiteren beteiligten Personengruppen (im Sinne einer Projektgruppe) inbegriffen sind. Diese Ebene setzt sich in den meisten Bildungseinrichtungen des Gesundheitswesens mindestens aus der Schulleitung und Geschäftsführung zusammen.

Sie verantworten in oberster Instanz den Implementierungsprozess und müssen daher hinter der Konzeptionierung und Realisierung stehen.

Darüber hinaus umfassen ihre Aufgaben weitere wichtige Aspekte:

1. **Vision entwickeln:** Die Führungsebene hat eine klare Vision für den Einsatz von Simulationen innerhalb der Pflegeausbildung und entwickelt daraus eine Strategie, um die Integration in das schulinterne Curriculum zu unterstützen. Im Sinne der Partizipation, Effektivität und Effizienz forciert sie die Bildung einer Arbeits- oder Projektgruppe mit Mitgliedern des pädagogischen Teams.
2. **Ressourcen bereitstellen:** Die Führungsebene stellt notwendige Ressourcen zur Planung, Entwicklung und Umsetzung der Simulationen bereit. Dies umfasst beispielsweise Technologien, Schulungen, Materialien, Zeit etc., um Lehrkräfte und Auszubildende bei der Implementierung zu unterstützen (vertiefend ➤ Kapitel 2.4).
3. **Fortbildung der Lehrkräfte:** Alle involvierten Personen(-gruppen) müssen ausreichend quali-

fiziert sein, um entsprechend ihrer Rollen und Aufgaben sicher agieren zu können. Das bedeutet für die Führungs- und Managementebene eine intensive Auseinandersetzung mit dem Konzept des simulationsbasierten Lehrens und Lernens, damit ein einheitliches Verständnis über alle Ebenen hinweg herrscht. Dazu gehört auch, in enger Absprache mit den Mitarbeitenden, Fortbildungs-, Weiterbildungs- und Schulungsbedarfe zu identifizieren und entsprechend ihrer Notwendigkeit zu initiieren und zu genehmigen.

4. **Unterstützung und Motivation:** Die Leitungsebene schafft ein unterstützendes Umfeld, das die Pädagoginnen ermutigt, innovative Lehrmethoden auszuprobieren und sich gegenseitig auszutauschen.
5. **Kommunikation und Austausch:** Eine offene und regelmäßige Kommunikation mit allen am Implementierungsprozess Beteiligten ist wichtig, um das gegenseitige Verständnis und die Akzeptanz zu fördern und auch Schwierigkeiten, Stolpersteine oder Hürden zu identifizieren.
6. **Evaluation und Feedback:** Der Implementierungsprozess wird regelmäßig evaluiert, außerdem holt sich die Leitungsebene das Feedback von Lehrkräften und Auszubildenden ein, um die Wirksamkeit der simulationsbasierten Lehre zu überprüfen und gegebenenfalls Anpassungen vorzunehmen (vertiefend ➤ Kapitel 2.7).
7. **Budgetplanung und -überwachung:** Zudem obliegt der Geschäftsführungsebene, den Haushaltsplan und das Budget zu kalkulieren und zu überwachen, Investitionsgüter und Verbrauchsmaterialien bereitzustellen und den Überblick über alle anfallenden Kosten(-arten) zu bewahren. Dazu zählen laufende Kosten ebenso wie beispielsweise Wartungskosten des technischen Equipments oder die Verwaltung von Lizenzen und Garantien (vertiefend ➤ Kapitel 2.5).

2.3.2 Technologiespezialistinnen

Der Einsatz von Technologiespezialistinnen im Zusammenhang mit simulationsbasiertem Lehren und Lernen ist in Deutschland bislang, zumindest in der grundständigen, pflegerischen Bildung, noch nicht üblich. Das hängt in erster Linie mit der fehlenden Refinanzierung zusammen. Daraus folgt, dass die originären Aufgaben dieser Personengruppe häufig im Tätigkeitsbereich des pädagogischen Personals liegen.

Der technische Fortschritt macht allerdings auch vor dem Bereich des Simulationslernens keinen Halt. Die Funktionsweisen der Simulatoren werden immer umfangreicher, der Einsatz von 3D-Brillen immer häufiger und die Verwendung des Audio-Video-Systems immer komplexer (z. B. Live-Übertragungen oder Mitschnitte ausgewählter Videosequenzen), was eine technische Expertise nötig macht (Stricker & Szcypula, 2018).

Üblicherweise übernimmt die Technologiespezialistin alle vorbereitenden, durchführenden und nachbereitenden Aufgaben, die mit den technischen Ressourcen im Zusammenhang stehen (vertiefend ➤ Kap. 2.4.), z. B.:

- **Auswahl geeigneter Software- und Hardwarekomponenten,** um die Simulationsumgebung optimal abbilden, aufzeichnen und wiedergeben zu können.
- **Positionierung des Kamerasystems** in Absprache mit den Simulationstrainerinnen.
- **Vorbereitung und Programmierung des Simulators** samt Zubehör.
- **Anschaffung und Wartung des technischen Zubehörs** unter Berücksichtigung des Bedarfs und des Budgets.
- **Enge Zusammenarbeit mit den Lehrenden,** um sicherzustellen, dass die Simulationen zur Kompetenzsteigerung der Lernenden beitragen.
- **Schulung der Lehrenden und Lernenden** im Umgang mit den technischen Komponenten der Simulationsumgebung, z. B. Nutzung des Schnittprogramms, Programmierung des Simulators etc.

2.3.3 Simulationstrainerinnen

Von besonderer Bedeutung sind die Qualifikation und das Aufgabengebiet der Simulationstrainerinnen, da sie eine zentrale Rolle in simulationsbasierten Lehr- und Lernprozessen spielen. Sie agieren als Vermittlerinnen zwischen Theorie und Praxis und fördern Lernprozesse in einem geschützten, realitätsnahen Umfeld. Sie vereinen fachliche Expertise, pädagogische Fähigkeiten und kommunikative Kompetenzen, um Lernende optimal auf den Berufsalltag vorzubereiten, was sich in ihren unterschiedlichen Rollen und Aufgabenbereichen widerspiegelt.

Rollenbeschreibung von Simulationstrainerinnen

- **Didaktische Rolle:** Simulationstrainerinnen sind Lehrende, die das simulationsbasierte Lehren und Lernen methodisch und didaktisch begleiten. Sie entwickeln realitätsnahe Szenarien, die auf evidenzbasierter Praxis und pflegerischen Herausforderungen beruhen und gestalten Lernprozesse zielgruppenspezifisch und kompetenzorientiert.
- **Moderatorinnenrolle:** Während einer Simulation steuern die Simulationstrainerinnen den Ablauf und stellen eine konstruktivistische Lernatmosphäre sicher. Sie beobachten die Teilnehmerinnen und bieten Unterstützung bei Unsicherheiten oder Konflikten. Wichtig ist hierbei das Selbstverständnis, in erster Linie als Lernbegleiterin und nicht als Wissensvermittlerin zu agieren. Das bedeutet, den Teilnehmenden die Chance zu geben, eigene Erfahrungen zu sammeln und ggf. einen eigenen Lösungsweg zu finden (Radl, Breznik & Wilhelmer, 2022).
- **Fachliche Expertinnen:** Simulationstrainerinnen verfügen über eine tiefgehende pflegerische Expertise, die sie in den Simulationen authentisch einbringen. Darüber hinaus sind auch (pflege-)pädagogische Kompetenzen notwendig, wie sie beispielsweise Praxisanleitende oder Pflegepädagoginnen mitbringen. Auch besondere Kenntnisse in simulationsbasierter Pädagogik sind erforderlich, die beispielsweise über eine Simulationstrainerinnen-Weiterbildung erlangt werden können (Löllgen et. al. 2020).
- **Feedbackgeberinnen:** Im Anschluss an die Durchführung der Simulation erfolgt das kriteriengestützte Debriefing und die Evaluation, für die die Simulationstrainerinnen verantwortlich sind. Sie führen die Teilnehmenden durch eine strukturierte Reflexion und geben fundiertes Feedback (vertiefend ➤ Kap. 5.2).
- **Unterstützerinnen:** Ein Lernumfeld, das die Teilnehmenden als sicher wahrnehmen, ist ein Grundpfeiler der simulationsbasierten Erfahrung. Dies zu generieren, obliegt den Simulationstrainerinnen, die durch empathisches Verhalten das Selbstbewusstsein der Teilnehmenden stärken und eine offene Fehlerkultur fördern.

Aufgaben von Simulationstrainerinnen

Die Aufgaben umfassen die Planung, Entwicklung, Durchführung, Nachbereitung und Evaluation von Simulationen, mit dem Ziel, einerseits die Patientinnensicherheit und andererseits die berufliche Handlungskompetenz der Teilnehmenden zu fördern (Hackstein 2016).

- **Vorbereitung:**
  - Szenarienplanung und -entwicklung: Sind Simulationstrainerinnen Teil des pädagogischen Teams der Gesundheitsfachschule und in curriculare Prozesse involviert, werden sie in die curriculare Planung und Einbindung von Simulationsszenarien eingebunden. In einem weiteren Schritt entwickeln sie die geplanten Simulationen (vertiefend ➤ Kap. 5).
  - Ggf. technische Vorbereitung: Gibt es keine separaten Technologiespezialistinnen, ist auch die technische Vorbereitung und der Aufbau des Simulationsumgebung ein Aufgabengebiet der Simulationstrainerinnen (vertiefend ➤ Kap. 2.3.2).
  - Vorbereitung der Teilnehmenden: Im Rahmen des Briefings werden die Teilnehmenden bzgl. der Ziele, des Ablaufs, der Regeln und der zu verwendenden Technik in der Simulation informiert, um Ängste und Unsicherheiten abzubauen. Sind Simulationspersonen eingebunden, muss zusätzlich ein Rollenbriefing durchgeführt werden, um sie auf ihre Rollen vorzubereiten (Merse 2018).
- **Durchführung:**
  - Die Simulationstrainerinnen leiten durch die simulationsbasierte Erfahrung (SBE).
  - Sie beobachten und analysieren das Verhalten der Teilnehmenden, um im Anschluss gezielt Feedback geben zu können.
  - Sie nutzen konstruktivistische Lerntheorien, um den Lernprozess zu unterstützen (vertiefend ➤ Kap. 2.2).

- **Nachbereitung:**
  - Im Anschluss an die Simulation führen die Simulationstrainerinnen das Debriefing mit den Teilnehmenden durch, um das Szenario nachzubesprechen und zu reflektieren.
  - Sie führen eine Evaluation durch, in der das Szenario, der Lernprozess, der Kompetenzzuwachs etc. beleuchtet werden.

2.3.4 Simulationspersonen

In simulationsbasierten (Pflege-)Erfahrungen werden häufig Szenarien geplant, in denen eine Patientin, eine Angehörige oder weitere Professionen involviert sind. Dann stellt sich die Frage, ob mit Simulatoren oder mit Simulationspersonen (SP) agiert wird. SP sind speziell geschulte Akteurinnen, die in den geplanten Szenarien in die Rollen von zu pflegenden Personen, Angehörigen oder weiteren Rollen schlüpfen und deren Erkrankungen, Bedürfnisse, Emotionen und Verhaltensweisen realistisch darstellen. Damit tragen sie dazu bei, ein praxisnahes und sicheres Lernumfeld zu schaffen, in dem Auszubildende ihre Fähigkeiten und Fertigkeiten trainieren und reflektieren können. Der Einsatz von SP bietet viele Vorteile, allerdings auch viele Herausforderungen (Peters 2018).

Vorteile des Einsatzes von Simulationspersonen

- Den Teilnehmenden wird die Gelegenheit geboten, mit „realen" Patientinnen in einem geschützten Raum in Kontakt zu treten und Kommunikationstechniken, pflegerische Handlungen o. Ä. zu üben (Radl, Breznik & Wilhelmer, 2022). Fehler können ohne reale Konsequenzen gemacht, anschließend reflektiert und bei Bedarf mehrfach wiederholt werden.
- Der Einsatz von echten, lebenden Personen (im Gegensatz zu Simulatoren) vermittelt ein authentisches Gefühl für den Berufsalltag und steigert die Realitätsnähe.
- Die Kommunikations- und Interaktionsfähigkeit der Lernenden kann gesteigert werden, da die Simulationspersonen auf Kommunikationsverläufe während oder in der Simulation Einfluss nehmen können.
- SP fördern das Verständnis für die Bedürfnisse und Perspektiven von zu pflegenden Menschen.
- Sind Simulationspersonen Teil des Debriefings, können sie aus Sicht ihrer Rolle den Teilnehmenden ein Feedback geben, was den Lernenden hilft, ihre Stärken und Verbesserungspotenziale zu erkennen (Thrien 2016).

Herausforderungen und Grenzen

- Da es sich bei den Simulationspersonen häufig um Laienschauspielende handelt, müssen diese gut geschult und vorbereitet sein, um realitätsnahe Szenarien zu spielen und adäquat auf unvorhergesehene Situationen reagieren zu können.
- Der Einsatz von Simulationspersonen erfordert finanzielle Ressourcen, da diese für ihren Einsatz ein entsprechendes Honorar erhalten.
- Jede Simulationsperson bringt ihre eigene Individualität mit in das Szenario, was die Vergleichbarkeit beeinflussen kann. Hilfreich ist daher ein Rollen- und Szenarioskript, was die Reproduzierbarkeit erhöht.

LITERATUR

INACSL Standards Committee. Healthcare Simulation Standards of Best Practice. Operations. In: Clinical Simulation in Nursing, 2021 (58), 33–39.

Hackstein A. Trainer in der Simulation – eine besondere Herausforderung? In: Hackstein A, Hagemann V, v. Kaufmann F, Regener, H (Hrsg.). Handbuch Simulation. Edewecht: Stumpf & Kosseney, 2016. S. 156–162.

Löllgen R, Mileder L, Bibl K, Dörfler C, Paulun A, Rupp J, Sandmeyer B, Staffler A, Wagner M, Heimberg E. (Hrsg.). Empfehlungen des Netzwerks Kindersimulation e.V. für die Durchführung simulationsbasierter pädiatrischer Teamtrainings. Tübingen: Netzwerk Kindersimulation, 2020.

Merse S. Exemplarische Einsatzmöglichkeiten von SPs – interaktiv, praktisch und realitätsnah. In: Peters T, Thrien C (Hrsg.). Simulationspatienten. Bern: Hogrefe Verlag; 2018. S. 169–182.

Peters T. Simulationspatientinnen und Simulationspatienten – Eine Einführung. In: Peters T, Thrien C (Hrsg.). Simulationspatienten. Bern: Hogrefe Verlag, 2018. S. 13–22.

Radl K, Breznik M, Wilhelmer I. Simulation in der Ausbildung von Gesundheitsberufen. Wien: facultas, 2022.

Rall M, Oberfrank S. Was ist grundsätzlich unter Simulation zu verstehen? In: Hackstein A, Hagemann V, v. Kaufmann

F, Regener H (Hrsg.). Handbuch Simulation. Edewecht: Stumpf & Kosseney, 2016. S. 18–32.
Simulations-Netzwerk Ausbildung und Training für Gesundheitsfachberufe e.V. (SimNAT Gesundheitsfachberufe e.V.). Leitlinie Simulation als Lehr-Lernmethode. Verfügbar unter: https://www.simnat-pflege.net/downloadfile?file_code=9c1f6a34e3&file_id=163 (letzter Zugriff: 05.08.2024)
Stricker E, Szczypula O. Bild und Ton: Audiovisuelle Technik moderner Simulationszentren. In: St. Pierre M, Breuer G (Hrsg.). Simulation in der Medizin. Grundlegende Konzepte – Klinische Anwendung. Berlin: Springer, 2018. S. 49–60.
Thrien C. Feedback – Damit aus Üben Lernen wird. In: Hackstein A, Hagemann V, v. Kaufmann F, Regener H (Hrsg.). Handbuch Simulation. Edewecht: Stumpf & Kosseney, 2016. S. 63–74.

2.4 Ressourcenplanung

Myrèse Larkamp

Eine sinnvolle Planung der vorhandenen Ressourcen in der simulationsbasierten Lehre ist ein notwendiger und wichtiger Schritt, um die Kosten so gering wie möglich zu halten bei bedarfsgerechter Nutzung aller benötigten Ressourcen. Es gilt: so viel wie nötig, so wenig wie möglich.

Die Ressourcen lassen sich folgendermaßen aufgliedern:

- Personelle Ressourcen
- Zeitliche Ressourcen
- Räumliche Ressourcen
- Materielle und technische Ressourcen

Das Ziel ist es, ein effektives und effizientes Zusammenspiel der für die jeweilige Simulation benötigten Ressourcen zu etablieren.

2.4.1 Personelle Ressourcen

Bezugnehmend auf die bereits dargestellte Personalentwicklung und Rollenverteilung (vertiefend ➤ Kap. 2.3) bleibt zu überlegen, welches Personal für die Planung, Umsetzung und Evaluation der vorgesehenen Simulationen benötigt wird. Zur sinnvollen und effizienten Personalplanung gehört es, die nachfolgenden Personengruppen entsprechend ihres Bedarfs einzubinden und auch ggf. durch Fort- und Weiterbildungen zu schulen.

Geschäftsführung und Schulleitung

Zur Entwicklung und Umsetzung des strategischen Plans (vertiefend ➤ Kap. 2.1) ist die Leitungsebene mit **Geschäftsführung und Schulleitung** in Persona notwendig, die zudem den Implementierungsprozess des simulationsbasierten Lehrens und Lernens übergeordnet überwacht und verantwortet.

Laboringenieurin

Sollte das pädagogische Personal nicht mit der Verwendung und ggf. Programmierung des Simulators und des Audio-Video-Systems vertraut gemacht worden sein, ist eine **Laboringenieurin** oder Technologiespezialistin nötig, um eben diese Technik zu bedienen. Dies ist nur dann notwendig, wenn die Simulation mithilfe eines Simulators umgesetzt und auch aufgezeichnet wird. Üblicherweise übernimmt die Laboringenieurin alle vorbereitenden, durchführenden und nachbereitenden Aufgaben, die mit den technischen Ressourcen in Verbindung stehen.

Pädagogisches Personal

In Abhängigkeit des Umfangs und Aufwands der Simulation(en) ist das erforderliche **pädagogische Personal** zu planen und einzusetzen (Radl, Breznik und Wilhelmer 2022). Die Arbeit der Pädagogin beginnt bei der Planung und Entwicklung der Simulationsszenarien und endet mit deren Evaluation. Auch die Durchführung der dazwischenliegenden Simulation wird vom pädagogischen Personal begleitet. Das bedeutet nicht nur einen erhöhten Personalbedarf, sondern auch eine entsprechende Schulung der Simulationstrainerinnen.

Simulationspersonen (SP)

Sofern nicht ausschließlich der Simulator zum Einsatz kommt, ist die Planung von Simulationspersonen obligat, die z. B. zu pflegende Menschen oder andere an der Simulation beteiligte Personen mimen. Es bleibt zu überlegen, wie viele Simulationspersonen für ein Simulationsszenario benötigt werden und über welche

Qualifikation diese verfügen müssen. Sinnvoll ist, eine Datenbank über Simulationspersonen zu führen, auf die das Skills Lab-Team bei der Planung zurückgreifen kann.

2.4.2 Zeitliche Ressourcen

Schon im Rahmen der curricularen Einbettung der vorgesehenen Simulationen sollten zeitliche Ressourcen und Kapazitäten bedacht werden. Konkret heißt das, dass die Verteilung der Simulationen optimalerweise über die gesamte Ausbildungsdauer von drei Jahren gleichmäßig geplant werden soll und davon unabhängige zeit- und arbeitsintensive Phasen (wie z. B. Examina oder auch Urlaubsphasen) berücksichtigt werden, um auf das benötigte Personal und die erforderlichen Räume zurückgreifen zu können.

Eine effiziente Zeiteinteilung ist darüber hinaus für die Planung der einzelnen Simulationen notwendig. Es gilt zu beachten, wie viel Zeit für die Durchführung der Simulationen (vom Prebriefing bis zur Evaluation) benötigt wird, wie viele Auszubildende gleichzeitig an einer Simulation teilnehmen und wie häufig die Simulation wiederholt wird/werden kann. Diese Aspekte sollten bereits in der Planungs- und Entwicklungsphase berücksichtigt und z. B. im Szenarioskript verankert werden, um alle weiteren benötigten Ressourcen (Personal, Räumlichkeiten, Material etc.) zu bedenken (Radl, Breznik und Wilhelmer 2022).

2.4.3 Räumliche Ressourcen

Mit der fortschreitenden Entwicklung des simulationsbasierten Lehrens und Lernens und der zunehmenden Popularität der Methode ist auch der Bau und die Ausstattung von Simulationsräumen/Skills Labs/Simulationszentren in den Bildungseinrichtungen vorangeschritten. Es gibt kein einheitliches Konzept, wie die Räumlichkeiten beschaffen sein sollten, jedoch beschreibt die Fachliteratur ein Minimum von drei Räumen, die zur effektiven Umsetzung der simulationsbasierten Lehre vorhanden sein sollten: ein **Simulationsraum,** ein **Steuerungsraum** und ein **Debriefingraum** (Hackstein 2016).

Simulationsraum

Im **Simulationsraum** (oder Skills Lab) findet die eigentliche Simulation statt, d. h. der Raum sollte einem Setting ähneln, das die Lernenden in der Praxis real vorfinden.

DEFINITION

Fidelity

Die Fidelity, also die Realitätsnähe und Wiedergabetreue einer Simulation, hat einen entscheidenden Einfluss auf die simulationsbasierte Lehre. Eine hohe Fidelity ermöglicht es den Lernenden, in einer Umgebung zu agieren, die der realen Welt sehr ähnlich ist. Dies fördert ein tieferes Verständnis der Konzepte und verbessert die Transferfähigkeit des Gelernten auf reale Situationen. Die Fidelity bezieht sich nicht nur auf die Simulationsumgebung und den Einsatz eines Simulators, sondern auch auf die inhaltliche Ausgestaltung des Simulationsszenarios und die verwendeten Requisiten und Materialien (Müller und Timmermann 2018, Kirsten und Kagermann 2018).

Ob es sich dabei um das klinische Setting, das ambulante Setting oder eine Langzeiteinrichtung handelt, hängt von der geplanten Simulation und auch deren pädagogischem Ziel ab. Am Platzangebot entscheidet sich, ob der Simulationsraum multifunktionell ausgestattet und eingerichtet sein wird (also ob z. B. Requisiten vorgehalten werden, um den Raum in ein entsprechendes Setting „zu verwandeln") oder ob mehrere Simulationsräume vorhanden sind, die grundlegend unterschiedlich eingerichtet sein können.

Der Raum sollte mit Kameras, Mikrofonen und Lautsprechern ausgestattet sein, um die Simulation aufzuzeichnen und/oder live übertragen zu können (vertiefend ➤ Kap. 2.4.4).

Steuerungsraum

Der **Steuerungsraum** oder auch Regieraum beherbergt einen Computer mit Software zur Aufzeichnung und Verarbeitung des Bild- und Tonmaterials (vertiefend ➤ Kap. 2.4.4) und bietet bestenfalls über eine verspiegelte Glasscheibe einen Einblick in den Simulationsraum. Analog zum Simulationsraum sollte er über ein Mikrophon und Lautsprecher verfügen, um die Szene im Simulationsraum hören zu können und über das Mikrophon mit den Protagonisten während der Simulation zu interagieren („Voice of God").

DEFINITION

„Voice of God"
Der Begriff „Voice of God" impliziert eine Art von Feedback oder Anleitung, die den Lernenden während einer Simulation gegeben wird. Diese Stimme kann in Form von Anweisungen, Erklärungen oder Korrekturen auftreten und meint zudem das Besprechen des Simulators.

Wenn der Steuerungsraum groß genug ist, bietet es sich an, dass sich zusätzlich Beobachterinnen während der Simulation in diesem Raum aufhalten, um die Simulation live durch das Spiegelglas sehen zu können. In diesem Fall sollte der Raum schalldicht sein, damit eventuelle Gespräche oder Kommentare nicht im Simulationsraum gehört werden können (Jaki, St. Pierre und Breuer 2018).

Debriefingraum

Im **Debriefingraum** findet das sich an die Simulation anschließende Debriefing statt (vgl. ➤ Kap. 5.2). Das bedeutet, dass mindestens so viel Platz vorhanden sein muss, dass die Simulationstrainerinnen und alle an der Simulation beteiligten Personen miteinander ins Gespräch kommen können. Der Debriefingraum ist also mindestens so groß wie ein Seminar- oder Gruppenarbeitsraum mit entsprechend angeordneten Tischen und Stühlen (Radl, Breznik und Wilhelmer 2022). Sofern die aufgezeichnete Simulation einen Teil des Debriefings darstellt, sollte ein Monitor/Bildschirm/Smartboard vorhanden sein, um die Sequenz in angemessener Größe sehen zu können. Ist kein separater Debriefingraum vorhanden, muss über die rechtzeitige Ressourcen- und Raumplanung gewährleistet werden, dass ein Klassenraum samt Beamer zum Debriefing zur Verfügung steht.

Weitere sinnvolle Räumlichkeiten

Neben der räumlichen Mindestausstattung gibt es weitere Räume, die sinnvoll sind und bei der Konzeptionierung eines neuen Skills Labs oder Simulationszentrums miteingeplant werden sollten.

- **Umkleide:** Da das Agieren im Skills Lab in der Dienstkleidung erfolgen sollte (Erhöhung der Fidelity), sollte ein Raum mit Spinden oder Schließfächern vorhanden sein, in dem sich die Lernenden umziehen und ihre Alltagskleidung, Wertgegenstände, Taschen etc. verstauen können.
- **Lager:** Es ist sinnvoll, die zur Durchführung der geplanten Simulationen notwendigen Materialien wie Medizinprodukte, Requisiten etc. in räumlicher Nähe zum Simulationsraum zu lagern, um die Vorbereitungs- und Umbauzeit so gering und unaufwendig wie möglich zu halten. Dazu bietet sich ein separater Lagerraum an, der sinnvoll und übersichtlich organisiert ist.

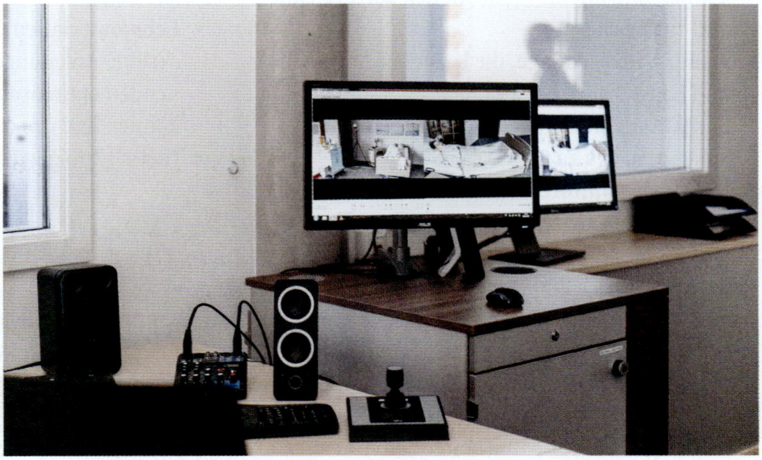

Abb. 2.2 Blick aus dem Steuerungsraum in den Simulationsraum [M1654]

- **Aufenthaltsraum:** Es sollte gewährleistet sein, dass sich die Lernenden, während sie auf ihre bevorstehende Simulation warten, irgendwo aufhalten können, wo sie sich zudem ggf. vorbereiten können.

Die Planung der räumlichen Ressourcen ist abhängig vom Platz- und Raumangebot in der Bildungseinrichtung. Außerdem sollte geklärt sein, ob sich mehrere Lehrgänge oder Berufsgruppen die Räume teilen oder ob sie vermietet werden (z. B. um Kosten zu senken).

2.4.4 Technische und materielle Ressourcen

Neben Personal und Räumlichkeiten stellen die technischen und materiellen Ressourcen einen weiteren wesentlichen Bereich der Ressourcenplanung dar.

Technische Ressourcen

Die technischen Ressourcen sollen ein effektives und realistisches Lernen in der simulationsbasierten Lernumgebung ermöglichen. Dies umfasst in erster Linie:

- **(Simulations-)Software** sowohl zur Aufzeichnung und Verarbeitung des Bild- und Tonmaterials als auch ggf. zur Erstellung und Durchführung von Simulationen.
- **Simulatoren,** die je nach technischem Umfang die Durchführung realitätsnaher Simulationen unterstützen können.
- **Computer/Hardware,** um die Software nutzen zu können und um die Simulationen aufzuzeichnen und zu speichern.
- **Audio-Video-Anlage,** die Kameras, Mikrofone und Lausprecher umfasst. Je nach Raumangebot und Ausgestaltung ggf. mit der Variante, die Simulation live zu übertragen.
- **Displays/Monitore/Bildschirme,** um die Videosequenzen in angemessener Größe und Schärfe abspielen und anschauen zu können.

Je nach Größe der Bildungseinrichtung und vorhandenem Kapital lässt sich das technische Equipment selbstverständlich noch erweitern, beispielsweise um 3D-Brillen zur Umsetzung von VR- oder AR-Simulationen. Allerdings sollte sich die vorhandene Technik an der Expertise der Mitarbeitenden und auch am Bedarf der Bildungseinrichtung orientieren (Zimmermann, Forbrig und Gräske 2023).

Materielle Ressourcen

Für die Anschaffung von materiellen Ressourcen gelten die gleichen Grundsätze wie für die technischen Ressourcen: Um es so effektiv, aber auch effizient und kostengünstig wie möglich zu halten, sollten nur die Materialien gekauft werden, die notwendig sind. Dazu zählen z. B.:

- **Ausstattung des Simulationsraums** mit Patientenbett, Simulator, Nachttisch, pflegerischen Materialien, Verbandswagen, Infusionsständer etc. Gibt es nur einen Simulationsraum, der für Simulationen in unterschiedlichen pflegerischen Settings genutzt wird, müssen ggf. entsprechend weitere Möbel o. Ä. vorgehalten werden, wie z. B. ein Teppich, Blumenvase, Tischdecke für ein häusliches Setting.
- **Requisiten für die Gestaltung der konkreten Pflegesituation/des konkreten Simulationsszenarios,** wie z. B. Unterarmgehstützen, Rollstuhl, Hilfsmittel zur Positionierung, Medikamentenblister, Essenstablett oder Patientenkurve. Es bietet sich an, für die einzelnen Simulationen Kisten mit den benötigten Materialien samt Materialienliste zu packen, um alle Materialien zusammen zu haben.
- **Requisiten für die Simulationspersonen,** z. B. Make-up, Theaterschminke, Perücken, Brillen oder Kleidung. Auch diese sollten bereits im Szenarioskript vermerkt sein, damit rechtzeitig alle Requisiten vor Ort sind.
- **Lehrmaterialien,** wie Arbeitsblätter, Szenarioskripte, Anleitungen o. Ä., damit sich die Lernenden optimal auf die Simulation vorbereiten können und das durchlaufene Szenario ein voller (Lern-)Erfolg wird.

Fazit

Zusammenfassend lassen sich folgende Aspekte hinsichtlich der Ressourcenplanung konstatieren:

1. **Technische Infrastruktur**: Es ist wichtig, sicherzustellen, dass die notwendige Hardware und Software vorhanden und funktionsfähig ist.

2. **Ressourcenzuweisung**: Die Zuweisung von Lehrkräften, technischem Support und weiteren Ressourcen sollte sinnvoll geplant sein, um sicherzustellen, dass alle Teilnehmerinnen die Unterstützung erhalten, die sie benötigen, und die Simulation so realitätsnah und effektiv wie möglich erfolgt.
3. **Zeitmanagement**: Die Planung von Zeitfenstern für die Simulationen und die anschließende Reflexion ist entscheidend. Es sollte ausreichend Zeit für die Durchführung der Simulationen sowie für die Nachbesprechung und das Feedback eingeplant werden.
4. **Materialien und Inhalte**: Die benötigten Lehrmaterialien, wie Handouts, Skripte oder Anleitungen sollten vorbereitet und bereitgestellt werden.

LITERATUR

Hackstein A. Rahmenbedingungen der Simulation. In: Hackstein A, Hagemann V, von Kaufmann F & Regener H (Hrsg.). Handbuch Simulation. Edewecht: Stumpf und Kossendey Verlag, 2016. S. 163–173.

Jaki C, St. Pierre M, Breuer G. Vom Zimmer zum Zentrum – „form follows function". In: St. Pierre M, Breuer G (Hrsg.). Simulation in der Medizin. Grundlegende Konzepte – Klinische Anwendung. Berlin: Springer, 2018. S. 21–48.

Kirsten A, Kagermann D. Simulation in der Berufsbildung der Pflege. In: St. Pierre M, Breuer G (Hrsg.). Simulation in der Medizin. Grundlegende Konzepte – Klinische Anwendung. Berlin: Springer, 2018. S. 445–465.

Müller M, Timmermann A. Simulation in der Anästhesie. In: St. Pierre M, Breuer G (Hrsg.). Simulation in der Medizin. Grundlegende Konzepte – Klinische Anwendung. Berlin: Springer, 2018. S. 291–298.

Radl K, Breznik M, Wilhelmer I. Simulation in der Ausbildung von Gesundheitsberufen. Wien: facultas, 2022.

Zimmermann J, Forbrig T, Gräske J. Etablierung von Skills- oder Simulationszentren. In: Forbrig J, Gräske J (Hrsg.). Simulationsbasiertes Lehren und Lernen in der Pflegebildung. Kompetenzen, Spezialgebiete und Strukturen. Heidelberg: medhochzwei, 2023. S. 205–214.

2.5 Finanzielle Sicherung und Verwaltung

Meike Schwermann

Gut konzipierte SBE-Programme erfordern eine erhebliche Investition an Geld, Ressourcen und Zeit, wobei sie oft nur begrenzt in der Lage sind, einen unmittelbaren monetären Ertrag zu erzielen. Das übergeordnete Ziel aller Simulationszentren besteht darin, die Kompetenz verschiedener Gruppen zu verbessern: Auszubildende, Studierende, Praktikerinnen, die in die Praxis wiedereinsteigen, sowie lizenziertes, registriertes oder zertifiziertes Gesundheitsfachpersonal, das sich weiterbilden möchte. Letztendlich sollen durch die Programme positive Auswirkungen auf Lernende, Patientinnen und Systeme erzielt werden.

Beim Aufbau von Simulationszentren oder der Weiterentwicklung von SBE-Programmen müssen mehrere Aspekte berücksichtigt werden: Verwaltung, Ausbildung, Koordination und technische Umsetzung. Schriftliche Richtlinien und Verfahren spielen ebenfalls eine wichtige Rolle, indem sie Rollenabgrenzungen, Arbeitsanforderungen, Verantwortlichkeiten, Sicherheitsaspekte, Kontingenzpläne sowie Effektivität und Effizienz definieren. Diese Prozesse unterliegen einer ständigen Weiterentwicklung und erfordern fundiertes Management- und Geschäftswissen, um die Bedürfnisse des SBE-Programms, der wichtigsten Interessengruppen und der betroffenen Bildungs- oder Gesundheitssysteme erfolgreich zu unterstützen. Die Nichteinhaltung dieses Standards birgt erhebliche Risiken. Es besteht die Gefahr, dass die strategischen Ziele des SBE-Programms nicht erreicht werden oder dass es nicht gelingt, ein effektives und effizientes Programm zu etablieren. Wenn die finanziellen Ressourcen nicht ausreichen, um die strategischen Bedürfnisse des SBE-Programms zu erfüllen, kann dies die Nachhaltigkeit gefährden und das Wachstum hemmen. (INACSL Standards Committee 2021)

MERKE

Systemische Integration SBE

„Simulationsoperationen umfassen die Infrastruktur, Mitarbeiter und Prozesse, die für die Umsetzung effektiver und effizienter simulationsbasierter Erfahrungen (SBE) erforderlich sind. Die Interaktionen dieser Teile müssen ein System bilden, das sich in größere Bildungs- und Gesundheitseinrichtungen integrieren lässt, um die Ziele von SBE zu verwirklichen." (INACSL Standards Committee 2021)

Entsprechend der SimNAT Gesundheitsfachberufe e. V. Leitlinie (2024) kann eine erfolgreiche und zukunftsträchtige Implementation der Simulation als

Lehr- und Lernmethode nur erfolgen, wenn die finanzielle Sicherung gewahrt wird.

MERKE

Einbindung in das Curriculum

„Obwohl die Simulation eine beträchtliche finanzielle Investition für die Anschaffung von Simulatoren und die Bereitstellung von Räumlichkeiten und Personal erfordert, bietet die Einbeziehung der Simulation in den Lehrplan […] viele Vorteile." (Aebershold 2018)

Um Simulationsräume erfolgreich zu entwickeln und zu betreiben, sind vielfältige Finanzierungsquellen und strategischen Partnerschaften entscheidend. Zusammengefasst stellt Farina (2021) relevante Aspekte zu Finanzierungsquellen zusammen (➤ Abb. 2.3).

Die Ermöglichung von Finanzierungsquellen sind nach Farina (2021) der Schlüssel zur Entwicklung von Simulationsräumen. Es spielt demnach keine Rolle, ob der Raum freistehend, Teil eines Krankenhauses oder einer akademischen Einrichtung oder Teil einer Kooperation im Netzwerk ist – Finanzierungsquellen müssen gesichert und aufrechterhalten werden. Um die anstehenden Renovierungen zu starten oder ein ganzes Gebäude errichten zu können, ist es notwendig, dass entsprechende finanzielle Mittel bereitgestellt und ausgezahlt werden, damit die bestehenden finanziellen Bedarfe gedeckt werden können. Während der Großteil der Finanzierung für die Architektur und den Bau des Simulationszentrums – oder eines Raumes – verwendet wird, müssen Pläne gemacht werden, um die Finanzierung für die Zukunft der Räumlichkeiten nach Abschluss der Bauarbeiten zu sichern und den Kauf von Möbeln und Geräten zu ermöglichen. Zuschüsse und staatliche Mittel reichen in den meisten Fällen nicht für den Kauf von Möbeln und Geräten aus. Es sind möglicherweise Spendenkampagnen oder andere Formen der Akquirierung finanzieller Mittel (an Universitäten und Hochschulelen ggf. über Drittmittelprojekte) erforderlich.

Es bedarf weiterer strategischer Überlegungen, wie, auch langfristig, Finanzierungsquellen bspw. für den Kauf neuer Geräte, Simulatoren, Vorräte, Technologie, Möbel und gekaufte und erweiterte Support-Garantien der jeweiligen Hersteller zur Verfügung stehen. Die Geräte in einem Simulationszentrum enthalten

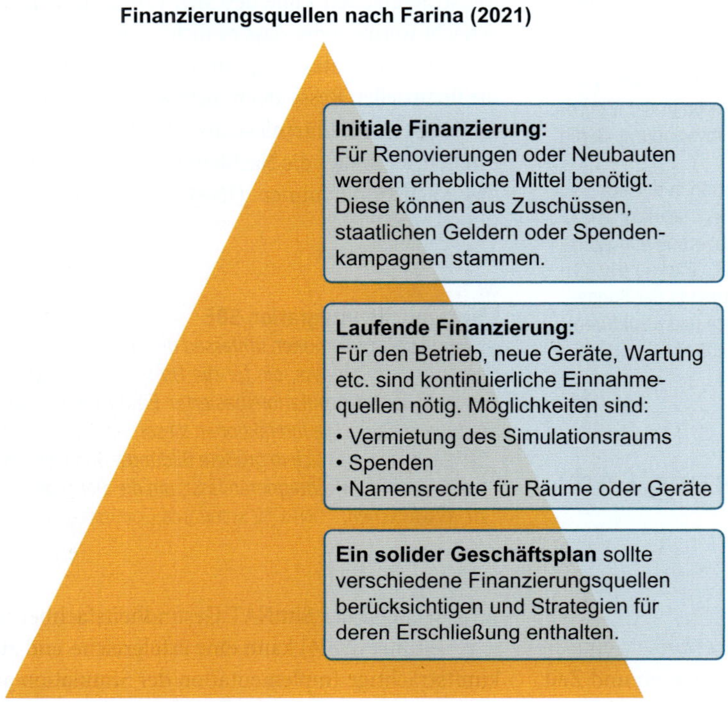

Abb. 2.3 Finanzierungsquellen nach Farina (2021) [M1654/L143]

hochentwickelte Technologie und erfordern routinemäßige vorbeugende Wartung oder Vollzeit-Technikpersonal. Es sind mehrere Finanzierungsquellen erforderlich, sowie ein Geschäftsplan, der sowohl die Vermietung eines Simulationsraums (inkl./exkl. personaler Ressourcen) als auch ggf. die Nutzung durch die externen Netzwerkpartner berücksichtigt.

Die Benennung von Räumen und Flächen ist eine weitere Möglichkeit, Simulationsräume zu finanzieren. Wenn potenziellen Spenderinnen die Möglichkeit geben wird, einen Raum oder Simulator zum Andenken oder zu Ehren eines Menschen oder Unternehmens zu benennen, macht die Spenderin Werbung für ihre Spende und verschafft dem Simulationszentrum Einnahmen für den Bau, die Renovierung und die Erweiterung (Farina 2021). Dies Vorgehen ist in Europa derzeit allerdings noch nicht so weit verbreitet.

Der Ethikkodex für Simulationsexpertinnen im Gesundheitswesen der Society for Simulation in Healthcare (SSH 2018) verdeutlicht, dass eine qualitativ hochwertige Umsetzung simulationsbasierten Lehrens und Lernens darauf abzielt, ein verantwortungsbewusstes und ethisch reflektiertes Handeln aller in der Gesundheitssimulation beteiligten Personen und Organisationen zu fördern. Voraussetzung hierfür ist die konsequente Einhaltung höchster Standards an Integrität und Professionalität.

Wie bereits in den vorherigen Kapiteln verdeutlicht wurde, bedarf es im Vorfeld der Entwicklung eines Simulationszentrums einer Bedarfsanalyse und Strategieplanung, aus der sich bereits die (Fix-)Kosten ergeben. Im Rahmen der Personalentwicklung wurde hervorgehoben, welche Rollen und Aufgaben entsprechend der Strategieplanung eingesetzt werden müssen, um eine differenzierte Ressourcenplanung zu entwickeln (vertiefend ➤ Kap. 2.1 und ➤ Kap. 2.3).

MERKE

Dynamische Zusammenarbeit

„Fachleute mit betriebswirtschaftlichen, pädagogischen und technischen Fähigkeiten fördern Wachstum, Nachhaltigkeit, Treue und das Erreichen von Zielen und Ergebnissen. Erfolgreiche Simulationsoperationen werden als dynamische Zusammenarbeit zwischen Führungskräften, Simulanten, Pädagogen, Lernenden und adaptiven Beziehungen zwischen Abteilungen kuratiert." (INACSL Standards Committee, 2021)

Für die Etablierung eines qualitativ hochwertigen Simulationszentrums, in dem die akzeptierten *„Standards zu Dokumentation, Analyse, Design, Entwicklung und Auswertung von Simulationsaktivitäten"* (SSH 2018) eingehalten werden können, ist es erforderlich, dass entsprechend des Rollen- und Aufgabenprofils der Führungspersonen und Managerinnen die „Haushaltsplanung und -überwachung" sowie die „Erstellung/Überwachung/Modifikation des Strategieplans" (SimNAT Gesundheitsfachberufe e. V. 2024) vollzogen wird.

Die Aufrechterhaltung eines festgelegten Budgets sowie die Entwicklung eines Plans zur Analyse und Kontrolle sämtlicher Kosten ist hierfür unerlässlich. Ein umfassender Budgetplan berücksichtigt alle aktuellen und prospektiven Ein- und Ausgaben.

MERKE

Geschäftsplan

„Der Geschäftsplan des SBE-Programms muss einen angemessenen Etat, Raum, Ausrüstung, Ressourcen und Fachkenntnisse vorsehen, die für den Betrieb und die Erreichung der Ergebnisse in allen Bereichen des Programms erforderlich sind. Der Etat und die personellen Ressourcen des SBE-Programms müssen das Fachwissen und die berufliche Entwicklung des SBE-Personals fördern und unterstützen." (INACSL Standards Committee, 2021)

Bei den Ausgaben ist eine differenzierte Betrachtung relevant: Geplante Kosten wie Akkreditierungsgebühren sind von Fixkosten wie Personalgehältern, Einrichtungsmieten sowie Wartungs- und Dienstleistungsmieten zu unterscheiden. Ebenso müssen variable Kosten, beispielsweise für Verbrauchsmaterialien oder den Einsatz von Simulationspersonen, separat betrachtet werden. (SimNAT Gesundheitsfachberufe e. V. 2024)

Eine vorausschauende Analyse des potenziellen Wachstums des Simulationzentrums und des damit einhergehenden Mehrbedarfs an Ressourcen ist entscheidend. Dies umfasst Aspekte wie Personalbedarf, Weiterbildungsnotwendigkeiten und zusätzliche Raumkapazitäten. Gleichzeitig trägt eine effiziente Organisation von Simulationsszenarien, insbesondere hinsichtlich des Ressourceneinsatzes, dazu bei, den Budgetplan realistisch einzuschätzen und langfristig aufrechtzuerhalten. (SimNAT Gesundheitsfachberufe e. V. 2024)

Von elementarer Bedeutung ist zudem, die Auswirkungen potenzieller Überlegungen oder Einsparungen im Bereich der Simulation transparent zu machen und in Relation zu setzen. Hierbei müssen insbesondere die Einflüsse auf die Sicherheit aller beteiligten Personen und die berufliche Qualität der diversen Rollen im Simulationszentrum sorgfältig abgewogen werden.

Im SSH-Ethikkodex (2018) wird unter dem Bereich der „Verantwortlichkeit" hervorgehoben, dass Fachkräfte, die im Bereich der medizinischen Simulation arbeiten, die Verantwortung für ihre Entscheidungen und Aktionen bei der Ausübung ihrer beruflichen Aufgaben und Verpflichtungen tragen. Sie sollen ein professionelles Verhalten zeigen, *„das der Gemeinschaft im Berufsfeld Simulation im Gesundheitswesen, dem Arbeitgeber und sich selbst Ehre macht."* Hierfür ist aber auch erforderlich, dass die im Simulationszentrum tätigen Mitarbeitenden auch so eingeplant werden, dass die zeitlichen Räume zur Planung der Simulation und zur Koordination der diversen Rollenträgerinnen vorhanden sind. Dies gilt ebenso für die Reflexion und Evaluation der angebotenen Simulationen sowie eine kontinuierliche Qualifizierung in die Strategieplanung sowie den Finanzplan.

Nur durch eine ganzheitliche Betrachtung dieser finanziellen und qualitativen Aspekte kann eine nachhaltige und effektive Implementierung der Simulation als Lehr- und Lernmethode gewährleistet werden.

Im Kriterium 4 des INACL-Standards „Operations" (INACSL Standards Committee 2021) wird dargestellt, wie die *„Sicherung und Verwaltung der finanziellen Ressourcen zur Unterstützung von Stabilität, Nachhaltigkeit und Wachstum der Ziele und Ergebnisse des SBE-Programms"* gewährleistet werden können. Im Standard sind weitere Literaturbezüge ebenfalls einsehbar.

Hierzu gehört demnach:

- Aufrechterhaltung eines festgelegten SBE-Budgets mit einem quantifizierten, formalisierten Plan zur Analyse und Kontrolle der Kosten. Planung eines Betriebshaushalt für die Einnahmen und Ausgaben des SBE-Programms auf jährlicher Basis.
- Berücksichtigung der Programmaktivitäten, die Einnahmen generieren, wie z. B.:
  - Weiterbildungsprogramme
  - Erbringung von Dienstleistungen für externe Kunden
  - Geber, Interessengruppen, Partnerschaften, Allianzen
  - Zuschüsse oder Darlehen
- Erstellung und Ausführung eines operativen Budgets unter Berücksichtigung der Umweltprüfung des SBE-Programms, der aktuellen und zukünftigen Ziele und Prioritäten.
- Ermittlung geplanter Ausgaben wie Beratungs- oder Akkreditierungsgebühren.
- Ermittlung der Fixkosten, die sich unabhängig von der Anzahl der durchgeführten Simulationsaktivitäten nicht ändern, z. B. Gemeinkosten der Einrichtung, Wartungs- und Serviceverträge, Gehälter für Mitarbeitende und Kosten für die berufliche Weiterbildung des Personals.
- Analyse der variablen Kosten, die sich in Abhängigkeit von der Anzahl der SBE-Veranstaltungen und der Anzahl der Lernenden ändern. Zum Beispiel Personal für SBE-Aktivitäten, wie die Anzahl der Mitarbeitenden, die für die Durchführung der Simulation benötigt werden, Kostenerstattung für standardisierte Patienten und Verbrauchsmaterialien wie klinische und Büroartikel.
- Aufnahme der Kosten für die im Strategieplan festgelegten Investitionsausgaben als Haushaltsposten.
- Wachstumsprognose für Personalrollen und -verantwortlichkeiten, einschließlich des Bedarfs an beruflicher Entwicklung, die erforderlich ist, um die Lernergebnisse des SBE-Programms, Programmziele und/oder Vorschriften zu erfüllen.
  - Berücksichtigung der Gleichheit von Position und Gehalt, der Stellenbeschreibung, den Rollenerwartungen und des Umfangs der Tätigkeit bei der Prognose der Arbeitsbelastung
- Analyse der Korrelation der Auswirkungen der SBE-Programm-Metriken auf die Kosten und/oder Einsparungen der Organisation in den folgenden Bereichen:
  - Pädagogische Wirksamkeit
  - Pädagogische Effizienz
  - Verwaltung der Ressourcen
  - Sicherheit der Patienten
  - Qualität der Pflege
  - Neue Beschäftigungswirksamkeit

Farina (2021) hebt hervor, dass die Kosten für die Anmietung oder externe Nutzung von Simulationsflächen für Szenarien je nach Region und Trägerorganisation variieren. Ein erfolgreiches Konzept in einem Simulationszentrum lässt sich demnach nicht zwangsläufig auf andere Regionen oder andere Gesundheits- oder Bildungseinrichtungen übertragen. Die Implementierung einer Kostenstruktur im Geschäftsmodell bietet ihrer Ansicht nach mehrere Vorteile, selbst wenn kein tatsächlicher Geldfluss stattfindet. Sie liefert der Trägerorganisation wertvolle Daten über die Kosten interner Simulationsszenarien und dient als Leistungsnachweis, indem sie die Kapitalrendite, die Nutzung des Zentrums und den Umfang der angebotenen Schulungen dokumentiert.

Darüber hinaus verdeutlicht Farina (2021), dass eine solche Struktur die Sammlung von Daten zur Bewertung der Auswirkungen auf die Patientenversorgung und -sicherheit ermöglicht. Obwohl es eine Herausforderung darstellt, eine direkte Verbindung zwischen Simulation und Patientenergebnissen herzustellen, kann die Umsetzung spezifischer Szenarien, die auf konkrete Probleme im Gesundheitswesen abzielen, einen Ansatz bieten, um diese Verbindung aufzuzeigen. Durch diese gezielte Herangehensweise können Simulationszentren ihren Beitrag zur Verbesserung der Gesundheitsversorgung greifbarer machen und gleichzeitig ihre Relevanz und Effizienz unter Beweis stellen.

LITERATUR

Aebersold M. Simulation-Based Learning: No Longer a Novelty in Undergraduate Education. Online Journal of Issues in Nursing. 2018;23(2): 1.

Farina CL. Setting Up a Simulation Center and Its Essentials. In: Jeffries PR (eds). Simulation in nursing education: from conceptualization to evaluation. Third edition. Philadelphia: Wolters & Kluwer, 2021. p. 145–167.

INACSL Standards Committee, Charnetski M, Jarvill M. Healthcare Simulation Standards of Best Practice™ Operations. Clinical Simulation in Nursing, 2021;(58): 33–39.

SimNAT Gesundheitsfachberufe e.V. Simulation als Lehr-Lernmethode – Leitlinie SimNAT Gesundheitsfachberufe, 2024. Verfügbar unter: https://www.simnat.de/de/simnat/visionen/ (letzter Zugriff: 15.12.2024)

SSH-Society for Simulation in Healthcare. Ethikkodex für Simulationsexpertinnen im Gesundheitswesen. Arbeitsgruppe „Ethikkodex". Deutsche Übersetzung, Verfügbar unter: https://www.ssih.org/healthcare-simulationist-code-ethics (letzter Zugriff: 23.7.2025)

2.6 Netzwerkarbeit

Meike Schwermann

Nach Bönisch (2017) sind Netzwerkekomplexe soziale Gebilde. In ihnen interagieren strategisch denkende Akteure durch verschiedene Beziehungen. Bei interorganisationalen Netzwerken sind die Akteure Organisationen im institutionellen Sinne. Die Beziehungen im Netzwerk sind Interorganisationsbeziehungen.

Bönisch (2017) hebt hervor, dass ein Netzwerk sich ständig weiterentwickelt. Dies geschieht durch die institutionelle Einbettung der Mitglieder und ihre Interaktion mit der Umwelt. Die Begriffe der interorganisationalen Domäne stammen aus der englischsprachigen Forschung. Organisationen sind hier als eigenständige Institutionen zu verstehen. Sie sind nicht bloße Abteilungen eines Unternehmens. Diese Sichtweise betont die Komplexität des Netzwerks.

Netzwerke unterscheiden sich grundlegend von traditionellen Organisationsstrukturen und zeichnen sich durch ihre Flexibilität und Dynamik aus. Im Gegensatz zu herkömmlichen Modellen weisen sie keine klar definierten oder leicht erfassbaren Strukturen auf. (Quilling et al. 2013)

Die Netzwerkarbeit zeichnet sich auch durch ihre Anpassungsfähigkeit aus, da jedes einzelne zu integrierende Netzwerk einzigartige Charakteristiken aufweist. Die Kernelemente des Netzwerkmanagements beinhalten eine individuelle Gestaltung, denn jedes Netzwerk erfordert einen maßgeschneiderten Ansatz, der auf seine spezifischen Bedürfnisse und Gegebenheiten zugeschnitten ist.

Es bedarf weiter einer gemeinsamen Aushandlung. Dabei werden die Ziele, Aufgaben und Rollen innerhalb des Netzwerks kollektiv definiert und vereinbart. Dieser Prozess fördert das Engagement und die Identifikation aller Beteiligten mit dem Netzwerk.

Netzwerkarbeit ist kein statisches Konstrukt, sondern ein fortlaufender, sich entwickelnder Prozess. Ziele und Strukturen können sich im Laufe der Zeit verändern, was kontinuierliche Anpassungen erfordert. (ISI n.d.)

INFO

Charakteristika von Netzwerken

- **Vielfältige Verbindungen:** Netzwerke bestehen aus zahlreichen Akteure – seien es Einzelpersonen, Gruppen oder Organisationen –, die durch verschiedenartige Beziehungen miteinander verbunden sind. Diese Verbindungen können in ihrer Anzahl, Dichte und Intensität stark variieren.
- **Gemeinsames Ziel:** Trotz ihrer losen Struktur verfolgen die Akteure in einem Netzwerk ein gemeinsames Ziel. Die Wege zur Erreichung dieses Ziels sind jedoch oft nicht fest vorgegeben.
- **Informelle Koordination:** Die Koordination der Beteiligten erfolgt häufig auf informeller Basis. Kooperationen und Aktivitäten werden flexibel gestaltet.
- **Unabhängigkeit:** Ein wesentliches Merkmal von Netzwerken ist ihre Unabhängigkeit von Markt und Hierarchie. Sie definieren sich kontinuierlich selbst und passen sich an veränderte Bedingungen an.

(Quilling et al 2013)

Stärken und Herausforderungen von Netzwerken

Netzwerke weisen sowohl bemerkenswerte Stärken als auch bedeutende Herausforderungen auf, die sie von traditionellen Organisationsstrukturen unterscheiden. Eine der herausragenden Stärken von Netzwerken liegt in ihrer Fähigkeit zur effektiven **Ressourcenbündelung.** Die Akteure innerhalb eines Netzwerks sind in der Lage, selbstständig und unabhängig von hierarchischen Strukturen Ressourcen zu akquirieren, zu mobilisieren und zu bündeln. Diese Fähigkeit verleiht Netzwerken eine beachtliche Flexibilität und Anpassungsfähigkeit.

Ein weiterer bedeutender Vorteil von Netzwerken sind die entstehenden **Synergieeffekte.** Durch den kollektiven Charakter des Netzwerks wird etwas qualitativ Neues geschaffen, ohne dass die einzelnen Akteure ihre Eigenständigkeit aufgeben müssen. Jedes Mitglied eines Netzwerks hat die Möglichkeit, sowohl für seine eigenen Interessen als auch für die Ziele des gesamten Netzwerks zu agieren, was zu einer einzigartigen Dynamik führt. (Quilling et al. 2013)

Allerdings bringt die Zusammenarbeit in Netzwerken auch komplexe Herausforderungen mit sich. Die Kooperation innerhalb eines Netzwerks ist keineswegs ein selbstverständlicher oder einfacher Prozess. Sie erfordert kontinuierliche Anstrengungen und ist oft von Hindernissen begleitet, die es zu überwinden gilt. Die Koordination zwischen den verschiedenen Akteuren, die oft unterschiedliche Interessen und Arbeitsweisen haben, kann sich als besonders herausfordernd erweisen.

Trotz dieser Herausforderungen bieten Netzwerke eine flexible Alternative zu starren Organisationsformen. Sie ermöglichen es, auf sich schnell ändernde Umstände zu reagieren und innovative Lösungen zu entwickeln. Allerdings erfordern sie auch ein hohes Maß an Engagement und Anpassungsfähigkeit von allen Beteiligten. Die Fähigkeit, effektiv in einem Netzwerk zu arbeiten, wird zunehmend zu einer Schlüsselkompetenz in der modernen Arbeitswelt. (Quilling et al. 2013)

Zusammenfassend lässt sich sagen, dass ein erfolgreiches Netzwerk auf soliden Strukturen basieren und ein **professionelles Netzwerkmanagement** für die gemeinsame Arbeit initiieren sollte. Elementar ist die Schaffung einer Grundlage für eine effektive und vertrauensvolle Zusammenarbeit zwischen den verschiedenen Partnern im Netzwerk.

Netzwerke im Rahmen des simulationsbasierten Lehrens und Lernens

Mit dem Fokus auf die Ausbildung in den Pflege- und Gesundheitsberufen ist im deutschsprachigen Raum das Simulationsnetzwerk Ausbildung und Training in den Gesundheitsfachberufen (SimNAT Gesundheitsfachberufe) e. V. das Netzwerk mit den meisten Mitgliedern.

MERKE

SimNAT Gesundheitsfachberufe

SimNAT Gesundheitsfachberufe steht für die Förderung des simulationsbasierten Lehrens und Lernens. *„Das Netzwerk versteht sich als Arbeitsgemeinschaft für den Austausch von Erfahrungen zum Thema SBL. Es ermöglicht gemeinsames Lernen und fördert die Weiterentwicklung von Bildung und Forschung im Bereich des simulationsbasierten Lehrens und Lernens."* (Pippel 2024)

Weitere Netzwerke und Gesellschaften werden mit entsprechenden Links in ➤ Tab. 2.3 dargestellt.

Simulationsnetzwerk Ausbildung und Training in den Gesundheitsfachberufen (SimNAT) e. V.

Die Gründung des SimNAT Pflege e. V. entstand aus einer gemeinschaftlichen Idee der Vertreterinnen

Tab. 2.3 Weitere Netzwerke, Verbände und Gesellschaften im deutschsprachigen Raum

Name	Ziele	Homepage
Interprofessioneller Verband zur Integration und Förderung des Skills-Lab-Konzeptes in den Gesundheitsberufen (VIFSG) e.V.	*„Die Ziele sowie Aufgaben des Verbandes werden durch regelmäßige Fachtagungen, Einführungsveranstaltungen und Arbeitsgruppentreffen verwirklicht. Dabei legen wir als Verband Wert auf eine interprofessionelle und gemeinsame Gestaltung der Zusammenarbeit."*	https://www.vifsg.de/
Gesellschaft für medizinische Ausbildung (GMA): Ausschuss Simulationspersonen	• Regelmäßige Durchführung von Workshops zu relevanten Kernthemen • Entwicklung und Implementierung von Standards zum Einsatz von SP • Qualitätssicherung in den Bereichen: – Rekrutierung und Schulung von SP – Feedback und Performance von SP • Regelmäßige gemeinsame Treffen und Fortbildungen • Sammlung, Bereitstellung und Austausch von Trainings- und Unterrichtsmaterialien sowie relevanter Literatur • Förderung der interdisziplinären, nationalen und internationalen Zusammenarbeit • Gegenseitige Unterstützung bei und Generieren von gemeinsamen Forschungsprojekten • Öffentlichkeitsarbeit	https://gesellschaft-medizinische-ausbildung.org/ausschuesse/simulationspersonen.html
Deutsche Gesellschaft zur Förderung der Simulation in der Medizin e.V.	• Förderung der Patientensicherheit und Gesundheit der Bevölkerung, insbesondere auch die Rettung aus Lebensgefahr • Sammlung und Verbreitung von Erkenntnissen, Erfahrungen und Informationen im Zusammenhang mit Simulation in der Medizin im weitesten Sinne • Verbreitung und Förderung der Simulation in der Medizin und assoziierten Bereichen bei Fachleuten, öffentlichen und privaten Institutionen und weiteren Interessensgruppen • Förderung der Forschung und Entwicklung von simulationsassoziierten Methoden im medizinischen Umfeld • Entwicklung und Förderung von Standards für Simulation in der Medizin	https://dgsim.de/

und Vertreter von fünf Pflegebildungseinrichtungen, die simulationsbasiertes Lernen bereits zu diesem Zeitpunkt weit entwickelt und in die Curricula ihrer Bildungsprogramme integriert hatten. Die Eintragung als Verein wurde im Jahr 2014 vollzogen, die Satzung und Zielstellung des SimNAT Pflege auf der Webseite veröffentlicht und die fachliche Community über unterschiedliche Kommunikationswege informiert. Ende des Jahres 2014 setzte sich SimNAT Pflege aus insgesamt 36 Mitgliedern zusammen, dazu zählten 26 Vertreterinnen und Vertreter von 14 Institutionen, sowie zehn Privatpersonen (Schwermann und Loewenhardt 2020). 2023 erfolgte eine Namens- und Satzungsänderung. Aus SimNAT Pflege wurde SimNAT Gesundheitsfachberufe e. V., da die Mitglieder des Netzwerkes aus verschiedenen Bereichen und Disziplinen des Gesundheitswesens in Deutschland, Luxemburg, der Schweiz, Österreich und inzwischen sogar aus Schweden und Australien kommen.

INFO

Die Visionen des Netzwerkes:

„Wir möchten das simulationsbasierte Lehren und Lernen nachhaltig in die Aus-, Fort- und Weiterbildung in den Gesundheitsberufen etablieren.

- *Wir sind das Netzwerk für simulationsbasiertes Lehren und Lernen in den Gesundheitsberufen und bieten eine Plattform zum Austausch.*
- *Wir unterstützen den Prozess der qualitativen Weiterentwicklung durch aktive Mitglieder in den verschiedenen Arbeitsgruppen.*
- *Wir verstehen uns als Lotsen, um die Simulationen in der Aus-, Fort- und Weiterbildung der Gesundheitsberufe wissenschaftlich zu fundieren."*

(SimNAT Gesundheitsfachberufe e.V. 2024)

Entsprechend des Satzungszweckes des gemeinnützigen Vereins mit einem ehrenamtlich agierenden Vorstand erfolgt dieses u. a. durch:

a) die aktive Beteiligung der Mitglieder, z. B. durch den kollegialen Austausch und die Entwicklung von Arbeits- und Strategiepapieren,
b) die interprofessionelle und interdisziplinäre, nationale und internationale Zusammenarbeit zwischen Organisationen und Personen, die sich mit den
c) verschiedenen Aspekten der Simulation befassen sowie
d) das Wecken des Bewusstseins von Öffentlichkeit und Politik für die Anwendung und Integration der Simulation in die Aus-, Fort- und Weiterbildungen in den Gesundheitsfachberufen.

(SimNAT Gesundheitsfachberufe e. V. 2024 b)

Die „Merkmale der Netzwerkarbeit" (Quilling et al. 2013) bilden einen umfassenden Rahmen für eine effektive und vertrauensvolle Zusammenarbeit zwischen verschiedenen Partnern. Diese Prinzipien, die auf Kraege (1997 zitiert nach Quilling et al. 2013) zurückgehen, lassen sich wie folgt in Bezug auf das SimNAT Gesundheitsfachberufe e. V. übertragen (➤ Abb. 2.4).

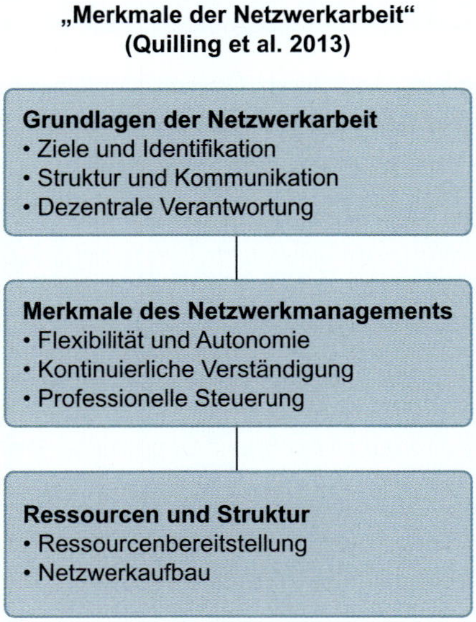

Abb. 2.4 Merkmale der Netzwerkarbeit [M1654/L143]

Grundlagen der Netzwerkarbeit

Gemeinsame Ziele und Identifikation

Die Basis der Zusammenarbeit stellen die Visionen und die Satzung des Netzwerkes dar. Diese wurden auf Mitgliederversammlungen abgestimmt und bei regelmäßigen Netzwerktreffen bestärkt.

Struktur und Kommunikation

Die im ehrenamtlichen Vorstand entwickelten Arbeitspakete werden auf den Mitgliederversammlungen abgestimmt. Alle Mitglieder können sich kontinuierlich in die Planung der Inhalte einbringen und werden über verschiedene Arbeitsschritte informiert.

Dezentrale Verantwortung

Die Kontrolle über das gemeinsame Wirken wird durch den Vorstand oder berufene Arbeitsgruppen geregelt. Ein Kernelement ist die Einladung der Mitglieder zur aktiven Gestaltung des Netzwerkes.

Merkmale des Netzwerkmanagements

Flexibilität und Autonomie

Das Netzwerkmanagement zeichnet sich durch die Zusammenarbeit der Mitglieder in den Arbeitsgruppen oder auf den Netzwerktreffen aus. Sie ist zeitlich begrenzt. Trotz der Zusammenarbeit bleiben die beteiligten Akteure rechtlich und wirtschaftlich selbstständig.

Kontinuierliche Verständigung

Die fortlaufende Verständigung und Konsensbildung über diverse Informationsmedien und Mitgliederversammlungen sowie Netzwerktreffen sind wesentliche Bestandteile der Netzwerkarbeit. Dies gewährleistet, dass alle Beteiligten auf dem gleichen Stand sind und gemeinsam Entscheidungen treffen.

Professionelle Steuerung

Zur effektiven Steuerung von Netzwerken werden derzeit noch keine Projektmanagementmethoden eingesetzt, da alle Akteure ehrenamtlich agieren. Eine zielgerichtete und ergebnisbezogene Kommunikation wird aber durch eine professionelle Moderation sichergestellt.

Ressourcen und Struktur

Ressourcenbereitstellung

Die Grundlage jeder Netzwerkarbeit bildet die Bereitstellung zeitlicher, finanzieller und sozialer Ressourcen, wobei diese in den meisten Fällen auf einem hohen Maß an ehrenamtlichem Engagement der Akteurinnen beruht. Zum Teil werden die Mitglieder für Netzwerktreffen von ihren Arbeitgeberinnen freigestellt. Das fachliche Know-how der Akteurinnen und Akteure, die die operative Arbeit übernehmen, ist gesichert, da sie alle in Arbeitsbereichen eingesetzt sind, in denen das simulationsbasierte Lehren und Lernen etabliert ist.

Netzwerkaufbau

Der Aufbau des Netzwerks mit den entsprechenden Arbeitsgremien ist entscheidend für den Erfolg des Netzwerks und wurde in der Vergangenheit immer wieder vom Vorstand gefördert. Hier stößt allerdings die Umsetzung der Arbeit in den Arbeitsgruppen außerhalb der Netzwerktreffen häufig an ihre Grenzen, da die Teilnehmerinnen sehr in ihre beruflichen Arbeitsfelder eingebunden sind.

LITERATUR

Pippel E. Warum simulationsbasiertes Lernen unverzichtbar ist. 2024. Verfügbar unter: https://www.bibliomed-pflege.de/news/warum-simulationsbasiertes-lernen-unverzichtbar-ist (letzter Zugriff: 2.12.2024)

Bönisch S. Was bringt Vernetzung im Gesundheitswesen: Eine wirkungsorientierte Betrachtung interorganisationaler Netzwerke. Wiesbaden: Springer Fachmedien, 2017.

ISI Institut für soziale Innovation GmbH. Netzwerkmanagement. N.d. Verfügbar unter: https://isi-innovation.de/netzwerkmanagement-2/ (letzter Zugriff: 2.12.2024)

Quilling E, Nicolini HJ, Graf C, Starke D. Praxiswissen Netzwerkarbeit: Gemeinnützige Netzwerke erfolgreich gestalten. Wiesbaden: Springer VS, 2013.

Schwermann M, Loewenhardt C. SimNAT Pflege – Simulations-Netzwerk Ausbildung und Training in der Pflege. In: Kerres A, Wissing C und Wershofen B. Skillslab in Pflege und Gesundheitsfachberufen; Studium Pflege, Therapie, Gesundheit. Berlin, Heidelberg: Springer, 2020. S. 1–11.

SimNAT Gesundheitsfachberufe e.V. Unsere Visionen. 2024. Verfügbar unter: https://www.simnat.de/de/simnat/visionen/ (letzter Zugriff: 4.12.2024)

SimNAT Gesundheitsfachberufe e.V.b. Satzung. 2024. Verfügbar unter: https://www.simnat.de/de/simnat/satzung/ (letzter Zugriff: 4.12.2024)

2.7 Evaluation

Hannah Blumenröhr

Um den Nutzen von Simulationstrainings für die Einrichtungen und Teilnehmenden zu maximieren sowie die Veranstaltungen zu legitimieren, ist eine **wissenschaftlich fundierte Evaluation** nötig. Sie erfasst den Kompetenzzuwachs der Teilnehmenden und deckt mögliche Verbesserungen und Defizite in Planung, Durchführung und Nachbereitung der Trainings auf. Evaluationen sind fest im **Qualitätsmanagement** verankert und dienen vor allem dazu, Informationen zu sammeln, Überprüfungen durchzuführen und eine Kontrollfunktion auszuüben. Evaluationen sollen sowohl intern als auch extern Transparenz schaffen und den aktiven Austausch aller beteiligten Personen fördern (Stockmann 2006).

DEFINITION

Evaluation

Das deutsche Wort **Evaluation** wird im Duden als „sach- und fachgerechte Bewertung" beschrieben und hat seine Herkunft in dem französischen Wort „évaluation" (Schätzung) und dem lateinischen Wort „valere" (stark, wert sein). Näher betrachtet birgt der Begriff der Evaluation jedoch deutlich mehr als die reine Handlung des Bewertens eines Subjekts oder Systems. Er umfasst sowohl die Sammlung von Informationen in Form von Daten als auch die Analyse und Einordnung sowie die Nutzung der daraus resultierenden Konsequenzen (Stockmann 2006).

Menschen bewerten täglich zahlreiche Sachverhalte. So beurteilen auch Teilnehmende einer Veranstaltung sowohl die Leistung der dozierenden Personen als auch den subjektiv erworbenen Informationsgehalt des Trainings. Diese spontan gefällten Urteile basieren jedoch nicht auf durchdachten und strukturierten Prozessen und werden dementsprechend als Alltagsbewertung bezeichnet (Fitzpatrick, Sanders und Worthen 2004).

Evaluation stattdessen ist ein **geplanter und zirkulärer Prozess.** Sie kann nicht als kurzfristiges Konzept fungieren und gleichzeitig qualitativ hochwertige Ergebnisse liefern. Eine mündliche oder schriftliche Zufriedenheitsabfrage am Ende einer Veranstaltung liefert zwar wertvolle Informationen für die Trainingsverantwortlichen, deckt jedoch nicht das gesamte Spektrum der Evaluation ab (Ottmayer et al. 2010).

Es führen drei Hauptgründe zur Evaluation von Lernangeboten (Kirkpatrick und Kirkpatrick 2016):

1. Die kontinuierliche Verbesserung der Veranstaltung
2. Die Optimierung des Lerntransfers und der institutionellen Ergebnisse
3. Die Legitimation des Trainings gegenüber der Organisation

2

Erörtert werden aus dem Erkenntnisgewinn der Evaluation unter anderem die ausstehenden Bedarfe der Teilnehmenden und die Auswirkungen der bereits erfolgten Maßnahmen in Bezug auf Performanz, Lernzuwachs und Akzeptanz der Veranstaltung. Darüber hinaus wird überprüft, inwiefern sich die strukturellen Rahmenbedingungen als passend erwiesen haben oder es einer Anpassung des Ablaufs und des gewünschten **Outcomes** bedarf (Stockmann 2006). Die Maßnahmen des Lernangebots sollen im Evaluationsprozess jedoch nicht nur in ihrer Effektivität geprüft und bewertet werden, sondern auch dahinterstehende Methoden und Handlungen offenlegen und **Transparenz** schaffen. Das ermöglicht eine offene Kommunikation zwischen den Veranstaltungsverantwortlichen und den Stakeholdern.

Das Kirkpatrick-Modell

Der US-amerikanische Wirtschaftswissenschaftler und Professor Donald Kirkpatrick entwickelte 1954 das Fundament für ein vierstufiges Evaluationsmodell, das im Laufe der Jahre immer weiter ausgebaut wurde. Das Ziel: ein **anwendungsorientiertes Konzept der Evaluation** zu erstellen, das über eine bloß theoretische Abhandlung hinausgeht (Balzer 2005).

INFO

„New World Kirkpatrick Model"
In einer Neuerung des ursprünglichen Modells nach Kirkpatrick, dem **„New World Kirkpatrick Model"** werden die Evaluationsstufen von Stufe 4 bis Stufe 1 beschrieben, um die Planungsphase eines Trainingsprojektes genauer zu berücksichtigen. Auf diese Weise soll der Schwerpunkt auf das Programmergebnis gelegt werden, das durch geschulte Mitarbeitende am Arbeitsplatz optimiert werden soll. Sobald das Training und die darauffolgende Bewertung stattgefunden haben, können die Evaluationstufen wieder in ihrer numerischen Reihenfolge von eins bis vier, oder aber in individueller Reihenfolge, angewendet werden. (Kirkpatrick und Kirkpatrick 2016)

Stufe 4: Ergebnisse

Die vierte Stufe des Kirkpatrick Models beschreibt das Ausmaß, in dem die angestrebten Ergebnisse als **Resultate** des Trainings eintreten. Definitionsgemäß handelt es sich hierbei um eine Kombination, die aus Zweckmäßigkeit und Aufgabenbereichen der Organisation in Verbindung mit Finanzen und Erfolg, sprich dem betriebswirtschaftlichen Nutzen, für die Insti-

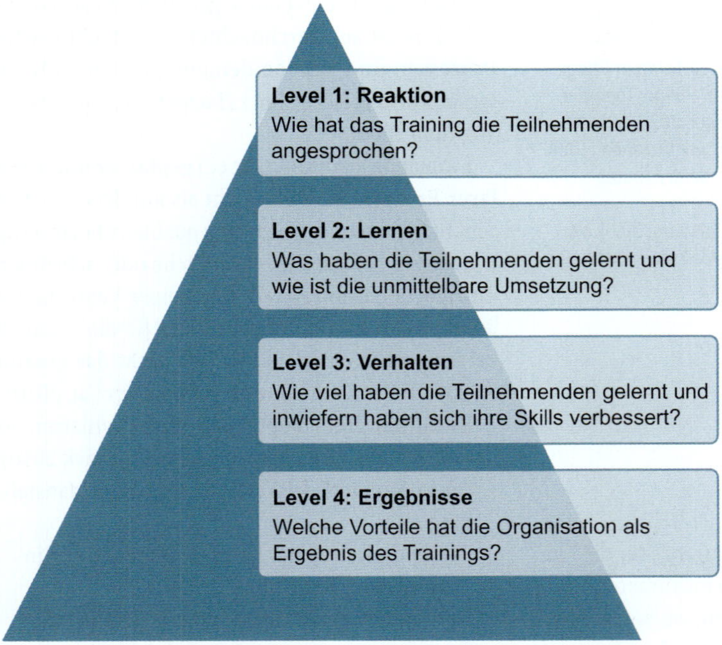

Abb. 2.5 Das Vier-Stufen-Evaluationsmodell (in Anlehnung an Kirkpatrick und Kirkpatrick, 2016) [M1655/L143]

tution stehen (Ottmayer et al. 2010). Die Bedeutung dieser Elemente ist abhängig von der organisationalen Ausrichtung. Jede Organisation muss identifizieren, welche Ergebnisdefinition für die vierte Stufe des Evaluationsmodels passend ist. Während die Theorie den Eindruck erweckt, in der Durchführung simpel zu sein, so scheint es in der Praxis schwer umsetzbar, einzelne Trainings mit organisatorischen Gesamtergebnissen zu verbinden (Balzer 2005). Es existieren allerdings Frühindikatoren, die dazu beitragen können, einen Konsens zwischen einzelnen Projekten und betrieblichen Auswirkungen zu erzielen. Durch zeitnahe Beobachtungen und Messungen soll festgestellt werden, ob sich kritische Verhaltensweisen richtungsführend auf die gewünschten Ergebnisse auswirken. Organisationen besitzen verschiedene **Leistungsindikatoren,** die Abteilungs- und Einzelziele einschließen und jeweils dazu beitragen, das übergeordnete Ziel auf höchster Ebene zu erreichen. Gängige Beispiele für Leitindikatoren sind monatliche Umsätze, Fehlerquoten, die Mitarbeiterinnenbindung und die Kundenzufriedenheit. Die Leistungsindikatoren sind jedoch lediglich Etappen auf dem Weg zur Erreichung des eigentlichen Ziels der Organisationsergebnisse und es ist entscheidend, diese Faktoren kontinuierlich zu beobachten, um die gewünschte Ausrichtung der Organisation sicherzustellen (Kirkpatrick und Kirkpatrick 2016).

Stufe 3: Verhalten

Die dritte Stufe des Evaluationsmodells soll Aufschluss über den Umfang geben, in dem die Teilnehmenden das während des Trainings Gelernte am Arbeitsplatz umsetzen und anwenden. Ebene drei besteht in erster Linie aus sogenannten **kritischen Verhaltensweisen** und der Verhaltensänderung am Arbeitsplatz. Kritische Verhaltensweisen stellen bestimmte Handlungen dar, die bei konsequenter Durchführung die größten Auswirkungen auf die gewünschten Ergebnisse haben werden. Die Abstimmung des im Training Gelernten auf kritische Verhaltensweisen ist der Schlüssel zur Erstellung von Schulungsprogrammen, die dem Unternehmen einen Mehrwert bieten (Kirkpatrick und Kirkpatrick. 2016).

An diesem Punkt stellt sich die Frage, welche Art von **Messgrößen** im Rahmen der Evaluation verwendet werden können. Es empfiehlt sich, Parameter zu wählen, die möglichst objektiv sind, wie z. B. die Verringerung der Fehlerquote oder die Reduzierung der Zeit bei spezifischen Arbeitstätigkeiten. Sofern keine objektiven Messgrößen verfügbar sind oder sich der Erhebungsaufwand als unrealistisch hoch erweist, können jedoch auch unterschiedliche Personengruppen zur Messung subjektiver Parameter hinzugezogen werden. Dazu zählen bspw. Teilnehmende, Mitarbeitende sowie professionelle Beobachtende (Ottmayer et al. 2010).

Stufe 2: Lernen

Die zweite Evaluationsebene beschäftigt sich mit dem Ausmaß, in dem die Teilnehmenden die angestrebten **Ziele** innerhalb eines Trainings erreichen. Es handelt sich hierbei nicht ausschließlich um die reine Informations- und Skill-Vermittlung, sondern zusätzlich um die Stärkung des Eigenvertrauens, der Eigeninitiative sowie der Festigung der Arbeits- und Werteinstellungen (Kirkpatrick und Kirkpatrick 2016). Mit den folgenden Vorschlägen lassen sich die individuelle Zunahme der Fähigkeiten und des Wissens überprüfen:

- Prüfe den aktuellen Wissens- und Kompetenzstand.
- Stelle sicher, dass alle Teilnehmenden ihre Ergebnisse vollständig einreichen.
- Nutze die Ergebnisse zur Rückmeldung und Verbesserung der Leistung.

(Kirkpatrick und Kirkpatrick 2006)

Stufe 1: Reaktion

Die erste Ebene von Kirkpatricks Evaluationsmodell beschreibt die **Zufriedenheit** der Teilnehmenden unmittelbar nach einem Training. Es soll erhoben werden, inwieweit die Teilnehmenden das Training in seiner organisatorischen und inhaltlichen Form akzeptiert und als Lernangebot angenommen haben. Auch den subjektiv empfundenen Nutzen für den beruflichen Handlungskontext können Zufriedenheitsabfragen erfassen (Balzer 2005; Kirkpatrick und Kirkpatrick 2016; Ottmayer et al. 2010).

Evaluation in den Simulationsleitlinien

Im Jahr 2022 veröffentlichte SimNAT Gesundheitsfachberufe die zweite überarbeitete Auflage einer Leitlinie, die als **Basis für die Gestaltung und Umsetzung von simulationsbasierten Trainings** im Gesundheitswesen fungieren kann (Bensmann und Schwermann 2022).

INFO

SimNAT Gesundheitsfachberufe e. V.

Das deutsche Simulations-Netzwerk Ausbildung und Training für Gesundheitsfachberufe e.V. (SimNAT Gesundheitsfachberufe) fungiert als regionalübergreifendes Medium, um einen regelmäßigen Austausch von Simulationszentren und Interessierten zu fördern sowie kollektives Lernen voranzutreiben und Simulationen im Gesundheitswesen auszubauen.

Es ist von entscheidender Bedeutung, klare Qualitätsmaßstäbe zu formulieren und spezifische Kriterien festzulegen, um Mitarbeitenden im Simulationswesen eine **Orientierungshilfe** zu bieten. Diese Standards und Qualitätskriterien bilden einen klaren Leitfaden und stellen die erforderlichen Maßnahmen bezüglich Strategien, Konzeption, Umsetzung und Bewertung von Simulationen für Bildungsinstitutionen dar (Bensmann und Schwermann 2022). Die SimNAT Leitlinie fußt auf den INACSL-Standards und bezieht den Ethikkodex der Society in Europe for Simulation applied to medicine (SESAM), welcher die fundamentalen Werte, die für Simulationen im Gesundheitswesen stehen beschreibt, mit ein. Diese Ethik umfasst Werte wie „[…] Integrität, Transparenz, gegenseitiger Respekt, Professionalität, Verantwortlichkeit und Ergebnisorientiertheit" (Park, Murphy und die Arbeitsgruppe „Ethik-Kodex" 2018).

Simulationsbasierte Erfahrungen bieten die Möglichkeit, berufsspezifische Kenntnisse wie die kognitiven, psychomotorischen und/oder affektiven Fähigkeiten, Einstellungen und Verhaltensweisen der Lernenden zu beurteilen. In der Leitlinie werden drei unterschiedliche Formen von Evaluation beschrieben, welche genutzt werden können. (Bensmann und Schwermann 2022; INACSL Standard Committee, 2021)

1. **Formative Evaluation**
   Die formative Bewertung des Lernenden soll die Entwicklung der beruflichen Handlungsfähigkeit im Rahmen der simulationsbasierten Erfahrung beurteilen und zusätzlich als Förderfaktor der Ziel- und Ergebniserreichung fungieren.
2. **Summative Evaluation**
   Die summative Evaluation konzentriert sich auf die Ergebnismessung im Rahmen der individuellen Kompetenzerweiterung der Lernenden sowie dem Zielerreichungsgrad der festgelegten Kriterien zu einem spezifischen Zeitpunkt (z. B. vor oder nach dem Simulationstraining).
3. **High-Stakes-Evaluation**
   Die High-Stakes-Evaluation bezieht sich auf jene Ergebnisse von Leistungsbewertungen, welche Auswirkungen und Konsequenzen auf beruflichen Status und/oder Bedingungen haben.

Die Evaluation des Kompetenzzuwachses der Lernenden beinhaltet weitere Elemente, die bei Nichtberücksichtigung Unzufriedenheit, das Nichterreichen von Lernzielen und eine verzerrte Bewertung zur Folge haben können (INACSL 2021):

- Die Bestimmung der Evaluationsform
- Die Festlegung eines Zeitrahmens
- Die Verwendung eines validen und reliablen Evaluationsinstruments
- Die Schulung der Trainierenden
- Die Interpretation der Ergebnisse und Rückmeldung an die Lernenden

Bei der Planung einer Evaluation von Simulationstrainings werden im ersten Schritt zunächst die **Bewertungsmethoden** festgelegt, die sich nach den Zielen, Ergebniserwartungen und/oder dem Niveau der Lernenden richten sowie von der Wahl der Form (formativ, summativ, high-stakes) abhängig sind (INACSL 2021). Ein Simulationstraining umfasst allerdings nicht nur die Bewertung der Kompetenzerreichung der Teilnehmenden, sondern erfordert auch zwei weitere Formen der Evaluation. Jene Formen beziehen sich nicht primär auf die Leistungsbewertung der Lernenden, sondern legen den Schwerpunkt auf das innewohnende Selbstkonzept, den Nutzen der Simulation sowie die Wertigkeit und Effizienz der Pädagogik und die dahinterstehende Didaktik (Bensmann und Schwermann 2022). Es wird empfohlen, die Formulierung von Qualitätszielen bezüglich der Trainingsangebote dabei stets anhand des Leitbilds und der organisationalen Werteinstellungen auszurichten (Buhren 2018; Kempfert und Rolff 2005). Es ist daher von Vorteil, die simulationsbasierten Trainings als Verantwortliche selbst zu evaluieren und diesen Kontext zu berücksichtigen. Schlussendlich müssen auch auf **strategischer Ebene** Umsetzung, Wertigkeit, Validität und Wirksamkeit fortlaufend überprüft werden. Eine Möglichkeit zur Messung der Bewertungskriterien besteht darin, ein Evaluationsinstrument zu nutzen, das zuverlässig, neutral und allgemeingültig ist (Bensmann und Schwermann 2022; INACSL 2021).

Ein häufiges Instrument zur Datenerhebung sind **klassische Befragungsbögen.** Diese werden in der Literatur oft als Goldstandard beschrieben. Mittels Umfragebögen können qualitative und quantitative Methoden mithilfe unterschiedlicher Fragearten erhoben werden. Mit zunehmender Digitalisierung nimmt jedoch auch die Nutzung von **Onlinetools** stetig zu. Es zeigt sich bezüglich der Online-Befragungen vor allem der Vorteil einer erheblichen Zeit- und Ressourcenersparnis. Im Gegensatz zu analogen Fragebögen, können mittels Onlinetools einzelne Fragestellungen und ganze Fragenbereiche deutlich einfacher verändert werden, sodass eine simple Anpassbarkeit des Evaluationsinstruments möglich ist.

LITERATUR

Balzer L. Wie werden Evaluationsprojekte erfolgreich? Landau: Empirische Pädagogik, 2005.

Bensmann K, Schwermann M. Leitlinie Simulation als Lehr-Lernmethode 2nd ed. Hochschule Fulda – Fulda University of Applied Sciences, 2022.

Buhren C. Evaluieren. In: Buhren CG, Rolff H-G (Hrsg.): Handbuch Schulentwicklung und Schulentwicklungsberatung. Weinheim und Basel: Beltz, 2018. S. 222–240.

Fitzpatrick J, Sanders J, Worthen B. Program Evaluation – Alternative Approaches and Practical Guidelines. 4th ed. London: Pearson, 2004.

INACSL Standard Committee. Healthcare Simulation Standards Of Best Practice – Evaluation of Learning and Performance. Clinical Simulation in Nursing, 2021(58): 54–58.

Kempfert G, Rolff HG. Qualität und Evaluation – ein Leitfaden für Pädagogisches Qualitätsmanagement. 4th ed. Weinheim und Basel: Beltz, 2005.

Kirkpatrick JD, Kirkpatrick W. Kirkpatrick's Four Levels of Training Evaluation. Alexandria: atd Press, 2016.

Ottmayer S, Künzli H, Käter, A & Häfliger B. Bildungsmanagementprozesse. In: Negri C (Hrsg). Angewandte Psychologie für die Personalentwicklung – Konzepte und Methoden für Bildungsmanagement, betriebliche Aus- und Weiterbildung. Berlin: Springer, 2010. S. 251–314.

Park C, Murphy T and the Code of Ethics Working Group. Ethik-Kodex für Simulationsexpertinnen im Gesundheitswesen (deutsche Version). SSH-Society for Simulation in Healthcare, 2018.

Stockmann R. Evaluation und Qualitätsentwicklung – eine Grundlage für wirkungsorientiertes Qualitätsmanagement. 5. A. Münster: Waxmann, 2006.

KAPITEL

3 Leadership Simulationspersonen

Lisa Striezel

Simulationspersonen (SP) werden schon seit vielen Jahren in der Aus-, Fort- und Weiterbildung im Gesundheitswesen vielfältig eingesetzt und prägen damit die simulationsbasierte Lehre (Peters und Thrien 2018). Erstmalig erscheint die Methode in den 1960er-Jahren in der Lehre von Howard Barrows im Zusammenhang der Unterrichte im Bereich Neurologie. Allerdings fand sie zunächst wenig Anklang und stieß auf eine eher abwertende Haltung gegenüber der Lernenden (Cleland, Abe und Rethans 2009). Mittlerweile erlebt die Arbeit mit Simulationspersonen (SP) viel Zuspruch. Nicht professionelle Darstellerinnen, die die Rolle von Patientinnen, Angehörigen oder anderen geforderten Rollen in Simulationen einnehmen, ermöglichen ein geschütztes Übungssetting, in dem sich Lernende in Modellen und Techniken und ihrer Haltung erproben können, ohne dass die Sicherheit der Zielgruppen innerhalb der Versorgungs- und Ausbildungssettings zukünftiger Arbeitsbereiche gefährdet ist (Peters und Thrien 2018). Mithilfe der Einbindung von SP werden keine „echten" Patientinnen gefährdet und Simulationen ethisch vertretbar. Die Simulationen gewinnen an Realitätsgrad (fidelity) und der patientinnen-, bewohnerinnen-, lernenden-zentrierte Kontakt rückt stärker in den Fokus (Peters und Thrien 2018). Trainierte SP sind in der Lage, ihre Rolle wiederholbar darzustellen und Beratungen, Anleitungen, Unterrichte, Gespräche und Versorgungsbereiche mehrere Male möglich zu machen. An der Simulation sind verschiedene Berufsgruppen beteiligt. Im Rahmen der Einbindung von SP häufig auch Theaterpädagoginnen.

INFO

Theaterpädagogik

Theaterpädagogik beschreibt ein interdisziplinäres Feld der kulturellen Bildung, welches Theater als Gegenstand zur Förderung von Kreativität, Reflexionsfähigkeit uvm. nutzt. Sie kombiniert pädagogische Ansätze mit Elementen des Theaterspiels, um Lernprozesse zu gestalten und Begegnungsräume zu gestalten. Dabei kommen Techniken der Improvisation, des szenischen Spiels und des Rollenspiels zum Einsatz. Theaterpädagoginnen und -pädagogen sind in unterschiedlichen Settings tätig und arbeiten sowohl am Theater, in Schulen, Jugendzentren, in der Erwachsenenbildung oder anderen sozialen Feldern. Dabei liegen häufig interdisziplinäre Arbeitssettings vor.

Begriffsklärung

Die Society of Simulation in Healthcare (SSH) definiert eine SP als eine Person, die sorgfältig darauf vorbereitet wurde, eine tatsächliche Patientin so präzise zu simulieren, dass Lernende die Rolle als „wahr"/realitätsnah wahrnehmen. SP werden in der Lehre innerhalb des Simulationsdesigns eingesetzt und eröffnen die Möglichkeit, während des Debriefings geschult Feedback zu geben. Die sichere Lernumgebung der Simulation bietet eine potenzielle Situation, in der sich Lernende (des Gesundheitswesens) erproben können und in Folge sicherer in der Berufspraxis agieren können.[1]

Für die Darstellerinnen und Darsteller liegen verschiedene Bezeichnungen vor: Simulationspatientinnen, Simulationsschauspielerin, standardisierte Patientin/standardisierter Patient oder Simulationsperson. Dabei meinen nicht alle Begrifflichkeiten dasselbe. Der Begriff der Simulationspatientin scheint durch die Vielzahl der zu besetzenden Rollen nicht angemessen. Da nicht alle Spielenden eine vollwertige Schauspielausbildung absolviert haben, scheint auch der Begriff der Simulationsschauspielerin nicht passend. Die Benennung standardisierte Patientin beschreibt nur einen Teil der auszuübenden Rollen, da diese nicht ausschließlich standardisiert sind. Die Benennung als Simulationsperson (SP) dagegen ermöglicht eine genderneutrale Bezeichnung, die alle darzustellenden Rollen abdeckt und durch die „Gesell-

[1] Frei übersetzt nach Hillier, Williams und Chidume 2023, ergänzt durch die Autorin.

schaft für Medizinische Ausbildung" begrüßt wird (siehe Ausschuss Simulationspersonen der GMA). Die Ergänzung „standardisierte" Simulationsperson ermöglicht eine Beschreibung von Simulationssettings, in denen standardisierte Rollen gefordert sind, beispielsweise in OSCE-Prüfungen.

Tätigkeitsbereich

Das Simulationsschauspiel stellt den Kernaspekt der Arbeit von SP im Skills Lab dar. Die zuvor einstudierte Rolle wird im Rahmen der Simulation durch die Schauspielerin verkörpert und trifft auf die Lernenden im Skills Lab. SP ermöglichen die standardisierte Darstellung innerhalb von Simulationen und können, wenn gewünscht, die Simulationen für die Lernenden herausfordernder gestalten. Beim Simulationsschauspiel orientiert sich die SP an den zuvor vereinbarten Regelungen mit den Simulationstrainerinnen oder SP-Trainerinnen. Die SP agiert immer aus der Rolle heraus. Mithilfe der erlernten Schauspieltechniken stellt die SP die Rolle authentisch dar. Ist die SP-Trainerin sichtbar und nicht hinter einer verspiegelten Scheibe, so kann die SP innerhalb der Simulation auf deren Handzeichen reagieren und die Darstellung gegebenenfalls anpassen. Im Fokus liegt dabei aber nicht die künstlerische Entfaltung der SP, sondern der Lernprozess der Lernenden im Skills Lab. Die Darstellung orientiert sich daher immer an den zu fördernden Kompetenzen, die im Szenarioskript formuliert sind. Die Simulation ist im Szenarioskript immer mit einem klaren Ende definiert und kann mit dem Signalwort „Übungsende" deutlich verbal beendet werden.

SP benötigen eine Vielzahl an Kompetenzen. Diese gilt es aus Gründen der Qualitätssicherung angemessen zu schulen. Dazu sollten Einzel- und Gruppentrainings zu den Themen (Schauspiel, Feedback, Simulationsdesign etc.) angeboten werden, sodass die SP sich die Methoden aneignen. Das angeeignete Wissen wird dann von den SP zur selbstständigen Rollenarbeit genutzt und in der Simulation angewendet. (Lauber 2018) Zu fördernde Kompetenzen innerhalb des Trainings für SP können sein: die Förderung der Körper-, Eigen- und Fremdwahrnehmung, die Schärfung der Sensibilität und des Feingefühls (Empathie), Förderung der Improvisationsfähigkeit, Schauspiel- und Feedbacktechniken. Bestenfalls bietet das Gruppensetting Platz für den Erfahrungsaustausch.

Die Trainerin kann die Simulationsperson aktiv mit in das Debriefing einbeziehen und gezielt Feedback aus der Perspektive der SP einfordern: *„Du hast gezuckt, als […] kannst du sagen, was du gefühlt oder gedacht hast?"* Nicht nur die Simulation selbst, sondern auch das Debriefing werden durch die Einbindung der SP lebendiger und bieten mehr Raum für Austausch und Interaktion (Schlegel 2018).

Aufbau eines Schauspiel-Pools

Um Simulationen mit SP durchzuführen, muss eine Kooperation mit anderen Schauspielorten erfolgen oder der Aufbau einer eigenen Schauspielkartei organisiert werden. An dieser Stelle benötigt es ein Konzept, wie die Auswahl der SP stattfinden soll und welches System für die Kartei passend ist. Der Aufbau einer eigenen Kartei erfordert mehr Ressourcen und mehr Verantwortung. Zur Auswahl geeigneter SP müssen Castings durchgeführt und die gewünschten Kompetenzen (soziale, sprachliche Kompetenz sowie Handlungskompetenz) geprüft werden (Peters und Thrien 2018). Unterstützend kann hier die „Aachen-Mannheimer Checkliste zum Casting von Simulationspatienten" zur Hilfe genommen werden (Rietfort und Strohmer 2018, S. 31). Die rekrutierten SP gilt es dann gegebenenfalls entsprechend „auszubilden" und auf die Arbeit im Skills Lab vorzubereiten. Es empfiehlt sich, mit anderen SP-Programmen in Kontakt zu stehen oder in Netzwerken aktiv zu sein, um von dieser Ressource zu profitieren (ebd.).

Personalmanagement

Je nach Größe des Standorts ist mit unterschiedlichem Personalbedarf zu rechnen. Standortabhängig kann die Größe des SP-Pools im dreistelligen Bereich liegen. Entsprechend seiner Größe kann hier den Simulationstrainerinnen des Standortes eine größere (Personal-)Verantwortung zukommen. Dann empfiehlt es sich, einschlägige Fort- und Weiterbildungsmaßnahmen im Bereich des Personalmanagements für die Mitarbeiterinnen zu ermöglichen. Eine Berechnung des langfristigen Personalbedarfs sowie strategische Personalarbeit und organisatorische Gestaltung sind unabdingbar (Nicolai 2019). Für Skills Labs bedeutet das, eine langfristige Planung umzusetzender Simulationen sowie Strategien der

Personalbindung anzuwenden. Unterstützende Software-Angebote, wie beispielsweise SimPat oder ähnliche Programme, können bei der Planung und Abrechnung helfen.

Aus Sicht des Personalmanagements ist es erforderlich, arbeitsrechtliche Aspekte zu beachten. Bei der Erstellung von Verträgen sollten unterschiedliche Ausgangsbedingungen seitens der Arbeitnehmer (SP) an die Arbeitsverhältnisse mitgedacht werden. So beziehen beispielsweise viele Studierende Bafög und sind an Stunden- und Verdienstzahlen gebunden. Andere Personengruppen sind gegebenenfalls an Regelungen zu Nebentätigkeiten des Hauptarbeitgebers gebunden. Vor der Vertragsschließung müssen daher individuelle Bedürfnisse abgesprochen werden. Sofern vorhanden, sollte bei der Beschäftigung von SP das Personalcontrolling, als *„zukunftsorientierente Planung, Steuerung und Lenkung des Personalmanagements*“ (Nicolai 2019), von Anfang an mit einbezogen werden. Anhand der bestenfalls curricular verankerten und geplanten Simulationen kann durch das Personalcontrolling eine Personalbedarfsplanung vorgenommen werden.

Vertragsoptionen

Die Anforderungen an Simulationspersonen müssen in einem Vertrag und/oder Handbuch präzise formuliert werden, sodass sowohl Zuständigkeiten als auch Erwartungen für alle Vertragspartnerinnen transparent sind. Strategien zum Umgang mit Konflikten mit SP und der Beendigung von Arbeitsverhältnissen sind notwendig (Lindner-Lohman et al. 2023). Im Vertrag ist die Entlohnung festgesetzt. Eine angemessene Entlohnung der SP ist notwendig und muss in der Kalkulation des Programmes eingeplant werden. Eine leistungsgerechte und angemessene Entlohnung von Simulationspersonen erweist sich in diesem Sektor als herausfordernd. Die Mindeststandards für SP-Programme formulieren Folgendes:

*„Relevante Rahmenbedingungen (z. B. Rechte und Pflichten, Vergütung, Datenschutz etc.) der SP-Tätigkeit sind in schriftlichen Verträgen mit den SPs geregelt. Diese wurden vom Justiziariat der Einrichtung genehmigt. Außervertragliche Aspekte der Zusammenarbeit sind für alle Beteiligten (Dozent*innen, SPs, SP-Trainer*innen) schriftlich fixiert. Diese Richtlinien sind für alle Beteiligten einsehbar und werden regelmäßig aktualisiert und die Aktualisierung kommuniziert.“* (Peters et al. 2019)

Netzwerke, wie SimNAT Gesundheitsberufe e. V., GMA oder VIFSG e. V. helfen bei der Vernetzung der unterschiedlichen Standorte und der Ermittlung des Lohnniveaus. Die Entlohnung sollte den Mindestlohn jedoch nicht unterschreiten. Auch die Organisation Ver.di formuliert Gehaltsempfehlungen für Schauspielerinnen und Schauspieler.

Entwicklung des SP-Programmes

Bei der Entwicklung eines SP-Programms sind unterschiedlichste Rollen und Verantwortlichkeiten zu verteilen. Außerdem ist eine ausreichend personelle Ausstattung notwendig, die zur Betreuung der Simulationen und der beteiligten Personen vor Ort sein können (Merse 2018). Simulationstrainerinnen, die allein im Programm verantwortlich sind, stehen hier vor einer Vielzahl an Herausforderungen. Ein multiprofessionell aufgestelltes Team kann hier für Abhilfe sorgen. Eine adäquate Begleitung der SP durch SP-Trainerinnen ist zeitaufwendig und muss strategisch organisiert sein. Sowohl verwaltungstechnische Aufgaben als auch die Betreuung während des Einsatzes sind für eine angemessene Begleitung der SP notwendig (Merse 2018). Bestenfalls können bereits vorhandene Ressourcen der Bildungsinstitutionen den Aufbau des SP-Programms unterstützen, wofür hinreichende Kapazitäten der Buchhaltung, des Personalmanagements und des Personalcontrollings von Vorteil sind. SP-Trainerinnen übernehmen in diesem Prozess häufig Aufgaben der Personalentwicklung in Bezug auf die SP. Diese Tätigkeit sollte in der jeweiligen Stellenbeschreibung deutlich markiert sein. Durch gezielte Maßnahmen in der Personalentwicklung wird die Leistungsfähigkeit der Mitarbeitenden gestärkt, sodass sie sowohl mit gegenwärtigen als auch mit zukünftigen Herausforderungen konstruktiver umgehen können. Im Rahmen der Personalentwicklung wird auch der Förderbedarf der Mitarbeitenden (hier: SP) identifiziert. Es wird außerdem beurteilt, welche Fördermaßnahmen notwendig sind. Diese werden dann zielführend festgesetzt. Innerhalb der Personalwicklung trägt die zuständige Mitarbeiterin die Verantwortung für die systematische Planung und Umsetzung der Qualifizierungsmaßnahmen (Nicolai 2021). Teil der Qualifizierungsmaßnahme sind in diesem Fall unter anderem das Schauspiel-, Rollen- und Feedback-Training.

Im Zuge des Personalmanagements ist das Diversity-Management mitzudenken. Die Vielfalt der Gesellschaft gilt es auch im Skills Lab zu berücksichtigen. Bei der Rekrutierung und Auswahl von SP sei daher auch auf den Faktor Diversität zu achten.

Repräsentation und Diversität

Durch gesellschaftliche Entwicklungen wie Globalisierung und kulturelle Öffnungsprozesse wird die Gesellschaft immer diverser. Unterschiedliche soziale und kulturelle Lebenshintergründe (Geschlecht, sexuelle Orientierung, Alter, Behinderung, Herkunft, Religion und Weltanschauungen) prägen und erweitern das gemeinsame Miteinander. Diese Vielfalt gilt es wertschätzend anzuerkennen und stärker in den Fokus zu nehmen.

Bei der Einbindung von Simulationspersonen in das Skills Lab ist eine gezielte Auseinandersetzung mit dieser Thematik erforderlich. Das Skills Lab hat mit den Umsetzungen der Simulationen die Möglichkeit, einen Fokus auf die Anerkennung von Vielfalt als gesellschaftliches Potenzial zu setzen. Damit einher geht das Bewusstsein über Barrieren und Ausschlüsse. Um die Gesellschaft im Rahmen der Simulationen möglichst divers zu vertreten, besteht der Anspruch, einen Pool an diversen Simulationspersonen vorweisen und einsetzen zu können. Menschen mit queeren Genderidentitäten, Behinderungen, unterschiedlichem Alter und unterschiedlichen Herkunftsgeschichten sollten jedoch nicht nur im SP-Pool, sondern auch in den Rollenskripten sowie Szenarien vertreten sein. *„Die Repräsentation diverser und insbesondere marginalisierter gesellschaftlicher Positionen ist von Bedeutung. Sie ist bedeutsam für eine Gesellschaft, die sich als demokratisch versteht, denn sie macht deren Heterogenität wahrnehmbar und schafft so die Voraussetzung kollektiver Aushandlungen in pluralistischen Gesellschaftszusammenhängen“* (Falk, Schüler und Zinsmaier 2022). Vielfalt sollte in den Fokus rücken, um diversere Perspektiven abzubilden – jenseits von Kategorien. Hier ist ein Versuch zu wagen, eine wirkliche Pluralität der Gesellschaft abzubilden. So wird deutlich, dass Patientinnen/zu pflegende Menschen, Bewohnerinnen sowie Angehörige individuelle Bedürfnisse mitbringen. Die Umsetzung patientinnenzentrierter Ansprache kann innerhalb der Simulationen so intensiver in den Blick genommen werden. Im Skills Lab sprechen die Simulationspersonen stellvertretend für Patientinnen, Angehörige u. v. m. Die Frage nach einer angemessenen Repräsentation rückt dadurch in den Fokus, anschließend daran aber auch die kritische Betrachtung der gewählten Repräsentationsmuster, wie beispielsweise die Wahl der Kostüme. Theaterpädagogische Fachkräfte, die mittlerweile Teil interprofessionell tätiger Teams sind, bringen neue Perspektiven auf das simulationsbasierte Lehren und Lernen mit. *„Als Vermittlungskunst zwischen heterogenen sozialen Feldern und Räumen (Theater, Bildung, Sozialraum), war der Theaterpädagogik schon immer eine Bewegung inhärent, die sowohl auf das Feld des Theaters als auch auf das der Bildung erweiternd wirkte und andere Ästhetiken, Organisationsformen und Wissensweisen beförderte“* (Falk, Schüler und Zinsmaier 2022). Dazu zählt auch die Bewusstwerdung des weißen Blickes als Instrument weißer Dominanz.

Das Skills Lab als dritter Lernort, an dem diverse Studierende und Lehrkräfte aufeinandertreffen, weist großes Potenzial zur gemeinsamen Auseinandersetzung der Themazik auf. In Unterrichten, die Kultursensibilität in den Fokus nehmen, können Simulationen implementiert werden. Dabei bietet das simulationsbasierte Lehren und Lernen Potenzial für intra- und interdisziplinäres Arbeiten sowohl innerhalb der Simulationen als auch in der Entwicklung und Umsetzung der Simulationen (Kerres et. al. 2021).

Die Studie „Diskriminierungsrisiken und Diskriminierungsschutz im Gesundheitswesen: Wissensstand und Forschungsbedarf im Gesundheitswesen“ untersucht die Benachteiligung von verschiedenen Personengruppen durch diskriminierendes Verhalten durch das medizinische Personal sowie durch einrichtungsinterne Abläufe (Bartig et al. 2021). Aus Expertinnen-Interviews seien vor allem der respektlose Umgang oder längere Wartezeiten als Merkmale von Diskriminierung herausgearbeitet worden. *„Inwiefern Vorurteile und rassistische Zuschreibungen beim Gesundheitspersonal manifestiert sind und das alltägliche Handeln in der Gesundheitsversorgung tatsächlich prägen, bedarf jedoch der systematischen Erforschung.“* (Bartig et al. 2021, S.19) Die Studie weist weiterhin auf verschiedene Diskriminierungsrisiken hin, unter anderem *„mangelnden Fachwissen und der unzureichenden Sensibilisierung des medizinischen und pflegenden Gesundheitspersonals für die teilweise spezifischen Bedürfnisse der Patient*innen"* (ebd.), aber auch Diskriminierung auf Ebene der Kommunikation und Interaktion. *„Die Kommunikationsebene wird dabei maßgeblich durch negative Zuschreibungen, Vorurteile und Stereotypisierungen gegenüber bestimmten Patientinnengruppen beeinflusst, die sich auf die Behandlungsqualität auswirken können."* (ebd.)

Der Verfestigung von diskriminierenden Verhaltensmustern sollte bewusst entgegengewirkt werden. Im Rahmen von Simulationen können die kommunikativen Kompetenzen geschult sowie Vorurteile thematisiert und abgebaut werden. Ein diverser Pool und das eigene Handeln und Denken, auch in der Umsetzung von Simulationen, kritisch zu hinterfragen, ist unabdingbar.

Diversität als Bestandteil des Szenarios

Seitens der Simulationstrainerinnen ist schon bei der Entwicklung des Szenarios und des Rollenskripts anzusetzen. In das Rollenskript gehören eine Vielzahl an Informationen zur Rolle, um diese möglichst authentisch gestalten und spielen zu können. Dazu zählen die Schlüsselinformationen: Name, Alter und Beruf sowie konkretere Details wie Persönlichkeit, sozialer Status/soziale Situation und Lebensumfeld, emotionaler Zustand, innere Konflikte und Motivation, entscheidende Erlebnisse und Krisen im Leben der Figur sowie einige mögliche sprachliche Formulierungen der Person, die das Verhalten im Gespräch verdeutlichen (Murano, Rockenbauch 2018). Bei der Erstellung der Skripte ist die Mitarbeit von mindestens zwei Mitarbeitenden empfehlenswert, unter anderem zum kritischen Gegenlesen. Rollenskripte sind weiterhin stetig zu überprüfen und an aktuelle Standards und Leitlinien anzupassen (Murano und Rockenbauch 2018). Es gilt, Szenario- und Rollenskripte macht- und diskriminierungskritisch zu lesen sowie eine macht- und diskriminierungskritische Haltung im Umgang mit den Simulationspersonen einzunehmen. Rassistischen, ableistischen und sexistischen Strukturen und Reproduktionen soll aktiv entgegengewirkt werden und dabei immer auch intersektional gedacht werden.

Unter der Betrachtungsweise, das simulationsbasierte Lehren und Lernen als eine Form des (Theater-) Spiels anzunehmen, kommt dem Skills Lab Team, im Rahmen der Umsetzung von Simulationen, auch eine soziopolitische Verantwortung zu. Da das „Spiel", so Hentschel, eine wirklichkeitskonstituierende Wirkung hat (Hentschel 2010), gilt es, hier erstelltes Material immer wieder zu überprüfen. Durch die Staffelung des Gegenlesens durch mehrere Mitarbeiterinnen sollen blinde Flecken aufgedeckt und die Szenarien möglichst divers entwickelt werden. Ziel ist es, die Reproduktion von heteronormativen und patriarchalen Vorstellungen an dieser Stelle zu brechen. Es sei denn, sie werden gezielt zu Trainingszwecken eingesetzt.

MERKE

Merkblatt zum kritischen Gegenlesen von Rollenskripten

Die Rollenbiografie, Diagnose und Emotionen:

- Wurde bei der Namenswahl auf Diversität geachtet? (nicht ausschließlich Müller, Meier, Becker etc.) *Achtung hier: Rollen mit nicht deutsch klingenden Namen sprechen nicht automatisch schlecht Deutsch > diskriminierende Klischees vermeiden!*[2]
- Vermeidung von Namen, die die Diagnose/das Szenario beschreiben *(Herr Fall, Frau Schmerz etc.)*
- Sind die Rollen geschlechterdivers (z. B.: Gibt es queere [trans, nonbinär, …] Rollen?)
- Sind die Rollen altersdivers?
- Wurden verschiedene sozioökonomische Hintergründe gewählt?
- Werden diverse Familienkonstellationen gewählt (Patchwork, polyamore Beziehungen, [gleichgeschlechtliche] Ehen, unverheiratet etc.)?
- Wurden diverse Berufe ausgewählt? (nicht nur Erzieherin, Pädagogin etc.)
  - *Wann erscheint welcher Beruf in Zusammenhang mit der Diagnose sinnvoll? Beispiel: Diagnose: Sprunggelenksfraktur, Szenario: Fall von der Leiter, Beruf: Malermeisterin*
    Wichtig: Kritisch überprüfen, ob vor allem Männerrollen akademische Berufe zugeordnet werden und weiblichen nicht!
  - Wurden diverse Hobbys benannt *(außer Joggen, Lesen etc.)?*
- Welche Kleidung lässt die Rolle im vorliegenden Gesundheitszustand authentisch wirken?
- Diverse Weltbilder und Konfessionen in die Bearbeitung miteinbeziehen.
  - Auch hier kann der Zusammenhang zwischen Konfession und Diagnose/Behandlung relevant werden.

- Achtung bei Geschlechterklischees bezogen auf: Charakterstatus, Hobbys, Beruf etc. *(Nicht jede weibliche ältere Dame hat das Hobby Stricken.)*

Gesamtbild:

- Sind Diagnose, allgemeine körperliche und kognitive Verfassung, Pflegegrad, Betreuungs- und Behandlungssituation im Zusammenspiel schlüssig?
- Wirkt der emotionale Zustand (primäre + sekundäre Emotion, innerer Konflikt etc.) schlüssig im Zusammenhang mit der Diagnose und dem Rollenprofil
- Wirkt das Gesamtbild der Rolle stimmig?
- Wichtig: Welcher Klischees wurde sich bedient? Ist das bewusst passiert? Und warum? Welche sind notwendig und welche nicht, um die Rolle authentisch zu gestalten?
- Hat eine zweite Person das Skript kritisch gegengelesen und auf eventuelle „blinde Flecken" hingewiesen?[3]

[2] Eine Orientierung an Namen von Nachbarinnen, Bekannten oder Kolleginnen verschafft einen Überblick über die Diversität von Namen.

[3] Selbstverständlich gilt es, trotz der genannten Punkte, die zu fördernden Kompetenzen der Lernenden im Fokus zu behalten.

Das vorliegende Merkblatt kann eine Unterstützungshilfe bei der Überprüfung von selbstentwickelten Rollenskripte sein. Das Rollenskript stellt hier eine Erweiterung der Rollendarstellung innerhalb des Szenarioskriptes dar. Es definiert die darzustellende Rolle detailliert, sodass, wenn gewünscht, eine standardisierte Darstellung der Rolle möglich wird (Murano 2018). Die Erstellung der Rolle findet nah an den zu fördernden Kompetenzen und der curricularen Verankerung statt, die im Szenarioskript vermerkt sind. Die Simulation kann so zielführend implementiert werden.

Schutzmaßnahmen[4]

SP haben einen Anspruch auf eine sichere Arbeitsatmosphäre. Das formulieren auch die Mindeststandards im nationalen und internationalen Bereich (Gesellschaft für medizinische Ausbildung [GMA], [Peters et al. 2019], The Association of Standardized Patient Educators [ASPE], Standards of Best Practice [SOBP] Lewis et al. 2017). Die Schutzmaßnahmen sollten das Leitbild des Skills Labs und der Einrichtung sowie weitere Konzepte, wie ein pädagogisches Grundverständnis oder Konzepte zur Prävention und zum Umgang mit (sexualisierter) Diskriminierung und Gewalt, ergänzen. Eine sichere Arbeitsatmosphäre sollte für das gesamte Team höchste Priorität haben. Die Schutzmaßnahmen stellen eine Art Leitbild dar, die die Werte der Arbeit in einem Skills Lab verdeutlichen und einen Handlungsleitfaden zum Umgang mit SP an die Hand geben. Insgesamt zielen die Maßnahmen darauf ab, die Sicherheit der SP zu gewährleisten, mögliche Risiken zu erkennen und zu minimieren. Basierend auf einer kompetenzorientierten Didaktik und der Selbstwirksamkeit aller Teilnehmerinnen im Fokus, können Simulationen sinnvoll umgesetzt werden (INACSL 2021). Eine positive Fehlerkultur, die Fehler als Lernchancen ansieht, und eine kompetenzorientierte Lernkultur prägen die Arbeit des simulationsbasierten Lehrens und Lernens. Zusätzlich gilt es, einen respektvollen und toleranten Umgang im Miteinander zu realisieren und zu wahren.

Prävention

Um eine vertrauensvolle Struktur des Miteinanders zu realisieren, braucht es Regeln. Einen essenziellen Punkt stellt der Aspekt der Freiwilligkeit dar. Damit eine sichere Lernumgebung im Rahmen des simulationsbasierten Lehrens und Lernens gesichert werden kann, müssen alle Beteiligten sich freiwillig für den Prozess entscheiden. SP können ohne Konsequenzen angefragte Rollen ablehnen, ohne, dass sie dafür ihre Gründe preisgeben müssen. Es empfiehlt sich, SP keine Rollen mit Erkrankungen darstellen zu lassen, von denen sie oder ihr enges Umfeld betroffen sind.

Dabei stellen die im Folgenden formulierten Schutzmaßnahmen für SP auch einen Schutz der Lernenden sowie Mitarbeitenden dar und sind ein Beitrag zur Qualitätssicherung der Methode.

Grenzüberschreitungen[5] jeglicher Art gilt es, präventiv zu begegnen. SP-Trainerinnen müssen gezielt geschult werden, um der Verantwortung für die SP

[4] Die Schutzmaßnahmen für SP wurden auf der Grundlage von Erfahrungsprotokollen im Skills Lab an der FH Münster entwickelt und kommen dort zur Anwendung.

[5] Unter Grenzüberschreitungen fallen jegliche Formen von Gewalt, aber auch individuelle persönliche, emotionale Grenzverletzungen.

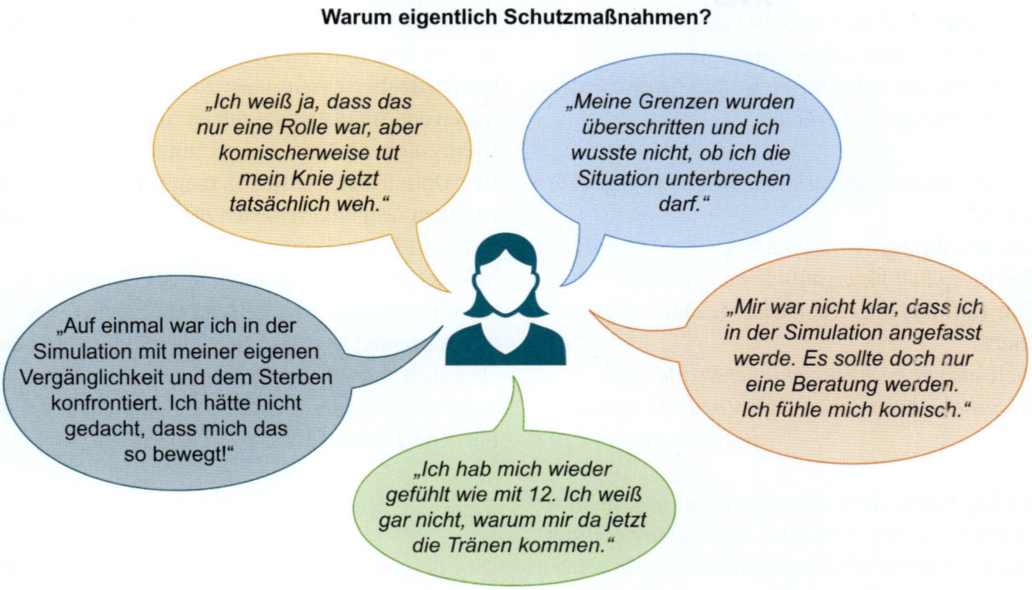

Abb. 3.1 Zitate von Simulationspersonen aus Reflexionsgesprächen [M1656/L143]

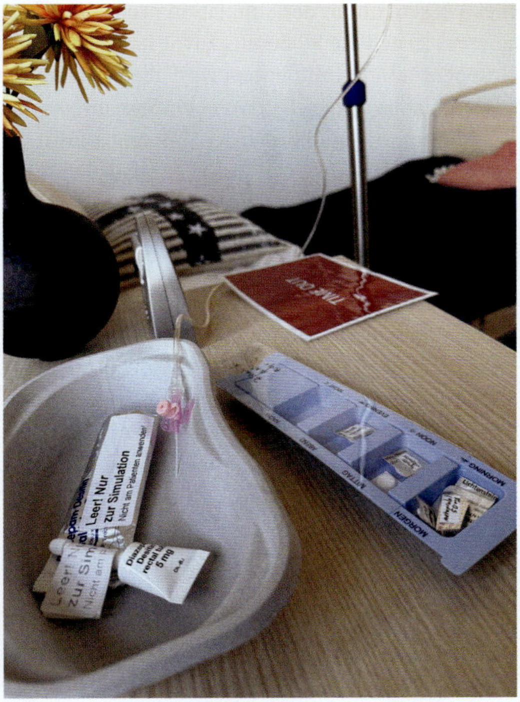

Abb. 3.2 Umsetzung von Schutzmaßnahmen in der Simulation [M1656]

gerecht zu werden und Handlungssicherheit zu erlangen. Präventionsschulungen sind unerlässlich, um Grundlagenwissen zu erwerben und Sensibilität und Feingefühl in den Arbeitsalltag zu integrieren.

Kultur der Achtsamkeit

Das Konzept „Kultur der Achtsamkeit" lässt sich häufig im Kontext von Schutzkonzepten für Kinder und Jugendliche finden, lässt sich jedoch auch, aus Sicht der Autorin, auf die Erwachsenenbildung im Kontext des SBL übertragen (zum Beispiel Simulationen als Prüfungsformate) und erscheint gerade für die Formulierung von Schutzmaßnahmen für SP schlüssig. Die Simulation ist ein künstliches Setting, in dem SP eine Rolle verkörpern. In jenem Setting ist die Möglichkeit der Einnahme einer Meta-Perspektive vonnöten. Sie ermöglicht unter anderem das Abbrechen einer Simulation. Insofern verspricht ein Rückerinnern und eine Bezugnahme auf das Konzept ein mögliches Handlungsideal. In einer Kultur der Achtsamkeit wird Wert darauf gelegt, dass Menschen ihre Aufmerksamkeit auf das Hier und Jetzt richten. Es gilt, sich der eigenen Gedanken, Gefühle und Handlungen bewusst zu werden, sowie deren Wirkung auf

andere. Dies beinhaltet auch die Fähigkeit, mitfühlend mit sich selbst und anderen umzugehen.
Eine Kultur der Achtsamkeit ist durch verschiedene Aspekte geprägt. Dazu zählen:

„Eine besondere Aufmerksamkeitskultur gegenüber Fehlern",
„Eine Beteiligungskultur im Alltag",
„Die Sensibilität für organisationale Abläufe",
„Eine Haltung, die vereinfachende Erklärungen vermeidet",
„Die Wahrung höchstpersönlicher Rechte" und
„Die Sicherung von Choice-, Voice- und Exit-Optionen."
(Oppermann et. al. 2018)

Eine besondere Aufmerksamkeitskultur gegenüber Fehlern bedeutet, dass eine Atmosphäre etabliert wird, in der Fehler offen angesprochen werden können und Fehlern verständnisvoll begegnet wird. Dabei ist es von enormer Bedeutung, Fehler auch im Kontext des Systems zu betrachten. Fehler sind demnach als Zusammenwirken von menschlichem Handeln und organisationalen Strukturen zu verstehen. Es bedarf einer Fehler- und Bedingungsanalyse, um den Kontext auf Schwachpunkte und Probleme zu überprüfen, die grenzüberschreitende Situationen begünstigen, sodass diesen entgegengewirkt werden kann (Oppermann et al. 2018). Dies betrifft neben der Umsetzung der Simulation auch den gesamten Organisationsablauf.

Eine Kultur der Achtsamkeit zeichnet außerdem ein hohes Maß an Sensibilität für vorliegende Arbeitsabläufe aus. Die Mitarbeitenden benötigen umfängliches Wissen über ablaufende Prozesse und Strukturen der Organisation und müssen diese weiterhin kritisch im Blick behalten. Zudem verlangt ein achtsames Miteinander Empathie und Feingefühl füreinander und für die vorliegenden Abläufe (Oppermann et. al. 2018). Vielfältige Wahrnehmungen und Beobachtungen sind erwünscht und fördern die Vielperspektivität auf die Organisation und vorliegenden Situationen. Damit einher gehen klare Rollenverständnisse und Zuständigkeiten der Mitarbeitenden im Skills Lab-Team.

Choice-Voice-Exit

Die Choice-Voice-Exit-Option hängt eng mit der zuvor genannten Regel der Freiwilligkeit zusammen – die SP haben die Wahl (Choice). Sie können die Simulationen bei der Überschreitung von Grenzen abbrechen und die Situation verlassen. Wir ermutigen sie, sich bei Grenzüberschreitungen zu melden (Voice) und trauen den Simulationspersonen zu, eigenständig ihre Grenzen einschätzen und erkennen zu können. Die Exit-Option macht es den SP möglich, die Simulation zu jedem Zeitpunkt verlassen zu können (Oppermann et. al. 2018). Die Verantwortung des Abbruchs innerhalb der Situation liegt somit in der Hand der SP, da nur diese adäquat einschätzen kann, wann die Simulation beendet werden kann. Eine Simulation kann aber auch von außen abgebrochen werden, wenn die Simulationstrainerinnen dies für sinnvoll und/oder notwendig erachten.

Briefing der Simulationspersonen

Die SP werden vor Beginn der Simulation durch die SP-Trainerinnen gebrieft und auf mögliche Risiken hingewiesen. Dabei sollten Missverständnisse vermieden werden bzw. sofort aus dem Weg geräumt werden, falls sie auftreten. Nötige Fähigkeiten und erforderliches Wissen, um in der Simulation professionell zu agieren, lernen die SP bereits zuvor in Einzel- oder Gruppentrainings. Außerdem wird allen Beteiligten der Simulation mitgeteilt, dass es ein Signalwort gibt, das zum sofortigen Abbruch der Simulation führt. In der Regel ist das „Time Out" oder „Realfall". Jede Einrichtung sollte analysieren, welches Wort und welche Möglichkeiten an Signalen niederschwellig umsetzbar sind. Es sollte aber in jedem Fall ein Wort sein, dass inhaltlich aus der Simulation herausfällt und klar als Signalwort zu erkennen ist (Merse 2018). Zusätzlich kann eine rote Time Out-Karte zentral sichtbar im Skills Lab liegen (ebd.). Für eine immersivere Simulation sollte die Karte zwar griffbereit, aber nicht direkt sichtbar vorhanden sein. Ein Aufzeigen mit der Karte führt ebenfalls zum sofortigen Ende der Simulation. Für Szenarien außerhalb des Skills Labs gibt es anstelle der Time Out-Karte ein Signalarmband, welches beim Ausziehen und Hochhalten zum Abbruch der Simulation führt. Welche Signal-Möglichkeiten passend sind, hängt vom jeweiligen Simulationssetting ab.

So liegen bei Szenarien im Bereich des Rettungswesens andere Bedingungen vor, die andere Maßnahmen zum Schutz von SP benötigen. Bei der Umsetzung von Simulationen des Rettungswesens und der Verwendung von Tragen, trägt beispielsweise die

Regelung, dass der Bewegungsspielraum der Hände und Arme nicht zu massiv eingeschränkt werden darf, zur Sicherheit der SP bei. Im Falle eines Sturzes oder eines Verrutschens in der Trage, kann die SP sich direkt selbst helfen.

Diskretion

Bei der Umsetzung von Simulationen muss Diskretion gewahrt werden. Dies gilt selbstverständlich nicht nur für SP, sondern auch für die beteiligten Lernenden. Eine sichere und geschützte Lernatmosphäre ist Voraussetzung für die gemeinsame Arbeit im Skills Lab. Es gilt, die Simulationspersonen in herausfordernden und intimen Settings zu schützen (z. B. bei Untersuchungen, Aufschneiden von Kleidung etc.). In bestimmten Simulationssettings kann es notwendig sein, dass Kleidung aufgeschnitten wird. Die Kleidung sollte, um die Intimsphäre der SP zu schützen, nur bis zur Unterwäsche aufgeschnitten werden. Sollte es in einem Szenario vorhersehbar sein, dass dies notwendig ist, muss die SP vor dem Einsatz darüber informiert werden. Jede SP entscheidet individuell, ob ein Einsatz dieser Art für sie in Frage kommt.

Maske, Moulage und Hygiene

Manche Simulationen erfordern Moulagen oder Schminke. Hier gilt es, ausschließlich neue Ware vom Hersteller zu verwenden, die für die Anwendung im Gesicht und auf der Haut gedacht ist. Dabei müssen Aufbewahrung und Haltbarkeit im Blick behalten werden (Merse 2018). Pinsel und Schwämmchen sind während des Schmink-Prozesses aus Hygienegründen immer nur einer Person zugehörig und werden im Anschluss gründlich gereinigt oder entsorgt. Eigens hergestelltes Blut oder Make-Up sind zwingend zu vermeiden, Simulationstrainerinnen können ansonsten dafür haftbar gemacht werden. Vor jedem Schminken sollten SP auf Allergien befragt werden. Sind keine Allergien bekannt, empfiehlt es sich dennoch, SP auf allergische Reaktionen (auf Latex o. Ä.) zu testen. Dafür bietet sich eine kleine Stelle am Arm an. Ein sauberer Arbeitsplatz und das Händewaschen vor der Applikation des Make-Ups ist Grundvoraussetzung (ebd.).

Invasive Maßnahmen, wie das Legen eines Katheters oder das Legen eines Zugangs, werden lediglich angedeutet, um die gewünschte körperliche Unversehrtheit der SP zu wahren. Auch schambesetzte Untersuchungen, wie gynäkologische und rektale Untersuchungen, werden nicht an der SP durchgeführt. An dieser Stelle werden Modelle/Hybrid-SP[6] innerhalb der Simulation genutzt, um die geforderte skill- und patientinnengerechte Kommunikation anzuwenden (Merse 2018).

Rückzugsort

Simulationspersonen haben einen Anspruch auf entsprechende Rückzugs- und Ruheorte. Gerade an langen Simulationstagen sind Pausenzeiten und ein ruhiger Ort zum Ausruhen und Fokussieren auf den nächsten Einsatz erforderlich. Ein geschützter Raum zum Ankleiden des Kostüms sollte bei der Entwicklung der Räumlichkeiten mitgedacht werden.

Beobachtung und Dokumentation

Jede Simulation wird im Idealfall von mehreren, in die Simulation involvierten Mitarbeitenden aufmerksam beobachtet. *„Während der Einsätze sollten stets Ansprechpartnerinnen oder Ansprechpartner für die SP in der Nähe sein."* (Merse 2018). Mögliche sichtbare Risiken oder Grenzüberschreitungen können bestenfalls direkt erkannt werden und ein Einschreiten von Seiten der Mitarbeitenden ist unmittelbar möglich. Durch das Beobachten der Simulation durch mehrere Mitarbeitende des Skills Labs sind mehrere Perspektiven gegeben. Situationen können so gemeinsam reflektiert und verschiedene Einschätzungen eingeholt werden.

Stellt eine SP eine bewusstlose Rolle dar, so sollte dieser ein sogenannter „Schatten" zugeteilt werden. Ein Team-Mitglied übernimmt die Rolle des „Schattens" und begleitet so die SP und die Simulation aus nächster Nähe, um als sogenannter „Anwalt" für die Sicherheit der Simulationsperson zu agieren. Der „Schatten" hält sich ansonsten im Hintergrund und vermeidet Blickkontakt zu den Lernenden. Der Schatten ist mit einem Kostümteil gekennzeichnet, sodass

[6] Unter Hybridpatientinnen und -patienten werden SP verstanden, die während einer Simulation ein Modell zur Hilfe nehmen, um invasive Behandlungen oder schambesetzte Untersuchungen möglich zu machen, ohne dass die SP zu Schaden kommt (Merse 2018).

3

allen Beteiligten der Simulation die Rollenzuteilung bewusst ist. Der Einsatz eines Schattens ist gerade dann von besonderem Bedarf, wenn die Umsetzung der Simulation außerhalb der Skills Lab Räumlichkeiten stattfindet.

Im Falle eines Grenzübertritts müssen alle relevanten Informationen und Beobachtungen im Anschluss an die Situation dokumentiert werden, um eine lückenlose Aufklärung und Aufarbeitung zu ermöglichen.

Außerdem wird vor jedem Einsatz abgesprochen, ob die SP mit einer Aufzeichnung der Simulation einverstanden sind. Diese kann neben der Verwendung für die Lehre oder der Öffentlichkeitsarbeit auch hilfreich für die Analyse von grenzüberschreitenden Situationen sein.

Nachbereitung

Die SP teilen im Debriefing, nach Aufforderung der Simulationstrainerinnen, ihre Rollenverarbeitung mit. Nach dem Debriefing empfiehlt es sich, gezielte theaterpädagogische Übungen zum sogenannten „Austreten aus der Rolle“ anzuleiten. Entstandene Emotionen aus der Simulation sollen von den Simulationspersonen möglichst nicht mit nach Hause genommen werden. Im Anschluss finden das Umkleiden und Abschminken statt, welche das Aussteigen aus der Rolle unterstützen. Daraufhin evaluieren die Simulationspersonen mit der SP-Trainerin den Einsatz und reflektieren gemeinsam die Simulation. Auch darüber hinaus sollte die zuständige Mitarbeiterin, im Zuge der Personalverantwortung, bezüglich der Simulation als Ansprechperson zur Verfügung stehen. Eine systemisch-konstruktivistische theaterpädagogische Grundhaltung ist in diesem Kontext für die eigene ästhetische und pädagogische Verortung und das kompetente Anleiten des theaterpädagogischen Prozesses erforderlich (Anklam et. al. 2018).

MERKE

Fragebogen für Nachgespräche mit Simulationspersonen

I. Reflexion der Simulation

Ankommen:

- Wie geht es dir jetzt nach der Simulation?
- Wie hast du die Simulation erlebt?
- Was ist dir jetzt noch prägnant in Erinnerung? Welches Thema beschäftigt dich jetzt nach der Simulation?

Reflexion der Simulation:

- Konntest du selbstsicher in die Simulation gehen? Woran machst du das fest?
- Gab es Unsicherheiten, wenn ja, welche und warum?
- Hast du dich mit etwas unwohl gefühlt? Wenn ja, womit und warum?
- Was brauchst du, um beim nächsten Mal noch selbstsicherer in die Simulation zu gehen?
- Was ist dir deiner Meinung nach besonders gut gelungen?
- Woran möchtest du noch arbeiten?
- Gibt es offene Fragen?
- Gibt es noch etwas, worüber du sprechen möchtest?

Ausblick:

- Was nimmst du für deinen nächsten Einsatz als Simulationsperson mit?
- Was brauchst du noch, um die gespielte Rolle gut hierlassen zu können?
- Kannst du jetzt gut nach Hause gehen? Hast du das Gefühl, jetzt gut wieder in deinen weiteren Tag/Alltag zu gehen?[7]

II. Feedback

(Je nach Bedarf mit Inbezugnahme der Aufnahme der Simulation.)

Organisation:

Von der Simulationsperson:

- Wie zufrieden warst du mit der Organisationsstruktur (Ansprechperson, Anfrage, Informationslage?)
- Wie zufrieden warst du mit der Kommunikation?
- Wie zufrieden warst du mit der Einbindung vor Ort?

Seitens der Simulationstrainerin:

- Wie war der Kontakt/die Kommunikation mit der Simulationsperson?
- War die Simulationsperson zuverlässig und pünktlich?

Simulation und Darstellung:

- Wurde die Rollenvorgabe erfüllt:
  a) Informationen aus dem Rollenskript
  b) Symptomdarstellung
  c) Darstellung/Authentizität der Emotionen
- Wurde die Rolle glaubwürdig dargestellt? (Authentizität)
- Ist die Simulationsperson durchgängig in ihrer Rolle geblieben?
- War der Schwierigkeitsgrad/die Reaktionen der Rolle angemessen für die Simulation und die Lernenden?
- War die Feedbackgabe innerhalb des Debriefings angemessen?

[7] In Anlehnung in Teilschritten an Korthagen und 3-D-Modell (Defusing und Deepening) (Steinacker, Kreiss und Herchet 2022; Zigmont, Kappus und Sudikoff 2011)

Umgang mit Grenzsituationen

Simulationen können aufwühlend sein. Je nach Inhalt sind die Simulationen unterschiedlich emotional herausfordernd. Dies zeigen Forschungen um das Ausmaß der emotionalen Belastung von SP (Bokken et al. 2004; Heydrich 2014). Ausgelöste Stressreaktionen durch die Darstellung in der Simulation sollten nach 72 Stunden nachlassen (Merse 2018). Sollte es trotz aller Schutzmaßnahmen zu einer grenzüberschreitenden Situation kommen, stehen den Skills Lab Mitarbeitenden verschiedene Möglichkeiten zur Verfügung, um den Simulationspersonen beratend zur Seite zu stehen. Grenzüberschreitungen sind immer als subjektiv zu betrachten (Epel et al. 2018) und werden im Kontext der Simulation durch die SP definiert. Regelmäßige Evaluationen durch geschultes Personal im Jahresverlauf oder auch Einzelgespräche können erste Gesprächsanläufe bieten. Stellt eine Simulation einen Trigger oder eine größere emotionale Belastung für die SP dar und sind diese durch interne Angebote nicht aufzufangen, stellt ein Verweis an externe Beratungsstellen eine Handlungsoption dar. Der Verweis auf Beratungsstellen ist an dieser Stelle ebenfalls ein Schutz für die Mitarbeitenden und ihre jeweiligen Professionen des Skills Lab Teams. Neben hausinternen Beratungsstellen ist es von Vorteil, eine Liste externer Beratungsstellen im Umfeld zur Hand zur haben, die bei Bedarf an die SP weitergegeben werden können.

Zusammenfassung

Die Arbeit mit SP erfordert einen hohen Aufwand, der sich lohnt. Seitens der Einrichtung müssen die Bedingungen für ein Skills Lab zur leitliniengetreuen Umsetzung von Simulationen gegeben sein. Dennoch begegnen SP-Trainerinnen bei der Umsetzung der Methode unterschiedliche Herausforderungen. SP-Trainerinnen benötigen daher eine Vielzahl an Kompetenzen. Diese liegen im Bereich des Personalmanagements, der Schauspiel- und Feedbackmethoden und des jeweilig benötigten Fachwissens der Berufe im Gesundheitswesen. Auch theaterpädagogische Kenntnisse sind aus dem Umgang mit der Ausbildung und Begleitung von SP nicht mehr wegzudenken. SP-Trainerinnen müssen das Selbstverständnis einer Führungskraft entwickeln und sich ihrer Personalverantwortung für die SP bewusst werden. Darunter fällt neben den klassischen Strategien des Personalmanagements auch eine Fokussierung auf aktuelle Themen und Diskurse, wie Diversität und diskriminierungskritisches Arbeiten. Als Arbeitgeber liegt zudem eine Fürsorgepflicht für die Arbeitnehmer (hier: SP) vor. Die Entwicklung von Schutzmaßnahmen ist daher gefordert. Geltende Schutzmaßnahmen gilt es, immer wieder kritisch in den Blick zu nehmen und erforderliche Anpassungen vorzunehmen. Standortabhängige Bedingungen sind mitzudenken. Für Standorte, die Simulationen mit schwangeren Menschen und Minderjährigen durchführen, empfiehlt es sich, Risikoanalysen durchzuführen und entsprechende Schutzmaßnahmen oder gegebenenfalls ganze Schutzkonzepte zu formulieren.

LITERATUR

Anklam S, Meyer V, Reyer T. Didaktik und Methodik in der Theaterpädagogik, Szenisch-Systemisch: Eine Frage der Haltung? Seelze: Kallmeyer in Verbindung mit Klett, 2018.

Bartig S, Kalkum D, Le HM, Lewicki A. Diskriminierungsrisiken und Diskriminierungsschutz im Gesundheitswesen – Wissensstand und Forschungsbedarf für die Antidiskriminierungsforschung. Studie im Auftrag der Antidiskriminierungsstelle des Bundes Berlin: Antidiskriminierungsstelle des Bundes, 2021.

Bokken L, van Dalen J, Rethans JJ. Performance-related stress symptoms in simulated patients. Med Educ. 2004 Oct;38(10):1089–94. doi: 10.1111/j.1365-2929.2004.01958.x; PMID: 15461654

Cleland, J, Abe K, Rethans J. The Use of simulated patients in medical education: AMEE Guide No 42, Med Teach. 2009. Verfügbar unter: https://www.tandfonline.com/doi/full/10.1080/01421590903002821?scroll=top&needAccess=true (letzter Zugriff: 07.03.25)

Epel ES, Crosswell AD, Mayer SE, Prather AA, Slavich GM, Puterman E, MendesWB. More than a feeling: A unified view of stress measurement for population science Front Neuroendocrinol, 2018;49:146–169. doi: 10.1016/j.yfrne.2018.03.001. Epub 2018 Mar 15. PMID: 29551356; PMCID: PMC6345505

Falk F, Schüler E, Zinsmaier I (Hrsg.). Zeitgenössische Theaterpädagogik. Macht- und Diskriminierungskritische Perspektiven. Bielefeld: Transcript Verlag, 2022

Gesellschaft für Medizinische Ausbildung (GMA). Ausschuss „Simulationspersonen". Verfügbar unter: https://gesellschaft-medizinische-ausbildung.org/ausschuesse/simulationspersonen.html (letzter Zugriff: 27.03.2025)

Hentschel U. Theaterspielen als ästhetische Bildung. Über einen Beitrag produktiven künstlerischen Gestaltens zur Selbstbildung. Berlin: Schibri-Verlag, 2010.

Heydrich KL. „Wie geht es eigentlich den Schauspielpatienten?" – eine qualitative Studie zu den Auswirkungen der Simulationen auf das Wohlbefinden der Schauspielpatienten an der Friedrich-Schiller-Universität Jena. Dissertation, 2014.

Hillier M, Williams TL, Chidume T. Standardization of Standardized Patient Training in Medical Simulation. In: StatPearls. StatPearls Publishing, Treasure Island (FL); 2023. PMID: 32809699.

International Nursing Association of Clinical and Simulation Learning (INACSL) Standard Comittee. INACSL Standards of Best Practice. 2021. Verfügbar unter: https://www.inacsl.org/healthcare-simulation-standards-of-best practise/ (letzter Zugriff am 10.05.25)

Kerres A, Wissing C, Wershofen B (Hrsg.). Skillslab in Pflege und Gesundheitsfachberufen. Intra- und interprofessionelle Lehrformate. Berlin: Springer, 2021.

Lauber H. Ausbildung von SPs für die medizinische Lehre. In: Peters T, Thrien C (Hrsg.). Simulationspatienten. Handbuch für die Aus- und Weiterbildung in medizinischen und Gesundheitsberufen. Bern: hogrefe, 2018. S. 47–62.

Lewis KL, Bohnert CA, Gammon WL et al. The Association of Standardized Patient Educators (ASPE) Standards of Best Practice (SOBP). Advances in Simulation, 2017; 2, 10. doi 10.1186/s41077-017-0043-4

Lindner-Lohmann D, Lohmann F, Schirmer U. Personalmanagement. 4. A. Berlin: Springer Gabler, 2023.

Merse S. Exemplarische Einsatzmöglichkeiten von SPs – interaktiv, praktisch und realitätsnah. In: Peters T, Thrien C (Hrsg.). Simulationspatienten. Handbuch für die Aus- und Weiterbildung in medizinischen und Gesundheitsberufen. Bern: Hogrefe Verlag, 2018. S. 167–168.

Murano SA, Rockenbauch K. Erarbeitung von glaubhaften Simulationen mithilfe von Rollenskripten für SPs. In: Peters T, Thrien C (Hrsg.). Simulationspatienten. Handbuch für die Aus- und Weiterbildung in medizinischen und Gesundheitsberufen. Bern: hogrefe, 2018. S. 33–46.

Nicolai C, Personalmanagement, 7. überarbeitete Auflage, München: UVK Verlag, 2021.

Oppermann C, Winter, V, Harder C, Wolff M, Schröer W (Hrsg.): Lehrbuch Schutzkonzepte in pädagogischen Organisationen, Weinheim und Basel: Beltz Juventa, 2018.

Peters T, Thrien C. (Hrsg.). Simulationspatienten. Handbuch für die Aus- und Weiterbildung im medizinischen und Gesundheitsberufen. Bern: Hogrefe Verlag, 2018.

Peters T, Sommer M, Fritz AH, Kursch A, Thrien C. Mindeststandards und Entwicklungsperspektiven beim Einsatz von Simulationspatientinnen und Simulationspatienten – Positionspapier des Ausschusses für Simulationspersonen der Gesellschaft für Medizinische Ausbildung. GMS Journal of Medical Education, 2019;36(3), Doc31.

Rietfort A, Strohmer R. Akquise von SPs-Rekrutierung und Auswahl. In: Peters T, Thrien C. (Hrsg.), Simulationspatienten. Handbuch für die Aus- und Weiterbildung im medizinischen und Gesundheitsberufen. Bern: hogrefe, 2018. S. 23–31.

Schlegel C. SPs in der Pflegeausbildung. In: Peters T, Thrien C (Hrsg.), Simulationspatienten. Handbuch für die Aus- und Weiterbildung im medizinischen und Gesundheitsberufen. Bern: hogrefe, 2018. S. 169–182.

SimNAT Handbuch für Simulationspatientinnen und Simulationspatienten in der Pflegeausbildung. 2019.

SimNAT Pflege (Simulations-Netzwerk Ausbildung und Training für Gesundheitsfachberufe e.V.), https://www.simnat.de/ (letzter Zugriff am 27.08.2025)

Steinacker AC, Kreiss V, Herchert D. Simulationsszenarien für Aus- und Weiterbildung in der Pflege. Berlin, Heidelberg, Springer Verlag, 2022.

Zigmont JJ, Kappus LJ, Sudikoff SN. The 3D model of debriefing: defusing, discovering, and deepening. Semin Perinatol.; 35(2):52-8. doi: 10.1053/j.semperi.2011.01.003. PMID: 21440811. 2011.

3

KAPITEL 4

Christina Möllmann

Implementierung des simulationsbasierten Lehrens und Lernens in das Curriculum der generalistischen Pflegeausbildung

Simulationsbasiertes Lehren und Lernen (SBL) gewinnt in Deutschland immer mehr an Bedeutung und hält in den beruflichen und akademischen Ausbildungen der Gesundheitsfachberufe Einzug (Siebert et al. 2018). An zahlreichen Standorten der beruflichen und akademischen Bildung entwickeln sich aufgrund der gesetzlich geforderten „simulativen Lernumgebung“ Skills Labs (Löwenhardt und Herzig 2023). Dabei steckt die Implementierung des simulationsbasierten Lehrens und Lernens ins Curriculum an den beruflichen Bildungseinrichtungen noch in den Anfängen. Dieses melden auch die drei in Deutschland existierenden Verbände SimNAT, VIFSG und die GMA zurück. Die Anfragen von Bildungseinrichtungen an die Verbände und Organisationen bezüglich Best-Practice-Simulationen und fertigen Konzepten für die Implementierung von simulationsbasiertem Lernen in Curricular nehmen zu.

Für eine Implementierung des SBL in die Bildungseinrichtungen reicht nicht allein die Anschaffung eines Simulators und die Ausgestaltung eines authentischen, realitätsnahen und situationsbezogenen pflegerisch eingerichteten Skills Labs, welches bei Bedarf genutzt wird. Die Etablierung der simulationsbasierten Lehr-Lernmethode bedarf vielmehr einer qualitätsbezogenen festen Verankerung, ausgerichtet an den jeweiligen Institutionsbedarfen (SimNAT 2024; INACSL 2021). Vor diesem Hintergrund werden in diesem Kapitel folgende Fragen beantwortet:

- Wie lassen sich die Leitlinien des simulationsbasierten Lehrens und Lernens sinnvoll in ein bestehendes generalistisches Curriculum einbinden?
- Welche inhaltlichen Voraussetzungen sind notwendig für die Implementierung und Umsetzung des Lehrkonzeptes in einer Bildungseinrichtung?
- Welche Standards und Kriterien müssen für die Konzeption, Implementation und Evaluation berücksichtigt werden?

4.1 Genese

Im Hinblick auf die vielen verschiedenen Aus-, Fort- und Weiterbildungen in den beruflichen und akademischen Gesundheitsfachberufen wird die Implementierung des simulationsbasierten Lehrens und Lernens in diesem Kapitel exemplarisch anhand der generalistischen Pflegeausbildung vorgestellt. Die Implementierungsschritte orientieren sich hier bewusst an keiner thematischen Einbindung in eine curriculare Einheit (CE). Den Leserinnen und Lesern soll vielmehr eine Orientierung und Hilfestellung für die evidenzbasierte Verzahnung der Bereiche Curriculumentwicklung und simulationsbasiertes Lehren und Lernen an die Hand gegeben werden.

Für die Konkretisierung der komplexen Aufgabenbereiche werden als Grundlage die vier Phasen des Konstruktionsprozesses eines Curriculums nach Knigge-Demal (2001) in Anlehnung an Siebert (1974) herangezogen. Der bildungswissenschaftliche Ansatz von Knigge-Demal verfolgt neben den zu fördernden Kompetenzen des Berufsfeldes eine Interprofessionalität und beherzigt damit die Grundidee des simulationsbasierten Lehrkonzepts. Die im Folgenden vorgestellte mögliche Vorgehensweise berücksichtigt pflegewissenschaftliche, pflegedidaktische und allgemein-pädagogische Aspekte und bietet den Anwenderinnen Sicherheit bei der konkreten Ausgestaltung des simulationsbasierten Lehrkonzeptes. Die einzelnen Schritte sind flexibel und offen gestaltet, garantieren eine Vollständigkeit der zu berücksichtigen Kriterien und zeigen eine begründete Transparenz der Schrittfolge.

4.2 Vier Phasen des Konstruktionsprozesses eines Curriculums

Die Implementierung des simulationsbasierten Lehrens und Lernens in ein bestehendes Curriculum ist ein mehrschrittiger und **hochkomplexer** Prozess. Zunächst bedarf es einer Grundsatzverständigung innerhalb des schulinternen Teams, worauf basierend vielfältige Entscheidungen im Sinne der simulationsbasierten Konstruktion für das Curriculum zu treffen sind. Der **vielschichtige, zyklische** Prozess ist nicht linear anzusehen, denn er ist gekennzeichnet durch fortlaufende Evaluation und Revision. Im Folgenden werden zunächst anhand der ➤ Abb. 4.1. die **vier Konstruktionsphasen** der Curriculumentwicklung nach Knigge Demal im Überblick dargestellt (Knigge-Demal 2001). Im weiteren Verlauf werden die einzelnen Phasen in ihren Grundsätzen mit der Verzahnung zum simulationsbasierten Lehren und Lernen exemplarisch konkretisiert.

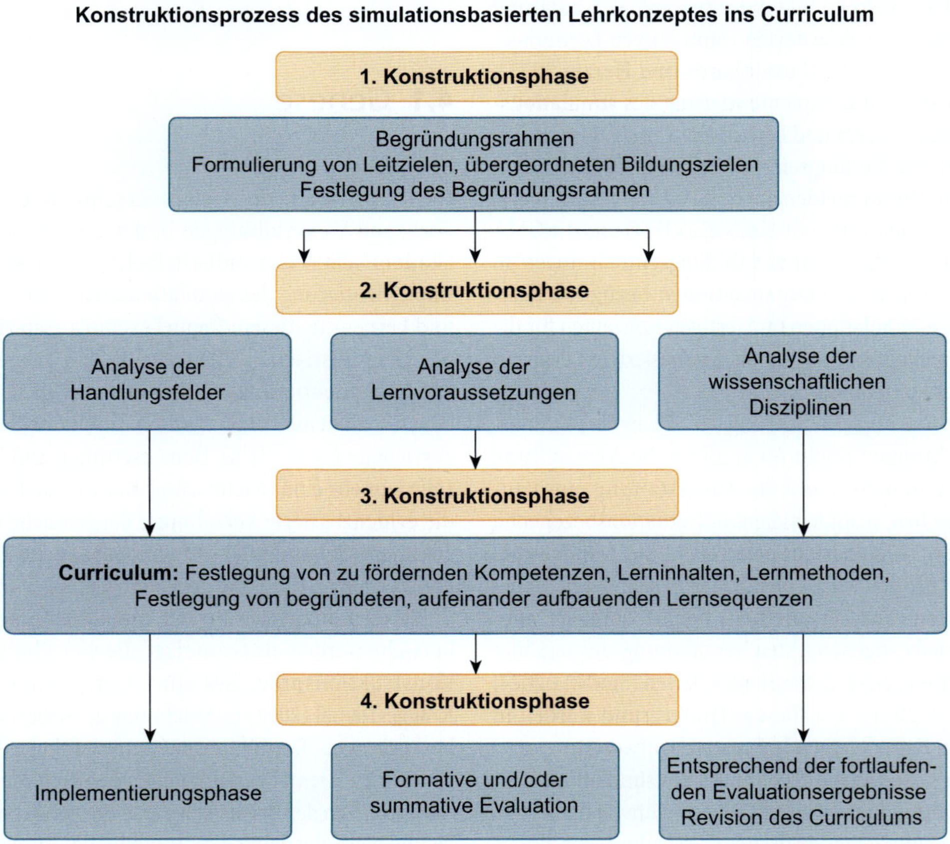

Abb. 4.1 Konstruktionsprozess des simulationsbasierten Lehrkonzeptes ins Curriculum (Knigge-Demal 2001 in Anlehnung an Siebert 1974, modifiziert durch die Autorin [M1660/L143])

4.2.1 Erste Konstruktionsphase

Die erste Konstruktionsphase spielt eine zentrale Rolle bei der Etablierung eines erfolgreichen Konzepts für simulationsbasiertes Lernen. Hier wird der Begründungsrahmen für die zukünftige Entwicklung und Implementierung festgelegt, was sowohl theoretische als auch praktische Elemente umfasst. Dazu werden gesellschaftliche Anforderungen sowie das **berufliche Selbstverständnis** analysiert. Darüber hinaus findet anhand didaktischer Modelle und spezifischer Relevanzprinzipien eine bildungstheoretische Fundierung statt. In einem weiteren Schritt werden anhand dessen die **Leit- und Bildungsziele** abgeleitet (Knigge-Demal 2001).

Um die Etablierung der **simulationsbasierten Lehr-Lernmethode** als ein vollständig in die Organisation integriertes Konzept zu verstehen, bedarf es einer strukturierten Herangehensweise, die die spezifischen Bedürfnisse der Organisation und ihre Ziele berücksichtigt. Das Curriculum muss eng mit dem bestehenden **Schul- und Entwicklungsprogramm** verknüpft werden, damit Simulationen als Ergänzung und nicht als isolierte Methode wahrgenommen werden. Um sicherzustellen, dass simulationsbasiertes Lernen von allen Beteiligten angenommen wird, ist ein strukturiertes **Change-Management** erforderlich. Es muss ein klares Verständnis im Kollegenteam für den Wert und die Vorteile dieser Methode geschaffen werden. Diese sollten dann an den strategischen Bedarfen der jeweiligen beruflichen Bildungseinrichtung ausgerichtet sein (vertiefend ➤ Kap. 2.1). Daraus lässt sich ableiten, dass die Implementation des Konzeptes als ein Teil der Organisationsentwicklung zu verstehen ist und einer motivierenden Arbeitsgruppe (im Folgenden *Projektgruppe* genannt) aus dem schulinternen Team der beruflichen und akademischen Bildungseinrichtung bedarf. Die Projektgruppe legt mit der Entwicklung des strategischen Plans den Grundstein für die Einführung des simulationsbasierten Lehrens und Lernen in ein bestehendes schulinternes Curriculum (SimNAT 2024).

Für eine nachhaltige Integration von szenariobasierten Simulationen in das schulinterne Curriculum ist zunächst eine **Bedarfsanalyse** an der Bildungseinrichtung empfehlenswert, damit das breite Repertoire an *„allen berufstypischen Handlungen und deren Bewältigung in individuellen Patientensituation"* sinnvoll abgebildet und eingesetzt werden kann (Kirsten und Kagermann 2018) (vertiefend ➤ Kap. 2.1). Im Hinblick auf die Implementierung liegt der Fokus dabei auf den folgenden zwei Fragen:

- Welche beruflichen Handlungssituationen sollen in der Simulation innerhalb der generalistischen Ausbildung an der Institution durchgeführt werden?
- Wer ist die Zielgruppe (Ausbildungsgänge) für die Simulationen?

Hierfür müssen jeweils erst die gesetzlichen Bestimmungen und organisatorischen Vorgaben auf Bundes- und Landesebene berücksichtigt werden. Für die generalistische Ausbildung sind dies das **Pflegeberufegesetz** (PflBG) und die **Ausbildungs- und Prüfungsverordnung für die Pflegeberufe** (PflAPrV) (Bundesministerium für BFSFJ 2018). Hierbei ist anzumerken, dass jede Bildungseinrichtung auf die in ihrem Bundesland vorgegebenen Regelungen und variierenden Voraussetzungen hinsichtlich des Curriculums, des Lehrplans und der Stundenverteilung zu achten hat.

Hilfreich für die Auswahl sind die fünf Kompetenzbereiche der PflAPrV, Anlage 1–5 mit ihren jeweiligen ausdifferenzierten Kompetenzschwerpunkten, die als Begründung für die Integration des simulationsbasierten Lehrens und Lernens in das bereits bestehende Curriculum genutzt werden können. Neben dem PflBG und der PflAPrV ist die dritte bereits erwähnte und wesentliche rechtliche Säule der Rahmenlehrplan nach § 53 PflBG (Fachkommission 2019). Die dort aufgeführten **elf curricularen Einheiten (CE)** bieten eine inhaltliche Legitimation für das schulspezifische Curriculum der Bildungseinrichtung. Die CE können als Grundlage dienen, um nicht nur Fachwissen zu vermitteln, sondern auch die praktischen Fähigkeiten, die für den beruflichen Alltag erforderlich sind, zu schulen. Damit die Methode des SBL als integraler Bestandteil des bestehenden Curriculums anerkannt wird, ist es entscheidend, dass Lehrpläne und Prüfungsanforderungen diesbezüglich angepasst werden. Die hier kompakt vorgestellten gesetzlichen Bestimmungen der generalistischen Pflegeausbildung bilden die Vorlagen für die Entwicklung von **kompetenz- und handlungsorientierten Simulationssituationen** ab. Aus den gesetzlichen Vorgaben ergibt sich das übergeordnete Ziel der generalistischen Pflegeausbildung: **die Entwicklung der beruflichen Hand-**

lungskompetenz (Fachkommission 2019). Dies entspricht auch der Zielsetzung des simulationsbasierten Lehrens und Lernens.

Um in realen Berufskontexten kompetent und selbstorganisiert handeln sowie anschließend reflektieren zu können, bleibt die Selbststeuerung nicht nur ein Ziel der Simulation, sondern findet auch auf der pädagogischen Ebene über die Integration **konstruktivistischer und erfahrungsorientierter Prinzipien** in der Simulation Anwendung. Für die weitere curriculare Einbindung des SBL ist die Verständigung über einen pädagogischen Rahmen unerlässlich (vertiefend ➤ Kap. 2.2). Die dort übergeordneten normativen (pflege-)theoretischen und pädagogischen Überlegungen leiten die Projektgruppe bei der Integration des simulationsbasierten Lehrkonzeptes in das schulinterne Curriculum. Im SBL gibt es mehrere **didaktische Prinzipien und Merkmale,** die darauf abzielen, den Lernprozess effektiv zu gestalten und den Lernenden zu befähigen, seine Kompetenzen zu entwickeln und diese in verschiedenen Kontexten anzuwenden (Siebert 2012). Diese Prinzipien können sowohl auf die Lehr- als auch auf die Lernendenperspektive ausgerichtet sein. Als relevantestes Prinzip der Ermöglichungsdidaktik ist hier die Emotionalität zu nennen, wonach Lernprozesse nachhaltiger wirken, wenn emotionale Aspekte integriert sind (vertiefend ➤ Kap. 2.2.3). Hierfür eignen sich didaktische Modelle aus dem **situierten, problem- und erfahrungsorientierten Lernen,** in denen die Lernenden eine individuelle Erfahrung in herausfordernden Handlungskontexten erleben. Das Lernen in diesem konstruktivistischen Lernarrangement ermöglicht den Lernenden, das Gelernte nachhaltig und handlungsrelevant anzuwenden.

Dafür bedarf es **evidenzbasierter Szenarien,** welche die Weiterentwicklung von Wissen sowie Fertigkeiten fördern und die Lernenden dabei unterstützen, eine professionelle und reflektierende Haltung anzubahnen (Herzig und Hauk 2019). In Ergänzung zum Konstruktivismus lässt sich die Lehrgestaltung auf Basis einer **Handlungsorientierung** begründen. Damit ermöglichen Simulationen dem Lernenden das aktive Handeln in realen Situationen, in denen die selbstständige Bewältigung der Situationen als didaktisches Element zur Anbahnung der beruflichen Handlungskompetenz führt. Die kompetenzorientiert ausgerichteten Handlungssituationen im Skills Lab ermöglichen den Lernenden, **exemplarische** pflegerische Situationen zu erleben, die ihnen helfen, die für ihren Berufsalltag notwendigen Kompetenzen zu entwickeln. Gleichzeitig bietet das Skills Lab Lehrenden eine wertvolle Möglichkeit, ihre didaktischen Ansätze anzupassen und die Lernprozesse so zu gestalten, dass sie sowohl die praktischen Fertigkeiten als auch die **Reflexion** der Lernenden fördern.

Komplexe Lernarrangements spielen eine entscheidende Rolle dabei, die Neugierde der Lernenden zu wecken und eigenständige Lernaktivitäten zu fördern. In einem Skills Lab, insbesondere im Kontext von pflegerischen oder berufsspezifischen Lernfeldern, bedeutet dies, dass Lernende aktiv in Szenarien eingebunden werden, die anspruchsvoll sind und eine gewisse Unklarheit oder Herausforderung mit sich bringen. Diese Komplexität regt den Entdeckergeist an, fördert das kritische Denken und ermutigt die Lernenden dazu, selbstständig Lösungen zu entwickeln (SimNAT 2024). Auf diese Weise werden die Lernenden schonend an ein selbstgesteuertes berufliches Handeln herangeführt und eine Verzahnung von implizitem sowie explizitem Wissen wird angebahnt (Büssing, Herbig und Ewert 2000).

Innerhalb der simulationsbasierten Erfahrung versteht sich die **pädagogische Beziehung** als dialogische Subjekt-Subjekt-Beziehung. Das bedeutet, dass die Lernenden und Lehrenden als gleichwertige Akteure im Lernprozess miteinander interagieren und voneinander lernen. Dieser Ansatz stellt sicher, dass der Lernprozess nicht nur von der Lehrkraft vorgegeben, sondern durch eine aktive, gleichwertige Kommunikation zwischen den Beteiligten geprägt ist. Es geht darum, die Lernenden als aktive Subjekte zu betrachten, die nicht passiv Wissen aufnehmen, sondern durch ihre Erfahrungen, Reflexionen und Handlungen aktiv am Lernprozess mitwirken.

Neben der Einhaltung der eben genannten gesetzlichen Grundlagen und dem zu berücksichtigenden simulationstheoretischen Begründungsrahmen, ist es unerlässlich, **Qualitätsstandards** für das simulationsbasierte Lernen an der jeweiligen Bildungseinrichtung zu entwickeln. Die Qualitätsstandards und Kriterien, die in einer simulationsbasierten Lernumgebung wie einem Skills Lab definiert werden, bieten dem Projektteam einen klaren Rahmen für die Konzeption, Implementierung und Evaluation von Simulationen. Diese Rahmenbedingungen helfen, den gesamten

Prozess des simulationsbasierten Lernens effektiv und nachhaltig zu gestalten.

INFO

Leitlinien und Standards

Die Leitlinien und Standards der International Nursing Association for Clinical Simulation and Learning (INACSL) bieten für die Entwicklung und Durchführung von simulationsbasiertem Lernen im Bereich der Pflegeausbildung und darüber hinaus eine wertvolle Grundlage.

Diese Standards sind besonders hilfreich, um **qualitätsgesicherte und evidenzbasierte Praxis** in Skills Labs zu gewährleisten. Sie bieten umfassende Kriterien, die sowohl die didaktische Gestaltung als auch die technische Umsetzung und Evaluation von Simulationen betreffen. Die INACSL-Standards sind speziell darauf ausgelegt, sicherzustellen, dass Simulationen effektiv, ethisch und nachhaltig durchgeführt werden. Sie tragen dazu bei, dass die Lernprozesse optimiert werden und die Simulationen ein hohes Maß an Lernqualität bieten (INACSL 2021).

MERKE

Leitlinie „Simulation als Lehr-Lernmethode"

Für die Implementation und Ausgestaltung des simulationsbasierten Lehrens und Lernens ist die handlungsleitende Leitlinie „Simulation als Lehr-Lernmethode" von SimNAT Gesundheitsfachberufe e.V. sehr wertvoll. Diese Leitlinie baut auf den bewährten INACSL-Standards auf und bietet spezifische Empfehlungen und praxisorientierte Hilfestellungen, um die Simulation in der Ausbildung von Gesundheitsfachberufen systematisch und effektiv zu integrieren (SimNAT 2024)

Ebenfalls sind die Einhaltung und Berücksichtigung ethischer Richtlinien aller an der Simulation beteiligten Professionen von großer Bedeutung, um ein professionelles Verhalten zu gewährleisten.

INFO

SESAM-Ethikkodex

Der SESAM-Ethikkodex ist richtungsweisend mit seinen Wertvorstellungen für die Simulationsexperten (Park, Murphy & the Code of Ethics Workinggroup 2025). Bei der Konzeption und Durchführung des SBL sind die in dem Kodex aufgeführten Qualitätskriterien als Mindeststandard zu verstehen.

Des Weiteren kann der **ICN-Kodex** für die pflegerische Perspektive hinzugezogen werden, die in dem Rahmen festgelegten ethischen Leitlinien erfüllen die professionellen pflegerischen Standards (ICN-Kodex 2021).

Nach der Festlegung und Verständigung des schulinternen Skills Lab-Teams für einen **simulationsbezogenen Begründungsrahmen** innerhalb der generalistischen Pflegeausbildung basiert die erste Konstruktionsphase gemäß Knigge-Demal auf einem systematischen Prozess von Planung und Strukturierung des simulationsbasierten Lehrens. In dieser Phase werden grundlegende Entscheidungen getroffen, um die Simulationen optimal in die Ausbildung zu integrieren und so den gewünschten Lernerfolg zu erzielen (Knigge-Demal 2001).

4.2.2 Zweite Konstruktionsphase

Die zweite Konstruktionsphase im Prozess der simulationsbasierten Lehr-Lernmethode innerhalb der generalistischen Pflegeausbildung umfasst drei wesentliche Arbeitsschritte, die sich auf die Analyse der **Handlungsfelder** des Berufes, der **Lernvoraussetzungen** und die **wissenschaftliche Disziplin** konzentrieren. Diese Phase vertieft die Vorarbeiten der ersten Konstruktionsphase und ermöglicht eine fundierte Ausgestaltung der Simulationen, die sowohl praxisnah als auch wissenschaftlich fundiert sind. Sie sorgt dafür, dass die Simulationen nicht nur die aktuellen Anforderungen des Berufs abbilden, sondern auch auf die unterschiedlichen Lernvoraussetzungen der Auszubildenden abgestimmt sind (Knigge-Demal 2001; SimNAT 2024).

Analyse der beruflichen Handlungsfelder

Die **Beschreibung der Handlungsfelder** im Rahmen der simulationsbasierten Lehr-Lernmethode erfolgt durch die Identifikation und Darstellung von typischen Berufssituationen, die das berufliche Handeln in der Pflege charakterisieren. Sie beinhalten eine Vielzahl von aufgabenorientierten, gesellschaftlich eingebetteten und lebensbezogenen Aspekten, die in der beruflichen Praxis ständig miteinander verknüpft sind. Diese Handlungsfelder sind nicht nur durch praktische Aufgaben und Fachkenntnisse bestimmt, sondern auch durch ethische, soziale und emotionale

Dimensionen, die das berufliche Handeln und die Interaktionen mit den zu pflegenden Menschen beeinflussen (Knigge-Demal 2001). Die zukünftigen simulationsbasierten Szenarien lassen sich in der Tat direkt aus diesen beruflichen Handlungsfeldern ableiten, da diese Szenarien die realen und komplexen Aufgaben der Praxis widerspiegeln müssen, um den Lernenden eine möglichst praxisnahe und authentische Erfahrung zu bieten. Hierbei spielt die didaktische Reflexion durch die **Projektgruppe** eine zentrale Rolle, da sie es ermöglicht, die Szenarien gezielt aus den Handlungsfeldern zu entwickeln, anzupassen und zu evaluieren, um die Kompetenzen der Auszubildenden optimal zu fördern.

Dabei sind es die unterschiedlichen Dimensionen von der Gesundheitsförderung und Prävention, über die Kuration und Rehabilitation bis zur Palliation, die eine zentrale Rolle in der Entwicklung von simulationsbasierten Szenarien spielen (Fachkommission 2019). Sie decken alle essenziellen Aspekte der Pflegepraxis und medizinischen Versorgung ab. Jede dieser Dimensionen stellt spezifische Anforderungen an die Pflegefachkräfte und erfordert verschiedene Kompetenzen und Handlungsstrategien, die in den Simulationen berücksichtigt werden können. Zudem besteht in der simulationsbasierten Erfahrung (SBE) die Möglichkeit, das **interprofessionelle Lernen** zu fördern und die interdisziplinäre Zusammenarbeit zu reflektieren (SimNAT 2024). Durch die Einbindung verschiedener Berufsgruppen in die Simulation können nicht nur fachliche Kompetenzen entwickelt werden, sondern auch die Kommunikationsfähigkeit und die Fähigkeit zur Zusammenarbeit im multidisziplinären Team gestärkt werden. Dies ist besonders wichtig, da die Arbeit im Gesundheitswesen oft Teamarbeit erfordert, bei der unterschiedliche Fachdisziplinen zusammenkommen, um eine optimale Patientenversorgung zu gewährleisten.

Daher sind bei der Konzipierung der Simulationsszenarien die konkreten sozialen, kulturellen und religiösen Lebenssituationen sowie die sexuelle Orientierung, Lebensphasen und Altersstufen der zu pflegenden Menschen in der Fallkonstruktion mit zu berücksichtigen (Fachkommission 2019). Diese Aspekte prägen das Verhalten, die Bedürfnisse und die Erwartungen der zu pflegenden Menschen und müssen in die Szenarien integriert werden, um den Lernenden eine **realistische, ganzheitliche Perspektive** zu vermitteln und ihre interkulturelle Sensibilität und Empathie zu fördern. Simulationsbasiertes Lernen bietet damit ein enormes Potenzial, um nahezu alle Aspekte einer klinischen Situation abzubilden. Das Pflegeberufsgesetz bietet die notwendigen Orientierungspunkte und Rahmenbedingungen, um die **berufliche Handlungskompetenz** von Pflegekräften durch simulationsbasiertes Lernen gezielt zu fördern. Die Vielfalt der Simulationsszenarien, die im Skills Lab entwickelt werden, müssen alle Aspekte des PflBG integrieren und sicherstellen, sodass die Auszubildenden nicht nur fachliche Fähigkeiten erlangen, sondern auch die erforderliche ethische, soziale und kommunikative Kompetenz entwickeln, um in der realen klinischen Praxis erfolgreich zu agieren.

Es gibt keine allgemeine universelle Methode zur **Identifizierung dieser beruflichen Arbeitssituationen und -aufgaben,** die als Grundlage für die didaktische Aufbereitung von Simulationsszenarien dient. Es gibt jedoch verschiedene Ansätze, die sich in der Praxis bewährt haben und die helfen können, relevante berufliche Situationen für die simulationsbasierte Ausbildung zu identifizieren:

- Für die Gewinnung der Fallsituationen bieten sich **narrative Gespräche** mit den Kolleginnen aus der Praxis an, z. B. in Praxisanleitungstreffen. Durch die Analyse des Arbeitsplatzes, des Tätigkeitsfelds und der Adressaten können die Erfahrungswerte der Kolleginnen aus den unterschiedlichen Pflegesettings mit einbezogen werden.

INFO

Beispiel aus der Praxis

Eine Pflegeschule in Kempten führte diese Analysevariante für die Konzeptionierung von Simulationssituationen durch und verzeichnete damit positive Erfahrungen. Mittels Analyse aus praktischen Leistungsnachweisen von Auszubildenden in den verschiedenen Ausbildungsgängen generierte die Schule weitere praktische Gestaltungsmöglichkeiten für die Simulationsszenarien.

- Ein weiteres bewährtes Konzept zur sinnvollen Verknüpfung von Theorie und Praxis ist die **Auswertung der praktischen Einsätze und der Praxisaufgaben** der Auszubildenden aus den unterschiedlichen Bildungsgängen. Zeitgleich erleben die Auszubildenden in der Simulation einen reflexiven Umgang mit erlebten Widersprüchen aus der Praxis (Kirsten und Kagermann 2018).

- Auch die thematische Konkretisierung maßgeblicher pflegesensibler Ergebnisse der **Pflegeergebnisklassifikationen/Nursing Outcomes Classification (NOC)** können analyseleitend sein. Die dort aufgeführten standardisierten Ergebnisse sollen zur „routinemäßigen Anwendung in der alltäglichen Pflegepraxis" führen und in der generalistischen Ausbildung vermittelt werden (Frauenfelder 2017).
- Eine weitere Vorgehensweise stellt die umfangreiche mehrperspektivische altersübergreifende **Inhaltsanalyse zu den jeweiligen kompetenzorientierten konzipierten curricularen Einheiten (CE)** dar. Daraus können dann im weiteren Schritt Kernaufgaben abgeleitet werden, die sich in gewisse Arbeitsgebiete unterteilen und in allgemeine und spezielle Tätigkeiten der pflegerischen Praxis identifizieren lassen. Die Kernaufgaben lassen sich in **Arbeitsgebiete** unterteilen, die in allgemeine und spezielle Tätigkeiten der **pflegerischen Praxis** differenziert werden können (Kuckeland und Schneider 2017). Neben den Zielen und Inhalten beinhalten die elf curricularen Einheiten auch Anregungen für die weitere Ausgestaltung von Lehr- und Lernprozessen im Skills Lab (Fachkommission 2019).

Diese unterschiedlichen Analysevarianten setzen sich mit der Orientierung an der Berufspraxis, den Perspektiven von den zu pflegenden Menschen und den Angehörigen verschiedener Altersgruppen, den Bezugswissenschaften, den Pflegewissenschaften, der Orientierung an der Zukunft sowie Dilemmata und Schlüsselproblemen auseinander (Muster-Wäbs, Ruppel und Schneider 2006). So wird ein Anhaltspunkt zur Strukturierung der immanenten beruflichen Tätigkeiten gefunden und eine inhaltliche Ausrichtung für die weitere Konstruktion festgelegt. Während des **Analyseprozesses** für die simulationsbasierten Lernsituationen stellt sich im Prozess ein Bezug zur Entwicklung der beruflichen Handlungskompetenz heraus. Die berufliche Handlungskompetenz umfasst die Fähigkeit, auf der Grundlage von Wissen, praktischen Fähigkeiten und professionellen Einstellungen in komplexen beruflichen Situationen angemessen und reflektiert zu handeln.

In den Situationsanalyse für die simulationsbasierten Handlungssituationen müssen gezielt berufliche Teilkernaufgaben identifiziert werden, die eine kompetenzentwickelnde Bedeutung haben und direkt zur beruflichen Handlungskompetenz führen. Diese **Teilkernaufgaben** sind grundlegende Handlungseinheiten innerhalb der Pflegepraxis, die in der Simulation durch die Lernenden ausgeführt werden können, um verschiedene Kompetenzbereiche zu trainieren und zu entwickeln (Rauner 2001).

Analyse der Lernvoraussetzung

Die **Analyse der Lernvoraussetzungen** ist von zentraler Bedeutung für die erfolgreiche Planung und Umsetzung von simulationsbasierten Lernen. Indem die vorhandenen Fähigkeiten, möglichen Lernschwierigkeiten sowie die Erwartungen und Interessen der Lernenden berücksichtigt werden, kann die Didaktik gezielt auf die Lernbedürfnisse abgestimmt werden. Auf diese Weise wird sichergestellt, dass die Simulationsszenarien die Lernenden effektiv auf ihre berufliche Handlungskompetenz vorbereiten und ihre Motivation sowie Lernbereitschaft fördern (Knigge-Demal 2001). Es ist festzuhalten, dass die **Heterogenität** in den gesundheitsbezogenen Ausbildungsberufen zunehmen wird, und dies stellt sowohl eine Herausforderung als auch eine Chance für die Gestaltung von simulationsbasierten Lernprozessen dar. Die Vielfalt der Lernenden in Bezug auf Vorkenntnisse, Berufserfahrungen, Lernstile und Lernbedürfnisse erfordert eine zunehmend differenzierte Herangehensweise an die Ausbildung in Gesundheitsberufen. Die Individualisierung des Lernens ist ein wesentlicher Bestandteil für die erfolgreiche Etablierung des simulationsbasierten Lehrens und Lernens. Sie sollte die psychologischen, emotionalen und motivationalen Dimensionen der Lernenden berücksichtigen. Besonders im Kontext der wahrgenommenen Kompetenzdefizite, erfahrenen Lerndiskrepanzen und den emotional-motivationalen Voraussetzungen müssen die **didaktischen Konzepte** gezielt auf die Bedürfnisse der Lernenden ausgerichtet werden. Indem bei der Generierung potenzieller Simulationsszenarien die Subjektperspektive stärker berücksichtigt wird, wird die Lern- und Handlungskompetenz der Lernenden auf eine tiefere, persönlichere Ebene gehoben (Darmann-Finck 2023). Dadurch gelingt eine Entwicklung von Lehrarrangements, in denen sich Lernende aktiv und explorativ mit Problemen berufstypischer

Anwendungsbezüge beschäftigen und eigenständige Erfahrungen sammeln dürfen. Das konstruktivistische Lernen bildet somit eine solide Grundlage für das simulationsbasierte Lernen und ermöglicht tiefere Einsichten in komplexe Konzepte, Inhalte und Prinzipien (Riedl und Schelten 2013). Im Rahmen der Bedingungsanalyse sollten diese formalen und informellen Rahmenbedingungen, die das Lernen beeinflussen, berücksichtigt werden. Im Kontext eines Skills Labs bedeutet dies, dass der Lehrende die spezifischen Merkmale der Lernenden (z. B. Ausbildungshintergrund, Lebenserfahrungen, Alter) sowie die Lerngruppendynamik und die formalen Anforderungen des Bildungsgangs analysieren sollte.

4

Die Analyse der Lernvoraussetzungen und Bedingungen der **Zielgruppe** ist ein grundlegender Schritt in der Planung von Simulationsszenarien. Basierend auf den Ergebnissen dieser Analyse lassen sich spezifische Simulationsziele formulieren, die an den Bedürfnissen und Voraussetzungen der Lernenden ausgerichtet sind. Diese Ziele umfassen sowohl fachliche als auch soziale und kommunikative Kompetenzen, die im Skills Lab durch praxisnahe Szenarien vermittelt werden sollen. Durch diese differenzierte Herangehensweise wird der Entwicklungsprozess des simulationsbasierten Lernens gezielt gefördert. Zudem bieten sie den Lernenden die Möglichkeit, ihre Kompetenzen schrittweise auszubauen und zu vertiefen. Dies führt nicht nur zu einer besseren Lernqualität, sondern fördert auch die Lernmotivation (Forbrig et al. 2023).

Analyse der wissenschaftlichen Disziplinen

Die Betrachtung der **wissenschaftlichen Disziplinen** im Kontext des simulationsbasierten Lehrens und Lernens ist ein zentraler Analysefokus, der sicherstellt, dass die vermittelten Inhalte und die didaktischen Konzepte nicht nur praxisnah, sondern auch wissenschaftlich fundiert sind. Der Bezug auf die aktuelle Forschung und die Bezugswissenschaften ist unerlässlich, um sicherzustellen, dass Lernende nicht nur auf Basis von Erfahrungswissen, sondern auch durch den Einsatz evidenzbasierter Methoden und aktueller wissenschaftlicher Erkenntnisse ausgebildet werden (Darmann-Finck 2023). Demzufolge ist für die konzeptionelle Ebene der simulationsbasierten Lehrarrangements eine entwicklungsorientierte, pflegewissenschaftliche und pflegedidaktische Logik außerordentlich wichtig. Die schulinternen Curricula weisen bereits ein hohes Maß an ausgewogenen pflegerischen *„Theorien, Konzepten und Forschungsbefunden der Pflegewissenschaft als Fachwissenschaft und den weiteren Wissenschaften als Bezugswissenschaften"* auf (Fachkommission 2019).

Im Folgenden werden daher die entsprechenden lehr-lerntheoretischen Auffassungen von praxisbezogenen Modellen und Ansätzen des simulationsbasierten Lernens vorgestellt. Vor dem Hintergrund der **Kompetenzentwicklung** als Zielformulierung in der beruflichen pflegerischen Ausbildung sind Kompetenzen an die Tätigkeit sowie an die einhergehenden Erfahrungen im Sinn des reflektierenden Handelns gebunden (Hundenborn 2007). Für diese systematisch zu verzahnende Kompetenzentwicklung werden konstruktivistische Instruktionstheorien, Handlungstheorien sowie praxisbezogene Modelle empfohlen. Diese verfolgen einen äußerst wertvollen Ansatz, wenn es darum geht, simulationsbasiertes Lernen in Bildungseinrichtungen zu integrieren und die Lernenden in einen aktiven und reflexiven Lernprozess einzubeziehen. Der **problemorientierte Ansatz** und das simulationsbasierte Lernen ergänzen sich beispielsweise hervorragend, um praxisnahes Lernen zu fördern. Durch realistische Probleme, die in Simulationen bearbeitet werden, entwickeln die Lernenden ihre Kompetenzen in einem geschützten Umfeld, das ihnen die Möglichkeit gibt, Fehler zu machen, aus diesen zu lernen und kontinuierlich ihre Handlungsfähigkeit zu verbessern. In dem **situierten Ansatz** soll die Lernumgebung einen multiplen Anwendungskontext bieten. Daraus lässt sich ableiten, dass das zu erwerbende Wissen nicht auf einen einzigen Kontext bezogen wird. Die Lernumgebungen sollen vielmehr realistische Probleme aus verschiedenen Perspektiven abbilden. Dadurch wird das Lernen als subjektiver und kooperativer, verarbeitender Prozess eher gelingen. Neben den konstruktivistischen Instruktionstheorien lässt sich die simulationsbasierte Lehr-Lerngestaltung auf der Basis der **Handlungsorientierung** begründen. Der handlungsorientierte Unterricht realisiert ein lernförderliches Zusammenwirken von Fach- und Handlungssystematik und zielt auf die Anbahnung beruflicher Handlungskompetenzen ab. Dies gelingt durch schüleraktive, ganzheitliche sowie problemhaltige Lernsituationen in authentischen, komplexen, lebens- und berufsnahen Kontexten. Dabei macht der Lernende sich seiner einzelnen Teilschritte in der gesamten Handlung bewusst und erreicht das gewünschte Ziel. Dieses Vorgehen zeigt sich auch in den Phasen und Schritten der Skills Lab Methode (Löwenhardt und Herzig 2023). Dafür werden die Prinzipien des Lernens herangezogen, die für die Unterrichtspraxis ein konsequentes handlungsorientiertes Lernen empfehlen und einen minimal lehrergeführten Unterricht (Reinmann-Rothmeier und Mandl 2006).

INFO

Modelle für die Implementierung

Für die Implementierung des simulationsbasierten Lehr-/Lernkonzeptes gibt es wissenschaftlich evaluierte Modelle und Konzepte, die einen Überblick über die zu berücksichtigenden und notwendigen Bestandteile des simulationsbasierten Lernens geben, zum Beispiel das **Modell der National League for Nursing (NLN).** Es stellt didaktische Konzepte und Merkmale für die Entwicklung und Ausgestaltung von Simulationen dar und enthält u. a. eine klare Rollenbeschreibung aller beteiligten Akteure in einer Simulation, die zu berücksichtigenden persönlichen Faktoren und das Simulationsdesgin (Jeffries und Rogers 2012).

4.2.3 Dritte Konstruktionsphase

Das Augenmerk in der dritten Konstruktionsphase liegt auf der Festlegung von **zu fördernden Kompetenzen,** Lerninhalten und -methoden, sowie der Umsetzung des simulationsbasierten Lehrens und Lernens in das Curriculum (Knigge-Demal 2001). Die Integration des SBL *„ist als ein vollständig in die Organisation einer Institution integriertes Konzept zu verstehen, das einer festen Verankerung bedarf und an den strategischen Bedarfen der Institution ausgerichtet“* werden sollte (SimNAT 2024).

Bevor das Simulationsszenario mit Inhalt gefüllt werden kann, bildet die bereits in der zweiten Konstruktionsphase beschriebene **Bedarfsanalyse** der Lernenden die Grundvoraussetzung für die Entwicklung des Simulationsszenarios. In einem weiteren Schritt geht es um die Kompetenzformulierung. Um ein Simulationsszenario zu entwickeln, müssen die übergeordnete berufliche Handlungskompetenz sowie die Kompetenzdimensionen präzise auf die Situation definiert und abgestimmt werden. Die differenzierten Kompetenzdimensionen, die im Rahmen des Simulationsszenarios formuliert werden, dienen dazu, die **Performanz** des Lernenden während der Simulation zu bewerten. Im Anschluss an die Simulation stellen sie sicher, dass die Leistung des Lernenden erfasst wird und liefern die Grundlage für die Nachbesprechung (**Debriefing**), die zur Weiterentwicklung der Kompetenzen des Lernenden führt. Indem die verschiedenen Dimensionen systematisch erfasst und reflektiert werden, entsteht eine fundierte Grundlage für die Lern- und Leistungsbeurteilung.

Die INACSL-Leitlinien fordern die Ausformulierung von kurzen und prägnanten Handlungssituationen und legen damit die Mindestanforderungen für alle beteiligten Akteure fest (INACSL 2021). Aus der Simulationsperspektive kann durch die Auswahl der Simulationsart, sprich der Einbindung von Simulationspersonen (SP), eine weitere Kompetenzsteigerung ermöglicht werden (SimNAT 2024). Damit der ansteigende **Kompetenzerwerb** und die Komplexitätssteigerung der Kompetenzdimensionen ersichtlich werden, bedarf es einer Gesamtauflistung und -konstruktion der Simulationssituationen über die gesamten drei Ausbildungsjahre. Dafür muss eine sogenannte didaktische Jahresplanung entwickelt werden, womit gleichzeitig die Forderungen der KMK, simulationsbasierte Handlungssituationen über den Ausbildungsberuf hinweg didaktisch so zu konstruieren, dass eine Kompetenzentwicklung spiralcurricular erfolgt (KMK 2021), erfüllt sind.

Wie bereits erwähnt, gelingt die **Kompetenzentwicklung** in den Simulationen durch situative Anforderungssteigerung in den Handlungsanlässen. Innerhalb des ersten Ausbildungsdrittels liegt der Schwerpunkt im Lernen vorwiegend in der Anwendung regelbasierten Handelns. In Form von Skills Trainings können beispielsweise Körperpflege, Anwendungen der prophylaktischen Maßnahmen, Durchführung von Injektionen, Verbänden etc. abgebildet werden. Darauf aufbauend können in den weiteren Ausbildungsdritteln zusätzliche Anforderungen, wie simulierte Beobachtungen der zu pflegenden Menschen, deren Bedürfniserkennung, Problemlösungen oder Entscheidungsfindungen im Umgang mit Angehörigen, in den Simulationen abgebildet werden. Weitere Kompetenzsteigerungen lassen sich innerhalb der

Simulationen durch eine Perspektivveränderung, unvorhergesehene Ereignisse bis hin zu Situationen, in denen Uneinigkeit zwischen den Akteuren herrscht, abbilden. Darüber hinaus bietet zum Ende der Ausbildung oder im Weiterbildungskontext die Einbindungen von interprofessioneller Interaktion eine hohe Komplexität und lässt somit eine Anbahnung positiver Zusammenarbeit mit verschiedenen Berufsgruppen zu (Kirsten und Kagermann 2018).

Eine simulationsbasierte Handlungssituation wird durch **konstruierende Merkmale** gestaltet, die eine Gewährleistung für die Fallsituation bieten und die angestrebte **Handlungsorientierung** widerspiegeln. In Anlehnung an den **Situationsansatz** nach Kaiser (1985) und Hundenborn (2007) umfassen Handlungssituationen neben der zu handelnden Person die folgenden sechs konstruierenden Merkmale: Setting, Pflegeanlässe, Handlungsabläufe, das Erleben, Herausforderungen sowie Interaktionsstrukturen.

Die theoretische und inhaltliche Grundlage bilden dabei beruflich relevante Handlungssituationen, wie sie im Skills Lab abgebildet werden. Diese leiten sich aus den elf curricularen Einheiten (CE) ab (➤ Tab. 4.1).

Im Folgenden werden drei mögliche Vorgehensweisen für die Entwicklung von Simulationsszenarien mit der Verortung im Curriculum vorgestellt.

Tab. 4.1 Auflistung der curricularen Einheiten (Fachkommission 2019)

CE	Titel der curricularen Einheit
CE 01	Ausbildungsstart – Pflegefachfrau/Pflegefachmann werden
CE 02	Zu pflegende Menschen in der Bewegung und Selbstversorgung unterstützen
CE 03	Erste Pflegeerfahrung reflektieren – verständigungsorientiert kommunizieren
CE 04	Gesundheit fördern und präventiv handeln
CE 05	Menschen in kurativen Prozessen pflegerisch unterstützen und Patientensicherheit stärken
CE 06	In Akutsituationen sicher handeln
CE 07	Rehabilitatives Pflegehandeln im interprofessionellen Team
CE 08	Menschen in kritischen Lebenssituationen und in der letzten Lebensphase begleiten
CE 09	Menschen in der Lebensgestaltung lebensweltorientiert unterstützen
CE 10	Entwicklung und Gesundheit in Kindheit und Jugend in Pflegesituationen fördern
CE 11	Menschen mit psychiatrischen Gesundheitsproblemen und kognitiven Beeinträchtigungen personenzentriert und lebensweltbezogen unterstützen

1. Die erste und einfachste Variante ist, als **Ausgangspunkt eine CE** für die berufliche Handlungssituation heranzuziehen. Bereits in den Titeln der CE finden sich Formulierungen zur vollständigen beruflichen Handlung und diese lassen sich auch als Simulationssituation im Skills Lab abbilden. Aus den ermittelten theoretischen Inhalten der CE lassen sich kompetenzorientierte Skills Trainings oder berufliche Handlungssituationen für Simulationen ableiten und einem bestimmten Zeitkontingent zuweisen. Hierbei ist entscheidend, sowohl die Kompetenzanforderungen des jeweiligen Ausbildungsdrittels als auch die in den CE zugeordneten Kompetenzen in den Blick zu nehmen. Die geclusterten theoretischen Inhalte lassen sich dann in eine variable didaktische Handlungsstruktur für das Skills Training oder in das simulationsbasierte Design bringen, um anschließend didaktisch, kompetenzorientiert ausgestaltet zu werden. Für das Simulationsdesgin eignet sich ein formal einheitlicher Aufbau, der im Rahmen einer Simulation in die Abschnitte Briefing, Durchführung der simulationsbasierten Erfahrung (SBE), Debriefing und Evaluation zu unterteilen ist (INACSL 2021) (vertiefend ➤ Kap. 5.2).
2. Die zweite mögliche Vorgehensweise ist eine **deduktiv verzweigte Variante,** bei der der Startpunkt für die Konzeption eines Simulationsszenarios nicht allein eine CE darstellt. Vielmehr werden mehrere CEs mit korrespondierenden thematischen Aspekten oder bedeutsamen Schwerpunkten ausgewählt. Anhand derer lassen sich Erkenntnisse und Kompetenzen gewinnen, die dann auf andere Gegenstandsbereiche übertragbar sind (Darmann-Finck 2023, Kuckeland und Schneider 2017). Diese Vorgehensart weist aufgrund der Verzweigung eine höhere Kompetenzanbahnung auf und eignet sich für beruflich komplexe Handlungssituationen in den höheren Ausbildungsjahren im Skills Lab.

3. Die dritte Möglichkeit zur Gewinnung von beruflichen Handlungssituationen für das Skills Lab ist eine **induktive Variante, dieser liegen Pflege- und Handlungssituationen zugrunde.** Die Ideen für die Simulationsszenarien kommen aus dem Unterrichtsgeschehen des Lehrerinnenteams aus der Bildungseinrichtung. Anhand des Simulationsthemas werden die thematischen Inhalte analysiert sowie kompetenzorientiert einer oder mehreren CEs zugewiesen.

Im Weiteren soll der Frage nachgegangen werden, wie simulationsbasierte Handlungssituationen in ein bestehendes spiralförmiges oder stufenweises ausgerichtetes Curriculum integriert werden können. Im spiralförmigen Curriculum treten die Lerninhalte einer simulationsbasierten Handlungssituation im Verlauf der dreijährigen Ausbildung immer wieder im curricularen Kontext auf. Der thematische Inhalt der Simulationssituation bleibt bestehen, nur der Komplexitätsgrad nimmt zu. Somit können Lernende komplexe Zusammenhänge eruieren und ein fundiertes Verständnis zum Lerngegenstand entwickeln (Krille, Befeldt und Rauh 2014; Peterßen 2000).

Die andere Variante, die gestufte curriculare Einordnung von thematischen Lerninhalten ist dahingegen in sich abgeschlossen und wird innerhalb der Ausbildung nicht mehr thematisiert. Dennoch nimmt der Schwierigkeitsgrad der Simulationsszenarien im Laufe der dreijährigen Ausbildung entsprechend der Kompetenzanforderungen zu. Anzumerken ist, dass die Lerninhalte für die Simulationsszenarien sich nicht nur vorwiegend auf einen thematischen Lerngegenstand beziehen sollen, empfehlenswerter ist eine komplexere thematische Simulation.

4.2.4 Vierte Konstruktionsphase

Die vierte Konstruktionsphase ist eng mit den vorangegangenen Phasen verstrickt, da diese durch die direkte **Implementierung,** die **Evaluation** und die **Revision** auf den gesamten Entwicklungsprozess des simulationsbasierten Lehrens und Lernens in ein bestehendes Curriculum überprüfend zurückgreift (Knigge-Demal 2001).

Im Folgenden wird die **schrittweise Implementierung** des simulationsbasierten Lehrens und Lernens in ein bestehendes schulinternes generalistisches Curriculum erläutert. Die folgenden Implementierungsschritte werden dem Auftrag gerecht, den schulinternen Lehrerteams einen Überblick innerhalb des Prozesses zu geben. Es werden Empfehlungen und Instrumente für die Umsetzung aufgezeigt, die für die Integration des simulationsbasierten Lehrkonzeptes hilfreich sein können. Ein Best-Practice-Beispiel für die Implementation wird in diesem Zusammenhang nicht aufgezeigt, denn die zahlreichen Bildungseinrichtungen weisen unterschiedliche zeitliche, finanzielle, curriculare und personelle Ressourcen für die Ausgestaltung der simulationsbasierten Erfahrungen auf (Löwenhardt Herzig 2023). In einer Querschnittstudie von der Alice Salomon Hochschule in Berlin wird die bislang fehlende Beschreibungen zur Umsetzung der Simulationslehre in Deutschland diskutiert, die entgegengesetzt zur ihrer steigenden Bedeutung steht. Das liegt höchstwahrscheinlich an der geringen **simulationspädagogischen Ausbildung** der Lehrenden (Forbrig Gellert Biniok und Gräske 2023).

INFO

Pädagogische Qualifikation zur Simulationstrainerin

Die pädagogische Qualifikation zur Simulationstrainerin ist von besonderer Bedeutung im Rahmen der Implementation und Qualitätssicherung von simulationsbasiertem Lehren und Lernen (SimNAT 2024).

Für die erfolgreiche Implementierung des simulationsbasierten Lehrkonzeptes bietet das National Council of State Boards of Nursing (NCSBN) in seinen „**NCSBN Simulation Guidelines**" eine Gelingenheitsbedingung.

INFO

NCSBN Simulation Guidelines

Auf Basis der National Simulation Study und der INACSL-Standards haben Experten Kriterien für die zukünftige Anwendung des simulationsbasierten Lehrens und Lernens entwickelt.

Eine entscheidende Rolle spielt die theoriegeschützte Simulationsausbildung bestehend aus pädagogischen Weiterbildungen im simulationsbasierten Lehren und Lernen, um die mit der **neuen Lehrmethode** verbundenen Aufgaben und Herausforderungen in dem Implementierungsprozess erfolgreich umzusetzen. Die dort erworbenen pädagogischen Fähigkeiten erlauben eine qualitativ hochwertige Simulation, welche sich an den **Phasen der simulationsbasierten Erfahrung** orientiert. Neben den Lehrenden müssen auch die Lernenden zu Beginn der Ausbildung eine umfassende **Einführung in die Simulationsmethode** bekommen, um ein Verständnis für das andere Lernen zu erlangen (SimNAT 2024).

Für die Verzahnung des SBL in ein bestehendes schulisches Curriculum lässt sich zusammenfassen, dass die Bildungseinrichtung als Erstes die vorgegebenen gesetzlichen Regelungen ihres Bundeslandes bezogen auf das Curriculum, den Lehrplan und die Stundenverteilung prüft. Im weiteren Implementationsvorhaben bedarf es für eine erfolgreiche Umsetzung neben der Bildung einer **Projektgruppe** eines strategischen Plans, qualifizierte Personal- und Ressourcenorganisation, die Verwaltung finanzieller Mittel und die Berücksichtigung und Etablierung von simulationsbasierten Richtlinien und Verfahren (INACSL 2021). Die Bedarfsanalyse (**Konstruktionsphase 2**) identifiziert die Werte, Visionen und Ziele der jeweiligen Bildungseinrichtung, die in das simulationsbasierte Lehrkonzept integriert werden (vertiefend ➤ Kap. 2.1.1). Währenddessen stellt sich bereits ein Bezug zu den beruflichen Handlungskompetenzen dar und lässt sich mit den sechs konstruierenden Merkmalen einer Handlungssituation inhaltlich ausgestalten. Aufgrund der Kompetenzorientierung in den Simulationen eignet sich die Festlegung eines theoretischen Rahmens mittels eines ausgewählten Kompetenzstruktur- und -entwicklungsmodells (vertiefend ➤ Kap. 8.2.2). Nachdem die kompetenztheoretische Grundlage festgelegt wurde, ist in einem weiteren Schritt empfehlenswert, die Schwerpunktsetzung der Simulationsthemen nach den Vorgehensweisen der **Konstruktionsphase 3** zu identifizieren. Die Anzahl und Umsetzung der verschiedenen Simulationen innerhalb einer dreijährigen Pflegeausbildung oder einer Bildungseinrichtung über alle Ausbildungsgänge, richtet sich nach den zur Verfügung stehenden personellen und finanziellen Ressourcen einer Bildungseinrichtung (SimNAT 2024).

Evaluation

Innerhalb der **Evaluation** wird die Verwendbarkeit und Güte des simulationsbasierten Curriculums systematisch untersucht (Joint Committee on Standards for Educational Evaluation 2000). Neben der in der SBE verankerten Evaluation der Kompetenzerreichung der Lernenden bedarf es zweier weiterer Formen der Evaluation. In diesem Kontext geht es darum, dass der Schwerpunkt weniger auf den konkreten Leistungen oder messbaren Ergebnissen liegt, sondern vielmehr auf dem Selbstverständnis der Lernenden sowie dem Mehrwert der Simulation. Das bedeutet, dass die Betrachtung eher auf den **subjektiven Erfahrungen, Lernprozessen und der Reflexion** über die Simulation fokussiert ist. Es geht also nicht nur darum, was die Lernenden in der Simulation konkret tun oder erreichen, sondern auch darum, wie sie die Simulation wahrnehmen und welchen Nutzen sie daraus für ihre berufliche und persönliche Entwicklung ziehen können (SimNAT 2024). Knigge-Demal (2001) ergänzt die Curriculumsbewertung mit den beiden Fragen:

- Führen die Simulationen dazu, dass die definierten beruflichen Handlungskompetenzen sowie die jeweiligen Kompetenzdimensionen der Lernenden erreicht bzw. weiterentwickelt werden?
- Sind die Simulationen in Bezug auf die ausformulierten Kompetenzen geeignet, um sowohl gegenwärtige als auch zukünftige Berufsanforderungen erfolgreich zu bewältigen?

Die erste Frage bezieht sich auf die **Validität** der Simulation, hier wird die Qualität und Effektivität einer simulationsbasierten Handlungssituation vor dem Hintergrund des institutionellen und organisatorischen Werteverständnisses bewertet. Zur Verbesserung der Zielerreichung wären mögliche Stellschrauben, die Rahmenbedingungen und die Qualität der Implementierung an die Gegebenheiten anzupassen.

Bei der zweiten Frage steht die externe **Validität** im Fokus. Hier bezieht sich die Evaluation auf die strategische Ausrichtung des simulationsbasierten Lehrens und Lernens. Es werden die relevanten Einzelfaktoren: Implementationsfortschritte, Qualität, **Gültigkeit, Effizienz** und **Effektivität** in Bezug auf die simulationsbasierte Erfahrung bestimmt. Die dafür relevanten Ereigniskriterien ergeben sich aus den im **Strategieplan** fixierten simulationsbasierten Zielen für die Bildungseinrichtung (SimNAT 2024).

Siebert (1974) empfiehlt nach der Implementation des simulationsbasierten Lehrens und Lernens in das bestehende schulinterne Curriculum, eine regelmäßige **Evaluation** und kontinuierliche Weiterbildung zeitlich zu verorten. Der Schlüssel zum Erfolg liegt in der kontinuierlichen Anpassung der Simulationen an die realen Anforderungen der beruflichen Praxis sowie der regelmäßigen Evaluierung, um sicherzustellen, dass das Curriculum sowohl den Bedürfnissen der Lernenden als auch den Anforderungen der Organisation gerecht wird.

Geeignete **Erhebungsinstrumente** zur Evaluation des simulationsbasierten Lehrens und Lernens sind Zufriedenheitsbefragungen der Lehrenden und Lernenden, die beispielsweise in Form von Interviews oder Fragebögen durchgeführt werden können (Darmann-Finck 2023). Die Leitlinien von SimNAT empfehlen den Einsatz eines **validen, reliablen, objektiven und standardisierten Evaluationsinstruments,** mit dem die oben genannten Kriterien nachvollziehbar gemessen werden können (SimNAT 2024). Für den Implementierungsprozess wird empfohlen, einen festen zeitlichen Rahmen zu definieren. Die Weiterentwicklung und regelmäßige Überarbeitung simulationsbasierter Lernszenarien im bestehenden Curriculum stellt eine fortlaufende Aufgabe des Skills-Lab-Teams der Bildungseinrichtung dar und erfolgt im Rahmen einer sogenannten Revision.

LITERATUR

Bundesministerium für BFSFJ (Bildung, Familie, Senioren, Frauen und Jugend). Ausbildungs- und Prüfungsverordnung für die Pflegeberufe (PflAPrV), 2018. Verfügbar unter https://www.bmbfsfj.bund.de/bmbfsfj/ministerium/gesetze/ausbildungs-und-pruefungsverordnung-fuer-die-pflegeberufe-122884 (letzter Zugriff: 21.07.2025)

Büssing A. Herbig B. Ewert T. Intuition als implizites Wissen – Bereicherung für die Krankenpflege? In: Pflege, 2000; 13(5): 291–296. DOI:10.1024/1012-5302.13.5.291

Darmann-Finck I. Curriculumtheorie, Curriculumforschung und Curriculumentwicklung in den Gesundheitsfachberufen. In: Darmann-Finck I, Sahmel KH (Hrsg.). Pädagogik im Gesundheitswesen. Berlin: Springer, 2023. S. 319–335.

Forbrig T, Heidebring M, Gierke F, Gräske Prof Dr J. Lehrgestaltung und -didaktik im simulationsbasierten Lehren und Lernen. In Forbrig TA, Gräske Prof Dr J (Hrsg.). Simulationsbasiertes Lehren und Lernen in der Pflegebildung. Kompetenzen, Spezialgebiete und Strukturen. Heidelberg: medhochzwei, 2023.

Frauenfelder F. Pflegeinterventionsklassifikation (NIC). In Müller-Staub M, Schalek K, König P (Hrsg.). Pflegeklassifikationen. Anwendung in der Praxis, Bildung und elektronischer Pflegedokumentation. Bern: hogrefe, 2017.

Herzig T, Hauk M. Skills-Lab. In: Klemme B, Weyland U, Harms J (Hrsg.). Praktische Ausbildung in der Physiotherapie. Stuttgart: Thieme, 2019. S. 265–273.

Hundenborn G. Fallorientierte Didaktik in der Pflege. Berlin: Urban & Fischer, 2007.

INACSL International Nursing Association for Clinical Simulation and Learning. INASCL Standards of Best Practice: Simulation[SM] Simulation Design. Clinical Simulation in Nursing, 2021; 12: 5–12. doi: 10.1016/j.ecns.2016.09.005

ICN International Council of Nurses. Der ICN-Ethikkodex für Pflegefachpersonen, überarbeitet 2021. Verfügbar unter: https://deutscher-pflegerat.de/wp-content/uploads/2021/11/ICN_Ethikkodex_2021.pdf (letzter Zugriff: 21.07.2025).

Jeffries PR, Rogers K. Theoretical framework for simulation design. In: Jeffries PR (Hrsg.). Simulation in nursing education: from conceptualization to evaluation. National League for Nursing, New York, 2012. p. 25–43.

Joint Committee on Standards for Educational Evaluation. Handbuch der Evaluationsstandards. Opladen: Leske & Buderich, 2000.

Kaiser A. Sinn und Situation. Grundlinien einer Didaktik der Erwachsenenbildung (Theorie und Praxis der Erwachsenenbildung). Bad Heilbrunn/Obb. Klinkhardt, 1985.

Kirsten A, Kagermann D. Simulation in der Berufsbildung der Pflege. In: St.Pierre M, Breuer G. (Hrsg.). Simulation in der Medizin. Grundlegende Konzepte – klinische Anwendung 2. A. Berlin: Springer. 2018. S. 445–465.

Knigge-Demal B. Curricula und deren Bedeutung für die Ausbildung. In: Sieger M. Pflegepädagogik. Handbuch zur pflegeberuflichen Bildung. Bern: Huber, 2001. S. 39–55.

Krille F. Befeldt S. Rauh A.-K. Kompetenzentwicklung curricular modellieren – Ansätze aus dem Schulversuch EARA. In: bwp@ Berufs- und Wirtschaftspädagogik – online, 2014, Profil 3, 1–22. Verfügbar unter https://www.bwpat.de/profil3/krille_etal_profil3.pdf (letzter Zugriff: 21.07.2025)

Kuckeland H., Schneider C. Kernaufgaben als Grundlage für Ausbildungspläne. In: Forum Ausbildung, 2017; 12(2): 18–21.

Löwenhardt C, Herzig P. Lernen in simulationsbasierten Lernumgebungen in den Gesundheitsfachberufen. In Darmann-Finck I, Sahmel KH. Pädagogik im Gesundheitswesen. Berlin: Springer, 2023. S. 513–530.

Möllmann C. Entwicklung kompetenzorientierter generalistischer Handlungssituationen für die Pflegeausbildung im Skills Lab. unveröffentlichte Masterarbeit, 2018.

Muster-Wäbs H, Ruppel A, Schneider K. Mirkomethoden für Unterricht und Seminar nutzen. Neue pädagogische Reihe – Band 3. Brake: Prodos, 2006.

Park C. S. Murphy T. F. & the Code of Ethics Working Group. Healthcare Simulationist Code of Ethics, 2018. Verfügbar unter: https://www.ssih.org/sites/default/files/2025-03/German.pdf (letzter Zugriff: 21.07.2025).

Rauner F. Lernfelder als strukturiertes Prinzip für die Gestaltung beruflicher Bildungsprozesse. In: Gerds P, Zöller A (Hrsg.). Der Lernfeldansatz der Kultusministerkonferenz. Bielefeld: Bertelsmann, 2001. S. 7–19.

Rahmenlehrpläne der Fachkommission. Rahmenlehrpläne der Fachkommission nach § 53PflbG, 2019. Verfüg-

4

bar unter: https://www.bibb.de/dienst/publikationen/de/16560 (letzter Zugriff: 14.02.2025).
Reinmann-Rothmeier G, Mandl H. Unterrichten und Lernumgebungen gestalten. In: Krapp A, Weidemann B (Hrsg.). Anwendung Psychologie. Pädagogische Psychologie: ein Lehrbuch. Weinheim: Beltz, 2006. S. 613–658.
Riedl A, Schelten A. Grundbegriffe der Pädagogik und Didaktik beruflicher Bildung. Pädagogik. Stuttgart: Franz Steiner Verlag, 2013.
Sekretariat der Kultusministerkonferenz. Handreichung für die Erarbeitung von Rahmenlehrplänen der Kultusministerkonferenz für den berufsbezogenen Unterricht in der Berufsschule und ihre Abstimmung mit Ausbildungsordnungen des Bundes für anerkannte Ausbildungsberufe, 2021. Verfügbar unter: https://www.kmk.org/fileadmin/veroeffentlichungen_beschluesse/2021/2021_06_17-GEP-Handreichung.pdf (letzter Zugriff: 21.07.2025)
Siebert J, Frey L, Beeh S, Stiefvater E, Bürkle L, Schumann H. Simulationstraining in der Pflegeausbildung. Evidenz und Erfahrungen mit einer Lehrmethode. Pädagogik der Gesundheitsberufe, 5(1). 2018, S. 59–65. doi: 10293.000/30000–1546
Siebert H. Curricula für die Erwachsenbildung. Braunschweig: Westermann, 1974.
Siebert H. Didaktisches Handeln in der Erwachsenbildung. Didaktik aus Konstruktivistischer Sicht. Hergensweiler: Ziel, 2012
Simulations-Netzwerk Ausbildung und Training in Gesundheitsfachberufen (SimNAT Gesundheitsfachbereiche e.V.). 2024. Leitlinie Simulation als Lehr-Lernmethode. Verfügbar unter: https://www.simnat-pflege.net/downloadfile?file_id=110&file_code=24377e8102a-net. (letzter Zugriff: 14.02.2025)

KAPITEL

5 Entwicklung von Simulationsszenarien

Myrèse Larkamp

Wenn die Idee des SBL nach dem Durchlaufen aller vorherigen notwendigen Schritte (vgl. ➤ Kap. 1–4) in die Umsetzung geht, steht die Entwicklung von Simulationsszenarien im Mittelpunkt. Für viele Lehrende bzw. Simulationsentwicklerinnen ist dies der kreativste Part am gesamten Prozess und zugleich auch der schwierigste. Nachdem die curriculare Implementierung erfolgt ist und dementsprechend bereits grundlegende Gedanken zu Simulationsthemen gemacht wurden, erfolgt an der Stelle der Szenarienentwicklung das inhaltliche Feintuning.

Die pflegerische Aus-, Fort- und Weiterbildung stellt besondere Anforderungen an simulationsbasierte Szenarien, da sie sowohl technische Fertigkeiten als auch kommunikative und empathische Kompetenzen umfasst (Kirsten und Kagermann 2018). Die Simulation muss daher nicht nur realitätsnah, sondern auch didaktisch fundiert sein. Der Prozess ist sowohl von methodischen als auch von ethischen Überlegungen geprägt, da Simulationen nicht nur fachliche Kompetenzen vermitteln, sondern auch zwischenmenschliche Interaktionen und berufliche Integrität in den Fokus rücken. Eine durchdachte Gestaltung des Simulationsdesigns ist dabei der Schlüssel, um die zu fördernden Kompetenzen zu erreichen und gleichzeitig ein realistisches und immersives (Lern-) Erlebnis zu schaffen.

Die Entwicklung von Simulationsszenarien erfordert eine Balance zwischen wissenschaftlicher Fundierung und praktischer Anwendbarkeit. Einerseits müssen die Szenarien didaktisch sinnvoll gestaltet und evidenzbasiert sein, andererseits müssen sie flexibel genug sein, um den spezifischen Anforderungen und Herausforderungen der Praxis gerecht zu werden. Insbesondere in der Pflege ist es entscheidend, Szenarien zu entwickeln, die realitätsnahe Bedingungen abbilden und gleichzeitig Raum für Reflexion und Fehlerlernen bieten. In diesem Kontext sind insbesondere zwei Aspekte von besonderer Bedeutung, die im weiteren Verlauf näher betrachtet werden: die professionelle Integrität im Rahmen simulationsbasierter Erfahrungen und das Simulationsdesign.

Ein zentraler Gesichtspunkt bei der Entwicklung von Simulationsszenarien ist die genaue Analyse der Zielgruppe und ihrer Lernbedarfe. Für Auszubildende in der Pflege, die bereits während der Ausbildung in unterschiedlichen Settings und Arbeitsbereichen arbeiten, können spezifische Szenarien entworfen werden, die von grundlegenden pflegerischen Tätigkeiten bis hin zu hochkomplexen Beratungsgesprächen reichen. Dabei ist es notwendig, die Szenarien an den Ausbildungsstand und die vorhandenen (technischen) Ressourcen anzupassen. Die Integration realitätsnaher Fallbeispiele, wie sie in der Praxis auftreten, ermöglicht es den Teilnehmenden, ihre Kenntnisse und Fähigkeiten in einem geschützten Umfeld zu erproben und zu vertiefen.

Ein weiterer entscheidender Schritt bei der Entwicklung von Simulationsszenarien ist die Erstellung eines detaillierten Drehbuchs bzw. Szenarioskripts. Dies dient als strukturierte Grundlage, um den Ablauf der Simulation klar und nachvollziehbar zu gestalten. Es umfasst die Beschreibung der Ausgangssituation bzw. des Falls, die Definition der Ziele bzw. zu fördernden Kompetenzen und die detaillierte Darstellung der Rollen, die in der Simulation beteiligt sind. In der Pflege kann dies beispielsweise die Rollen von Pflegefachpersonen, Patientinnen, An- und Zugehörigen und anderen Mitgliedern des therapeutischen Teams umfassen.

Das Szenarioskript sollte neben den zentralen Handlungsabläufen auch klare Anweisungen und Hinweise für die Durchführung der Simulation enthalten. Dabei wird idealerweise auch die Möglichkeit berücksichtigt, unvorhergesehene Ereignisse oder Variationen in den Szenarien zu integrieren. Solche Wendungen können die Teilnehmenden vor unerwartete Herausforderungen stellen, was ihre Fähigkeit zur Problemlösung und Anpassung fördert.

Besonders wertvoll ist die Einbindung realer Fallbeispiele, die auf authentischen Erfahrungen aus der

Pflegepraxis basieren. Diese Beispiele tragen dazu bei, die Simulation lebendig und relevant zu gestalten. Das Skript kann auch Checklisten und Bewertungsinstrumente enthalten, die sowohl den Teilnehmenden als auch den Simulationstrainerinnen helfen, den Erfolg der Simulation in Bezug auf die zu erreichenden Ziele zu bewerten.

Darüber hinaus sollten emotionale und kommunikative Aspekte explizit in das Skript einfließen. Insbesondere in der Pflege spielt die Interaktion mit Pflegempfängerinnen und Kolleginnen eine zentrale Rolle. Szenarien, die Konflikte oder ethische Dilemmata enthalten, können dazu beitragen, sozial-kommunikative Kompetenzen zu schulen. Ebenso wichtig ist die Berücksichtigung der technischen Umsetzungen, etwa wie und wann Hilfsmittel oder technische Geräte eingebunden werden.

Ein umfangreiches und vollständiges Szenarioskript bietet die Möglichkeit, die Simulation nicht nur effizient vorzubereiten, sondern auch flexibel zu gestalten. Es ist ein lebendiges Dokument, das nach jedem Einsatz weiterentwickelt werden kann, um neue Erkenntnisse und Erfahrungen zu integrieren. Es ist sinnvoll und hilfreich, wenn eine Skriptvorlage mit allen notwendigen und erforderlichen Marginalien als Raster für alle entwickelten Szenarien der Bildungseinrichtung genutzt wird. Einerseits erleichtert es die zukünftige Szenarienentwicklung und hat die Funktion einer Checkliste, andererseits hat es auch für die Auszubildenden und Simulationspersonen einen Wiedererkennungswert, was die anschließende Bearbeitung und das Einlesen in das Skript erleichtern.

Neben der inhaltlichen Planung spielt die technische Umsetzung eine zentrale Rolle. Je nach Szenario können Simulationspersonen, aber auch komplexe Technologien wie High-Fidelity-Simulatoren oder virtuelle Umgebungen eingesetzt werden (vgl. ➤ Kap. 2.4). Die Wahl der technischen Mittel hängt von den verfügbaren Ressourcen und den angestrebten zu fördernden Kompetenzen ab. Die Integration moderner Technologien wie Virtual Reality (VR) und Augmented Reality (AR) eröffnet neue Möglichkeiten, die Simulation realistischer und interaktiver zu gestalten. Beispielsweise können VR-Szenarien genutzt werden, um seltene oder gefährliche Situationen zu üben, die in der realen Welt nur schwer darstellbar wären.

Ein weiterer entscheidender Aspekt ist die Evaluation und kontinuierliche Verbesserung der entwickelten Szenarien. Nach jeder Simulation sollte eine strukturierte Nachbesprechung stattfinden, in der die Teilnehmenden ihre Erfahrungen reflektieren und Feedback geben können. Diese Rückmeldungen sind essenziell, um Schwächen im Szenario zu identifizieren und Anpassungen vorzunehmen. Die Evaluation sollte dabei nicht nur die Inhalte und Abläufe der Simulation betreffen, sondern auch die technische Umsetzung und die didaktische Gestaltung.

Die Entwicklung von Simulationsszenarien ist somit ein iterativer Prozess, der kontinuierliche Anpassungen und Verbesserungen erfordert. Durch die enge Zusammenarbeit von Fachleuten aus der Pflege, Pädagogik und Technik können Szenarien geschaffen werden, die den Anforderungen der modernen Pflegeausbildung gerecht werden und die Teilnehmenden optimal auf die Herausforderungen ihrer beruflichen Praxis vorbereiten.

5.1 Professionelle Integrität als Rahmen einer simulationsbasierten Erfahrung

Simulationsbasierte Erfahrungen ermöglichen es Lernenden, theoretische Kenntnisse praxis- und realitätsnah zu erproben und zu vertiefen, ohne dabei zu pflegende Personen einer realen Gefährdung auszusetzen. Ein zentraler Aspekt, der in diesem Zusammenhang häufig unterschätzt wird, ist die Bedeutung der **professionellen Integrität,** die es bei der Entwicklung und Durchführung der Simulationsszenarien zu beachten gilt. Sie soll dazu beitragen, den Respekt gegenüber allen Beteiligten zu wahren, die Qualität des Lernprozesses sicherzustellen und ein ethisch fundiertes Handeln zu fördern (INACSL, 2021a).

DEFINITION

Professionelle Integrität in der Pflege

Professionelle Integrität in der Pflege lässt sich aus dem ICN-Ethikkodex ableiten und umfasst die Haltung, Werte und ethischen Grundprinzipien, die das Handeln von Pflegefachpersonen leiten. Sie bezieht sich auf die Einhaltung ethischer Standards, die Wahrung von Respekt, Transparenz, Verantwortung und Ehrlichkeit sowie auf die Verpflichtung, im besten Interesse der Pflegeempfängerinnen zu handeln (ICN 2021).

Professionelle Integrität bildet einen essenziellen Bestandteil jeder simulationsbasierten Lernumgebung. Sie umfasst nicht nur die ethischen und beruflichen Standards, die Teilnehmende in der Simulation verkörpern sollen, sondern auch die Verantwortung derjenigen, die die Simulationen gestalten und durchführen. Gerade in der Pflege, einem Berufsfeld, das stark von ethischen Entscheidungen und zwischenmenschlicher Interaktion geprägt ist, spielt professionelle Integrität eine zentrale Rolle. Die Frage nach der professionellen Integrität betrifft dabei mehrere Dimensionen (INACSL a, 2021):

- **Gestaltung realistischer und respektvoller Szenarien:** Szenarien müssen so konzipiert sein, dass sie die Realität authentisch widerspiegeln, ohne dabei Teilnehmende unnötig zu belasten. Eine übertriebene Dramatik oder unrealistische Darstellungen können negative Auswirkungen auf die Teilnehmenden haben und den Lerneffekt mindern.
- **Verantwortung aller Beteiligten:** Lehrende, Simulationstrainerinnen, Teilnehmende und Simulationspersonen tragen gemeinsam die Verantwortung, eine wertschätzende und inklusive Atmosphäre zu schaffen. Dies umfasst die Berücksichtigung kultureller Unterschiede, die Vermeidung von Diskriminierung und die Förderung eines physiologisch und psychologisch sicheren Lernraums für alle Teilnehmenden.
- **Integration ethischer Reflexion:** Simulationen in der pflegerischen Ausbildung sollten nicht nur technische Fertigkeiten vermitteln, sondern auch ethische Dilemmata und moralische Entscheidungsfindung thematisieren. Dies ermöglicht den Teilnehmenden, ihre beruflichen Werte zu reflektieren und in einer kontrollierten Umgebung zu üben.

Auch in dem Ethik-Kodex für Simulationsexpertinnen im Gesundheitswesen (Park, Murphy & the Code of Ethics Working Group 2018) ist die Integrität als einer von sechs zentralen Werten aufgeführt. Dort heißt es, dass Personen, die in der Simulation im Gesundheitswesen tätig sind, sich an hohe Integritätsstandards wie Ehrlichkeit, Fairness und Urteilsvermögen halten. Sie fördern ein ethisches Umfeld, legen wichtige Aspekte von Simulationen offen, bewerten deren Anwendbarkeit auf Grundlage von Evidenz, vermeiden Schaden an Menschen, Tieren und Umwelt, wahren Datenschutz und Vertraulichkeit und respektieren sowie würdigen Eigentumsrechte.

Neben den allgemeinen Aspekten lässt sich die professionelle Integrität auf die einzelnen Phasen einer SBE anwenden (➤ Abb. 5.1).

Vorbereitung und Planung der Simulationen

- Die Entwicklung von Szenarien sollte nicht nur realitätsnah, sondern auch auf die **Bedürfnisse** (z. B. den Lernstand, die zu fördernden Kompetenzen o. Ä.) **der Lernenden** abgestimmt sein, ohne dabei stereotype oder diskriminierende Darstellungen zu reproduzieren. Integrität bedeu-

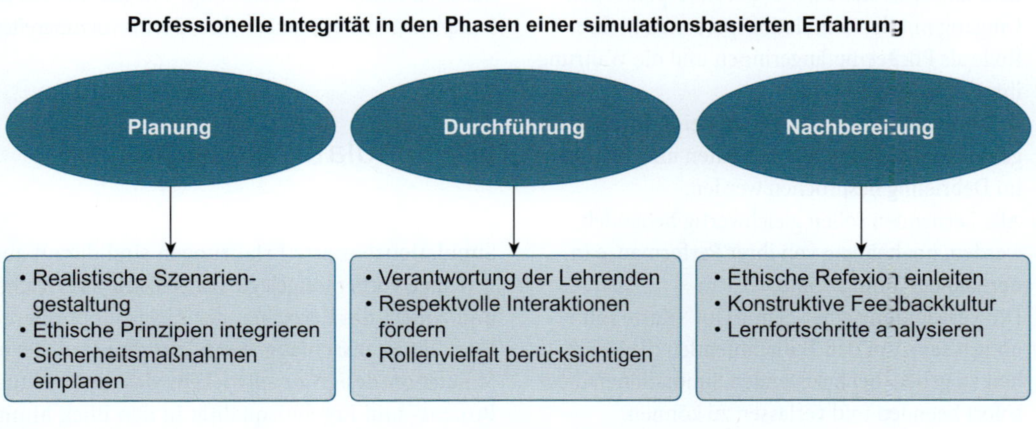

Abb. 5.1 Professionelle Integrität in den Phasen einer simulationsbasierten Erfahrung [M1659/L143]

tet hier, alle Lernenden mit Respekt zu behandeln und ihnen gleiche Lernchancen zu bieten.
- Zudem sollten sie **sensibel** gestaltet sein. So kann beispielsweise ein Szenario, das den Umgang mit sterbenden Patientinnen simuliert, eine tiefgehende Reflexion über professionelle Haltung und ethische Werte fördern.
- Wenn Simulationspersonen eingebunden sind, müssen ihre **Rollen, Grenzen und Belastbarkeit** berücksichtigt werden. Eine transparente Kommunikation und gute Vorbereitung sind dabei unerlässlich.
- Alle beteiligten Personen müssen darauf vertrauen können, dass Inhalte und persönliche Daten der Simulation nicht missbräuchlich verwendet werden. Eine höhere Verbindlichkeit schafft dabei die Nutzung eines Vertrags und/oder zu unterzeichnende Datenschutzbestimmungen.

Durchführung der Simulation

- Die Simulation sollte einen geschützten Rahmen bieten, in dem Lernende Fehler machen und sich ausprobieren dürfen, ohne Angst vor Sanktionen oder Bloßstellung haben zu müssen. Die Bedeutung dessen sollte bereits im Briefing aufgegriffen und den Teilnehmenden verdeutlicht werden.
- Die Lernenden sollen ermutigt werden, ihre Perspektiven und Erfahrungen einzubringen.
- Auch in der Simulation sollte ein ethisches Handeln im Fokus stehen, z. B. durch respektvollen Umgang mit den Simulationspersonen in ihrer Rolle als Pflegeempfängerinnen und die Wahrung ihrer Würde.
- Rollenkonflikte, die sich ggf. in der Simulation ergeben können, sollten aufgegriffen und spätestens im Debriefing besprochen werden.
- Alle Lernenden sollen gleichwertig behandelt werden, unabhängig von ihrer Performance innerhalb der Simulation.
- Die Verwendung einer „Time Out"-Karte sollte obligat sein, um den Teilnehmenden die Sicherheit zu geben, bei belastenden Simulationen diese sofort beenden und verlassen zu können.

DEFINITION

Time Out-Karte

Die „Time Out"-Karte ist ein Werkzeug, das im simulationsbasierten Lehren und Lernen verwendet wird, um den Teilnehmenden eine Möglichkeit zu geben, den laufenden Simulationsprozess zu unterbrechen. Die Verwendung wird typischerweise in realitätsnahen Trainings angeboten, die mit einer Belastung oder Überforderung einhergehen könnten. Der Einsatz der „Time Out"-Karte sollte klar definiert und vorab transparent kommuniziert worden sein, um den Fokus der Simulation nicht zu verlieren.

Nachbesprechung und Reflexion

- Das Feedback im Anschluss an die Simulation sollte respektvoll, sachlich und aufbauend formuliert sein. Es dient nicht nur der Bewertung, sondern auch der Weiterentwicklung der Lernenden
- Professionelle Integrität beinhaltet die Anerkennung, dass Fehler Lernchancen sind. Eine offene Fehlerkultur, die nicht beschämend ist, fördert die persönliche und berufliche Weiterentwicklung.
- Die Nachbereitung bietet Raum, um über ethische Fragen und das eigene Handeln nachzudenken. Dabei sollte auch hinterfragt werden, ob das Vorgehen in der Simulation mit den Prinzipien professioneller Integrität übereinstimmt.

Die Umsetzung professioneller Integrität in simulationsbasierten Szenarien birgt Herausforderungen, wie die Balance zwischen Realismus und emotionaler Belastung der Teilnehmenden oder die Sicherstellung, dass alle Beteiligten sich sicher und respektiert fühlen. Gleichzeitig bietet sie enorme Chancen, ethische Standards zu fördern und zukünftige Pflegekräfte auf die komplexen Anforderungen ihres Berufs vorzubereiten.

5.2 Simulationsdesign

Simulationsbasierte Erfahrungen sind darauf ausgerichtet, vorher festgelegte (Lern-)Ziele zu erreichen und zudem das Erreichen der Ziele zu optimieren. Dazu ist es ausschlaggebend, ein standardisiertes Simulationsdesign zu entwickeln, das die Struktur-, Prozess- und Ergebnisqualität in den Blick nimmt und fördert (INACSL b 2021).

INFO

Qualitätsmodell nach Donabedian

Das Qualitätsmodell nach Avedis Donabedian (1966) ist ein Rahmenwerk, das die Bewertung der Qualität im Gesundheitswesen ermöglicht. Es basiert auf drei Dimensionen:

Strukturqualität: Rahmenbedingungen und Ressourcen, z. B. Ausstattung, Personalqualifikation und organisatorische Strukturen.

Prozessqualität: Qualität der Abläufe und Prozesse, z. B. Diagnose- und Behandlungsabläufe oder Patientenkommunikation.

Ergebnisqualität: Ergebnis der Versorgung, z. B. Gesundheitszustand der Patienten, Patientenzufriedenheit oder Komplikationsraten.

Dieses Modell zeigt auf, wie Struktur und Prozess die Ergebnisse beeinflussen können, und dient als Grundlage für Qualitätsbewertung und -verbesserung (Hensen 2023).

Das Donabedian-Modell kann auf das simulationsbasierte Lehren und Lernen angewendet werden, indem die drei Dimensionen angepasst und auf relevante Aspekte eines Simulationsdesigns ausgerichtet werden:

1. **Strukturqualität** – hierbei wird bewertet, ob die erforderlichen Rahmenbedingungen für simulationsbasiertes Lernen gegeben sind:
   - Räumliche Ausstattung: Verfügbarkeit geeigneter Simulationsräume.
   - Technische Ausstattung: Einsatz moderner Simulationstechnologien, wie High-Fidelity-Simulatoren oder Virtual Reality.
   - Ausbildung des Lehrpersonals: Lehrkräfte müssen in simulationsbasierten Methoden geschult sein, z. B. im Debriefing oder Szenariendesign.
   - Organisatorische Ressourcen: Ausreichende Zeitfenster für Simulationstrainings und Zugang zu Materialien.
2. **Prozessqualität** – Der Fokus liegt auf den methodischen und didaktischen Prozessen während der Simulation:
   - Szenariogestaltung: Szenarien sollten praxisnah, zielgruppenspezifisch und lernzielorientiert sein.
   - Methodik der Durchführung: Strukturierter Ablauf (Briefing, Durchführung, Debriefing) und klare Kommunikation.
   - Feedback und Reflexion: Qualitativ hochwertiges Debriefing, das den Lernprozess unterstützt und Fehlertoleranz fördert.
   - Einbindung der Lernenden: Förderung von Interaktivität, Selbstwirksamkeit und Teamarbeit.
3. **Ergebnisqualität** – hier wird gemessen, wie effektiv das simulationsbasierte Lernen die angestrebten Bildungsziele erreicht:
   - Fachkompetenz: Verbesserung der Pflegekenntnisse, praktischen Fähigkeiten und Entscheidungsfindung.
   - Sozialkompetenz: Förderung von Kommunikationsfähigkeit, Teamarbeit und Empathie.
   - Selbstsicherheit: Zunahme des Vertrauens der Lernenden in ihre eigenen Fähigkeiten.
   - Praxisrelevanz: Übertragbarkeit der Simulationserfahrungen auf die reale Pflegepraxis.

In Anlehnung an den INACLS-Standard, der den inhaltlichen Schwerpunkt auf das Simulationsdesign legt, sind verschiedene Kriterien notwendig, um simulationsbasierte Erfahrungen zielgerichtet und systematisch, aber dennoch flexibel und zyklisch planen zu können und somit die Effektivität zu erhöhen und die angestrebten Ergebnisse zu erzielen. Viele der Kriterien werden bereits in vorherigen Kapiteln dieses Fachbuchs aufgegriffen und erläutert, der Vollständigkeit halber werden sie an dieser Stelle dennoch mit aufgezählt (INACSL c 2021):

- Simulationsbasierte Erfahrungen sollten **von Expertinnen ihres Fachs entwickelt werden,** die sich einerseits sowohl mit den aktuellsten evidenzbasierten fachlichen Inhalten als auch mit dem Know-how der Simulationsmethode auskennen.
- Grundlage aller Entwicklungsbestrebungen ist eine vorangegangene **Bedarfsanalyse.**
- Die **Festlegung der Zielsetzung** (Lernzielorientierung) ist unabdingbar und beruht auf der Bedingungsanalyse der Zielgruppe.
- Die **Modalität** der SBE muss mit den definierten Zielen übereinstimmen.

INFO

Modalitäten einer simulationsbasierten Erfahrung

Die Form der simulationsbasierten Erfahrung wird auf Grundlage der Bedarfs- und Bedingungsanalyse festgelegt und umfasst beispielsweise die Simulation mit Simulator, mit Simulationsperson, eine VR- oder AR-Simulation o. Ä.

- Die **Fall- oder Szenarienentwicklung** muss vor der Durchführung der Simulation entwickelt werden und den Inhalt der SBE wiedergeben.
- Der **Fidelity-Grad** hängt von der Zielsetzung und der Zielgruppe ab und kann variiert werden.

INFO

Fidelity bzw. Realitätsnähe

Es werden drei Ebenen der Realitätsnähe unterschieden:

- **Umgebungstreue:** Diese beschreibt die Realitätsnähe, die durch die physische Gestaltung der Umgebung erreicht wird. Dazu zählen beispielsweise der Einsatz von Schauspielpersonen oder Simulatoren sowie die Gestaltung der Umgebung mit Requisiten und passender Ausrüstung.
- **Konzepttreue:** Hierbei handelt es sich um die Realitätsnähe, die durch die Konsistenz und stimmige Gestaltung der Elemente des Szenarios entsteht, z. B., dass die Vitalzeichen einer Patientin mit der Diagnose übereinstimmen.
- **Psychologische Realitätstreue:** Diese ergibt sich aus der Unterstützung der physikalischen Umgebungstreue, beispielsweise durch den Einsatz von Simulationsstimmen, Lichtgestaltung, Geräuschen, Ablenkungen, Zeitdruck oder konkurrierenden Anforderungen (INACSL c 2021).

- Das **Wissen und die Erfahrungen der Lernenden stehen im Mittelpunkt** und bilden die Referenz für die Ausgestaltung der Simulation.
- Das **Briefing** sollte geplant sein und sowohl die Vorbesprechung als auch das Vorstellen der Materialien und Räumlichkeiten beinhalten, um den Erfolg der Teilnehmenden zu erhöhen.
- Das **Debriefing** sollte im direkten Anschluss an die Durchführung erfolgen und standardisierte Feedback- und Reflexionsaspekte umfassen, die sich an einem Debriefingmodell orientieren.
- Die **entwickelte Simulation sollte geübt und ausprobiert** werden, bevor eine reale Umsetzung geschieht.

Wie die Kriterien schon beleuchten, weisen Simulationsszenarien eine 3-stufige Phasierung auf: das Briefing, die Durchführung und das Debriefing. Im Anschluss an das Debriefing findet häufig noch eine Evaluation statt, die auf der Meta-Ebene durchgeführt wird und in ➤ Kapitel 2.7 erläutert wird. Daher werden an dieser Stelle vor allem die drei Phasen näher vorgestellt (➤ Abb. 5.2).

5.2.1 Briefing

Das Briefing umfasst die Vorbereitung der Lernenden und das Einweisen in die simulationsbasierte Lehr-Lernerfahrung. Es *„dient dazu, die Lernenden vorzubereiten, damit sie für eine nachfolgende Simulation Orientierung bekommen und innere Sicherheit und Vertrauen entwickeln"* (Schröppel 2021). Um die Lernenden mit allen Komponenten der SBE im Briefing vertraut machen zu können, müssen sowohl der Simulationsraum als auch alle erforderlichen weiteren Materialien vorbereitet sein. Dies umfasst:

- **Technische Ausstattung:** Sicherstellen, dass Simulationstechnologien wie Simulatoren, VR-Systeme, das Audio-Video-System oder andere relevante Hilfsmittel voll funktionsfähig sind.

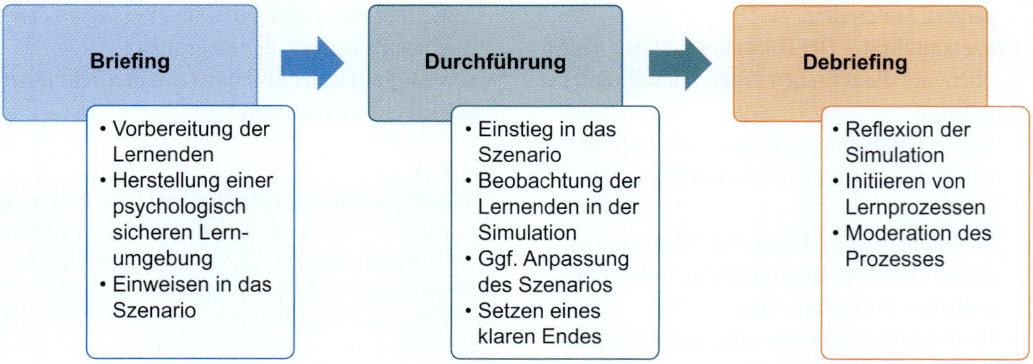

Abb. 5.2 Phasierung der simulationsbasierten Erfahrung [M1659/L143]

- **Requisiten und Szenarioelemente:** Bereitstellung von Materialien, die für das Szenario notwendig sind, z. B. medizinische Geräte, Dokumente oder digitale Ressourcen.
- **Rollenverteilung:** Zuweisung von Rollen an die Teilnehmenden und ggf. an die Laboringenieurin oder Simulationspersonen, die z. B. Patientenrollen übernehmen.

Das Briefing vor simulationsbasierten Erfahrungen (SBE) ist entscheidend für den Lernerfolg, da durch eine gut gestaltete Vorbereitung und Vorbesprechung die kognitiven Belastungsanforderungen des Lernenden ausgeglichen und die Effektivität der simulationsbasierten Erfahrung erhöht werden kann. Infolgedessen verbessert es zudem das Debriefing (INACSL c 2021).

Briefing-Aktivitäten schaffen eine psychologisch sichere Lernumgebung, indem sie:

- die Lernenden auf den Bildungsinhalt der simulationsbasierten Erfahrung vorbereiten und
- wichtige Grundregeln für das simulationsbasierte Erleben vermitteln (INACSL c 2021).

Grundlegend dafür ist, eine Atmosphäre zu generieren, in der sich die Lernenden wohl fühlen und keine negativen Konsequenzen befürchten, Gedanken und Gefühle geäußert werden können und eine wertschätzende, positive Fehlerkultur mit Vertrauen und Respekt gelebt wird (INACSL c 2021).

Relevant für das Gelingen des Briefings ist eine gut vorbereitete Trainerin, die sich mit dem Szenario vertraut macht und kompetent in der Nutzung der verwendeten Materialien und Dokumente ist. Zudem sollte das Briefing geplant und standardisiert ablaufen und die Simulationsziele und die zu fördernden Kompetenzen verdeutlichen, um die Lernenden auf die simulationsbasierte Erfahrung und die anschließende Nachbesprechung vorzubereiten. Die Erfahrung und der Wissensstand des Lernenden sollten bei der Planung des Briefings berücksichtigt werden: Anfängerinnen des simulationsbasierten Lernens benötigen möglicherweise mehr Vorbereitung, Einweisung und Orientierung als erfahrene Simulationslernende (INACSL c 2021).

Um die Lernenden auf den Bildungsinhalt der simulationsbasierten Lehr-Lernerfahrung vorzubereiten, werden entsprechende Lernmaterialien entwickelt und zur Verfügung gestellt, die sich an der Bedarfsanalyse und dem Ziel der Simulation orientieren. Das reduziert einerseits Ängste oder Überforderungen der Lernenden und erhöht die psychologische Sicherheit, indem sie auf die Inhalte der Szenarien vorbereitet werden. Beispielhafte Lernmaterialien sind u. a.:

- zugewiesene Fachliteratur oder audiovisuelle Medien
- Übungen zur Pflegeplanung
- Durchsicht der Patientenakte/des Patientenberichts
- Vorstellung des Falls/des Szenarios/der Ausgangssituation
- Fallstudien
- Tests oder Quiz
- Vorlesungsmaterialien (INACSL c 2021).

Zur Vermittlung wichtiger Grundregeln der SBE erfolgt eine strukturierte Einweisung in die simulationsbasierte Lernumgebung. Dazu werden zunächst die Erwartungen und der Ablauf transparent gemacht. Die Simulationstrainerin definiert die notwendige Beteiligung der Lernenden und führt in die zu besetzenden Rollen ein. Logistische Faktoren wie eine Tagesübersicht, die Vorgabe der Länge des Szenarios, Zeiten für Pausen etc. bieten den Lernenden eine Struktur und vermitteln damit einen zusätzlichen Sicherheitsaspekt. Kommen Simulatoren, Simulationspersonen oder weitere Beobachtende wie Lehrpersonen, Trainerinnen oder Lernende hinzu, muss auch dies erläutert werden. Bei Bedarf erfolgt eine Einweisung in die technischen Geräte, sodass Unsicherheiten in der Handhabung überwunden werden können. Schlussendlich werden den Lernenden bereits die Bewertungs- und Debriefing-Instrumente vorgestellt (INACSL c 2021).

Zum standardisierten Ablauf des Briefings kann eine Checkliste eine hilfreiche Unterstützung bieten (➤ Tab. 5.1).

5.2.2 Durchführung

Die Durchführung der simulationsbasierten Erfahrung bildet den Kern des Lernprozesses. Sie dient dazu, den Teilnehmenden eine realitätsnahe und interaktive Umgebung zu bieten, in der sie ihre Fähigkeiten, ihr Wissen und ihr Verhalten anwenden und reflektieren können. Der Fokus liegt auf der praktischen Umsetzung von Kompetenzen, der Erprobung von Entscheidungsprozessen und der Ana-

Tab. 5.1 Checkliste zum Prebriefing

Schaffung einer psychologisch sicheren Lernatmosphäre:	Ist erfolgt
• Ist der/die Trainer/in mit dem Szenario vertraut?	
• Sind alle notwendigen und erforderlichen (Lehr- und Lern-)Materialien vorbereitet und verteilt worden?	
• Ist der/die Trainer/in mit den verwendeten Materialien und Dokumenten vertraut?	
• Macht der/die Trainer/in auf eine positive Fehlerkultur aufmerksam?	
• Macht der/die Trainer/in deutlich, dass gegenseitiger Respekt und Wertschätzung die Grundlage der SBE ist?	
• Informiert der/die Trainer/in über die zu fördernden Kompetenzen?	
• Informiert der/die Trainer/in über die Art des Szenarios?	
• Lässt der/die Trainer/in Raum für Rückfragen?	
Vermittlung der Grundregeln der Simulation	
• Erfolgt eine strukturierte Einweisung der Lernenden in die simulationsbasierte Lernumgebung incl. technischer Hilfsmittel, Simulatoren, Schauspieler/innen etc.?	
• Sind ggf. Anleitungen, Gebrauchsanweisungen o. Ä. für die Verwendung technischer Ressourcen vorhanden?	
• Werden die Erwartungen und der Ablauf transparent gemacht?	
• Verdeutlich der/die Trainer/in das Ziel und den Zweck der SBE?	
• Führt der/die Trainer/in in die zu besetzenden Rollen ein?	
• Werden logistische Faktoren wie der Tagesablauf, die Länge des Szenarios etc. transparent gemacht?	
• Informiert der/die Trainer/in über die Bewertungsmethode im Vorfeld der SBE?	

lyse von Ergebnissen in einem geschützten Rahmen. Die Simulation selbst wird in Echtzeit durchgeführt und folgt dem zuvor entwickelten Szenarioskript. Die wesentlichen Schritte sind:

- Einstieg in die Simulation: Die Teilnehmenden beginnen die Simulation mit einer klaren Zielsetzung. Sie agieren innerhalb der simulierten Umgebung so, als befänden sie sich in einer realen Situation. Dabei werden die zuvor im Briefing kommunizierten Erwartungen und Rollen in die Praxis umgesetzt. Es ist entscheidend, dass die Teilnehmenden sich auf ihre Aufgaben konzentrieren können, ohne sich von der Umgebung verunsichern zu lassen.
- Interventionen während der Simulation: Falls notwendig, können die Trainerinnen gezielt eingreifen, um den Verlauf der Simulation zu steuern oder anzupassen. Beispiele für solche Interventionen sind:
  - **Erweiterung des Szenarios:** Hinzufügen neuer Herausforderungen oder Ereignisse, um die Dynamik der Simulation anzupassen.
  - **Unterstützung der Teilnehmenden:** Anbieten minimaler Hilfestellungen, falls die Simulation ins Stocken gerät oder die Kompetenzen gefährdet werden.
  - **Korrektur von Abläufen:** Diskrete Hinweise, um sicherheitskritische Fehler oder Sackgassen zu vermeiden, ohne den Lernprozess zu unterbrechen.
- Beobachtung und Dokumentation: Trainerinnen und Beobachtende verfolgen die Simulation aufmerksam, ohne aktiv einzugreifen, es sei denn, es ist erforderlich. Die Aspekte der Beobachtung richten sich nach dem verwendeten Debriefingmodell, umfassen aber in aller Regel:
  - **Verhalten und Entscheidungsfindung:** Analyse der Strategien, die von den Teilnehmenden angewendet werden.
  - **Interaktionen im Team:** Beobachtung von Kommunikation, Rollenverteilung und Teamdynamik.
- Dynamische Anpassung des Szenarios: In einigen Fällen ist es notwendig, das Szenario während

der Simulation anzupassen, um sicherzustellen, dass die Kompetenzen erreicht werden. Dies kann Folgendes umfassen:

- **Erhöhung des Schwierigkeitsgrades:** Einführung neuer Variablen, wenn die Teilnehmenden die anfänglichen Herausforderungen schnell lösen.
- **Reduzierung der Komplexität:** Vereinfachung des Szenarios, falls die Teilnehmenden überfordert sind oder die Simulation ins Stocken gerät.
- **Einspielen von Notfallsituationen:** Simulierte kritische Ereignisse, um die Reaktionsfähigkeit und das Stressmanagement der Teilnehmenden zu testen.

Hilfreich ist dazu die Videoaufzeichnung der Simulation, ggf. mit digitalen Analysewerkzeugen.

Am Ende der Simulation wird das Szenario beendet, indem die Teilnehmenden entweder das definierte Ziel erreichen oder die Simulation durch eine klare Ansage der Trainerinnen beendet wird. Anschließend verlassen die Teilnehmenden die simulierte Umgebung, um sich auf das Debriefing vorzubereiten. Wichtig ist, dass die Teilnehmenden unmittelbar nach der Simulation emotional und kognitiv abgeholt werden. Erste kurze Feedback-Impulse können gesetzt werden, jedoch sollte die detaillierte Analyse dem Debriefing vorbehalten bleiben.

Die Durchführung der simulationsbasierten Erfahrung ist somit ein strukturierter, aber flexibler Prozess, der den Teilnehmenden erlaubt, in einem sicheren Rahmen zu lernen und sich weiterzuentwickeln. Sie bildet das Herzstück des simulationsbasierten Lernens und schafft die Grundlage für eine erfolgreiche Reflexion im Debriefing.

5.2.3 Debriefing

Das Debriefing (Nachbesprechung) erfolgt im Anschluss an die simulationsbasierte Erfahrung. Es ermöglicht den Teilnehmenden, die durchgeführte Simulation unter Anleitung und Moderation der Simulationstrainerinnen zu reflektieren und dadurch Lernprozesse anzustoßen. Für ein strukturiertes Debriefing simulierter Szenarien stehen den Simulationstrainerinnen zahlreiche Techniken und Modelle zur Verfügung. Die Vielfalt an Debriefing-Methoden und Debriefing-Techniken stellt jedoch eine erhebliche Herausforderung dar, da die richtige Auswahl entscheidenden Einfluss auf das Simulationstraining und dessen Wirkung hat (Grande et al. 2022). Notwendigerweise müssen die Simulationstrainerinnen geübt in der Anwendung der Debriefingmodelle sein. Dazu zählt nicht nur das Wissen über und die Anwendung von Feedbackgabe, die fachlich-pflegerische oder pädagogische Expertise, sondern außerdem z. B. die Wahl der Gruppengröße, damit allen Teilnehmenden die Möglichkeit gegeben werden kann, aktiv am Debriefingprozess teilzunehmen.

Debriefingmodelle *„bieten Lernenden die Gelegenheit, bei einer Simulation gesammelte Erfahrungen mit Hilfe von professionell moderiertem Feedback und angeleiteter Selbstreflexion zu verarbeiten, um ihre Kompetenzen für zukünftige Entscheidungen und Handlungen zu optimieren“* (Schröppel 2021). Sie helfen, die oft diffusen Eindrücke und Erfahrungen einer Gruppe zu ordnen und in konkrete Handlungsstrategien zu übersetzen. Verschiedene Modelle legen dabei unterschiedliche Schwerpunkte – von der reinen Ergebnisanalyse über die Förderung emotionaler Verarbeitung bis hin zur Verbesserung der Teamdynamik. Die Auswahl des Debriefingmodells erfolgt in Abhängigkeit der mit der Simulation zu fördernden beruflichen Handlungskompetenz, die im Rahmen der Planung differenziert dargelegt wird. Somit ist ein Debriefing auf der Grundlage eines gezielt ausgewählten Modells äußerst relevant für einen nachhaltigen Lernerfolg.

Nachfolgend wird exemplarisch das **3-D-Modell of Debriefing** vorgestellt, da es auch Bestandteil der Szenarien in diesem Buch ist.

3-D-Modell of Debriefing

Das **3-D-Modell of Debriefing** nach Zigmont et al. (2011) bietet eine konkrete und gut nachvollziehbare Struktur, die durch ihre Offenheit zudem die Integration weiterer geeigneter Methoden oder Strategien zulässt. Es fokussiert sich auf eine systematische, dreistufige Nachbesprechung, die sowohl die Reflexion vergangener Ereignisse als auch die Ableitung konkreter Handlungsstrategien umfasst. Der Schwerpunkt dieses Modells liegt auf einer strukturierten und zielorientierten Analyse, die die Teilnehmer dazu anregt, sowohl individuelle als auch kollektive Perspektiven einzubringen und daraus Lernen und Entwicklung zu fördern.

Das Modell wurde in den USA entwickelt und besteht aus den Phasen **Defusing, Discovering und Deepening** (Zigmont et al. 2011). In diesen Phasen wird den Lernenden durch gezielte Fragestellungen ermöglicht, ihre Performanz in der simulationsbasierten Erfahrung zu reflektieren und daraus wichtige Lernschritte für sich abzuleiten (Steinacker, Kreiss & Herchet 2022). Das Debriefing nach diesem Modell schließt mit einer Zusammenfassung ab, bei der die wesentlichen Aspekte noch einmal zusammengetragen werden.

In der **1. Phase, dem Defusing** (*deutsch: Entschärfung*) stehen die Sammlung und Klärung von Fakten im Mittelpunkt. Die Teilnehmenden rekonstruieren ihre Gefühle und stattgefundene Ereignisse innerhalb der simulationsbasierten Erfahrung (SBE). Sie dürfen ihre Emotionen, Erfahrungen und Herausforderungen rekapitulieren und das Geschehene aus ihrer Sicht schildern. Dazu sollte jeder Simulationsteilnehmende die Möglichkeit erhalten, zu Wort zu kommen (Kirsten und Kagermann 2018). Diese Phase dient dazu, ein gemeinsames Verständnis der Situation zu schaffen und Missverständnisse zu vermeiden.

5

Die **2. Phase, das Discovering** (*deutsch: Erkundung*) dient der Offenlegung kognitiver Begründungslinien und „ist in erster Linie eine geleitete Selbstreflexion der Teilnehmer", in der die Handlungen und Interaktionen in der Simulation analysiert und reflektiert werden (Kirsten und Kagermann 2018). Es wird hinterfragt, warum wer wie gehandelt hat. Dabei geht es nicht um die Korrektur der Abweichungen von der Planung, sondern um das Herauskristallisieren der Beweggründe der Teilnehmenden für die stattgefundenen Abweichungen (Kirsten und Kagermann 2018). Zigmont et al. bezeichnet diese Beweggründe als *„mental models"* (ebenda, 2011). Zur Unterstützung dieses Prozesses kann die Videoaufzeichnung der Simulation hinzugezogen werden.

INFO

Mental Models

Mental Models, oder mentale Modelle, beschreiben die inneren, oft unbewussten Repräsentationen, die Menschen nutzen, um die Welt um sie herum zu verstehen, Entscheidungen zu treffen und Probleme zu lösen. Sie sind wie „mentale Landkarten", die wir einsetzen, um komplexe Informationen zu strukturieren und vorherzusagen, wie Systeme oder Situationen funktionieren. Zigmont et al. betonen, dass Lernende während des Debriefings ihre Erfahrungen reflektieren, die mentalen Modelle identifizieren, die zu bestimmten Verhaltensweisen oder Denkprozessen geführt haben, und anschließend neue oder erweiterte mentale Modelle entwickeln sollten, die in zukünftigen Situationen angewendet werden können (Zigmont et al. 2011).

Voraussetzung für ein echtes Erkunden der handlungsleitenden mental models der Teilnehmenden ist die Offenheit der Lehrenden, *„Mehrdeutigkeit [zu] tolerieren und … verschiedene Lösungsmöglichkeiten in Betracht zu ziehen"* (Kirsten und Kagermann 2018). Dazu bedarf es zudem eines vertrauensvollen, wertschätzenden und konstruktiven Klimas, das bereits im Briefing angebahnt wird und Grundvoraussetzung eines gelungenen Debriefings (und grundsätzlich einer gelungenen Simulation) ist.

Die **3. Phase, das Deepening** (*deutsch: Vertiefung*) *„hat die Funktion, eine Verbindung zum zukünftigen Handeln in der Praxis herzustellen"* (Kirsten und Kagermann 2018), indem die Erkenntnisse aus der Simulation gedanklich in die berufliche Praxis/Realität übertragen werden, wodurch den Teilnehmenden zusätzlich die Relevanz der simulationsbasierten Erfahrung verdeutlicht wird.

Die **letzte Phase, die Summary** (*deutsch: Zusammenfassung*) schließt das Debriefing ab, indem wesentliche diskutierte Elemente zusammengefasst werden. Dabei erfolgt eine Überprüfung des Gelernten, indem die wichtigsten Ziele und Erkenntnisse erneut hervorgehoben werden.

Zur Erleichterung der Anwendung dieses Modells werden nun Beispielfragen aufgeführt, die in den jeweiligen Phasen Anwendung finden können (➤ Tab. 5.2). Die Offenheit dieses Modells lässt aber zu, dass je nach Situation weitere/andere Fragen genutzt werden können, die zum Ziel der jeweiligen Phase führen.

Tab. 5.2 Beispielfragen des 3-D-Modells nach Zigmont et al. (Steinacker, Kreiss und Herchet 2022 & Zigmont et al. 2011)

Phase	Ziel/Zweck der Phase	Mögliche Leitfragen
Defusing	• Gefühle besprechen • Simulation rekapitulieren	• Wie hat es sich angefühlt, Teil dieses Szenarios zu sein? • Wie haben Sie sich im Szenario gefühlt? • Wie geht es Ihnen gerade? • Lassen Sie uns rekapitulieren, **was** in diesem Szenario passiert ist, damit wir dann das **Warum** im zweiten Teil des Debriefings besprechen können.
Discovering	• Situation und Ereignisse reflektieren und analysieren • Mental models identifizieren	• Person A, mir ist aufgefallen, dass Sie in Situation y folgendermaßen reagiert haben: … Das hat mich überrascht, weil … Können Sie mir sagen, warum Sie so reagiert haben? • Wie ist es Ihnen damit ergangen? • Fühlten Sie sich sicher in Ihrem Handeln? Warum/Warum nicht? • Was war für Sie eine Herausforderung? Wie kam es dazu? • Welche Ziele verfolgten Sie mit der Handlung? • Person A, wie hätte diese Situation anders verlaufen können, wenn Sie die Strategie x angewandt hätten?
Deepening	• Praxistransfer fokussieren	• Was nehmen Sie mit nach Hause? • Wenn Sie in Zukunft in eine ähnliche Situation geraten würden, wie würden Sie sie bewältigen? • Wie können Sie die Informationen, die wir gerade besprochen haben, in Ihrer Praxis nutzen? • Fallen Ihnen andere Situationen ein, in denen diese Informationen angewendet werden könnten?
Summary	• Ergebnisse zusammenfassen	• Heute haben wir Folgendes gelernt: … • Lassen Sie uns damit enden, dass … • Was ist eine Sache, die Sie aus dieser Sitzung mitnehmen können, um sie in Ihrer Praxis nutzen zu können?

LITERATUR

Grande B, Breckwoldt J & Kolbe, M. „Die Puppe hat Luftnot" – Simulation zum interprofessionellen Lernen im Team: aber sinnvoll! Notfall + Rettungsmedizin, 2022;25(5): 307–313.

Hensen P. Qualitätsmanagement im Gesundheitswesen. 3. A. Wiesbaden: Springer, 2023.

ICN International Council of Nurses. Der ICN-Ethikkodex für Pflegefachpersonen, überarbeitet 2021. Verfügbar unter: https://deutscher-pflegerat.de/wp-content/uploads/2021/11/ICN_Ethikkodex_2021.pdf (letzter Zugriff: 21.07.2025).

INACSL a. Standard Committee. Healthcare Simulation Standards Of Best Practice – Professional Integrity. Clinical Simulation in Nursing, 2021 (58): 45–48.

INACSL b. Standard Committee. Healthcare Simulation Standards Of Best Practice – Simulation Design. Clinical Simulation in Nursing, 2021 (58): 14–21.

INACSL c. Standards Committee. Healthcare Simulation Standards of Best Practice – Prebriefing: Preparation and Briefing. Clinical Simulation in Nursing, 2021 (58): 9–13.

Kirsten A, Kagermann D. Simulation in der Berufsbildung der Pflege. In: St. Pierre M, Breuer G (Hrsg.). Simulation in der Medizin. Grundlegende Konzepte – Klinische Anwendung. Berlin: Springer, 2018. S. 445–465.

Park CS, Murphy TF & the Code of Ethics Working Group. Healthcare Simulationist Code of Ethics, 2018. Verfügbar unter: https://www.ssih.org/healthcare-simulationist-code-ethics (letzter Zugriff: 17.01.2025).

Schröppel H. Theoretische Grundlagen zur Methode. In: Kerres A, Wissing C, Wershofen B (Hrsg.) Skillslab in Pflege und Gesundheitsfachberufen. Berlin: Springer, 2021. S.13–34.

Steinacker A, Kreiss V, Herchet D. Simulationsszenarien für Aus- und Weiterbildung in der Pflege. 1. A. Heidelberg: Springer, 2022.

Zigmont J, Kappus L & Sudikoff S. (2011): The 3D model of debriefing: defusing, discovering, and deepening. Seminars in perinatology, 2021; 35 (2): 52–58.

KAPITEL

Meike Schwermann, Myrèse Larkamp, Christina Möllmann

6 Von der Theorie zur Praxis: Anwendung simulationsbasierter Methoden in der beruflichen Bildung

Simulationsbasiertes Lehren und Lernen hat sich als eine innovative Methode etabliert, um theoretisches Wissen und praktische Fertigkeiten in einem sicheren und kontrollierten Umfeld zu vermitteln. Besonders im Studium sowie in der Aus- und Weiterbildung in der Pflege haben Simulationen einen zunehmend hohen Stellenwert erlangt. In einer Zeit, in der sich Arbeitswelten und Bildungsanforderungen stetig wandeln, gewinnen Simulationen an Bedeutung, da sie praxisnahe Erfahrungen ermöglichen, ohne reale Risiken einzugehen. Dabei reicht der Einsatz von Simulationen in der Pflege von der Vermittlung grundlegender Pflegekompetenzen und -skills über Notfalltrainings bis hin zur Performanz in hochkomplexen Betreuungssituationen und interprofessioneller Teamarbeit. Trotz der Bandbreite an Einsatzmöglichkeiten erfordert die Entwicklung effektiver Simulationsszenarien ein tiefes Verständnis für die Zielsetzungen der Simulation, die Bedürfnisse der Teilnehmenden und die Rahmenbedingungen der jeweiligen Lernumgebung.

Die vorangegangenen Kapitel 1–5 stellen einen zentralen Orientierungsrahmen über die notwendigen theoretischen Grundlagen zum simulationsbasierten Lehren und Lernen dar. Nun soll ein Blick in die Zukunft geworfen werden – ein Ausblick, der sowohl Chancen als auch Herausforderungen für die Weiterentwicklung dieser Lehrmethode beleuchtet.

Die fortschreitende Digitalisierung und der technologische Fortschritt eröffnen neue Dimensionen im Bereich der simulationsbasierten Lehre. Der Einsatz von KI bei der Konzeption der Simulationen, Virtual Reality (VR), Augmented Reality (AR) und Mixed-Reality-Ansätzen wird zukünftig eine noch vielfältigere Darstellung pflegerischer Szenarien ermöglichen. Durch die Integration solcher Technologien lassen sich komplexe, interaktive Lernumgebungen schaffen, die Lernenden nicht nur theoretisches Wissen, sondern vor allem praktische Fertigkeiten in einem sicheren Rahmen vermitteln. Dies führt zu einer intensiveren Auseinandersetzung mit dem Handlungsbedarf, beispielsweise in Notfallsituationen, und fördert zugleich die Fähigkeit, in stressigen und dynamischen Situationen angemessen zu reagieren. Um diese technologischen Potenziale voll auszuschöpfen, bedarf es jedoch kontinuierlicher Fortbildungen für Lehrende sowie einer engen Kooperation mit Technikexperten.

Parallel dazu gewinnt die Personalisierung von Lernprozessen zunehmend an Bedeutung. Adaptive Lernsysteme, die auf die individuellen Bedürfnisse und Vorerfahrungen der Lernenden zugeschnitten sind, können gezielt Stärken fördern und Defizite frühzeitig erkennen. Die Möglichkeit, Simulationen an den persönlichen Lernstand anzupassen, stellt einen wichtigen Schritt in Richtung einer individualisierten Pflegeausbildung dar. Dabei spielt auch die formative Evaluation eine wesentliche Rolle: Durch regelmäßiges Feedback und gezielte Reflexionsphasen wird es möglich, die Lernprozesse transparent zu gestalten und kontinuierlich zu optimieren. Die enge Verknüpfung von Theorie und Praxis, wie sie durch die nationalen und internationalen Standards für das simulationsbasierte Lehren und Lernen angestrebt wird, schafft so eine dynamische Lernumgebung, in der Fehler und Grenzerfahrungen als Lernchancen verstanden werden.

Ein weiterer zukünftiger Schwerpunkt liegt in der interdisziplinären Zusammenarbeit. Pflegepädagoginnen stehen vermehrt in Kontakt mit Expertinnen aus den Bereichen der Medizintechnik, Informatik, Theaterpädagogik und Kommunikationswissenschaften. Diese interdisziplinären Ansätze ermöglichen es, unterschiedliche Perspektiven in die Entwicklung von Simulationsszenarien einzubringen und so praxisnahe, realitätsbezogene Lernsituationen zu kreieren. Durch den regelmäßigen Austausch zwischen den

Disziplinen können Best Practices identifiziert und neue didaktische Konzepte entwickelt werden, die den stetig wachsenden Anforderungen im Gesundheitswesen gerecht werden.

Die Herausforderungen, die mit der Weiterentwicklung simulationsbasierter Lehr- und Lernmethoden einhergehen, sind dabei nicht zu unterschätzen. Neben der Notwendigkeit, technologische und didaktische Kompetenzen kontinuierlich auszubauen, müssen auch institutionelle Rahmenbedingungen geschaffen werden, die den flächendeckenden Einsatz moderner Simulationstechniken unterstützen. Investitionen in die technische Ausstattung, die Anpassung bestehender Curricula und die Etablierung eines offenen, kollaborativen Lernklimas sind zentrale Faktoren für den nachhaltigen Erfolg dieser Lehrmethode. Ebenso wichtig ist der Aufbau von Netzwerken, in denen Pflegepädagoginnen, klinische Expertinnen und wissenschaftliche Einrichtungen eng zusammenarbeiten, um den sich wandelnden Herausforderungen im Gesundheitswesen gemeinsam zu begegnen.

Neben den technischen und organisatorischen Aspekten gewinnt auch der Aspekt der Inklusion an Bedeutung. Simulationen bieten die Möglichkeit, vielfältige kulturelle und soziale Hintergründe in den Lehrprozess zu integrieren und somit ein breiteres Spektrum an realitätsnahen Szenarien abzubilden. Durch den Einbezug unterschiedlicher Perspektiven wird nicht nur die interkulturelle Kompetenz gefördert, sondern auch die Teamfähigkeit und Kommunikationskompetenz der Lernenden gestärkt. Diese Faktoren sind essenziell, um die zukünftigen Pflegefachkräfte optimal auf die interdisziplinären und interkulturellen Anforderungen des Berufsalltags vorzubereiten.

Zudem wird sich die Rolle der Lehrenden in der simulationsbasierten Lehre weiter wandeln. Sie agieren zunehmend als Moderatorinnen, Coachin und Mentorinnen, die den Lernprozess ermöglichen, begleiten, anleiten und reflektieren. Dieser Rollenwandel erfordert ein Umdenken in der eigenen pädagogischen Haltung und eine verstärkte Bereitschaft, sich kontinuierlich weiterzubilden. Die Etablierung einer offenen Feedback-Kultur sowie regelmäßiger Reflexionsrunden kann dabei helfen, die eigene Lehrpraxis zu hinterfragen und an aktuelle Entwicklungen anzupassen. In diesem Kontext wird die Bereitschaft, sich selbst und das eigene Lehrverständnis kritisch zu betrachten, zu einem zentralen Erfolgsfaktor.

Abschließend lässt sich festhalten, dass simulationsbasierte Lehr- und Lernmethoden einen wesentlichen Beitrag zur Zukunft der Pflegepädagogik leisten werden. Die Kombination aus technologischen Innovationen, personalisierten Lernprozessen und interdisziplinärer Zusammenarbeit eröffnet neue Wege, um die Ausbildung von Pflegekräften nachhaltig zu verbessern. Die Zukunft der Pflegeausbildung wird maßgeblich von der Fähigkeit abhängen, sich den Herausforderungen einer sich stetig wandelnden Gesundheitslandschaft anzupassen – stets mit dem Ziel, die bestmögliche Versorgung für die Pflegeempfängerinnen und Pflegeempfänger sicherzustellen.

Dieser Blick in die Zukunft fordert uns alle – Pädagoginnen, Praktikerinnen und Entscheidungsträgerinnen – dazu auf, offen, innovativ und reflektiert mit den neuen Entwicklungen umzugehen. Nur durch einen kontinuierlichen Dialog zwischen Theorie und Praxis, unterstützt durch wissenschaftliche Evidenz und technologische Neuerungen, kann der Weg in eine erfolgreiche und zukunftsorientierte Pflegeausbildung geebnet werden. Die simulationsbasierte Lehre wird dabei nicht nur als Instrument der Wissensvermittlung verstanden, sondern als integraler Bestandteil eines umfassenden Bildungsprozesses, der den Menschen und seine Bedürfnisse in den Mittelpunkt stellt.

KAPITEL

7 Konkrete Simulationsszenarien

Meike Schwermann

Wie in den vorherigen Kapiteln bereits herausgearbeitet, gewinnen simulationsbasierte Erfahrungen im Rahmen der Aus-, Fort- und Weiterbildung in den Gesundheitsfachberufen zunehmend an Bedeutung. Sie bieten eine immersive und interaktive Möglichkeit, komplexe theoretische Grundlagen zu verstehen und kommunikative sowie praktische Kompetenzen in einer sicheren Umgebung anzubahnen. In den folgenden Kapiteln werden diverse Simulationsdesigns für die Aus- und Weiterbildung in den Pflegeberufen vorgestellt. Sie zielen darauf ab, sowohl theoretische Grundlagen als auch praktische Anleitungen für die Erstellung kompetenzorientierter Simulationsdesigns zur Verfügung zu stellen.

Unser Ziel ist es, Fachleuten aus Bildung, Training und Entwicklung ein umfassendes Verständnis der Möglichkeiten simulationsbasierter Erfahrungen (SBE) zu vermitteln und sie mit Werkzeugen auszustatten, um innovative und effektive Lernumgebungen zu schaffen. Die entwickelten und erprobten Simulationen ermöglichen es den Lernenden, praktische, kommunikative und reflexive Kompetenzen in einer realitätsnahen Umgebung zu erlernen und zu festigen.

Der Aufbau der nächsten Kapitel orientiert sich an einer einheitlichen Grundstruktur, die von den Autorinnen individuell ausgestaltet werden konnte (➤ Abb. 7.1).

Die Autorinnen der Folgeartikel unterstreichen neben der fachlichen und methodischen Kompetenzorientierung ihrer entwickelten Simulationen besonders die Relevanz der SBE zur Förderung von sozialen Interaktionsfähigkeiten und Selbstreflexionsvermögen. Gleichzeitig geht es kontinuierlich auch darum, den Aufbau eines beruflichen Selbstverständnisses zu fördern.

Die Entwicklung der Profession in der Pflege wird maßgeblich durch die Stärkung der beruflichen Identität gefördert. Dazu gehören das Erlernen, Ausprobieren und Weiterentwickeln pflegerischer Kompetenzen sowie einer professionellen Haltung. Ein geschützter Rahmen, wie er durch simulationsbasiertes Lernen (Skills Training und Simulation) geboten wird, ist hierfür besonders förderlich.

Die Autorinnen in ➤ Kap. 7 und ➤ Kap. 8 orientierten sich bei der Konzeption der Simulationen an der im ➤ Kap. 2.2 dargestellten pädagogischen Ausrichtung, die Förderung des Leadership der Simulationspersonen (➤ Kap. 3) sowie die dargestellten Grundlagen zur Entwicklung von Simulationsszenarien (➤ Kap. 5). Es werden hier ausgewählte und in ihrer Komplexität höher anzusehende Simulationen dargestellt. Sie sollen eine Orientierung dahingehend anbieten, wie leitlinienorientiert Simulationen entwickelt und durchgeführt werden können. Eine Evaluation derselbigen wird überwiegend nicht gesondert hervorgehoben, diese ist ➤ Kap. 2.7 zu entnehmen.

Im Fokus stehen Simulationsangebote aus dem Setting Krankenhaus (➤ Kap. 7.1.1, ➤ Kap. 7.1.2 und ➤ Kap. 7.1.3) sowie aus dem Setting der Altenhilfe (➤ Kap. 7.1.4). Die Auswahl der Simulationen erfolgte mit Bezug auf die Erfahrungen der Autorinnen.

Durch die Verbindung von Theorie und Praxis sowie die Berücksichtigung internationaler Standards und Leitlinien bieten die folgenden Kapitel eine wertvolle Ressource für Pädagoginnen, Trainerinnen und Entwicklerinnen, die SBE in ihre jeweiligen Curricula integrieren möchten. Die vorgestellten Simulationen laden dazu ein, innovative Wege zu erkunden und die angebotenen Simulationen in den eigenen Arbeitsbereich zu etablieren oder als Grundlage für weitere Entwicklungen zu nutzen.

7.1 Beispiele aus der Pflegeausbildung

Meike Schwermann

Das simulationsbasierte Lehren und Lernen ist in den gesetzlichen Bezügen zur Ausbildung bisher nur

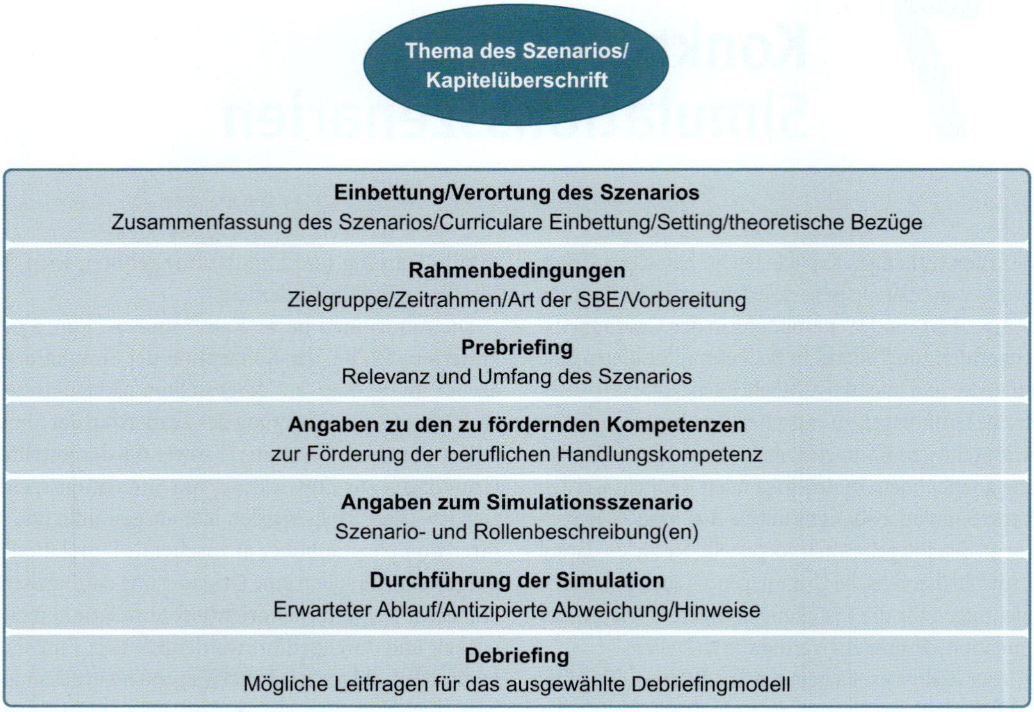

Abb. 7.1 Grundstruktur der Kapitel [M1654/L143]

geringfügig dargestellt und erfordert Kreativität von den Curriculumsentwicklerinnen, Skills-Trainings und Simulationen in die Ausbildung zu integrieren. Analysierte Bezüge werden im Folgenden aufgeführt.

Pflegeberufegesetz

Im aktuellen Pflegeberufegesetz wird in keiner Form Bezug zum simulationsbasierten Lehren und Lernen im Rahmen der Ausbildung genommen. Im *§ 6 Dauer und Struktur der Ausbildung* wird dargestellt, dass auf „der Grundlage einer Genehmigung der zuständigen Behörde ein geringer Anteil eines jeden Einsatzes der praktischen Ausbildung durch praktische Lerneinheiten an der Pflegeschule ersetzt werden kann". An dieser Stelle könnten ggf. gezielte Simulationen begründet in den Ausbildungsplan (für die praktische Ausbildung) integriert werden. Ähnlich ist es in Bezug auf die hochschulische Ausbildung im *§ 38 Durchführung des Studiums* dargestellt (Abs. 3).

Bezug zur Ausbildungs- und Prüfungsverordnung für die Pflegeberufe (Pflegeberufe-Ausbildungs- und -Prüfungsverordnung – PflAPrV)

Dass eine Simulationsprüfung durch die PflAPrV erlaubt ist bzw. genehmigt werden kann, ist hier nur in Bezug auf die *Kenntnisprüfung* aufgeführt, die im Abschnitt 2 *Anerkennung von ausländischen Berufsabschlüssen, erforderliche Anpassungsmaßnahmen und Erbringung von Dienstleistungen* dargestellt wird. Demnach ist für diese Zielgruppe eine simulationsbasierte Prüfung zu etablieren.

Rahmenpläne der Fachkommission nach § 53 PflBG

In den Rahmenlehrplänen der Fachkommission (nach § 53 Pflegeberufegesetz 2020) gibt es mehrere Abschnitte, die sich mit dem Lernen in simulativen Lernumgebungen beschäftigen. Hierzu ist eine Suche mit den Begriffen „Simulation" und „Simulationspatient" im Dokument dienlich. Im Folgenden sind einige relevante Bezüge aus den Rahmenlehrplänen dargestellt:

Lernen in simulativen Lernumgebungen: In den curricularen Einheiten wird mehrfach auf das Lernen in simulativen Umgebungen verwiesen. Diese Umgebungen ermöglichen es den Auszubildenden, pflegerische Situationen zu simulieren und so ohne Risiko für die Patientinnen zu üben.

Beispiele für simulatives Lernen: z. B. in Bezug auf Rollenspiele, Bewegungsabläufe oder körpernahe Pflegehandlungen.

Didaktische Kommentare: Diese Abschnitte geben Anregungen zur Gestaltung von Lernsituationen, die auf simulierten Pflegesituationen basieren. Sie helfen dabei, die theoretischen Kenntnisse in praktischen Übungen anzuwenden.

LITERATUR

Fachkommission nach § 53 Pflegeberufegesetz. Rahmenpläne der Fachkommission nach § 53 PflBG. Rahmenlehrpläne für den theoretischen und praktischen Unterricht. Rahmenausbildungspläne für die praktische Ausbildung. 2020. Verfügbar unter: https://www.bibb.de/dienst/publikationen/de/16560 (letzter Zugriff: 23.10.2024)

7.1.1 Schmerzmanagement

Meike Schwermann

Situationsbeschreibung

Herr Müller verspürte am gestrigen Nachmittag in der S-Bahn auf dem Weg nach Hause plötzlich auftretende starke Schmerzen im Bauch. Am späten Abend hält er die Schmerzen nicht mehr aus und ruft seinen Sohn an, welcher ihn sofort ins Krankenhaus in die Notaufnahme begleitet.

In der Notaufnahme wird durch eine Sonografie eine akute Cholezystitis festgestellt. Daraufhin wird am frühen Morgen eine laparoskopische Cholezystektomie durchgeführt.

Herr Müller erhält eine Drainage im OP-Gebiet, damit das Wundsekret ablaufen kann, einen venösen Zugang am Arm und einen Wundverband am Bauch (drei Pflaster). Die Drainage ist unauffällig.

Die Operation ist vier Stunden her. Herr Müller wurde nach zweistündigem Aufenthalt im Aufwachraum auf die viszeralchirurgische Station verlegt. Die Kollegin der Frühschicht teilt Ihnen in der Übergabe mit, dass Herr Müller beim letzten Patientenkontakt keine Beschwerden geäußert habe. Er habe nur noch etwas schlafen wollen und wirkte noch eingetrübt. Die Kollegin der Frühschicht hatte dem Patienten um 13 Uhr bereits seine fest angeordnete Schmerzmedikation über eine Kurzinfusion verabreicht.

Nach der Übergabe betreten Sie zum Mittagsdurchgang um 13:45 Uhr das Zimmer von Herrn Müller. Sie haben dabei die Aufgabe, die Schmerzen des Patienten nach dem Prozessablauf aus Expertenstandard Schmerzmanagement in der Pflege (DNQP 2020) zu reduzieren.

Einbettung des Szenarios

Das Szenario kann der *CE 05 – Menschen in kurativen Prozessen pflegerisch unterstützen und Patientensicherheit stärken* (im zweiten Ausbildungsdrittel) zugeordnet werden und behandelt Aspekte des Schmerzmanagements. Die Handlungsanlässe sind dem Chirurgischen Arbeitsbereich zugeordnet. (Fachkommission nach § 53 Pflegeberufegesetz 2020)

Folgende Kompetenzen nach Anlage 1 PflAPrV können hier übergeordnet mit direktem Bezug zu den Rahmenlehrplänen gefördert werden:

MERKE

Kompetenzen nach Anlage 1 PflAPrV

„Grundlegend für das 1./2. Ausbildungsdrittel

- *Die Pflege von Menschen aller Altersstufen verantwortlich planen, organisieren, gestalten, durchführen, steuern und evaluieren (I.1 a-h).*

Die Auszubildenden

- *interpretieren und erklären die vorliegenden Daten bei Menschen mit überschaubaren Pflegebedarfen und gesundheitsbedingten Einschränkungen anhand von grundlegenden pflege- und bezugswissenschaftlichen Erkenntnissen (I.2.b).*
- *setzen geplante kurative und präventive Pflegeinterventionen sowie Interventionen zur Förderung von Gesundheit um (I.2.c).*
- *verfügen über ein grundlegendes Verständnis zu physischen, psychischen und psychosomatischen Zusammenhängen, die pflegerisches Handeln begründen (I.2.f).*
- *wenden didaktische Prinzipien bei Angeboten der Information und Instruktion an (II.2.b).*
- *beachten die Anforderungen der Hygiene und wenden Grundregeln der Infektionsprävention in den unterschiedlichen pflegerischen Versorgungsbereichen an (III.2.a).*
- *beobachten und interpretieren die mit einem medizinischen Eingriff verbundenen Pflegephänomene und Komplikationen in stabilen Situationen (III.2.c)."*

(Fachkommission nach § 53 Pflegeberufegesetz 2020)

Theoretische Bezüge

Um das Szenario durchlaufen zu können, ist Wissen über den Expertenstandard „Schmerzmanagement in der Pflege“ (DNQP 2020) in Bezug auf postoperative akute Schmerzen notwendig. Den Auszubildenden muss auch das laparoskopische OP-Verfahren bei einer Cholezystektomie bekannt sein. Der Fokus liegt in diesem Szenario auf einem erwachsenen Menschen mit leichten postoperativen Schmerzen. Im theoretischen Unterricht sollten die Lernenden die Anforderungen an den Ablauf des pflegerischen Schmerzmanagements bei akuten Schmerzen bearbeitet haben, um sie dann in der Performanz im Rahmen der Simulation umzusetzen.

MERKE

Aus dem Expertenstandard „Schmerzmanagement in der Pflege“

„Das Erleben von akuten Schmerzen hat Auswirkungen auf das physische, psychische und auch das soziale Befinden von Menschen. Die negativen Auswirkungen von nicht oder nicht ausreichend gelinderten Schmerzen reichen von einer momentanen Belastung und Beeinträchtigung der Lebensqualität bis zu lang andauernden Einschränkungen der gesamten Lebenssituation.“ (DNQP 2020)

MERKE

Die perioperative Schmerztherapie

Die perioperative Schmerztherapie hat in den letzten Jahren bedeutende Fortschritte gemacht, sowohl in der Erkenntnis ihrer Wichtigkeit als auch in der praktischen Umsetzung. Der Fokus liegt dabei nicht primär auf neuen Medikamenten oder Verabreichungsmethoden zur Senkung von Schmerzwerten, sondern auf der fachgerechten Anwendung bestehender Methoden. Besonders betont wird ein interdisziplinärer und interprofessioneller Ansatz in der Schmerzbehandlung.

„Ein großes Anliegen ist nicht zuletzt auch, neben pharmakologischen Ansätzen auch die vorhandene Evidenz zu nicht pharmakologischen Verfahren und Aspekten der Patienteninformation und -kommunikation zu berücksichtigen.“ (AWMF online 2021)

Zur Vorbereitung könnte folgender Arbeitsauftrag zur Verfügung gestellt werden (➤ Abb. 7.3):

Die Struktur des Arbeitsauftrags orientiert sich an Städeli et al. (2013).

Zu erwarten ist das s, das in ➤ Tab. 7.1 dargestellt ist.

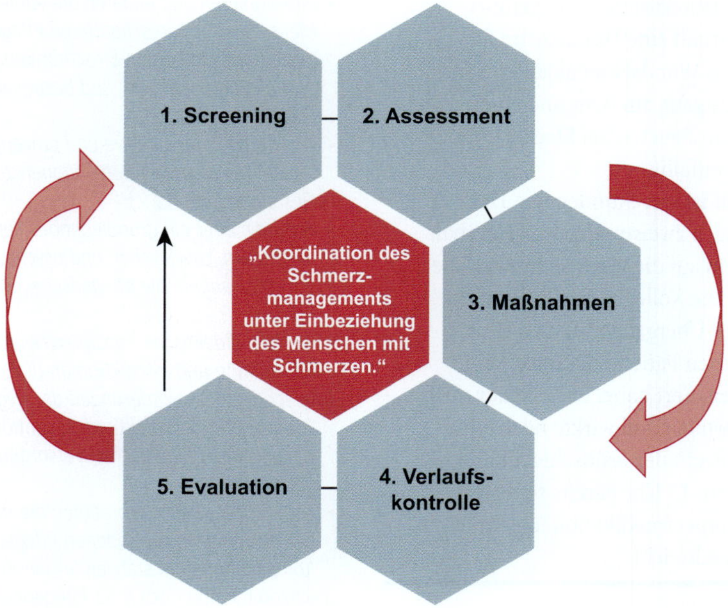

Abb. 7.2 Ablauf des pflegerischen Schmerzmanagements in Anlehnung an den Expertenstandard (DNQP 2020) [M1654/L143]

Arbeitsauftrag zur Vorbereitung der Simulation „Schmerzmanagement bei akuten postoperativen Schmerzen"

CE 05:
CE 05 – Menschen in kurativen Prozessen pflegerisch unterstützen und Patientensicherheit stärken – Chirurgisches Handlungsfeld

Ausgangslage
Sie haben sich bereits im Unterricht mit der Definition von Schmerz, den Arten von Schmerzen, den Zielen des Schmerzmanagements sowie dem Prozessablauf des pflegerischen Schmerzmanagements (DNQP 2020) in Bezug auf die Versorgung von Menschen im Rahmen der perioperativen Pflege beschäftigt.

Ziel
Zur Vorbereitung der Simulation „Schmerzmanagement" fassen Sie bitte die Erkenntnisse aus dem Unterricht zusammen.

Aufgabe(n)
- Wie lautet die Definition des Schmerzes?
- Was unterscheidet den akuten vom chronischen Schmerz?
- Stellen Sie auf der Grundlage des „Ablaufs des pflegerischen Schmerzmanagements" dar, welche Prozesschritte konkret in Bezug auf die postoperative Versorgung eines Menschen umgesetzt werden müssen.

Produkt
Bitte dokumentieren Sie Ihre Ergebnisse und bringen Sie diese mit ins Simulationszentrum.

Arbeitsmittel
Nutzen Sie Ihre Inhalte aus dem Unterricht, das Lehrbuch und den Expertenstandard „Schmerzmanagement in der Pflege" (DNQP 2020). Siehe auch unter: https://www.dnqp.de/fileadmin/HSOS/Homepages/DNQP/Dateien/Expertenstandards/Schmerzmanagement_2020/Schmerz-Akt2020_Ablaufschema.pdf

Zeit
Zur Bearbeitung der Lernaufgabe steht Ihnen Zeit bis zur Simulation zur Verfügung.

Sozialform
Bitte erarbeiten Sie die Inhalte in Einzelarbeit.

Abb. 7.3 Arbeitsauftrag zur Vorbereitung der Simulation [M1654/L143]

Rahmenbedingungen des Szenarios

Die Simulation kann zum Ende der CE 05 im Anschluss an den Unterricht zum chirurgischen Handlungsfeld/der perioperativen Versorgung für die Auszubildenden angeboten werden. Zur Vorbereitung dient der oben dargestellte Arbeitsauftrag, der in Einzelarbeit bearbeitet und zur Simulation mitgebracht wird. Die Simulation wird für jeweils eine Auszubildende angeboten.

Wenn aus Zeitgründen die Simulation nur in Kleingruppen angeboten werden kann, ist es sinnvoll, den anderen Auszubildenden einen Beobachtungsauftrag zur Verfügung zu stellen. Hier bietet es sich an, als Grundlage die Erarbeitung aus dem Arbeitsauftrag (➤ Abb. 7.4) zu nutzen.

Je nachdem, wie geübt die Lernenden in Bezug auf die gezielte Beobachtung von Simulationen sind, kann es sinnvoll sein, dass die Beobachtenden sich zuerst die Umsetzung der Simulation einfach nur anschauen

Tab. 7.1 Erwartungshorizont für den Arbeitsauftrag

Fragestellung	Ergebnis
• Wie lautet die Definition des Schmerzes?	„Schmerz ist ein unangenehmes Sinnes- und Gefühlserlebnis, das mit einer tatsächlichen oder drohenden Gewebsschädigung verknüpft ist oder mit Begriffen einer solchen Schädigung beschrieben wird." (IASP 1979 zitiert nach DNQP 2020)
• Was unterscheidet den akuten vom chronischen Schmerz?	„**Akuter Schmerz** ist ein plötzlich auftretender und über einen begrenzten Zeitraum andauernder Schmerz, der durch eine tatsächliche oder drohende Gewebeschädigung verursacht wird. Er nimmt eine lebenserhaltende Warn- und Schutzfunktion ein, die sich auch durch physiologische Begleiterscheinungen zeigt. Dazu gehören u. a. der Anstieg des Blutdrucks, des Pulses und der Atemfrequenz. Von **chronischem Schmerz** spricht man, wenn dieser dauerhaft oder wiederkehrend für mindestens drei Monate vorhanden ist und die akute Warnfunktion der physiologischen Schmerzwahrnehmung fehlt. Wichtig ist, dass dies nicht im Sinne eines exakten Zeitpunktes verstanden wird, sondern der Übergang von akutem zu chronischem Schmerz als fließend und am individuellen Schmerz- und Krankheitserleben ausgerichtet erkannt wird. Eine kontinuierliche Betrachtung der Kriterien ‚Intensität der Pathologie' und ‚Dauer' sowie das wechselseitige und dynamische Zusammenspiel physiologischer und psychologischer Faktoren werden als wichtige Besonderheit der Chronifizierung identifiziert." (DNQP 2020)
• Stellen Sie auf der Grundlage des Ablaufs des pflegerischen Schmerzmanagements dar, welche Prozessschritte konkret in Bezug auf die postoperative Versorgung eines Menschen umgesetzt werden müssen.	Schmerzmanagement durch die Pflegefachkraft (DNQP 2020) **Initiales Screening** • Durchführung zu Beginn des pflegerischen Auftrags • Erfassung von: – Vorhandenen Schmerzen – Schmerzbedingten Einschränkungen – Zu erwartenden Schmerzen • Wiederholung in individuell festgelegten Zeitabständen **Differenziertes Schmerzassessment** • Durchführung bei: – Festgestellten Schmerzen – Zu erwartenden Schmerzen – Schmerzbedingten Problemen • Verwendung geeigneter Assessmentinstrumente • Differenzierung zwischen akuten und chronischen Schmerzen **Hinzuziehung von Experten** (hier nicht erforderlich) **Entwicklung eines individuellen Behandlungsplans** • Aktive Beteiligung der Pflegefachkraft • Zusammenarbeit mit: – Anderen beteiligten Berufsgruppen – Dem Menschen mit Schmerzen – Ggf. Angehörigen • Berücksichtigung von: – Individuellem Bedarf – Selbstmanagementkompetenzen des Menschen mit Schmerzen • Inhalte des Plans: – Medikamentöse Maßnahmen – Nicht-medikamentöse Maßnahmen **Informations-, Schulungs- und Beratungsangebote** für den Menschen mit Schmerzen und ggf. seine Angehörigen. **Kontinuierliche Überprüfung** • Regelmäßige Evaluation der „Wirksamkeit pflegerischer Maßnahmen sowie des Behandlungserfolgs anhand des Verlaufs der Schmerzsituation und dem Erreichen individueller Therapieziele" (DNQP 2020)

Beobachtungsauftrag für das Plenum zur Simulation „Schmerzmanagement“

Name: ______________________

Datum: ______________

Beobachtungskriterium	Wahrnehmung
Wie gestaltet die Lernende die Kommunikation mit dem Patienten? Nimmt sie seine Schmerzen ernst?	
Welches Assessment wird zur Schmerzeinschätzung genutzt?	
Welche Maßnahmen werden zur Schmerzreduktion umgesetzt?	
Nutzt die Lernende die Verlaufsdokumentation?	
Werden andere Personen informiert/ hinzugezogen?	

Abb. 7.4 Beobachtungsauftrag für das Plenum zur Simulation „Schmerzmanagement" [M1654/ L143]

und dann bei einer erneuten Wiedergabe der Umsetzung (ggf. zusammen mit der Lernenden, die in die Simulation gegangen ist), den Beobachtungsauftrag ausfüllen und gemeinsam mit der Simulationstrainerin oder Lehrenden reflektieren.

Diese simulationsbasierte Erfahrung kann mit einem low-fidelity Simulator (und einer Person, die die Stimme des Patienten übernimmt) oder einer Simulationsperson durchgeführt werden. Auch wenn der Simulator als Patient integriert wird, ist es von hoher Relevanz, dass die Person, die die Stimme des Patienten übernimmt, in ihre Rolle gebracht wird. (Siehe hierzu auch ➢ Kap. 3) Sie sollte sich ausschließlich auf die Stimme konzentrieren und keine weiteren technischen Aufgaben übernehmen.

Die Vorbereitung der Simulation gestaltet sich wie in ➢ Tab. 7.2 beschrieben.

Prebriefing

Das Prebriefing kann in der Kleingruppe (sofern diese mit einem Beobachtungsauftrag in die Simulation integriert wird) oder auch nur für die Lernende, die in die Simulation geht, angeboten werden.

Zur Schaffung der psychologischen Sicherheit der Lernenden ist es relevant, dass die Simulationstrainerin ihr (sofern noch nicht bekannt) die Räume und Materialien, die benötigt werden (könnten), vorstellt. Dazu gehört auch ein Blick in den Simulationsraum, in dem der Patient bereits liegt.

Des Weiteren ist es hilfreich, wenn die Lernenden eingeladen werden, sich darauf einzulassen, dass potenziell gemachte Fehler wertvoll sein können, weil nach der Simulation daraus am meisten für die Berufspraxis gelernt werden kann (siehe hierzu auch ➢ Kap. 2.2 und ➢ Kap. 5.1)

Tab. 7.2 Vorbereitung der Simulation

Setting	Patientenzimmer im Krankenhaus/chirurgische Station
Benötigtes Material bzw. Requisiten	• Infusionsständer mit durchgelaufener Kurzinfusion • Venenverweilkanüle mit anhängendem Schlauchsystem • Drainage • OP-Hemd • ein Kissen (Boden), mehrere Kissen auf einem Stuhl • Arbeitskleidung für die Pflegefachperson • Pflaster für drei Stellen auf dem Abdomen • (E-)Patientendokumentation, postoperative Verlaufsdokumentation zum Schmerzmanagement, incl. Anordnung zur (Bedarfs-)Schmerzmedikation • Brille auf Nachtschrank • Handy • Wenn Wanduhr vorhanden, diese auf 13:45 Uhr stellen • Händedesinfektionsmittel
Klarer Anfang	Die Pflegefachperson betritt nach der Übergabe das Patientenzimmer zum Mittagsdurchgang.
Klares Ende	Der Patient ist angemessen versorgt und fühlt sich ausreichend informiert. Die Pflegefachperson verlässt nach der Dokumentation und Händedesinfektion das Zimmer.
Konflikt	Der Patient hat Schwierigkeiten damit, Hilfe anzunehmen. Er war bisher auch noch nie im Krankenhaus.

Es erfolgt dann eine Vorstellung der Situation, wie sie zu Beginn des Kapitels bereits dargestellt wurde. Diese kann auch als Ausdruck zur Verfügung gestellt werden. Damit wird Sicherheit vermittelt und eine gute Lernatmosphäre geschaffen. Ein wichtiger Aspekt ist, dass die Lernenden die Situation bei einem persönlichen Grenzüberschritt jederzeit beenden können oder die Simulationstrainerin die Situation abbricht (Schröppel 2021).

Die Simulation beginnt mit einem klaren Anfang. Die lernende Person wird während der Simulation von einer Kamera aufgezeichnet, was im Debriefing genutzt werden kann und der Reflexion der Simulation (ggf. auch im Plenum) dient. Auf der anderen Seite des Simulationsraumes befindet sich ein Beobachtungsraum, in dem sich die Lehrenden, Simulationstrainerinnen und/oder Beobachtende befinden. Wichtig zu wissen für die lernende Person ist es, dass Störquellen auftreten können, z. B. die Geräusche der Kamera. Die vorherige Information über diese potenzielle Störquelle dient dazu, dass sich die Lernenden nicht ablenken lassen und in ihrer Rolle verbleiben (Schwermann 2022).

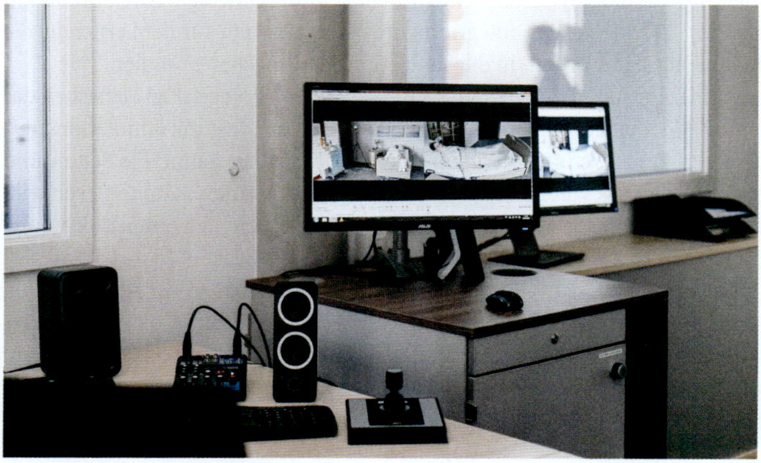

Abb. 7.5 Blick aus dem Steuerungsraum in den Simulationsraum [M1654]

INFO

Fragen an die Rollenakteure, um in die jeweilige Rolle zu kommen

Damit die Rollenakteure sich in ihre Rollen einfinden können, werden ihnen vorab Fragen gestellt. Diese dienen der Orientierung und sollen Sicherheit und Vertrauen vermitteln. Dabei werden die Fragen aus der Rolle – bereits in der entsprechenden Patienten- oder Berufskleidung – heraus beantwortet. Das Rollenbriefing erfolgt unabhängig voneinander.

Mögliche Fragen an den Patienten:

- Ist das Ihr erster Krankenhausaufenthalt?
- Wie haben Sie Ihren Aufenthalt bisher hier erlebt?
- Sie haben ja bereits erwähnt, dass Sie einen Sohn haben. Was macht er beruflich?

Mögliche Fragen an die Pflegefachperson (Auszubildende):

- Wie haben Sie Ihren Tag begonnen?
- Wie lang ist Ihr Arbeitsweg?
- Wie lange sind Sie schon in diesem Beruf tätig?
- Was gefällt Ihnen besonders an Ihrem Beruf?

Zu fördernde Kompetenzen

Die zu fördernden Kompetenzen wurden in Anlehnung an den Expertenstandard „Schmerzmanagement in der Pflege“ (DNQP 2020) sowie nach der Struktur der KMK (2021) entwickelt.

Die berufliche Handlungskompetenz, die gefördert werden soll, lautet: „*Prozessorientierte Umsetzung des Schmerzmanagements im Rahmen der postoperativen Versorgung bei einem Menschen mit akuten Schmerzen*“.

Vorbereitung des Simulationsszenarios

Die räumliche Vorbereitung wurde bereits unter den „Rahmenbedingungen für die Simulation“

Tab. 7.3 Förderung der beruflichen Handlungskompetenz

Kompetenzbereich	Konkrete zu fördernde Kompetenzen
Fachkompetenz	Die lernende Person • differenziert zwischen akutem und chronischem Schmerz. • fragt den Patienten aktiv nach Schmerzen bzw. beobachtet und nimmt Veränderungen im Verhalten wahr. • zieht weitere relevante Informationen, wie die medizinische Diagnose oder schmerzrelevante Auswirkungen, zum Schmerzassessment hinzu. • erfasst die Schmerzlokalisation, -intensität und -dauer. • vermittelt zielgruppenspezifisch das schmerzmanagementbezogene Wissen und die dazu benötigten Methoden. • dokumentiert fachgerecht die Schmerzeinschätzung und stellt einen Verlaufsbericht für das gesamte Team sichtbar zur Verfügung.
Sozialkompetenz	Die lernende Person • nimmt Wünsche und Kritik während der Entwicklung und Überprüfung des individuellen Behandlungsplans des Patienten ernst und reagiert darauf adäquat. • beherrscht die Regeln der Gesprächsführung. • akzeptiert die Persönlichkeit und das individuelle Schmerzerleben des Patienten und zeigt ihm gegenüber Wertschätzung. • zeigt emphatisches Verhalten gegenüber dem Patienten durch eine aktive Einbindung in den Prozess des Schmerzmanagements. • nimmt konstruktive Kritik im Rahmen des Debriefings an und überträgt sie in Bezug auf Handlungsalternativen.
Selbstkompetenz	Die lernende Person • erkennt, dass die Schmerzwahrnehmung individuell und mehrdimensional erlebt wird. • zeigt sicheres Auftreten im Patientenkontakt. • bleibt in komplexen Situationen konzentriert und erkennt – auch im Debriefing – ihre Handlungsgrenzen. • zeigt Interesse durch Nachfragen nach aktiven Schmerzen. • nimmt die Wünsche des Patienten ernst und handelt nach seinen Bedürfnissen. • reflektiert ihr eigenes Handeln im Rahmen des Debriefings und erkennt Handlungsoptionen in Bezug auf die Umsetzung des Schmerzmanagements in den Arbeitsbereichen. • erkennt, dass eine positive Fehlerkultur im Rahmen der SBE einen hohen Erkenntnisgewinn schaffen kann.

Tab. 7.4 Zeitstruktur und Teilnehmende

Dauer des Briefings	05–10 Minuten
Dauer der Simulation	10–15 Minuten
Dauer des Debriefings	30–45 Minuten
Ggf. Auswertung im Plenum	30–45 Minuten
Teilnehmende	Schauspielperson als Patient oder Sprecher des Simulators, lernende Person als Pflegefachperson

(➤ Tab. 7.2) beschrieben. Eingebettet ist die Simulation wie folgt:

Abschließend erfolgt die Rollenbeschreibung für die Simulationsperson (bzw. auch für den Sprecher des Simulators).

Situationsbeschreibung

Rollenbeschreibung für den Patienten

Herr Michael Müller ist am 08.03.1967 in Osnabrück geboren. Dort hat er nach der Schule eine Ausbildung zum Tischler abgeschlossen. Er lernte seine Partnerin mit 22 Jahren während eines Kurzurlaubs in Berlin kennen und entschloss sich drei Jahre später, zu ihr nach Berlin zu ziehen. Wenig später heirateten sie und aus der Ehe ging ein Sohn hervor. Als dieser 18 Jahre alt war, ließ sich das Paar in beiderseitigem Interesse scheiden und sie blieben fortan gute Freunde. Michael Müller lebt inzwischen 30 Jahre in Berlin und arbeitet mit Freude am Beruf in einem kleinen Tischlerbetrieb.

Sein Sohn ist 20 Jahre alt, studiert Geologie und lebt bei der Ex-Frau von Herrn Müller. Er ist Herrn Müllers ganzer Stolz und es besteht ein gutes Verhältnis.

Herr Müller ist ein herzlicher, optimistischer und geduldiger Mensch, welcher seine eigenen Interessen und Bedürfnisse aber manchmal für andere zurückstellt, da er keine Umstände machen möchte. Er genießt die Wochenenden, an denen er Besuch von seinem Sohn oder von seinen wenigen engen Freunden bekommt. Er geht ein bis zwei Mal in der Woche schwimmen und ist seit seiner Jugend Mitglied im Bogenschützen-Verein. Durch den Sport versucht er, seine eher ungesunde Ernährung auszugleichen.

Er ist Raucher und hat eine leichte Neurodermitis, die ihn im Alltag aber nicht einschränkt.

Er ist noch nie selbst im Krankenhaus gewesen. Bisherige, relativ seltene, Schmerzerfahrungen ging er immer sehr pragmatisch an. Er versuchte zuerst Linderung durch nichtmedikamentöse Maßnahmen zu schaffen und nahm ganz selten nur rezeptfreie Arzneimittel gegen Schmerzen ein.

Zum Zeitpunkt der Simulation wird er zunehmend wacher und liegt sehr flach im Bett. Ein Kopfkissen liegt vor dem Bett und die Beine sind angewinkelt. Die Klingel ist ihm ebenfalls auf den Boden gefallen. Er ist noch an die Kurzinfusion mit dem Schmerzmittel angeschlossen, die aber seit einer halben Stunde durchgelaufen ist. Er hat mittelstarke Schmerzen (4/10 NRS), ist aber mehr darüber beunruhigt, dass ihm die Schulter weh tut. Er fragt sich, was „die im OP" mit ihm gemacht haben.

Durchführung der Simulation

Tab. 7.5 Geplante Durchführung der Simulation

Erwarteter Ablauf	Mögliche Abweichungen	Mögliche Hinweise
Die Pflegefachperson betritt das Zimmer des Patienten, desinfiziert sich die Hände und begrüßt diesen. Die Pflegefachperson stellt sich vor. Sie erkennt, dass der Patient ungünstig liegt und stellt das Kopfteil hoch.	Fehlende Kommunikation mit dem Patienten. Keine Händedesinfektion. Erkennt die ungünstige Positionierung des Patienten nicht.	Der Patient liegt im Bett und verzieht dabei etwas verängstigt und leicht schmerzverzerrt das Gesicht. Zudem ist das Bett ungünstig positioniert, der Oberkörper liegt zu flach. Ein Kissen ist aus dem Bett gefallen und die Klingel liegt auf dem Boden. Er hat die Füße angezogen und fragt sich, warum er Schulterschmerzen hat, wo er doch am Bauch operiert wurde.

Tab. 7.5 Geplante Durchführung der Simulation *(Forts.)*

Erwarteter Ablauf	Mögliche Abweichungen	Mögliche Hinweise
Die Pflegefachperson erkennt die Schmerzen des Patienten und wählt ein passendes Assessmentinstrument (NRS) zur Schmerzeinschätzung aus, anhand dessen die Schmerzintensität überprüft wird. Sie erkennt, dass diese etwas zu hoch ist und schaut in dem Schmerzverlaufsprotokoll aus dem OP nach der Bedarfsmedikation. Hierbei wird ihr deutlich, dass die reguläre Schmerzmedikation erst vor ca. einer halben Stunde durchgelaufen ist. Sie versucht deshalb zuerst, durch eine richtige Lagerung und das Gespräch den Patienten zu beruhigen und zu lagern. Sie informiert ihn darüber, dass die Schulterschmerzen durch die endoskopische OP entstehen können, dass sie aber in den nächsten Stunden weniger werden, wenn die Luft entwichen ist. Dabei nimmt sie ein neues Kissen für den Kopf und eins, um die Beine zu lagern. Das andere Kissen zieht sie ab.	Die Pflegefachperson erkennt die Schmerzen nicht bzw. geht nicht selbstständig auf die Schmerzen ein. Die Pflegefachperson führt kein Screening durch. Die Pflegefachperson wählt kein Assessmentinstrument.	Der Patient gibt Schmerzen in der Schulter und im Bauch an: NRS 4/10. Der Patient beugt sich zur Seite. Das Bett ist nicht korrekt eingestellt und die Positionierung muss angepasst werden. Hierauf kann ggf. der Patient hinweisen.
Die Pflegefachperson kontrolliert, nach einer erneuten Händedesinfektion die Pflaster und die Lage der Drainage.	Die Pflegefachperson kontrolliert die Wundverbände und die Lage der Drainage nicht von sich aus. Sie führt keine Händedesinfektion durch.	Die Pflaster und die Drainage sind unauffällig.
Der Patient hat Fragen bzgl. der Schmerzsituation. Diese werden von der Pflegefachperson beantwortet.	Die Pflegefachperson informiert nicht von sich aus und beantwortet mögliche Fragen des Patienten nicht.	Fragen des Patienten: „Warum habe ich denn auch Schmerzen in der Schulter? Ich wurde doch an der Galle operiert." Wenn diese Frage nicht adäquat beantwortet wird, kann der Patient nach einem Arzt fragen.
Die Pflegefachperson führt angemessene Maßnahmen zur Schmerzlinderung durch, u. a. eine bauchdeckenentspannende Lagerung. Sie erkundigt sich, ob die Schmerzintensität nachlässt. Nachdem dieses bejaht wurde, informiert sie den Patienten darüber, dass er trotzdem jederzeit Schmerzmittel bei Bedarf einfordern kann. Dabei informiert sie gleichzeitig über die zeitliche Gabe der Medikation und die Notwendigkeit, Schmerzspitzen zu vermeiden.	Die Pflegefachperson führt keine angemessenen Maßnahmen zur Schmerzlinderung durch. Die bauchdeckenentspannende Lagerung wird nicht durchgeführt. Informationen über die Notwendigkeit zur Vermeidung von Schmerzspitzen werden nicht gegeben.	Der Patient ist dankbar für die entspanntere Lagerung und fühlt sich gut informiert zu seiner Schmerzsituation. Der Patient lehnt erst mal eine weitere Schmerzmedikation ab Er äußert aber, dass er sich nochmal meldet, wenn die Schmerzen wieder zunehmen.
Die Pflegefachperson dokumentiert alle durchgeführten Maßnahmen.	Die Pflegefachperson dokumentiert nicht.	Die Dokumente liegen auf dem Tisch im Patientenzimmer.
Die Pflegefachperson informiert den Patienten darüber, dass die Klingel in Reichweite liegt und dass der Patient sich bei Schmerzen melden kann.	Die Klingel liegt nicht in Reichweite und die Pflegefachperson informiert den Patienten nicht.	

Tab. 7.5 Geplante Durchführung der Simulation *(Forts.)*

Erwarteter Ablauf	Mögliche Abweichungen	Mögliche Hinweise
Klares Ende: die Pflegefachperson verlässt nach erneuter Händedesinfektion das Patientenzimmer.	Die Pflegefachperson verlässt das Zimmer nicht. Die Situation muss von der Simulationstrainerin beendet werden.	Die Simulation ist automatisch nach Verlassen des Patientenzimmers beendet.

Debriefing der Situation

Das Debriefing erfolgt anhand des 3D-Modells nach Zigmont et al. (2011) und wird im Simulationsraum durchgeführt. Dabei werden in diesem Szenario nacheinander sowohl der Patient (siehe ➤ Tab. 7.6) als auch die Lernende (siehe ➤ Tab. 7.7) befragt, um ein umfassendes Bild der stattgefundenen pflegerischen Situation zu erhalten.

Es könnte von der Simulationstrainerin wie folgt eingeleitet werden: „Vielen Dank für Ihr Mitwirken an diesem Szenario. Wir starten nun mit dem Debriefing. Dazu sollten Sie jetzt noch in Ihren Rollen bleiben …“

Im Anschluss an das Gespräch mit dem Patienten erfolgt das Debriefing der Lernenden.

Auswertung der Simulation im Plenum

Nach der Umsetzung des Debriefings finden sich die Lernende aus der Simulation sowie die Beobachtenden der Kleingruppe im Seminarraum zusammen. Je nachdem, wie geübt die Auszubildenen in der Beobachtung sind und wie viel Zeit zur Verfügung steht, kann es sinnvoll sein, dass die Simulationsdurchführung erneut gezeigt wird. Zum einen hat die Lernende aus der Simulation die Möglichkeit, ihr Agieren aus einer anderen Perspektive wahrzunehmen. Zum anderen können die Beobachtenden nun gezielt den Beobachtungsbogen ausfüllen. (Siehe ➤ Abb. 7.4).

Tab. 7.6 Fragen für das Debriefing/Patientensicht

Phase des 3D-Modells	Dazugehörige Fragen
Defusing (Entschärfung)	• Wie fühlen Sie sich gerade? • Was ist Ihnen aus der Situation besonders hängen geblieben?
Discovering (Erkundung/Entdeckung)	• Fühlten Sie sich bei Ihrer Pflegefachperson gut aufgehoben? • Welches Verhalten hat dazu geführt? • Was war für Sie besonders herausfordernd?

Tab. 7.7 Fragen für das Debriefing/Lernende

Phase des 3D-Modells	Dazugehörige Fragen
Defusing (Entschärfung)	• Wie fühlen Sie sich gerade? • Was ist Ihnen aus der Simulation besonders hängen geblieben?
Discovering (Erkundung/Entdeckung)	• Was ist Ihnen Ihrer Meinung nach besonders gut gelungen? • Sind Sie zufrieden mit Ihren gewählten pflegerischen Maßnahmen? • Warum haben Sie sich für welche Pflegemaßnahme entschieden? • Wie ist es Ihnen damit ergangen? • Wo sehen Sie hier einen Bezug zum Expertenstandard „Schmerzmanagement in der Pflege"? • Was war für Sie der Schwerpunkt in der vorliegenden Situation? • Was hätten Sie in einem zweiten Durchlauf anders gemacht? • Was war für Sie eine besondere Herausforderung?
Deepening (Vertiefung)	• Was nehmen Sie aus der Simulation für Ihre berufliche Praxis mit? • Was lassen Sie hier?

Entsprechend der SimNAT Gesundheitsfachberufe e. V. (2022) Leitlinie dient die formative Evaluation dazu, die personale und professionelle Entwicklung der Teilnehmenden in Bezug auf die berufliche Handlungskompetenz zu fördern. Mit Bezug zu den zu fördernden Kompetenzen für diese Simulation kann abschließend überprüft werden, inwiefern diese auch von Seiten der Beobachtenden angebahnt werden konnten. Die Auswertung im Plenum kann von der Simulationstrainerin oder einer Lehrenden durchgeführt werden, die die Simulation ebenfalls beobachtet hat. Zu bedenken ist, dass eine Auswertung der Simulation weitere Zeit (ca. 45 Min.) in Anspruch nimmt, die im Vorfeld eingeplant werden muss, siehe ➤ Tab. 7.4.

Durch die Bearbeitung des Arbeitsauftrags zur Vorbereitung der Simulation (siehe ➤ Abb. 7.3) haben die Auszubildenden sich mit den theoretischen Grundlagen zurUmsetzung des postoperativen Schmerzmanagements bei akuten Schmerzen auseinandergesetzt. Die Evaluation der Simulation bezieht sich nun auf die Auswertung der Beobachtungskriterien und dahinterstehend auf die Umsetzung des Arbeitsauftrags zur Vorbereitung der Simulation.

Relevant ist, dass die Moderatorin auf die Einhaltung der Feedbackregeln achtet.

MERKE

Grundsätze zum Geben von Feedback (Folger und Klein 2016)

1. **Bereitschaft des Empfängers:** Geben Sie Feedback nur, wenn die Empfängerin bereit ist, es anzunehmen.
2. **Konkrete Beschreibungen:** Verwenden Sie spezifische Beispiele anstelle von allgemeinen Bewertungen.
3. **Ich-Form:** Formulieren Sie Ihr Feedback in der Ich-Form, um persönliche Perspektiven auszudrücken.
4. **Verhaltensalternativen:** Schlagen Sie konkrete Verhaltensalternativen vor, um Verbesserungen zu fördern.
5. **Positive Aspekte einbeziehen:** Berücksichtigen Sie auch positive Gefühle und Beobachtungen, nicht nur kritische Punkte.

Zunächst wird die Lernende um eine Evaluation gebeten.

MERKE

Fragen an die Lernende

- Wie geht es Ihnen nun nach der Simulation?
- Was ist Ihnen in Bezug auf das pflegerische Schmerzmanagement in der Simulation besonders deutlich geworden?

Es folgt dann die Evaluation durch die Beobachtenden.

MERKE

Fragen an die Beobachtenden

- Was hat Sie positiv beeindruckt im Rahmen der Simulation?
- Wie haben Sie die Kommunikation mit dem Patienten erfahren?
- Mit Bezug zu Ihrer Vorbereitung auf die Simulation und Ihre Beobachtung:
  - Welche Schmerzart lag hier vor?
  - Welche Prozessschritte des „Ablaufs des pflegerischen Schmerzmanagements" (DNQP 2020) wurden umgesetzt?
  - Wo sehen Sie noch Optimierungsbedarf?

Zum Abschluss der formativen Evaluation kann ein Feedback von allen Beteiligten eingeholt werden.

Weiterführende Literatur

Links für Feedbackmethoden:

- Staatsinstitut für Schulqualität und Bildungsforschung (ISB): https://www.schulentwicklung.isb.bayern.de/individualfeedback/durchfuehrung/materialien-zur-durchfuehrung/vorstellung-konkreter-feedbackmethoden/ (letzter Zugriff: 17.07.2025)
- Instrumente für die Qualitätsentwicklung und Selbstevaluation an Schulen (IQES) online: https://www.iqesonline.net/feedback/ (letzter Zugriff: 17.07.2025)
- Methodenkartei. Ein Kooperationsprojekt an den Universitäten Oldenburg und Vechta: https://www.methodenkartei.uni-oldenburg.de/hashtag/feedback/ (letzter Zugriff: 17.07.2025)

Erweiterung der Simulation für die Hochschullehre

Vor der Reform der Studiengänge an der FH Münster (2022 ff.) im Fachbereich Gesundheit war die Autorin als Lehrende in dem Modul „Schmerz und Schmerzmanagement" im Studiengang B. Sc. Pflege berufsbegleitend im 5. Semester (Schwermann 2014) sowie im Studiengang B. A. Berufspädagogik im Gesundheitswesen – Fachrichtung Pflege (B. A. BIG) im 3. Semester tätig. Die Studierenden beider Kohorten verfügen über einen Berufsabschluss in den Pflegeberufen und bringen häufig Berufserfahrung mit, bevor sie das Studium beginnen.

Um eine zielgruppenorientierte und kompetenzorientierte Prüfung anzubieten, wurde für beide Studiengangsgruppen eine Zusammenlegung mit unterschiedlichen Anforderungsprofilen entwickelt.

Prüfungsanforderungen für die Studierenden der Berufspädagogik

Da die B. A. BIG-Studierenden im 3. Semester sich bereits in einem anderen Modul mit den Grundlagen des simulationsbasierten Lehrens und Lernens vertiefend auseinandergesetzt haben, bekamen sie die die Aufgabe, in Kleingruppen von 4–5 Personen eine Simulation für eine vorgegebene Schmerzart und ein konkretes Setting vorzubereiten, um dieses dann im Skills Lab (FH MS-MDH 2024) mindestens zweimal für eine Studierende umzusetzen. Bewertet wurde ausschließlich das entwickelte Szenarioskript. Die Simulationen wurden konsequent von einer Simulationstrainerin aus dem Skills Lab Team oder der Prüferin begleitet.

INFO

Vorgaben zur Entwicklung einer Simulation für die B.A. BIG-Studierenden

- Akutes Schmerzerleben im Krankenhaus
- Chronisches Schmerzerleben im Krankenhaus
- Palliatives Schmerzerleben in der ambulanten Versorgung
- Schmerzerleben bei demenziell erkrankten Menschen im Alten- und Pflegeheim
- Schmerzerleben bei Kindern und Jugendlichen im Krankenhaus

Den B. A. BIG-Studierenden wurde als Dokumentenvorlage das Szenarioskript des Skills Lab Teams zur Verfügung gestellt. Sie bekamen die Aufgabe, für das ihnen zugeordnete Szenario eine Simulation auf der Grundlage einer Situationsbeschreibung vorzubereiten. Die Wissenschaftlichkeit der Szenarioentwicklung wurde durch konkrete Quellenbezüge der einzelnen zu fördernden Kompetenzen sowie in der erwarteten Ablaufbeschreibung der Simulation nachgewiesen. Die zu fördernden Kompetenzen mussten u. a. einen konkreten Bezug zum Expertenstandard „Schmerzmanagement in der Pflege" (DNQP 2020) herstellen.

Den Studierenden wurde des Weiteren empfohlen, eine klare Rollenverteilung für die Entwicklung und Umsetzung der Simulation innerhalb ihrer Kleingruppe festzulegen (> Abb. 7.6).

Es wurden demnach 5 Simulationen vorbereitet, die im Vorfeld der Umsetzung der Prüferin (und den begleitenden Simulationstrainerinnen aus dem Skills Lab Team) zur Verfügung gestellt wurde. Diese Gruppenleistung wurde von der Prüferin benotet. Wäre die Qualität der entwickelten Szenarien nicht gewährleistet gewesen, hätte die Prüferin rechtzeitig intervenieren können.

Die Ablaufplanung aller Simulationen, verteilt auf zwei Tage, wurde durch die Lehrende vorbereitet. Hierüber war den Studierenden mehrere Wochen vorher deutlich, an welchem Vor- oder Nachmittag sie ihre 2–3 Simulationen (in Abhängigkeit von der Kohortengröße des Studiengangs B. Sc. Pflege berufsbegleitend) umsetzen konnten. Da die beiden Kohorten im Studienverlauf keinen Kontakt miteinander hatten, waren Absprachen im Vorfeld zwischen den Studiengängen kaum möglich.

Begleitet durch eine Simulationstrainerin des Skills Lab Teams bereiteten die B. A. BIG-Studierenden zu

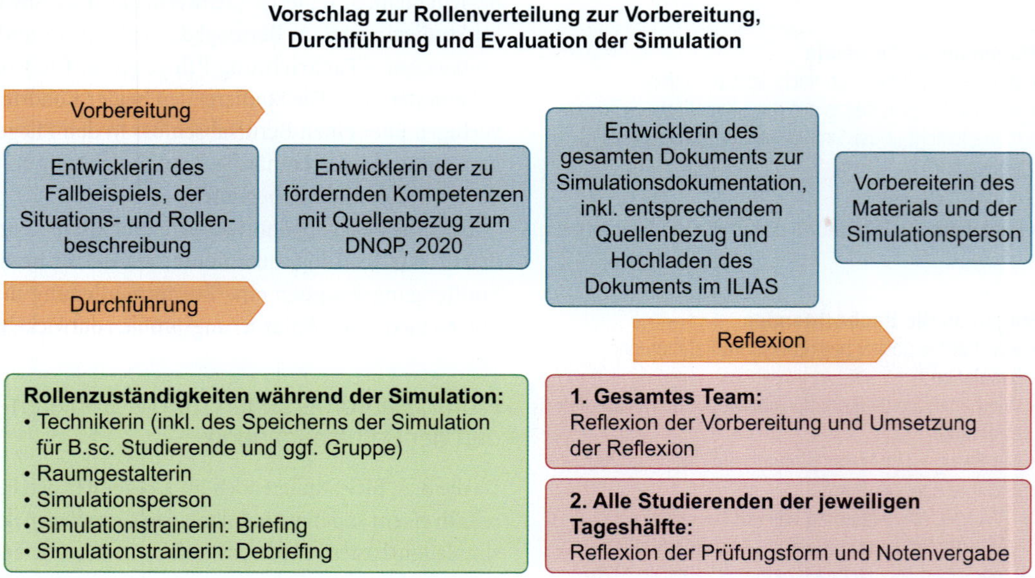

Abb. 7.6 Vorschlag zur Rollenverteilung der Studierenden [M1654/L143]

jeder Simulation die Räume und das Material vor, brachten die Simulationsperson in ihre Rolle, führten das (Pre-)Briefing der Studierenden aus dem Studiengang B. Sc. Pflege berufsbegleitend durch und übergaben die ausgedruckte Situationsbeschreibung. Danach wurde die Simulation umgesetzt und das Debriefing von ihnen geleitet. Im Rahmen des Debriefings waren die Studierenden dazu angehalten, dieses auf der Grundlage eines Modells durchzuführen und Bezug zu den geplanten zu fördernden Kompetenzen zu nehmen. Die Durchführung der Simulation und das Debriefing wurden gefilmt und auf einem von der Lernenden mitgebrachten USB-Datenstick gespeichert. Nach der Umsetzung der Simulation evaluierten die Studierenden diese mit der jeweiligen Simulationstrainerin des Skills Lab Teams. Am Ende eines Vor- oder Nachmittags erfolgte mit der Prüferin eine Evaluation der Prüfungsumsetzung. Abschließend wurde in Einzelgesprächen die Note übermittelt.

Prüfungsanforderungen für die Studierenden B. Sc. Pflege

Zum Abschluss des Teilmoduls „Schmerz- und Schmerzmanagement “ erhielten die Studierenden eine kurze Einführung in das simulationsbasierte Lehren und Lernen. Des Weiteren bekamen sie eine Führung durch das Skills Lab, damit sie psychologische Sicherheit erfahren und ihnen die Sorge vor einer Simulation genommen werden konnte. Sie wurden hierbei auch über den geplanten Ablauf am Prüfungstag informiert. Das bedeutete, dass sie bereits mehrere Wochen vorher erfuhren, zu welcher Schmerzart und in welchem Setting die Simulation für sie angeboten wird. Hierdurch bekamen sie die Möglichkeit, die theoretischen Grundlagen zur Umsetzung des Schmerzmanagements zielgruppenorientiert vorzubereiten. Zum Prüfungstermin wurden sie von der Prüferin herzlich empfangen und erhielten die Möglichkeit, sich Arbeitsschutzkleidung anzuziehen. Danach übergab die Prüferin die weitere Verantwortung an die B. A. BIG-Studierenden, die die Simulation vorbereitet haben. Da die Simulation meist von Studierenden ähnlichen Alters und beruflichen Hintergrunds durchgeführt wurde, konnten letzte Unsicherheiten schnell ausgeräumt werden. Es erfolgte dann gemeinsam die Umsetzung der Simulation. Der Studierenden wurde abschließend der Datenstick mit der aufgezeichneten Simulation übergeben. Die Prüferin stand für Rückfragen wieder zur Verfügung und verabschiedete die Studierende, damit sie sich in Ruhe umziehen konnte.

Im Rahmen der zu erbringenden Prüfungsleistung wurde nicht die Umsetzung des pflegerischen Schmerzmanagements im Skills Lab, sondern eine geleitete Reflexion derselbigen mit Bezug zum Expertenstandard Schmerzmanagement in der Pflege (DNQP 2020) bewertet. Den Studierenden lagen das Dokument mit der Situationsbeschreibung und die Aufnahme ihrer Simulation sowie des Debriefings vor. Auf dieser Grundlage konnten sie die Reflexion anhand der durch die Prüferin vorgegebenen Kriterien durchführen (➤ Abb. 7.8).

Fazit zur Umsetzung der Prüfungsleistungen

Es hat viel Freude gemacht, beide Prüfungsleistungen vorzubereiten, zu begleiten und abschließend zu bewerten. Insbesondere im Skills Lab war an beiden Simulationstagen eine besondere Stimmung. Durch eine im Skills Lab Team gemeinsam entwickelte Ablaufplanung konnten sich alle Beteiligten orientieren, zu welchem Zeitpunkt wer in welcher Simulation zu agieren hatte. Die Studierenden aus beiden Kohorten waren etwas nervös, konnten dies aber durch die aktive Einbindung in die Simulation schnell bewältigen. Sie zeigten alle ein sehr großes Engagement. Die B. A. BIG-Studierenden hatten zudem Freude daran, ihre jeweiligen Räume und Simulationspersonen kreativ vorzubereiten.
In den Reflexionen zu den Simulationen wurde von allen Studierenden auch über mehrere Jahre hinweg hervorgehoben, dass sie einen großen Lernzuwachs erfuhren in Bezug auf die pflegewissenschaftlichen Grundlagen zum Schmerzmanagement, aber auch auf das simulationsbasierte Lehren und Lernen. Auch konnte ihre Selbstwirksamkeit gestärkt werden. Zum einen durch das selbstständige Planen und Umsetzen einer Simulation und dem anschließend als positiv erfahrenen Feedback der Prüferin. Zum anderen durch das Debriefing, in dem viele Studierende aus dem Studiengang B. Sc. Pflege in Bezug auf ihr Expertinnenhandeln bestärkt wurden.

Herausfordernd aus der Perspektive des Skills Lab Teams sowie der Prüferin ist der hohe organisatorische und personale Einsatz gewesen. Die Kohorten im Studiengang B. Sc. Pflege bestehen aus 15–20 Stu-

Ablauf Ihrer Simulation zum Schmerzmanagement im Skills Lab

- Anfang Januar … werden Sie erfahren, welchem Thema Sie zu welcher Uhrzeit zugeordnet werden.
- Sie kommen dann in das Skills Lab im Zentrum für praktisches Lehren und Lernen (ZpLL) und erfahren, wo Sie von der Vorbereitungsgruppe in die Simulation eingeführt werden, das ist das **Briefing**. Hier informieren die Studierenden des Studiengangs B.A. BIG Sie dann, welche Situation Sie in Folge vorfinden werden (Setting/Pflegeempfängerin/Diagnose und Vorgeschichte).
- Sie gehen dann in die **Simulation**, erkennen die Situation und agieren fachgerecht und auf der Grundlage des Expertenstandards (DNQP 2020) und nach Bedarf der Patientin/Bewohnerin oder des Gastes. *Dies kann sein, dass die Betroffene ein Schmerzerleben darstellt, eine Information oder Anleitung benötigt oder Sie ein zielgruppenorientiertes Assessment durchführen müssen etc.*
- Nach Beendigung der Simulation durch die Vorbereitungsgruppe erfolgt dann eine Reflexion der Simulation, das ist das **Debriefing**. Hier werden Ihnen von einer Studierenden/einem Studierenden Fragen zu Ihrem Agieren und Erleben im Rahmen der Simulation gestellt. Diese können Sie frei beantworten.
- Danach ist die Simulation beendet und Sie reflektieren diese schriftlich bis zum Abgabedatum der Prüfungsleistung.

Abb. 7.7 Information an die Studierenden zum Ablauf ihrer Simulation [M1654/L143]

Reflexion einer Simulation zum Schmerzmanagement im Skills Lab

Gliederung der Prüfungsleistung, es wird nur die schriftliche Ausarbeitung bewertet

- Einführung/Darstellung der Situation
  Zusammenfassung der Inhalte aus dem Briefing und der Simulation
- Analyse des Pflegebedarfs und der Umsetzung mit Bezug zum Expertenstandard (DNQP 2020)
- Kritische Reflexion in Bezug auf das eigene fachliche Agieren im Rahmen der Simulation
  Herstellen von Bezügen zur Simulation und dem Debriefing
- Individuelles Erleben im Rahmen der Simulation
  - *Wie haben Sie sich gefühlt?*
  - *Was hat Sie gestärkt?*
  - *Was erlebten Sie als herausfordernd?*
  - *Was haben Sie ggf. nicht verstanden?*
  - *Wo sind Sie an Grenzen gestoßen?*
- Fazit
- Literaturverzeichnis

Abb. 7.8 Reflexionsfragen für die Prüfungsleistung [M1654/L143]

dierenden. Das bedeutet, dass genauso viele Simulationen koordiniert werden müssen, bei denen jeweils eine Simulationstrainerin und eine Prüferin anwesend sind. Dieser Aufwand hat sich aber gelohnt, da durch diese Prüfungsform insgesamt 40–50 Teilmodulprüfungen umgesetzt werden konnten. Die Autorin hat für die Module eine Kollegin in die Seminar- und Prüfungsumsetzung integriert, sodass die Verantwortung gut verteilt werden konnte.

LITERATUR

AWMF online (Hrsg.). Behandlung akuter perioperativer und posttraumatischer Schmerzen. AWMF-Register Nr. 001/025 Klasse: S. 2021. Verfügbar unter: https://register.awmf.org/assets/guidelines/001-025l_S3_Behandlung-akuter-perioperativer-posttraumatischer-Schmerzen_2022-11.pdf (letzter Zugriff: 29.9.2024)

Fachkommission nach § 53 Pflegeberufegesetz Rahmenpläne der Fachkommissionnach § 53 PflBG. Rahmenlehrpläne für den theoretischen und praktischen Unterricht. Rahmenausbildungspläne für die praktische Ausbildung. 2020. Verfügbar unter: https://www.bibb.de/dienst/publikationen/de/16560 (letzter Zugriff: 23.10.2024)

FH MS-MDH. Simulationsbasiertes Lernen im Skills Lab. 2024. Verfügbar unter: https://www.fh-muenster.de/de/mdh/zpll/startseite-skills-lab (letzter Zugriff: 23.10.2024)

Deutsches Netzwerk für Qualitätsentwicklung in der Pflege (DNQP) (Hrsg.). Expertenstandard Schmerzmanagement in der Pflege – Aktualisierung 2020. Schriftenreihe des Deutschen Netzwerks für Qualitätsentwicklung in der Pflege: Osnabrück, 2020.

Folger K., Klein R. Feedback – Wie geht das und was muss ich beachten? 2016. Verfügbar unter: https://wb-web.de/material/interaktion/feedback-wie-geht-das-und-was-muss-ich-beachten.xml (letzter Zugriff: 19.10.2024)

Kultusminister Konferenz (KMK). Handreichung für die Erarbeitung von Rahmenlehrplänen der Kultusministerkonferenz für den berufsbezogenen Unterricht in der Berufsschule und ihre Abstimmung mit Ausbildungsordnungen des Bundes für anerkannte Ausbildungsberufe. Berlin: Sekretariat der Kultusministerkonferenz Referat Berufliche Bildung, Weiterbildung und Sport, 2021.

SimNAT Gesundheitsfachberufe e.V. (Hrsg.). Simulation als Lehr-Lernmethode – Vollständige Überarbeitung der SimNAT Pflege e.V. Leitlinie 2020. Verfügbar unter: https://www.simnat.de/de/simnat/visionen/ (letzter Zugriff: 23.7.2025), 2024

Schröppel H. (2021). Theoretische Grundlagen zur Methode. In Kerres A., Wissing C., Wershofen B. (Hrsg.). Skillslab in Pflege und Gesundheitsfachberufen Intra- und interprofessionelle Lehrformate. Berlin: Springer-Verlag, 2021. S. 13–34.

Schwermann M. Schmerz- und Schmerzmanagement. In: Fachhochschule Münster, Fachbereich Gesundheit (Hrsg.). Grundlagen der Pflege B. Ethik und professionelle Entwicklung in der Pflege. Schmerz- und Schmerzmanagement. Studienbrief 5. Fachhochschule Münster, 2014. S. B1–B90.

Städeli C., Grassi A., Rhiner K., Obris, W. Kompetenzorientiert unterrichten – das AVIVA-Modell: fünf Phasen guten Unterrichts. 2. A. hep der Bildungsverl, 2013.

Zigmont JJ, Kappus LJ; Sudikoff SN. The 3D model of Debriefing: Defusing, Discovering, and Deepening. In: Seminars in perinatology. 2011;35(2): 52–58.

7.1.2 Erfahrungen mit Gewalt

Hannah Blumenröhr

Situationsbeschreibung

Am Montagmorgen um 7:00 Uhr beginnt der Frühdienst auf der gastroenterologischen Station. Sie betreuen die zu pflegende Person Herr/Frau Wolf (29 Jahre alt), die am Vortag aufgrund von abdominellen Schmerzen bei bekanntem Morbus Crohn aufgenommen wurde. Es ist der erste stationäre Aufenthalt der zu pflegenden Person seit der Diagnose.

Für heute Nachmittag ist nach Abruf eine Koloskopie in der Endoskopie geplant, wobei die genaue Uhrzeit nur geschätzt werden kann (etwa gegen 14 Uhr). Die zu pflegende Person muss dafür vorbereitet werden. Bei der Übergabe vom Nachtdienst erfahren Sie, dass sowohl der Spätals auch der Nachtdienst aufgrund eines schlechten Personalschlüssels, vieler Krankheitsfälle und zahlreicher stark pflegebedürftiger Patientinnen und Patienten auf der Station sehr überlastet war und kaum Zeit hatte, um alle Patientinnen zufriedenstellend zu versorgen. Herr/Frau Wolf hat des Weiteren in der Nacht sehr unruhig geschlafen und äußerte gegen 00:30 Uhr zunehmende Schmerzen. Allerdings wurde bei einer späteren Sichtung durch den Nachtdienst festgestellt, dass die zu pflegende Person wieder schlief. Dementsprechend wurde keine Schmerzmedikation verabreicht, um ein Aufwachen zu vermeiden.

Ihr Auftrag besteht darin, der zu pflegenden Person eine Abführmittellösung zu bringen und sie zur Einnahme aufzufordern, um die Vorbereitung für die Koloskopie sicherzustellen. Sie wissen, dass das Einnehmen des Abführmittels maßgeblich für die Durchführung der Koloskopie ist. Sie betreten nun nach der Übergabe das Zimmer der zu pflegenden Person und interagieren mit ihr.

Curriculare Verortung

Um Auszubildende zu Pflegefachpersonen auf Aggressionen und Gewalt im pflegerischen Alltag vorzubereiten, werden in Anlehnung an Anlage 1 – Kompetenzbereich 3 der Pflegeausbildungs- und Prüfungsverordnung (PflAPrV), am Anfang des zweiten Ausbildungsjahres die theoretischen Grundlagen zur Entstehung von Aggressionen und Gewalt vorgestellt. Dabei wird die Thematik der Machtverhältnisse zwischen Pflegenden und zu pflegender Personen behandelt und mit den Auszubildenden Maßnahmen zur Prävention von Gewaltsituationen erarbeitet. Curricular kann an dieser Stelle eine Verknüpfung von theoretischer Grundlagenvermittlung und einer szenariobasierten Simulation etabliert werden, um die Auszubildenden bestmöglich auf die Erfordernisse und potenziellen Gefahren von Gewaltsituationen vorzubereiten.
Die Lernsituation kann curricular in Lernfeld 10 „Individuelle Pflegeprozesse zur Unterstützung von Lebensqualität sowie seelischer und körperlicher Gesundheit in der stationären Langzeitpflege strukturieren und umsetzen“ verortet und somit dem zweiten Ausbildungsjahr zugeordnet werden. Die gesetzlich festgelegten Kompetenzen lassen sich der Anlage 1 der Pflegeausbildungs- und Prüfungsverordnung (PflAPrV) entnehmen. In Anlage 1 der PflAPrV wird in Kompetenzbereich III („Intra- und interprofessionales Handeln in unterschiedlichen systemischen Kontexten verantwortlich gestalten und mitgestalten“) die für die szenariobasierte Simulation zugrunde liegende Kompetenz „Die Auszubildenden nehmen interprofessionelle Konflikte und Gewaltphänomene in der Pflegeeinrichtung wahr und verfügen über grundlegendes Wissen zu Ursachen, Deutungen und Handhabung“ aufgeführt. Im dritten Ausbildungsjahr wird die Thematik der Deeskalation im Sinne eines spiralförmigen Curriculums erneut aufgegriffen. Somit können die angebahnten Kompetenzen der Simulation an diesem Punkt der Ausbildung vertieft und ausgebaut werden.

Theoretische Hintergründe

Gewalt zeigt sich im Gesundheitswesen in vielseitigen Facetten und in unterschiedlichen Ausprägungen. Sie tritt auf in Form von verbalen Beschimpfungen und sexuellen Anzüglichkeiten bis hin zu tätlichen Angriffen und Sachbeschädigung. Diesen Belastungen sind Mitarbeitende des Gesundheitswesens regelmäßig ausgesetzt. Die psychischen und physischen Herausforderungen können zu kurz- und langfristigen Beeinträchtigungen aller Beteiligten der Gewaltsituation führen. Begleitet und begünstigt werden diese Belastungen durch Zeitdruck, Personalmangel und andere zahlreiche Stressoren (Wesuls, Heinzmann und Brinker 2005; Kienzle, Kotschenreuther und Farnkopf 2020).

DEFINITION

Deeskalation
Unter Deeskalation versteht man jegliche Art von Interventionen, die erfolgreich verhindern, dass Gewalt und Aggressionen entstehen oder sich verschärfen, um seelische und körperliche Beeinträchtigungen bei allen Beteiligten auszuschließen. (Kienzle, Kotschenreuther und Farnkopf, 2020)

Ziel der Simulation ist es, theoretisch vorhandenes Wissen von Auszubildenden zur Pflegefachperson zu Gewalt und Deeskalation aufzugreifen und in einer praktischen, szenariobasierten Simulation zu vertiefen. Die Auszubildenden können so erste Kompetenzen erarbeiten, die ihnen helfen deeskalativ und sicher mit aggressiven Patientinnen umzugehen. Informationen zur Definition, Konzeption und Durchführung einer Simulation wurden den Healthcare Simulation Standards Of Best Practice der International Nursing Association for Clinical Simulation and Learning (INACSL a) 2021) entnommen.

Die Auszubildenden benötigen vor der Durchführung der Simulation einen theoretischen Input. Ob dies im Rahmen des Unterrichts oder einer Selbstlernaufgabe erfolgt, bleibt optional. In dem Arbeitsauftrag und/oder dem Unterricht können beispielhafte Inhalte aus Deeskalationsmodellen durch die Auszubildenden erarbeitet werden. Es folgt die Darstellung des exemplarischen Modells „ProDeMa®“ nach Wesuls, Heinzmann und Brinker (2005).

INFO

Das Professionelle Deeskalationsmanagement
Das Professionelle Deeskalationsmanagement (ProDeMa®) wurde im Jahr 2002 vom Psychologen Ralf Wesuls, Fachkrankenpfleger für Psychiatrie Thomas Heinzmann und Ludger Brinker von der Unfallkasse Baden-Württemberg entwickelt. ProDeMa® bietet einen klar strukturierten Leitfaden zum Umgang mit Gewaltphänomenen und verschiedenen Arten von Aggressionen in Berufen des Gesundheitswesens.

Anhand eines Sieben-Stufen-Modells zur Deeskalation soll ermöglicht werden, Aggressionen zu verstehen, zu bewerten und einzuschätzen, umzuwandeln sowie präventiv zu umgehen. (Wesuls, Heinzmann und Brinker 2005)

Deeskalationsstufe I Verhinderung der Entstehung der Gewalt und Aggressionen

Die erste Deeskalationsstufe zielt darauf ab, institutionelle Gegebenheiten, die möglicherweise zu Aggressionen und Gewaltsituationen führen, zu identifizieren und zu reduzieren. Festgefahrene Regeln im Stationsablauf und veraltete Konzepte werden bei unregelmäßiger Evaluation der Rahmenbedingungen zu potenziellen Risiken für die Entstehung von Aggressionen.

Deeskalationsstufe II Veränderung der Sichtweisen und Interpretationen aggressiver Verhaltensweisen

Während der zweiten Deeskalationsstufe wird die potenzielle Gefahrensituation durch innerliche, mentale Prozesse bewertet und eine professionelle Haltung zur Situation aufgebaut. Durch eine gezielte Reflektion der eigenen subjektiven Wahrnehmung kann die betroffene Person die eigenen Gefühle bewusst wahrnehmen und aktiv beeinflussen. Dieser Eingriff in die Gefühlswelt erleichtert durch eine neutrale Bewertung der möglicherweise kritischen Situation den Erhalt der Selbstkontrolle. Das Verhalten des Mitarbeitenden spiegelt unter diesen Umständen eine professionelle Grundhaltung wider, die eine deeskalierende Wirkung auf die zu pflegenden Personen haben kann.

Deeskalationsstufe III Verständnis der Ursachen und Beweggründe aggressiver Verhaltensweisen

In der dritten Deeskalationsstufe geht es darum, den Auslöser des aggressiven Verhaltens zu identifizieren. Als mögliche Ursache kommen multiple Umstände und Beweggründe in Frage:

- Wut und Aggressionen können die Antwort auf eine Umgebung oder Situation sein, die bei der zu pflegenden Person aus verschiedenen Gründen Angst auslöst.
- Aggression kann aus Frust und Stress entstehen. Kommunikationsstörungen, Missverständnisse und fehlende Zuwendung von Seiten der Mitarbeitenden münden in Unzufriedenheit und Ärger der zu pflegenden Person und signalisieren ein gestörtes Verhältnis zueinander. Die eskalierende Person sieht keine andere Möglichkeit, als den Kontaktaufbau mittels aggressiven Verhaltens einzuleiten. Durch aktives Zuhören, Hinterfragen der möglichen Ursachen und eine offene, empathische Kommunikation ist es häufig möglich, die zu pflegende Person zu beruhigen und einen Austausch mit Raum für Lösungen möglich zu machen.
- Neben den kommunikativen und reflektiven Aspekten sollten auch die Umwelt und die verinnerlichten Bewältigungsmechanismen der Be-

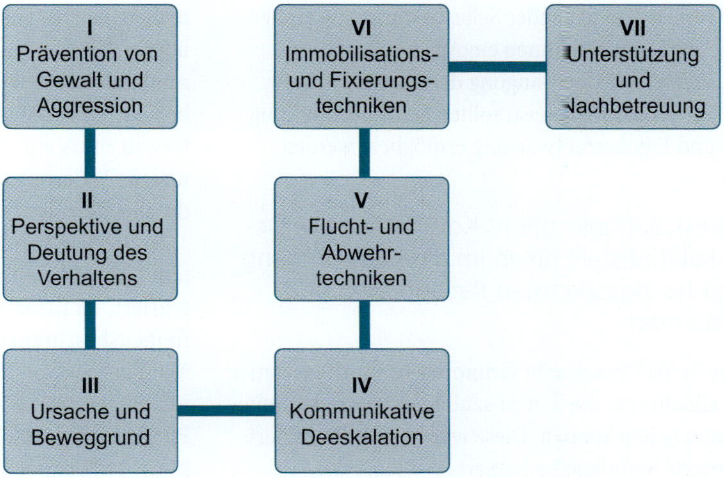

Abb. 7.9 Die 7 Stufen der Deeskalation in Anlehnung an Wesuls, Heinzmann und Brinker (2005) [M1655/L143]

troffenen begutachtet werden. Die Reduktion von Stressoren und das Erkennen von Überforderung kann Aggressionen präventiv entgegenwirken. Wenn pflegebedürftige Personen wiederholt aggressive Tendenzen aufweisen, stellt sich die Frage nach Copingstrategien. Es muss erörtert werden, ob ausreichend Möglichkeiten bekannt sind, um negative Emotionen zu kontrollieren und abzubauen. Maßnahmen wie Spaziergänge und Entspannungstechniken können helfen, die Situation zu entspannen, wenn keine konstruktiven Gespräche mehr möglich sind.
- Ungelöste Konflikte oder die nicht zufriedenstellende Lösung eines Streits stellen eine hohe Gefahr der Eskalation dar. Konflikte sollten in einer neutralen Umgebung ausgetragen werden und zu einem zufriedenstellenden Ergebnis aller Streitparteien führen. Der Streit sollte auf einer sachlichen Ebene ausgetragen werden, um die Beziehungsebene der Beteiligten nicht nachhaltig zu stören. In einem mit Aggressionen und Wut behafteten Konflikt will keine der beteiligten Parteien nachgeben. Fallbesprechungen, Pflegeplanungen und eine enge interdisziplinäre Zusammenarbeit können bei herausfordernden Patientinnen und Patienten von großem Nutzen sein. Gemeinsame Ideenfindungen zum Umgang mit kritischen Situationen und den zu pflegenden Personen, die Verbalisierung von Unsicherheiten und Ängsten sowie die Klärung von Verantwortungsbereichen können neue Perspektiven aufzeigen und alternative Methoden transparent machen.
- Krankheit geht oft mit dem Gefühl von Kontrollverlust und fehlender Selbstbestimmung einher. Aggressionen können ein Ausdruck von versuchter Wiedererlangung der Autonomie sein. Sofern es möglich ist, sollten Selbstbestimmung und Eigenverantwortung ermöglicht werden.

Deeskalationsstufe IV Kommunikative Deeskalationstechniken im direkten Umgang mit hochgespannten Patientinnen und Patienten

ProDeMa® beschreibt Grundregeln für deeskalative Maßnahmen, die den Auszubildenden in der Simulation helfen können. Diese wurden für die szenariobasierte Simulation adaptiert (➤ Tab. 7.8).

Deeskalationsstufe V Patientinnenschonende Abwehr und Fluchttechniken

Diese Techniken sind nur im äußersten Notfall einer (De-)Eskalation anzuwenden. Abwehrtechniken sind Methoden, die darauf abzielen, aggressive Handlungen einer Person abzuwehren, zu unterbrechen oder zu beenden. Maßnahmen können z. B. die räumliche Trennung zur gefährdenden Person oder das Offenhalten von Fluchtmöglichkeiten sein, aber auch körperliche Verteidigungstechniken zählen dazu. Sie sollen den Rückzug zur Mobilisation weiterer Hilfskräfte ermöglichen, die eigene körperliche Unversehrtheit gewährleisten und die Immobilisation der agitierten, gewalttätigen Person vorbereiten. Abwehrtechniken dürfen nur durch geschultes Personal vermittelt werden, denn von besonderer Wichtigkeit ist es, die aggressive Person einem minimalen Verletzungsrisiko auszusetzen. Die Mitarbeitenden können sich durch das Beherrschen von Abwehrtechniken mit einem erhöhten Gefühl von Sicherheit in eine Deeskalation begeben.

Deeskalationsstufe VI Schonende Immobilisations- und Fixierungstechniken

Die Fixierung einer Person stellt nach § 239 des Strafgesetzbuches eine Straftat dar, wenn die Bewegungsfreiheit eines Menschen ohne Einwilligung eingeschränkt wird. Fixiert werden darf nur, wenn ein Rechtfertigungsgrund, also eine akute Gefahr für Körper und Leben besteht (§ 34 StGB). Über Dauer und Legitimität muss ein Richter oder eine Richterin entscheiden. Es muss also eine unmittelbare Information über die Fixierung ans zuständige Amtsgericht übermittelt werden. Die Patientensicherheit und ein minimales Verletzungsrisiko für alle Beteiligten haben auch hier die höchste Priorität. Die aufgebrachte Gewalt muss auf ein Minimum beschränkt werden und die Fixierung sollte von gut geschultem Personal durchgeführt werden.

In der hier konzipierten szenariobasierten Simulation wurde die Deeskalationsstufe sechs nicht integriert, da theoretische und praktische Inhalte zu freiheitsbeschränkenden und freiheitsentziehenden Maßnahmen von Patientinnen in Anlehnung an die Rahmenlehrpläne NRW (Fachkommission nach § 53 Pflegeberufegesetz 2019) im dritten Ausbildungsjahr in CE 11 behandelt werden (CE 11 – Menschen mit

Tab. 7.8 Grundregeln für die kommunikative Deeskalation (in Anlehnung an Wesuls, Heinzmann und Brinker 2005)

Regel 1 Reaktion	Nimm Warnzeichen und negative Emotionen aktiv wahr und stets ernst.
Regel 2 Sicherheit	Schätze Gegebenheiten und Ressourcen ein. Evaluiere, ob die Situation ohne Hilfe weiterer Personen sicher entschärft werden kann.
Regel 3 Raum schaffen	Einen sicheren Rahmen schaffen und Schutz gewährleisten. Unbeteiligte Personen sollten die Situation verlassen.
Regel 4 Ruhe finden	Anspannung und Aufregung durch bewusste Atmung reduzieren. Eine ruhige Ausstrahlung kann eine besänftigende Wirkung ausüben.
Regel 5 Kontaktperson sein	Fühle dich zuständig. Die aggressive Person benötigt eine feste Kontaktperson.
Regel 6 Körpersprache und Stimme beherrschen	Halte genügend Abstand und eine einfache Körpersprache ein. Eine angespannte und dominante Körperhaltung kann bedrohend wirken und eine defensive Haltung verstärken. Achte auf eine ruhige, eher tiefe Stimmlage.
Regel 7 Augenkontakt	Halte kontinuierlich Augenkontakt – aber starre nicht. Der Augenkontakt sollte nicht aufdringlich wirken. Jedoch muss indirekt eine stetige Beobachtung stattfinden, um schnell auf mögliche Handgreiflichkeiten zu reagieren.
Regel 8 Konflikte vermeiden	Unterlasse Forderungen. Die Situation sollte nicht durch zusätzlichen Streit eskalieren. Im Notfall der gereizten Person im inhaltlichen Gesprächskontext zustimmen, um die Situation zu stabilisieren – auch wenn man anderer Meinung ist.
Regel 9 Abstand wahren	Fühle dich nicht persönlich angegriffen. Mache dir den beruflichen Kontext der Situation bewusst. Die aggressive Person versucht möglicherweise, sich selbst durch Beleidigungen zu schützen oder eine Eskalation der Situation durch verbale Angriffe hervorzurufen.
Regel 10 Die richtigen Worte finden	Kommuniziere neutral. Eine nicht bewertende Kommunikation sollte die Gefühle und das Befinden der aggressiven Person widerspiegeln. Schuldzuweisungen müssen unterlassen werden, um den positiven Kontakt aufrechtzuerhalten.
Regel 11 Authentizität	Sei authentisch. Eine einfühlsame, verständnisvolle und authentische Ausstrahlung ist maßgeblich für eine offene und produktive Kommunikation. Die angebotene Unterstützung muss ernst gemeint sein.
Regel 12 Wünsche und Emotionen	Suche aktiv Ursache und Auslöser. Welche unerfüllten Wünsche und/oder Emotionen haben zu diesem Verhalten geführt? Mache keine Annahmen! Aktives Nachfragen kann helfen, Beweggründe zu verstehen und die betroffene Person in ein lösungsorientiertes Gespräch zu verwickeln. Gib Raum und Zeit für Überlegungen und Antworten.

psychischen Gesundheitsproblemen und kognitiven Beeinträchtigungen personenzentriert und lebensweltbezogen unterstützen).

Deeskalationsstufe VII Nachbetreuung

Die Nachbetreuung umfasst die Unterstützung von Mitarbeitenden und Betreuung traumatisierter Personen sowie die Aufarbeitung von belastenden Ereignissen mit dem Ziel, langfristige negative Folgen zu verhindern.

Zu fördernde Kompetenzen

Die zu fördernden Kompetenzen sind an die oben genannten theoretischen Inhalte angelehnt (➤ Tab. 7.9).

Tab. 7.9 Zu fördernde Kompetenzen der Auszubildenden (in Anlehnung an Wesuls, Heinzmann und Brinker 2005)

Kompetenzbereiche	Konkrete zu fördernde Kompetenzen
Fachkompetenz	Die Auszubildenden • erläutern das ausgewählte Deeskalationsmodell. • benennen potenzielle Auslöser für aggressives Verhalten und Gewalt. • erläutern Maßnahmen zur Prävention von Gewalt.
Methodenkompetenz	Die Auszubildenden • handeln gemäß den Grundregeln für deeskalative Maßnahmen. • erkennen frühzeitig aggressives Verhalten, bewerten die Gefahrensituation in der Simulation und wählen die passende Deeskalationsstufe zum Umgang mit Aggressionen und Gewalt aus. • identifizieren in der Simulation Auslöser und Ursache der Aggression.
Sozialkompetenz	Die Auszubildenden • nehmen eine professionelle Grundhaltung gegenüber der Situation ein. • setzen gezielt verbale und nonverbale Kommunikation zur Beruhigung der zu pflegenden Person ein. • erkennen Ängste und Bedürfnisse der zu pflegenden Person, hören aktiv zu und reagieren behutsam und reflektiert.
Selbstkompetenz	Die Auszubildenden • erkennen überfordernde Situationen und holen sich Hilfe ein. • nehmen die eigene Haltung wahr, sind in der Lage diese zu reflektieren und der Situation anzupassen. • reflektieren das eigene Handeln und erkennen Fehler und/oder alternative Handlungsmöglichkeiten.

Rahmenbedingungen des Szenarios

Die szenariobasierte Simulation ist für eine teilnehmende Person ausgelegt. Die Gruppengröße der beobachtenden Personen kann variieren, sollte jedoch so gewählt sein, dass ein intensiver Austausch im vorgegebenen Zeitrahmen ermöglicht wird. Sollte der Ausbildungskurs am Veranstaltungstag in zwei oder mehr Gruppen aufgeteilt werden, kann die Grupppeneinteilung im Vorhinein von den Auszubildenden selbstständig durchgeführt werden, um die psychologische Sicherheit der Teilnehmenden zu stärken.

Das szenariobasierte Simulationstraining wird frühzeitig vorbereitet. Dazu gehört die Festlegung der Sitzordnung sowie die Überprüfung aller Materialien auf Aktualität und Vollständigkeit. Die Technik in den Seminar-, Szenarien- und Regieräumen muss eingeschaltet und auf ihre Funktionalität geprüft werden.

Zu Beginn wird eine Begrüßung ausgesprochen, gefolgt von der Klärung der Anrede („Du" oder „Sie"). Im Anschluss sollte die Bedeutung einer sicheren Lernumgebung betont werden, wobei der respektvolle Umgang miteinander hervorgehoben wird. Dabei wird auch auf individuelle Wünsche und Ängste eingegangen, um ein geschütztes Umfeld fürallle Beteiligten zu schaffen. Anschließend erfolgt der Einstieg in die Thematik, indem kurz erläutert wird, worum es geht. Der Ablauf des Trainings wird kurz vorgestellt (bestehend aus Briefing, Szenario und Debriefing), um Transparenz zu schaffen.

Um erfassbare Verhältnisse des Trainingsablaufs zu schaffen und die Teilnehmenden auf die Lernsituation einstimmen zu können, muss vor der szenariobasierten Simulation eine Vorbesprechung – **das Prebriefing** – stattfinden. Im Prebriefing werden die zu fördernden Kompetenzen und der zeitliche sowie inhaltliche Ablauf der szenariobasierten Simulation erläutert. Des Weiteren werden die Rollenverhältnisse innerhalb des Trainings erklärt. Den Teilnehmenden wird das Prinzip der trainierenden Personen als Lernbegleiterin nahegebracht, um gegebenenfalls bestehenden Ängsten vor einer Leistungsbewertung vorzubeugen und eine Vertrauenskulturzu etablieren. Des Weiteren werden im Prebriefing die Erwartungen der Veranstaltungsverantwortlichen an die Teilnehmenden dargelegt. Es wird erläutert, dass eine aktive Mitarbeit, Reflexion und Analyse der beteiligten und beobachtenden Personen von höchster Relevanz für eine förderliche und gewinnbringende Nachbesprechung der szenariobasierten Simulation ist. Im Prebriefing sollte zudem eine Einweisung in die simulationsbasierte Lernumgebung erfolgen, um die Teilnehmenden optimal auf die Lernerfahrung vorbereiten zu können. Schließlich wird die Reihenfolge der Teilnehmenden für das Szenario festgelegt und zum Abschluss Raum für offene Fragen oder die Äußerung von Bedenken gegeben. (INACSL c) 2021; Zigmont, Kappus und Sudikoff 2011)

Nach dem Prebriefing folgt **das Briefing** des Plenums und der im Szenario aktiven teilnehmenden Person. Dies beinhaltet einen Überblick über den Fall, einschließlich des Namens und der Diagnose der zu pflegenden Person sowie des Arbeitsauftrags. Anschließend wird die aktive Person vor den Szenarienraum begleitet, wo sie zusätzliche Informationen, wie die Übergabe des Nachtdienstes an den Frühdienst sowie die benötigten Pflegeutensilien, erhält. An diesem Punkt können noch letzte offene Fragen und Gedanken geklärt werden.

Nachdem die Simulationsperson über den Start des Szenarios informiert wurde, beginnt die teilnehmende Person das Szenario, indem der Szenarienraum betreten wird. Während des Szenarios beobachtet die restliche Gruppe von Teilnehmenden im Seminarraum das Geschehen, während die Simulation im Regieraum von der trainierenden Person mitverfolgt und bei Bedarf gesteuert wird. Sie steuert die erforderliche Technik, notiert Beobachtungen und Schlüsselmomente (ggf. auf dem vorhandenen Szenarienskript) und kann bei großen Abweichungen vom erwarteten Handlungsablauf durch technische Cues Unterstützung leisten. Cues werden im Voraus bei der Erstellung des Szenarienskript festgelegt und ermöglichen eine schnelle Reaktion innerhalb der Simulation. Die Hinweise können zum einen über die Regiestimme gegeben werden und zum anderen durch die Simulationsperson selbst geäußert werden. Des Weiteren ist es möglich, dass eine trainierende Person als dritte Person an der Simulation teilnimmt, um Unterstützung zu leisten. Diese Möglichkeiten sollten der teilnehmenden Person bekannt und im Vorfeld besprochen sein, um eine Verwirrung, welche die Realitätsnähe reduziert, zu vermeiden.

Sobald die aktiv teilnehmende Person den Szenarienraum verlässt, gilt das Szenario als beendet. Die teilnehmende Person wird vor der Tür von der trainierenden Person in Empfang genommen, um erste Stimmungen und Bedarfe einzuschätzen und wahrzunehmen. Sollte eine starke psychische Erregung bei der teilnehmenden Person zu bemerken sein, kann so frühzeitig interveniert werden. Durch das Geben von Zeit, das Durchführen von Atemübungen oder das Anleiten zum aktiven Ausschütteln des Körpers, kann die Trainerin dazu beitragen, dass die teilnehmende Person Distanz zum Szenario gewinnt und einen klaren Kopf für die anschließende Nachbesprechung hat. Wenn die teilnehmende Person sich bereit fühlt, wird sie anschließend zurück zum Seminarraum begleitet.

Angaben zum Simulationsszenario

Das Szenario beschreibt eine zu pflegende Person, die jegliche pflegerischen Handlungen verbal aggressiv und nonverbal bedrohend ablehnt. Ursachen dieser Verweigerung sind Frust und Ärger über die mangelhafte Kommunikation des ärztlichen und pflegerischen Personals sowie Ängste in Bezug auf das bestehende chronische Krankheitsbild. Übergeordnete **Ziele** neben den zu fördernden Kompetenzen der Auszubildenden im Szenario sind in ➤ Abb. 7.10 dargestellt.

Räumlich bzw. örtlich wird die szenariobasierte Simulation in einem klinischen Kontext dargestellt. Unter Zuhilfenahme verschiedener Materialien (z. B. Patientenbett, Nachtschrank etc.) sollte ein klinisches Patientenzimmer dargestellt werden. Da Gewalt und Aggressionen jedoch auch in anderen Bereichen der

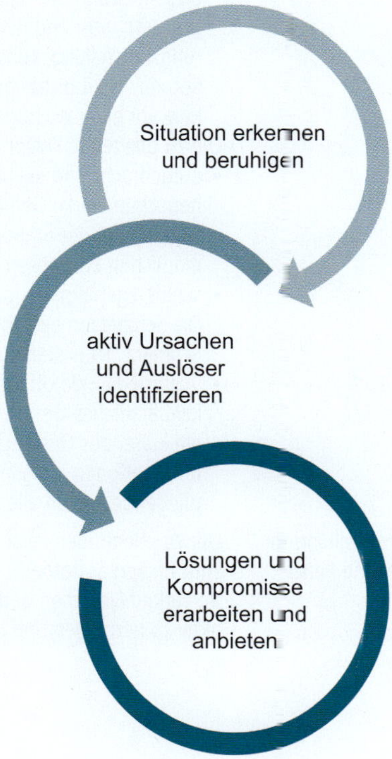

Abb. 7.10 Primärziele der Simulation [M1655/L143]

Tab. 7.10 Simulationsbeschreibung

Dauer des Prebriefings und Briefings	05–10 Minuten
Dauer der Simulation	10–15 Minuten
Dauer des Debriefings	30–40 Minuten
Teilnehmende	Schauspielperson als Patientin, Auszubildende im zweiten Lehrjahr
Setting	Patientinnenzimmer im Krankenhaus
Benötigtes Material	• OP-Hemd Erwachsene • Arbeitskleidung • Flasche mit Aufdruck: „Abführmittel" • Wasserglas
Klarer Anfang	Die auszubildende Person betritt nach der Übergabe des Nachtdienstes das Patientinnenzimmer
Klares Ende	Die auszubildende Person verlässt das Patientinnenzimmer
Rollenbeschreibung der zu pflegenden Person	• Herr oder Frau Wolf (je nach Simulationsperson variabel) ist am 21. August 1995 in Oldenburg als ältestes von zwei Kindern geboren. Die Familie der zu pflegenden Person lebt noch in Oldenburg, Herr/Frau Wolf selbst seit dem Beginn des Studiums vor 7 Jahren in Münster. Er/Sie befindet sich zurzeit in keiner Beziehung. Die Nationalität ist je nach Simulationsperson variabel. • Die zu pflegende Person ist ein sportlicher, offener und freundlicher Mensch, der in seiner Freizeit rudert und sich täglich mit Freundinnen trifft. Sie lebt allein in einer 1,5-Zimmer Wohnung im Herzen der Stadt und studiert aktuell im Masterstudiengang Bauingenieurwesen. • Die Erstdiagnose Morbus Crohn hat die zu pflegende Person vor 2 Jahren erhalten. Die Erkrankung konnte bisher durch eine Ernährungsumstellung gut kompensiert werden. Aus diesem Grund haben die abdominellen Schmerzen eine große Angst in ihr ausgelöst. Ihr ist bewusst, was langfristig auf sie zukommen kann (künstlicher Darmausgang, erneute Ernährungsumstellung, künstliche Ernährung, …) und die zu pflegende Person hat Bedenken und Sorgen, ihren bisherigen, aktiven Lebensstil nicht weiterführen zu können. Zudem steht sie kurz vor einer wichtigen Prüfungsphase des Studiums und somit unter zusätzlichem Druck. Die zu pflegende Person zeigt sich in der Simulation • aufgebracht und unzufrieden, was sich in einer abwehrenden Körperhaltung äußert. Es herrschen starke Gefühle von Wut und Ärger über die ihrer Ansicht nach unzureichende Betreuung auf der Station, gepaart mit Angst vor der bevorstehenden Untersuchung und deren möglichen Prognosen. • schmerzgeplagt, da in der Nacht die gewünschte Bedarfsmedikation nicht gebracht wurde. Die Schmerzen bestehen weiterhin und lassen sich auf einer Schmerzskala (0 = kein Schmerz, 10 = stärkster Schmerz) bei 4–5 einordnen. • unzufrieden, da offene Fragen bestehen. Am Vortag hat trotz mehrmaligen Nachfragens kein ärztliches Gespräch stattgefunden und die zuständige Pflegekraft hatte keine Zeit für ein klärendes Gespräch. Die Person wartet auf den Abruf zur Koloskopie, hat jedoch keine Informationen zur genauen Uhrzeit erhalten. Bis ein ärztliches Gespräch erfolgt, lehnt die zu pflegende Person alle weiteren Maßnahmen ab.
Aufgabenstellung für die lernende Person	Der zu pflegenden Person Abführmittellösung zur Koloskopie-Vorbereitung bringen und sie zum Trinken auffordern. Im Verlauf Ursachen und Auslöser der Aggressionen erkennen und verbal intervenieren, um sie aktiv zu beruhigen und die Compliance der zu pflegenden Person zu fördern.

Pflege vorkommen (z. B. Langzeitpflegeeinrichtungen und in häuslicher Umgebung im ambulanten Pflegebereich), ist es wichtig, im Debriefing der Auszubildenden einen Transfer des Erlernten zu anderen Pflegesettings herzustellen.

Zur Simulationsperson

Die sogenannte physische Fidelity umfasst Umstände, die sich unter anderem auf die Simulationsperson und das Arbeitsumfeld beziehen (INACSL b) 2021). Gewalt und Aggressionen können durch einen Patientensimulator nicht realistisch dargestellt werden. Eine ausgeprägte Realitätsnähe wird jedoch durch eine hohe Fidelity erreicht. Wenn es um die Vermittlung nicht technischer Fähigkeiten geht (in diesem Falle Kommunikation und Deeskalation), kann eine solche Realitätsnähe nur durch eine Simulationsperson erreicht werden. Vor Beginn der szenariobasierten Simulation ist somit ein intensives Briefing der Simulationsperson nötig. Dieses findet am Tag des Trainings vor Beginn des Prebriefing statt. Die Simulationsperson erhält eine Rollenbeschreibung der darzustellenden Person und weitere relevante Informationen (z. B. Art der Pflegehandlung und nicht erwünschte Verhaltensweisen der Teilnehmenden). Sollte die Simulationsperson im Szenario besondere Kleidung wie z. B. ein Patientenhemd oder eine Jogginghose tragen, so ist ihr dies frühzeitig mitzuteilen und/oder zur Verfügung zu stellen. Psychisch und physisch herausfordernde Schauspielrollen können die Simulationsperson zusätzlich belasten. Nach dem Einsatz muss daher ein adäquates Debriefing der Simulationsperson erfolgen, um eine professionelle Distanz zur Rolle wahren zu können und psychische Belastungen zu vermeiden. (Pierre und Breuer 2018)

Durchführung der Simulation

Tab. 7.11 Simulationsdurchführung

Erwarteter Ablauf	Antizipierte Abweichung	Hinweise
Die teilnehmende Person betritt das Patientinnenzimmer und desinfiziert sich die Hände. Im Anschluss begrüßt sie die zu pflegende Person und stellt sich vor.	Die teilnehmende Person stellt sich nicht oder unvollständig (ohne z. B. Funktion, Berufskontext) vor.	Die zu pflegende Person fragt nach Namen und Funktion
Die teilnehmende Person erläutert der zu pflegenden Person ihren pflegerischen Auftrag, nämlich die Verabreichung der Abführlösung zur Vorbereitung auf die Koloskopie.		
Die teilnehmende Person erkennt selbstständig die angespannte Körperhaltung und aggressive Tonlage der zu pflegenden Person.	Die teilnehmende Person erkennt nicht oder ignoriert die nonverbalen Zeichen der Anspannung und Unzufriedenheit.	Die zu pflegende Person erhebt die Stimme und lehnt pflegerische Maßnahmen aktiv ab. Z. B.: „Ich trinke hier gar nichts mehr!"
Die teilnehmende Person ergründet durch einfühlsames, aktives Nachfragen Ursachen der angespannten Situation: • Ängste/Gefühl – vor der Untersuchung – vor weiteren Schmerzen – der Vernachlässigung – vor der Zukunft mit chronischer Krankheit • Bedürfnisse – Schmerzlinderung – Information – Fürsorge	Gründe für aggressives Verhalten werden nicht ergründet oder erkannt.	Die zu pflegende Person gestikuliert und wird lauter, benennt gezielt Probleme. Z. B.: „Schmerzmittel habe ich heute Nacht auch nicht bekommen – niemand kümmert sich hier!"

Tab. 7.11 Simulationsdurchführung *(Forts.)*

Erwarteter Ablauf	Antizipierte Abweichung	Hinweise
Die teilnehmende Person steuert gezielt ihr Verhalten. Sie • bleibt verbal und nonverbal ruhig, • vermeidet Forderungen und stellt den pflegerischen Auftrag zurück, • wahrt sicheren Abstand zur zu pflegenden Person und • hält Augenkontakt.	Der Konflikt wird durch Schuldzuweisungen und/oder von nicht nachlassenden Forderungen (wie z. B. das Trinken des Abführmittels) verstärkt.	Die zu pflegende Person wird unruhiger, setzt sich auf. Die zu pflegende Person wiederholt/äußert Vorwürfe gegenüber den Mitarbeitenden der Station. Z. B.: „Hier findet doch niemand Zeit für mich – keinen interessieren meine Probleme!" oder „Wenn sich hier niemand kümmert, dann gehe ich nach Hause!"
Die teilnehmende Person versucht, Ursachen zu beheben. Sie • erörtert gezielt die Schmerzsituation (Stärke, Qualität und Lokalisation) und sichert der zu pflegenden Person mit klarer Zeitangabe Schmerzmittel zu, • erfragt ein Wissensdefizit bezüglich der Koloskopie, gibt fehlende Informationen und/oder sichert bei Unsicherheiten ein zeitnahes, ärztliches Gespräch zu, • bekundet Empathie für die Situation der zu pflegenden Person und sichert Unterstützung zu → klare Aussprache der Zuständigkeiten, wie z. B.: „Ich bin heute bis 14 Uhr für Sie zuständig und werde mich persönlich um Ihre Anliegen kümmern."	Die Ursachen werden unzulänglich behoben: • Die Schmerzsituation wird nicht erfragt. • Fragen zur Untersuchung werden nicht erörtert. • Gefühle werden unzulänglich gespiegelt und berücksichtigt.	Die zu pflegende Person fragt spezifisch, aufbrausend nach • Schmerzmitteln, • Zeitpunkt und Zweck der Untersuchung, • wieso die Mitarbeitenden sie/ihn nicht nachvollziehen können, z. B.: „Wieso wollen Sie mich eigentlich nicht verstehen? Ich habe Angst!"
Die teilnehmende Person informiert über das weitere Vorgehen, erfragt weitere offene Fragen und vereinbart mit der zu pflegenden Person die nächsten Schritte.	Es erfolgt keine weitere Informationsgabe und offene Fragen werden nicht erneut erfragt.	
Die teilnehmende Person verlässt das Patientenzimmer.	Die Pflegefachperson verlässt das Zimmer nicht und das Szenario muss von der Simulationstrainerin beendet werden.	Die Simulation ist nach Verlassen des Patientenzimmers beendet.

Debriefing der Simulation

Nach einer beendeten szenariobasierten Simulation erfolgt ein ausführliches Debriefing mit den Teilnehmenden. Das Debriefing sollte durch geschultes Personal durchgeführt werden, um ein authentisches, fachlich korrektes Training gewährleisten zu können. Die Trainierenden müssen das kritische und reflektierende Denken der Teilnehmenden fördern und in der Lage sein, die Kommunikation im Debriefing dementsprechend steuern zu können. Das Debriefing soll nach den aktuellen Leitlinien auf theoretischen Grundlagen und evidenzbasierten Modellen basieren. (INACSL d) 2021).

Das Debriefing erfolgt in diesem Fall inhaltlich und strukturell nach dem 3D-Debriefing-Modell von Zigmont, Kappus und Sudikoff (2011). Dieses Modell gliedert das Debriefing in drei Phasen: die Defusing-, Discovering- und Deepening-Phase.

Im Folgenden werden konkrete Fragestellung für das Debriefing angeboten (➤ Tab. 7.12, ➤ Tab. 7.13).

Tab. 7.12 Beispielfragen an die Simulationsperson

Phase des 3D-Modells	mögliche Fragen
Defusing-Phase (Entschärfung)	• Wie geht es Ihnen? • Gibt es etwas, dass Sie als erstes loswerden möchten? • Was ist Ihnen nach der Simulation jetzt besonders präsent?
Discovering-Phase (Erkundung/Entdeckung)	• Haben Sie sich von der teilnehmenden Person verstanden gefühlt? • Was hat die Situation Ihrer Ansicht nach besonders entschärft? und/oder • Was hat dazu geführt, dass die Situation an dieser Stelle weiter eskaliert ist? • Was haben Sie bei dieser Äußerung empfunden? • Gibt es Anliegen, die in der Simulation noch unberücksichtigt geblieben sind? • Was hätten Sie in diesem Moment von der teilnehmenden Person gebraucht?

Tab. 7.13 Beispielfragen an die teilnehmende Person

Phase des 3-D Modells	Mögliche Fragen
Defusing-Phase (Entschärfung)	• Wie geht es Ihnen? • Konnten Sie sich in die Situation hineinfühlen? • Hat sich die Simulation für Sie realistisch angefühlt? • Kennen Sie ähnliche Situationen aus der Praxis? • Gibt es Unsicherheiten, über die Sie zuallererst sprechen möchten?
Discovering-Phase (Erkundung/Entdeckung)	• Sind Sie zufrieden mit dem Ausgang der Simulation? Wenn nein, wieso? • Welche Ursachen hatte Ihrer Meinung nach das Verhalten der zu pflegenden Person? • Konnten Sie die Position Ihres Gegenübers nachvollziehen? Wenn ja, können Sie das genauer beschreiben? Wenn nein, welche Informationen haben Ihnen gefehlt? • Wie schätzen Sie Ihre nonverbale Haltung ein? • Wie haben Sie es geschafft, in der Situation ruhig zu bleiben? • Was hat Ihrer Meinung nach dazu geführt, dass die zu pflegende Person an diesem Punkt Compliance gezeigt hat? und/oder Was hat Ihrer Meinung nach dazu geführt, dass die zu pflegende Person an dieser Stelle so reagiert hat?
Deepening-Phase (Transfer)	• Wie würden Sie das Besprochene in der Praxis umzusetzen versuchen? • Haben Sie ein Beispiel aus der Praxis, auf das Sie das Besprochene ebenso anwenden könnten? • Können Sie das Besprochene abschließend in Ihren eigenen Worten zusammenfassen?

Besondere Relevanz: psychologische Sicherheit

Psychologische Sicherheit ist für die Teilnehmenden einer szenariobasierten Simulation zum Umgang mit verbaler Aggression und Gewalt in der Pflege von entscheidender Bedeutung. In solchen Simulationen setzen sich die Teilnehmenden mit belastenden und potenziell traumatischen Szenarien auseinander, die starke emotionale Reaktionen hervorrufen können. Wenn psychologische Sicherheit gewährleistet ist, fühlen sich die Teilnehmenden sicher genug, um offen und ehrlich über ihre Erfahrungen, Emotionen und Unsicherheiten zu sprechen, ohne Angst vor negativen Konsequenzen oder Bewertung. Dies ist besonders wichtig in einem Bereich wie der Pflege, wo das Erleben von Aggression und Gewalt erhebliche psychische Belastungen auslösen kann. Ohne ein sicheres Umfeld könnten die Teilnehmenden zögern, sich vollständig auf die Simulation einzulassen, was den Lernprozess beeinträchtigen würde. Zudem ermöglicht psychologische Sicherheit, dass die Teilnehmenden Fehler machen, was für den Lernprozess unerlässlich ist. Fehler in einem sicheren Umfeld zu machen, trägt außerdem dazu bei, effektive Strategien für den Umgang mit schwierigen Situationen zu entwickeln, die dann in der realen Praxis erprobt und angewendet werden können. Ein sicheres Umfeld fördert also nicht nur das Lernen, sondern auch das Vertrauen der Teilnehmenden in ihre Fähigkeiten, mit realen Aggressions- und Gewaltsituationen professionell umzugehen. Dies ist essenziell, um langfristige negative psychische Auswirkungen zu vermeiden und die berufliche Resilienz zu stärken. (Langewand 2019)

Letztlich trägt psychologische Sicherheit dazu bei, dass die Teilnehmenden die emotionale Unterstützung erhalten, die sie benötigen, um sich nach der Auseinandersetzung mit schwierigen Themen zu erholen. Jede Person empfindet in herausfordernden Situationen anders und bewertet die erlebten Gegebenheiten individuell. Dementsprechend relevant ist es, die persönlichen psychischen Grenzen anzuerkennen und die eigenen emotionalen Ressourcen und Kapazitäten regelmäßig zu erneuern. Grenzen werden in pflegenden Berufen häufig überschritten, um das enorme Arbeitspensum des Berufes kompensieren zu können. Umso wichtiger ist es daher, zu betonen, dass bei körperlichen und psychischen Warnzeichen (z. B. Schlafstörungen, wiederkehrenden Ängsten, Apathie oder Erschöpfung) die Inanspruchnahme professioneller Hilfe (z. B. durch psychologisches Fachpersonal) erforderlich sein kann. (Kienzle, Kotschenreuther und Farnkopf 2020)

Sollten den Trainierenden innerhalb des Simulationstrainings solche Alarmsignale bei einer teilnehmenden Person auffallen, ist es wichtig, kurzfristig ein Gespräch zu initiieren, in dem Möglichkeiten der Hilfe vorgestellt und ggf. zeitnah vermittelt werden. Ernstzunehmende, sichtbar gemachte emotionale Belastungen haben an dieser Stellte stets Vorrang, um die Auszubildenden zu schützen. Wenn möglich kann es lohnend sein, sich bereits vor dem anstehenden Training mit qualifizierten Mitarbeitenden des Krankenhauses und/oder der Pflegeschule (z. B. Seelsorgerinnen, Sozialarbeiterinnen, Vertrauenslehrerinnen) in Verbindung zu setzen, um diese bei Bedarf zügig hinzuziehen zu können.

LITERATUR

INACSL a) Standard Committee. Healthcare Simulation Standards Of Best Practice – International Nursing Association for Clinical Simulation and Learning 2021. https://doi.org/10.1016/j.ecns.2021.08.018

INACSL b) Standard Committee. Healthcare Simulation Standards Of Best Practice – Simulation Design. Clinical Simulation in Nursing, 2021 (58): 14–21. https://doi.org/10.1016/j.ecns.2021.08.009

INACSL c) Standard Committee. Healthcare Simulation Standards Of Best Practice – Prebriefing: Preparation and

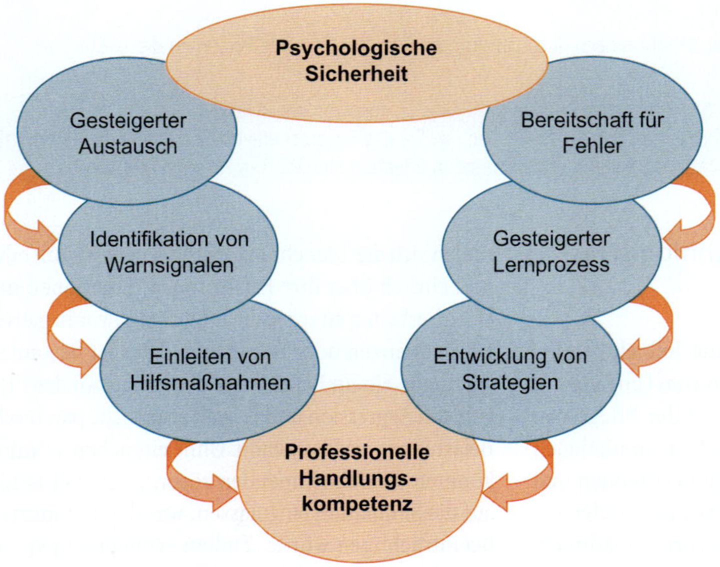

Abb. 7.11 Folgen von psychologischer Sicherheit im Simulationstraining [M1655/L143]

7

Briefing. Clinical Simulation in Nursing 2021 (58): 9–13. https://doi.org/10.1016/j.ecns.2021.08.008

INACSL d) Standard Committee. Healthcare Simulation Standards Of Best Practice – The Debriefing Process. Clinical Simulation in Nursing 2021 (58): 27–32. https://doi.org/10.1016/j.ecns.2021.08.011

Kienzle T, Kotschenreuther S, Farnkopf B. Aggression in der Pflege – Umgangsstrategien für Pflegebedürftige und Pflegepersonal. 9th ed. Stuttgart: Kohlhammer, 2020.

Langewand S. Aufbau eines Simulationstrainings: Was muss beachtet werden? Rettungsdienst, 2019; 42(2): 134–139.

Pierre M, Breuer G. Simulation in der Medizin – Grundlegende Konzepte – Klinische Anwendung. 2nd ed. Berlin: Springer, 2018.

Wesuls R, Heinzmann T, Brinker L. Professionelles Deeskalationsmanagement (ProDeMa) – Praxisleitfaden zum Umgang mit Gewalt und Aggression in den Gesundheitsberufen. 4th ed. Stuttgart: Unfallkasse Baden-Württemberg, 2005.

Zigmont JJ, Kappus LJ, Sudikoff SN. The 3D model of Debriefing: Defusing, Discovering, and Deepening. In: Seminars in perinatology. 2011;35(2): 52–58.

7.1.3 Frauen im Wochenbett unterstützen

Annika Rott

Situationsbeschreibung

Sie arbeiten im Frühdienst auf einer integrativen Wochenbettstation. Nach Rücksprache mit der zuständigen Pflegefachperson übernehmen Sie die Pflege von Frau Kubitz und ihrem Sohn Liam. Frau Kubitz ist gestern zum ersten Mal Mutter geworden. Sie ist noch sehr erschöpft von der Geburt, aber glücklich, ihren Sohn in den Armen zu halten. Im Rahmen der morgendlichen Pflege ist es Ihre Aufgabe, den postpartalen Verlauf zu überwachen. Im Gespräch mit Frau Kubitz erheben Sie die hierzu notwendigen Informationen, ermitteln Beratungsbedarf und bieten pflegerische Unterstützung an.

Curriculare Verortung

Zum Ende des ersten Ausbildungsdrittels werden Auszubildende darauf vorbereitet, im Setting der integrativen Geburtshilfe zu arbeiten. Hierbei werden sowohl die Begleitung der Frauen während Schwangerschaft und Wochenbett als auch die pflegerische Versorgung von Neugeborenen in den Blick genommen. Die zu fördernden Kompetenzen können Anlage 1 Kompetenzbereich I.2 und II.2 der Pflegeausbildungs- und Prüfungsverordnung (PflAPrV) sowie den curricularen Einheiten 4 und 10 des Rahmenlehrplans der Fachkommission (2020) nach § 53 Pflegeberufegesetz (PflBG) zugeordnet werden.

Im Verlauf der praktischen Ausbildung ist es nicht zwingend vorgesehen, dass Auszubildende einen Einsatz im geburtshilflichen Setting absolvieren. In wenigen Fällen kommt es vor, dass Auszubildende für den Pflichteinsatz in der pädiatrischen Versorgung oder stationären Akutpflege in der integrativen Geburtshilfe eingesetzt werden. Häufiger kommt es vor, dass zukünftige Pflegefachpersonen keine praktischen Erfahrungen in der Pflege von Familien im Kontext Geburt sammeln können. Dennoch stellt dieses Arbeitsfeld nach der generalistischen Pflegeausbildung einen potenziellen Arbeitsort dar.

Um allen Auszubildenden die Chance zu geben, das theoretische Wissen praktisch umzusetzen, wird ein simulationsbasiertes Training mit dem Schwerpunkt „Frauen im Wochenbett unterstützen" curricular verankert. Durch die szenariobasierte Simulation erfolgt ein Theorie-Praxis-Transfer. Herausforderungen können selbst erlebt oder beobachtet werden. Eine gemeinsame Reflexion ermöglicht das Einbringen verschiedener Perspektiven und eine Diskussion über Handlungsalternativen.

Im Sinne eines spiralförmigen Curriculums werden die erworbenen Kompetenzen im zweiten und letzten Ausbildungsdrittel gefestigt und hinsichtlich der Komplexität gesteigert. Hier liegt der Schwerpunkt auf der Pflege von Familien mit Kindern, die zu früh oder mit gesundheitlichen Beeinträchtigungen geboren sind.

Theoretische Hintergründe

In Deutschland werden die meisten Kinder im Krankenhaus zur Welt gebracht (Gesellschaft für Qualität in der außerklinischen Geburtshilfe e. V.). Die Betreuung der Familien wird durch ein berufsgruppenübergreifendes Team von Hebammen, ärztlichem Personal und Pflegefachpersonen übernommen. Eine Besonderheit der Pflege von Frauen im Wochenbett ist, dass ein physiologischer und kein pathologischer Prozess durchlaufen wird. In der Begleitung der Frauen muss berücksichtigt werden, dass sie in der Regel gesund sind und eigenständig handeln können und sollen. Die Frauen werden in ihrer Selbstständigkeit unterstützt, Hilfe wird angeboten und zu den vielfältigen Themen im Wochenbett beraten. Voraussetzung hierfür ist das Wissen über den physiologischen Verlauf des Wochenbetts. Dieses Wissen wird transferiert, um der zu pflegenden Person fach- und adressatengerecht Informationen zu übermitteln. Der Aufbau einer vertrauensvollen Beziehung zwischen Pflegefachpersonen und Wöchnerin bildet die Basis für einen Austausch von Informationen. Es ist erforderlich, dass auftretende Besonderheiten und Probleme von den Frauen mitgeteilt werden, damit Pathologien frühzeitig erkannt und behandelt werden können (Polleit 2019).

DEFINITION

Wochenbett

Das **Wochenbett** (Puerperium) oder die postpartale Zeit beginnt nach der Geburt der Plazenta und dauert 6–8 Wochen. Innerhalb der ersten 7–10 Tage, im sogenannten frühen Wochenbett, durchläuft der Körper der Frau die relevantesten Veränderungen (Harder und Polleit 2019).

Mithilfe der simulationsbasierten Lernerfahrung soll das theoretische Wissen der Auszubildenden praktisch umgesetzt werden. In der Simulation ist situationsgerechtes Handeln erforderlich. Hierdurch wird eine Förderung der beruflichen Handlungskompetenz angestrebt. Die Konzeption und Durchführung der szenariobasierten Simulation orientiert sich an den Healthcare Simulation Standards of Best Practice der International Nursing Association for Clinical Simulation and Learning (INACSL a) 2021).

Voraussetzung für die Durchführung der Simulation ist, dass Auszubildende über das theoretische Wissen und die praktischen Fertigkeiten zur Pflege von Frauen im Wochenbett verfügen. Dies wird im Rahmen des theoretischen und praktischen Unterrichts am Lernort Schule sichergestellt.

Im Folgenden werden die relevantesten Aspekte des physiologischen Wochenbetts sowie die Faktoren zur Erkennung von Pathologien prägnant dargestellt, aus denen pflegerische Tätigkeiten und Beratungsanlässe resultieren. Dies bildet die theoretische Grundlage für das Szenario. Weitere Inhalte, die für die Pflege von Frauen im Wochenbett relevant sind, wie beispielsweise die Versorgung und Ernährung des Neugeborenen sowie aktuelle Handlungsempfehlungen zur Prävention des plötzlichen Kindstods, werden hier nicht beschrieben.

INFO

S3-Leitlinie in Vorbereitung

Die Arbeitsgemeinschaft der Wissenschaftlichen Medizinischen Fachgesellschaften (2025) arbeitet aktuell an einer S3-Leitlinie zur Betreuung von Mutter und Kind im Wochenbett. Bisher besteht in Deutschland keine einheitliche theoretische Grundlage, auf der die Betreuung von Familien nach der Geburt umgesetzt werden kann. Es wird Fachliteratur zum Thema Geburtshilfe und Wochenbettbetreuung genutzt.

Nach einer Geburt verbringen Frauen ca. 3–5 Tage im Krankenhaus. Während des stationären Aufenthaltes befinden sie sich im frühen Wochenbett. Die Aufgabe von Pflegefachpersonen besteht darin, sie während dieser Zeit zu unterstützen. Es ist notwendig, die physiologischen Veränderungen, die im Körper einer Frau nach einer Geburt einsetzen, zu verstehen und zu bewerten, um Pathologien frühzeitig erkennen zu können. Hierzu gehört die Kontrolle der Vitalzeichen, der Uterusinvolution und Lochien, die Beratung zu hygienischen Besonderheiten, die Pflege von Geburtsverletzungen, die Überwachung von Miktion und Defäkation (Urin- und Stuhlausscheidung) sowie die Einschätzung des emotionalen Befindens (Goerke und Junginger 2022, Harder und Polleit 2019).

Vitalzeichen

Aufgrund von Blutverlust, erhöhtem Flüssigkeitsverlust und Erschöpfung kann es nach der Geburt zur Kreislaufinstabilität kommen. Im Regelfall reicht es aus, die Vitalzeichen 1 bis 2-mal täglich zu kontrollieren. Die Überprüfung muss immer im Zusammenhang mit dem allgemeinen Befinden der Frau betrachtet werden. Sollte ein Unwohlsein und eine Instabilität des Kreislaufs, wie Schwindel, geäußert werden, muss eine Unterstützung bei der Mobilisation, dem Toilettengang und der Körperpflege in Absprache mit der Wöchnerin erfolgen. Sollten Vitalparameter nach oben oder unten abweichen oder die Frau Unwohlsein äußern, müssen die Kontrollen erhöht und berufsgruppenübergreifend mögliche Ursachen untersucht werden (Goerke und Junginger 2022, Harder a) 2019).

Uterusinvolution und Lochien

Zu den relevanten postpartalen Veränderungen zählen der Wochenfluss (Lochien) und die Rückbildung der Gebärmutter (Uterusinvolution). Nach Ablösung der Plazenta besteht ein Wundbereich im Uterus. Die Heilung erfolgt durch Einwanderung von Leukozyten und wird durch die Kontraktionen des Uterus unterstützt. Hierbei wird Wundsekret inklusive Zellresten und Blutgerinnsel in Form von Lochien ausgeschieden. Die Menge der Lochien ist kurz nach der Geburt hoch und nimmt im Verlauf ab, bis sie nach 4–6 Wochen versiegen. Insgesamt liegt die Menge bei 400–1 200 ml. Im Verlauf der Wundheilung verändert sich die Zusammensetzung der Lochien, wodurch die Farbe sich von blutig über braun bis gelb und anschließend grau-weiß verändert. Erheben Pflegefachpersonen den Verlauf des Lochialflusses, ist es nicht zwingend notwendig, die Vorlagen eigenständig zu kontrollieren. Es ist ausreichend, diese Informationen im Austausch mit der Frau zu erhalten und dabei individuelle Unterschiede zu berücksichtigen. Fachwissen wird verständlich an praktischen Beispielen veranschaulicht. Zur Menge kann beispielsweise mitgeteilt werden, dass die Lochien am Tag der Geburt am stärksten sind, in den ersten zwei Tagen mehr als regelstark, bis zum Ende der ersten Woche regelstark und im Verlauf der zweiten Woche deutlich weniger werden. In den ersten Tagen nach der Geburt wird alle 2–4 Stunden die Vorlage gewechselt, die dann gut gefüllt sein darf. Frauen werden darüber aufgeklärt, dass nach längerem Sitzen, bei Anstrengung oder Nachwehen ein vermehrter Lochialfluss auftreten kann. Auch der Abgang von Blutkoageln, also geronnenem Blut, ist physiologisch. Äußert eine Frau Bedenken, bieten Pflegefachpersonen Unterstützung an und überwachen und beurteilen den Abgang. Es ist wichtig, darüber zu informieren, dass nach Rückgang der Lochien keine erneute deutliche Zunahme von frischem Blut mehr auftreten sollte. Der Geruch von Lochien ähnelt der Menstruationsblutung. Ein unangenehmer Geruch deutet auf einen Lochialstau hin (Goerke und Junginger 2022, Harder b) 2019).

Um den Vorgang der Uterusinvolution zu überwachen, wird der Fundusstand getastet. Hierzu wird die Blase im Vorfeld entleert und eine flache Rückenlage eingenommen. Im postpartalen Verlauf sollte der Fundus mit deutlichem Widerstand jeden Tag einen Querfinger tiefer zu ertasten sein. Nach einer Sectio caesarea (Kaiserschnitt) kann die Unterusinvolution verzögert ablaufen. Individuelle Unterschiede sind möglich, jedoch sollte bei den Kontrollen ein Kleinerwerden im Vergleich zum Vortag festgestellt werden. Die physiologische Rückbildung kann durch Bewegung, 1–2 × täglich Bauchlage für ca. 20 Minuten, regelmäßige Blasen- und Darmleerung sowie Stillen (Oxitocinausschüttung) unterstützt werden. Ein höherer Fundusstand, der nicht gut tastbar ist und ggf. sogar druckschmerzhaft, weist auf einen pathologischen Verlauf wie einen Lochialstau, Endometritis sowie Endomyometritis hin (Goerke und Junginger 2022, Harder b) 2019).

Hygiene

In der postpartalen Phase müssen hygienische Aspekte sowohl seitens der Wöchnerin als auch seitens des Personals beachtet werden. Die Pflegefachperson klärt die Frau über Besonderheiten der Hygiene im Wochenbett auf. Grundsätzlich sind Lochien nicht infektiös, jedoch bilden sie eine nährstoffreiche Grundlage, sodass sich Bakterien aus dem Vulvabereich der Frau gut vermehren können. Um eine Infektion zu vermeiden, werden Vorlagen alle 2–3 Stunden gewechselt. Zur Reinigung, insbesondere nach dem Toilettengang, können Genitalspülungen angewandt werden. Um Keimverschleppung zu vermeiden, ist eine sorgfältige Händehygiene, insbesondere nach dem Toilettengang und vor Kontakt zum Neugeborenen, indiziert. Parfümierte Seifen oder Lotionen sollten unter Berücksichtigung des sensiblen Geruchsinns des Neugeborenen nicht verwendet werden. Für das Personal gilt, dass vor und nach Kontakt zur Frau oder zum Kind eine hygienische Händedesinfektion durchgeführt werden muss. Sobald Kontakt zu Lochien erfolgen könnte, werden Handschuhe getragen (Goerke und Junginger 2022, Harder b) 2019).

Geburtsverletzungen

Während der Geburt können Rissverletzungen im Bereich des Damms, der Scheide und der Labien entstehen. Es kann auch vorkommen, dass eine Episiotomie, d. h. ein Dammschnitt, gemacht wird. Je nach Ausprägung werden diese Geburtsverletzungen in Lokalanästhesie genäht. Im postpartalen

Verlauf müssen Verletzungen und Nähte beobachtet und beurteilt werden. Auch hier gilt, pathologische Veränderungen, wie eine Infektion, im Verlauf der Wundheilung frühzeitig zu erkennen. Auch eine Hämatombildung wird, in Absprache zwischen Pflegefachperson und Wöchnerin, beobachtet. Im frühen Wochenbett ist es normal, dass im Bereich der Verletzung Schmerzen auftreten. Um eine ausreichende Analgesie sicherzustellen, erfolgt eine regelmäßige Schmerzerfassung mit einem geeigneten Assessment. Als schmerzlindernde Maßnahmen und zur Unterstützung der Wundheilung können der Wöchnerin verschiedene Interventionen empfohlen werden. Hierzu zählen beispielsweise die Kühlung der Naht mittels Kühlvorlage, das Spülen des Bereichs während und nach dem Toilettengang, Druckentlastung und Sitzbäder (Harder b) 2019).

Miktion und Defäkation

Im postpartalen Verlauf werden auch die Bereiche Miktion und Defäkation überwacht und die Wöchnerin wird über die Besonderheiten in diesen Bereichen aufgeklärt. Nach der Geburt kommt es aufgrund von Hormonumstellungen zu einer vermehrten Ausscheidung von Urin (Harnflut). Infolge von Empfindungsstörungen wird die Füllung der Blase nicht von allen Frauen wahrgenommen, sodass eine Aufklärung über einen regelmäßigen Toilettengang (2-stdl.) erfolgt. 6 Stunden nach Geburt sollte Spontanurin gelassen werden. Eine ungestörte Atmosphäre, das Geräusch von plätscherndem Wasser oder ein leichtes Klopfen auf den Unterbauch kann die Miktion erleichtern. Ein Harnverhalt aufgrund von psychischen Faktoren wie Angst vor Schmerzen sollte vermieden werden. Es kann helfen, während der Miktion den Intimbereich mit Wasser zu spülen, um Brennen zu reduzieren. Wenn eine Harnentleerung nicht möglich ist, muss eine Rücksprache mit dem ärztlichen Team erfolgen und eine Einmalkatheterisierung in Erwägung gezogen werden, um Blasenüberdehnung und aufsteigende Infektionen zu vermeiden (Goerke und Junginger 2022, Harder a) 2019).

Der erste Stuhlgang sollte 48 Stunden nach der Geburt erfolgen. Zur Erfassung erfolgt eine Abfrage durch das Pflegepersonal, um Stuhlverhalt und eine Obstipation frühzeitig festzustellen und Interventionen einzuleiten. In den meisten Fällen gelingt die Defäkation spontan. Ein Stuhlverhalt kann beispielsweise durch den (noch) herabgesetzten Tonus der glatten Darmmuskulatur, wenig Darminhalt aufgrund des Geburtsverlaufs oder Flüssigkeitsmangel begründet sein. Wie auch bei der Miktion können sich psychische Faktoren, wie die Krankenhausumgebung oder Angst vor Schmerzen, negativ auswirken, insbesondere, wenn Geburtsverletzungen vorliegen. Ruhe und Spülungen können unterstützend wirken. Es werden Informationen zur Obstipationsprophylaxe gegeben, um den Stuhl weich zu halten. Hierzu zählen zum Beispiel die ballaststoffreiche Ernährung inklusive Quellmittel in Kombination mit einer erhöhten Flüssigkeitszufuhr sowie Bewegung. Weitergehend wird darüber aufgeklärt, dass es zu vermehrten Darmgasen oder schmerzhaften Blähungen kommen kann, da der Darm mehr Platz hat. Sollte die Defäkation nicht erfolgen, werden in Absprache Maßnahmen eingeleitet, um harten Stuhl und die damit zusammenhängenden Probleme zu vermeiden. Bei Bedarf können eine Kolonmassage oder nach ärztlicher Rücksprache abführende Mittel angewendet werden (Goerke und Junginger 2022, Harder a) 2019).

Emotionales Befinden

Eine weitere Aufgabe von Pflegefachpersonen ist die empathische Begleitung der Frauen im Wochenbett. Hierzu gehört, eine vertrauensvolle Beziehung aufzubauen, damit eine Atmosphäre entsteht, in der Ängste, Sorgen und Bedürfnisse geäußert werden können. Im frühen Wochenbett kommt es häufig zu einer depressiven Verstimmung (Baby-Blues). Frauen äußern Niedergeschlagenheit und Überforderung sowie Unsicherheit in der neuen Rolle als Mutter. Die Gefühle können verstärkt werden durch Schmerzen, Kreislaufprobleme, Veränderungen des Körpers sowie Schlafmangel. In dieser Phase zeigen Pflegefachpersonen Verständnis und bieten bei Bedarf Unterstützung an. Dieser Zustand ist abzugrenzen von postpartalen Neurosen und Psychosen, die selten sind und meist im späteren Wochenbett auftreten (Goerke und Junginger 2022, Polleit 2019).

Tab. 7.14 Beurteilung des Wochenbettverlaufs ab dem 1. Tag p.p. (in Anlehnung an Goerke und Junginger 2022)

Parameter	Anzahl/ Häufigkeit der Beurteilung	Grund der Kontrolle – mögliche Pathologie
Temperatur, Puls, RR	1–2 × tgl.	Kreislaufinstabilität Blutung beginnende Infektion
Fundusstand	1 × tgl.	Lochialstau Endometritis oder Endomyometritis
Lochien	1 × tgl.	Lochialstau
Geburtsverletzungen	1 × tgl.	Wundinfektion/Wundheilungsstörung Hämatombildung Schmerzsituation
Miktion	1 × tgl.	Harnverhalt • Blasenüberdehnung • aufsteigende Infektion
Defäkation	1 × tgl.	Stuhlverhalt • Obstipation
Emotionales Befinden	Bei jeder Begegnung	Abgrenzung postpartale Neurosen und Psychosen

Zu fördernde Kompetenzen

Die zu fördernden Kompetenzen werden unter Berücksichtigung der Kompetenzbereiche I.2 und II.2 Anlage 1 PflAPrV auf Grundlage des theoretischen Hintergrundes formuliert (➤ Tab. 7.15).

Rahmenbedingungen des Szenarios

Das im Folgenden beschriebene Szenario ist Bestandteil eines simulationsbasierten Trainings, bei dem insgesamt drei bis maximal vier Szenarien innerhalb einer Gruppe von Auszubildenden absolviert werden. Dadurch wird ermöglicht, dass verschiedene Themenbereiche, die die pflegerische Unterstützung von Frauen im Wochenbett betreffen, praktisch umgesetzt werden können. Für die simulationsbasierte Lernerfahrung wird ein Kurs von Auszubildenden in zwei Gruppen aufgeteilt. Auf der einen Seite ist eine kleine Anzahl von Personen notwendig, damit eine lernförderliche Atmosphäre sichergestellt wird und alle Lernenden sich aktiv am Austausch beteiligen können. Auf der anderen Seite muss der personelle und organisatorische Aufwand berücksichtigt werden. Mit der Aufteilung in zwei Gruppen besteht die Möglichkeit, das Training an einem Tag mit der Aufteilung auf Vor- und Nachmittag durchzuführen. Damit das Szenario als realistisch empfunden wird, agiert eine lernende Person aktiv im Szenario. Innerhalb des simulationsbasierten Trainings können somit 3–4 Auszubildende aus einer Gruppe aktiv an einem Szenario teilnehmen. Die restlichen Gruppenmitglieder beobachten das Szenario, um im Debriefing ihre Perspektive einzubringen. Die Anzahl der beobachtenden Personen ist abhängig von der Größe des Kurses. Erfahrungen in der Praxis zeigen, dass es sich positiv auswirkt, wenn Auszubildende ihre Lerngruppe im Vorfeld selbst wählen. Hierzu wird den Auszubildenden die Einteilung der Gruppen überlassen. Auch die Aufteilung, wer von den Teilnehmenden beobachtet oder selbst aktiv ist, wird von den Auszubildenden selbst festgelegt. Dieser Prozess erfordert je nach Gruppendynamik mehr oder weniger Steuerung seitens der Person, die die Simulation begleitet.

Um das simulationsbasierte Training vorzubereiten, wird eine Checkliste genutzt. Es wird sichergestellt, dass alle benötigten Materialien vorhanden sind und entsprechend dem Szenario aufbereitet werden. Wird mit Audio-Video-Technik gearbeitet, wird diese eingeschaltet und auf Funktionalität geprüft. Die Sitzordnung wird so gewählt, dass alle Beteiligten Blickkontakt zueinander aufbauen können.

Im Vorfeld der Simulation macht sich die Simulationsperson auf Basis der Rollenbeschreibung ➤ Tab. 7.16 und des Szenarienskriptes ➤ Tab. 7.17 mit ihrer Rolle vertraut.

Tab. 7.15 Zu fördernde Kompetenzen der Auszubildenden

Kompetenzbereiche	Konkrete zu fördernde Kompetenzen
Fachkompetenz	Die Auszubildenden • erheben fachgerecht die Vitalparameter und interpretieren diese korrekt. • ermitteln den Verlauf der Lochien und den Fundusstand und setzen die Ergebnisse in den Kontext der Zeit nach der Geburt. • erläutern die Besonderheiten der Hygiene im Wochenbett. • beschreiben eine regelrechte Wundheilung und benennen Anzeichen für eine beginnende Infektion und Wundheilungsstörungen.
Methodenkompetenz	Die Auszubildenden • arbeiten hygienisch korrekt. • setzen Assessments zur Schmerzerfassung fachgerecht ein und leiten bei Bedarf schmerzlindernde Interventionen ein. • transferieren fachliche Informationen in verständliche Sprache. • reagieren auf Veränderungen der Situation, Fragen und Bedürfnisse der zu pflegenden Person angemessen. • erkennen und bewerten Pathologien im Wochenbett. • identifizieren Informationen, die an andere Berufsgruppen weitergegeben werden müssen.
Sozialkompetenz	Die Auszubildenden • gestalten die Kontaktaufnahme und schaffen eine angenehme Gesprächsatmosphäre. • nehmen die Gefühlslage wahr und gehen auf individuelle Bedürfnisse ein. • erkennen Ängste und Bedürfnisse der zu pflegenden Person, hören aktiv zu und unterstützen bei der Bewältigung.
Selbstkompetenz	Die Auszubildenden • erkennen eigene Schwächen und fordern sich bei Bedarf Hilfe ein. • reflektieren das eigene Handeln, erkennen Fehler und alternative Handlungsmöglichkeiten.

7

INFO

Simulationsperson

Bei der Planung der Simulation ist die Auswahl der Simulationsperson eingeschränkt.
Kriterien: weiblich, Alter ca. 20–40 Jahre

Der Aufbau des Trainings entspricht den Phasen Prebriefing, Briefing, Durchführung der Simulation und anschließendem Debriefing, die in den Healthcare Simulation Standards Of Best Practice der International Nursing Association for Clinical Simulation and Learning (INACSL a) 2021) beschrieben werden.

Um Auszubildende auf die simulationsbasierte Lernerfahrung vorzubereiten, ist das **Prebriefing** unerlässlich (INACSL b) 2021). Diese Phase kann organisatorisch aufgeteilt werden. Es ist sinnvoll, dass Auszubildende vor ihrer ersten Erfahrung mit dem simulationsbasierten Lernen eine grundständige Einführung in diese Lehr-Lernmethode erhalten. In der Einführung wird ein gemeinsames Verständnis von Simulation geschaffen, Rahmenbedingungen, wie das Tragen von Dienstkleidung, erläutert und Auszubildenden die Gelegenheit gegeben, Wünsche und Bedenken zu äußern. Die Vereinbarung aller Teilnehmenden zu einem vertrauensvollen und respektvollen Umgang miteinander bildet den Grundstein für eine positive Lernatmosphäre und somit für gelingende simulationsbasierte Lernerfahrungen. Weitergehend werden die Auszubildenden darüber informiert, welche Rolle die Mitglieder des Teams des Simulationszentrums einnehmen, die die Simulationen begleiten. Insbesondere wird die Rolle als Lernbegleiterin in Abgrenzung zu den Lehrkräften thematisiert. Circa zwei Wochen vor der Veranstaltung, wird über das Thema und das Ziel des Trainings informiert, sodass Auszubildende sich bei Bedarf mit den theoretischen Inhalten auseinandersetzen können. Eine spezielle Vorbereitung oder Wiederholung außerhalb des theoretischen Unterrichts wird nicht vorausgesetzt.

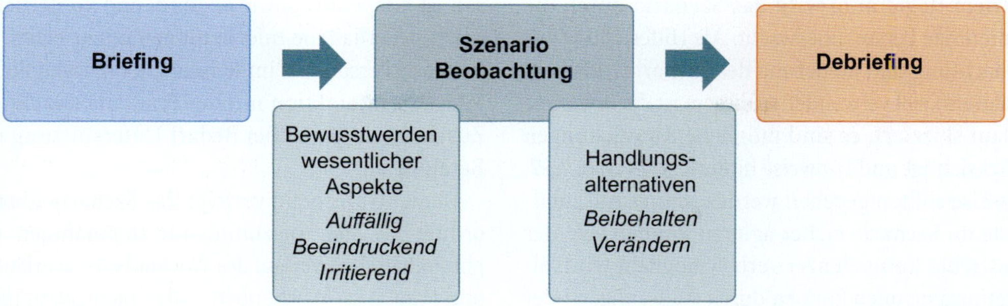

Abb. 7.12 Beobachtung des Szenarios in Anlehnung an Korthagen (Korthagen und Wubbels 2002) [M1661/L143]

Zu Beginn jedes Simulationstrainings wird die Phase des Prebriefings weitergeführt. Die Vereinbarungen, die die Lerngruppe zum Umgang miteinander formuliert hat, werden aufgegriffen und es wird an den vertraulichen Umgang mit Informationen erinnert. Die Auszubildenden werden zur aktiven Mitarbeit motiviert. Es wird deutlich gemacht, dass der Lernerfolg maßgeblich von ihrem Engagement abhängt. Um Erwartungen abzugleichen, erfolgt danach der Einstieg in das Thema, die Darlegung der zu fördernden Kompetenzen sowie die Erläuterung des Ablaufs. Die Anzahl der Szenarien wird bekannt gegeben und die Phasen der Simulation, Briefing, Szenario, Debriefing, wiederholend dargestellt. Danach erfolgt die Einteilung, wer aktiv an einem Szenario teilnimmt, sowie die Festlegung der Reihenfolge. Die Auszubildenden, die als aktiv Teilnehmende in einem Szenario agieren, werden mit der Lernumgebung vertraut gemacht. Es wird besprochen, wie Auszubildende mit der Simulationsperson umgehen dürfen. Außerdem erhalten sie die Gelegenheit, vorhandenes Material und Geräte anzuschauen. Im Szenarienraum wird auf die Time-Out-Karte hingewiesen, die jederzeit in die Hand genommen werden darf, wenn eine Pause benötigt wird. Die technischen Möglichkeiten, wie die Stimme der Regie, werden demonstriert und der Einsatz erläutert. In diesem Szenario ist die Regiestimme von besonderer Bedeutung. In dem Szenario wird der Fundusstand ertastet. Dieser kann bei der Simulationsperson nicht realistisch dargestellt werden. Es wird besprochen, dass Auszubildende die Tätigkeit durchführen und sie das Ergebnis der Untersuchung über die Regiestimme erhalten. Anschließend besteht nochmals die Möglichkeit, Fragen zu stellen oder Unsicherheiten anzusprechen (INACSL b) 2021).

Ziel des **Briefings** ist, dass alle Teilnehmenden, aktiv oder beobachtend, die notwendigen Informationen erhalten, um sich im Szenario zurechtzufinden. Der Name der zu pflegenden Person sowie relevante Diagnosen und Informationen zum aktuellen Zustand werden mitgeteilt. Es wird besprochen, welcher Anlass zur Situation im Szenario führt und welche pflegerische Aufgabe anfällt (INACSL b) 2021).

Im Anschluss daran verlässt die aktiv teilnehmende Person den Raum. Erst danach wird die Videoübertragung gestartet. Die anderen Lernenden beobachten das Szenario und machen sich Notizen, um diese Aspekte in das anschließende Debriefing einzubringen. Angelehnt an das Reflexionsmodell nach Korthagen (1995 zit. nach Korthagen und Wubbels 2002) sollen sie sich wesentlicher Aspekte bewusstwerden. Sie notieren Situationen, die beeindrucken, irritieren oder besonders auffallen. Um im Debriefing verschiedene Perspektiven zur Vorgehensweise einfließen zu lassen, notieren die Auszubildenden sowohl Handlungsalternativen als auch Handlungen, die beibehalten werden sollen (➤ Abb. 7.12).

Vor dem Szenarienraum werden die für das Szenario relevanten Aspekte aus dem Briefing von der aktiv teilnehmenden Person zusammengefasst. In dieser Situation können Informationen, die nicht aufgezählt werden, von der trainierenden Person wiederholt werden. Die Zeit, in der die Simulationsperson über den Beginn des Szenarios informiert wird, kann von der aktiv teilnehmenden Person genutzt werden, um sich zu strukturieren und durchzuatmen. Erst nachdem die trainierende Person kontrolliert hat, ob alles bereit ist, wird ein klares Zeichen gegeben, dass der Szenarienraum betreten werden darf und das Szenario beginnt.

Aus dem Regieraum wird das Szenario durch die trainierende Person überwacht. Als Hilfestellung zur Beobachtung und Steuerung des Szenarios wird ein Szenarienskript verwendet. In diesem ist der erwartete Verlauf skizziert, es sind mögliche Abweichungen berücksichtigt und Hinweise hinterlegt ➤ Tab. 7.17. Hinweise sollten gegeben werden, damit Auszubildende im Szenario sicher agieren können und der angestrebte Kompetenzerwerb ermöglicht wird. Simulationspersonen können durch Äußerungen oder Fragen Hinweise geben oder die trainierende Person teilt über die Regiestimme Informationen oder Anweisungen mit (INACSL c) 2021).

Das Szenario ist beendet, wenn die pflegerische Tätigkeit ausgeführt und der Szenarienraum verlassen wird. Aktiv Teilnehmende werden direkt nach dem Szenario begleitet. Gefühle werden aufgefangen und es erfolgt eine Einschätzung, ob die Person noch Zeit für sich braucht oder direkt mit dem Debriefing gemeinsam mit der Lerngruppe begonnen werden kann. Die lernende Person benennt die Tätigkeiten, die nach Verlassen des Zimmers durchgeführt werden, wie die Desinfektion der benutzten Materialien und die Dokumentation. Danach nimmt die Lerngruppe die aktiv teilnehmende Person mit einem Applaus in Empfang. Es folgt das **Debriefing.**

Angaben zum Simulationsszenario

Das Szenario beschreibt eine Frau im frühen Wochenbett. Dem Ausbildungsstand entsprechend wird ein Regelfall beschrieben. Der Verlauf ist physiologisch und weist keine Komplexität im Sinne von auftretenden Pathologien auf. Die zu pflegende Person ist kooperativ sowie kognitiv und körperlich in der Lage, erhaltene Informationen umzusetzen. Die lernende Person tritt im Rahmen der morgendlichen Pflege in Interaktion mit der Frau, überwacht den Zustand und bietet bei Bedarf Unterstützung und Beratung an.

Dementsprechend verfolgt das Szenario übergeordnet das Ziel, Auszubildende zu befähigen, den physiologischen Verlauf des Wochenbetts zu erläutern und Frauen im Wochenbett bedarfsgerecht zu informieren, sodass kooperativ das Wochenbett überwacht und beurteilt werden kann, um Pathologien frühzeitig zu erkennen (➤ Abb. 7.13).

Das Szenario wird im klinischen Setting umgesetzt. Der Szenarienraum ist wie ein Zimmer im Krankenhaus eingerichtet.

Briefing

Vor Beginn des Szenarios erhält die gesamte Lerngruppe Informationen über die zu pflegende Person analog einer Übergabe:

- Frau Kubitz
- Alter entsprechend der Simulationsperson
- erstes Kind – Sohn Liam
- keine Besonderheiten in der Schwangerschaft
- gestern Spontanpartus mit Dammriss (Grad II)
- Stillwunsch
- Kreislauf stabil, mobilisiert sich selbstständig zur Toilette und über den Flur
- Fundusstand und Lochien regelrecht
- Schmerzen an der Dammnaht: Bei Bedarf Kühlvorlagen und Analgesie mit 400 mg Ibuprofen
- In der Nacht häufig angelegt, wenig geschlafen

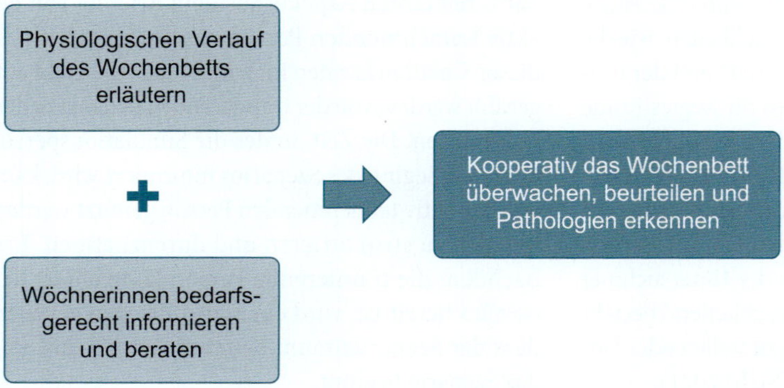

Abb. 7.13 Ziel der Simulation [M1661/L143]

Tab. 7.16 Simulationsbeschreibung

Dauer des Prebriefings und Briefings	10–15 Minuten
Dauer der Simulation	10 Minuten
Dauer des Debriefings	30–40 Minuten
Teilnehmende	Simulationsperson als Wöchnerin Auszubildende im ersten Ausbildungsdrittel
Setting	• Zimmer im Krankenhaus • Kind nicht anwesend (Untersuchung in Begleitung des Vaters)
Benötigtes Material	• Arbeitskleidung • Pflegewagen mit Blutdruckmanschette, Stethoskop, Thermometer, Handdesinfektionsmittel • Anschauungsmaterial: Wochenbettvorlagen, Netzhose
Klarer Anfang	Die lernende Person betritt nach Absprache mit der zuständigen Pflegefachperson das Zimmer.
Klares Ende	Nach Umsetzung der pflegerischen Tätigkeiten verlässt die lernende Person das Zimmer.
Rollenbeschreibung der zu pflegenden Person	• Frau Kubitz (Alter entsprechend der Simulationsperson) ist in Warendorf geboren. Sie lebt mit ihrem Mann Herrn Kubitz in einer 3-Zimmer-Wohnung in Albersloh. Das Ehepaar ist seit fünf Jahren in einer Beziehung und seit drei Jahren verheiratet. Kennengelernt haben sie sich bei einem überregionalen Betriebsfest der Arbeit. Beide haben eine Ausbildung als Kauffrau bzw. Kaufmann für Versicherung und Finanzen gemacht und arbeiten an unterschiedlichen Standorten bei der Sparkasse. • Die Eltern von Frau Kubitz wohnen in fußläufiger Entfernung. Ihr jüngerer Bruder ist zum Studium nach Köln gezogen. Herr Kubitz hat keine Geschwister. Seine Eltern leben seit 10 Jahren wieder in ihrer früheren Heimat in Polen, in Gleiwitz. Zu ihnen besteht regelmäßiger telefonischer Kontakt. Sowohl für die Eltern von Frau Kubitz als auch von ihrem Mann ist es das erste Enkelkind. • Frau Kubitz ist ein geselliger Mensch. Sie umgibt sich gerne mit Freundinnen, kocht und näht gerne. Sie legt großen Wert auf gesunde Ernährung und kauft Obst und Gemüse gerne auf dem Markt ein. • Nach der Hochzeit hatte das Ehepaar zeitnah den Wunsch, ein Kind zu bekommen. Als es über mehrere Monate nicht geklappt hat, führte dies besonders bei Frau Kubitz zu Verunsicherung. Im Rahmen der gynäkologischen Untersuchung konnten keine Auffälligkeiten festgestellt werden. Auch sonst ist Frau Kubitz eine gesunde Frau ohne Vorerkrankungen. Ohne zusätzliche Behandlung ist sie nach weiteren Monaten des Wartens schwanger geworden. Das Ehepaar freut sich sehr auf ihr erstes Kind. Die Schwangerschaft verlief ohne Komplikationen. Die zu pflegende Person zeigt sich in der Simulation • freundlich und kooperativ. • unsicher in ihrer neuen Rolle als Mutter. • interessiert und stellt viele Fragen. Sie hat kein Wissen zum Verlauf des frühen Wochenbetts. – Wie häufig müssen die Vorlagen gewechselt werden? – Ist es normal, dass so ein Klumpen Blut rausgekommen ist? – Warum wird der Wochenfluss beim Stillen stärker? – Wann wird die Blutung weniger? – Muss bei der Naht etwas beachtet werden? – Kann ich etwas falsch machen? • erschöpft und müde, jedoch glücklich.
Aufgabenstellung für die lernende Person	Die lernende Person übernimmt die Interaktion im Rahmen der morgendlichen Pflege und die Einschätzung des aktuellen Zustands (➤ Tab. 7.14).

Die aktiv teilnehmende Person wird darum gebeten, die morgendliche Versorgung von Frau Kubitz zu übernehmen. Liam befindet sich aktuell nicht im Zimmer. Bei ihm wird das Neugeborenen-Hörscreening durchgeführt, wobei er von Herrn Kubitz begleitet wird.

Durchführung der Simulation

Tab. 7.17 Simulationsdurchführung

Erwarteter Ablauf	Mögliche Abweichung	Hinweise
Händedesinfektion Begrüßung und Vorstellung Vorgehen erläutern Kontaktaufnahme gestalten und Gesprächsatmosphäre aufbauen	Fehlende oder unvollständige Vorstellung, z. B. ohne Berufsgruppe, Ausbildungsstand	SIM-Person: „Entschuldigen Sie, können Sie mir nochmal sagen, wie Sie heißen?" „Es sind so viele Personen, die hier ins Zimmer kommen. Was ist denn Ihre Aufgabe?"
Vitalzeichen erheben • Rückenschonendes Arbeiten • Hygiene, z. B. Umgang mit RR-Manschette, Entsorgung der Thermometerhülsen Allgemeinbefinden erfragen	Fehlend	SIM-Person: „Vorhin ist mir beim Aufstehen kurz komisch geworden."
Verlauf der Lochien erheben Adressatengerechte Informationen zum Verlauf der Lochien	Fehlend oder unvollständig	SIM-Person: „Wie lange dauert die Blutung?" „Bleibt die Blutung so stark?" „Wie viel ist denn normal?" „Beim Stillen merke ich, dass es mehr läuft."
Fundusstand ermitteln **Regie:** Fundusstand zwei Querfinger unter Nabel → N-2 • Korrekte Durchführung • Maßnahme und Ergebnis erläutern	Fehlend	SIM-Person: „Müssen Sie auch noch auf meinen Bauch tasten?"
Aufklärung über hygienische Besonderheiten im Wochenbett • Lochien nicht infektiös, aber Grundlage für Bakterien • Vorlagenwechsel alle 2–3 Stunden • mehrfach täglich Genitalspülungen • Händehygiene nach Toilettengang und vor Kontakt zum Neugeborenen • Separates Handtuch • Keine parfümierten Seifen oder Lotionen	Fehlend oder unvollständig	SIM-Person: „Muss ich wegen des Wochenflusses etwas beachten?" „Wie häufig sollte ich die Vorlagen wechseln?"
Wundheilung der Geburtsverletzung überwachen • Infektionszeichen • Hämatombildung	Fehlend	SIM-Person: „Ich habe das Gefühl, mein ganzer Intimbereich ist enorm geschwollen."
Schmerzen erfassen und Beratung zu schmerzlindernden Maßnahmen • Schmerzassessment • Kühlvorlagen, Genitalspülung, Druckentlastung, Analgesie	Fehlend oder unvollständig	SIM-Person: „Beim Sitzen tut es schon noch sehr weh." „Kann ich noch einmal eine kühlende Vorlage bekommen für meine Naht?" „Gibt es noch etwas anderes gegen die Schmerzen außer Medikamenten?"

Tab. 7.17 Simulationsdurchführung *(Forts.)*

Erwarteter Ablauf	Mögliche Abweichung	Hinweise
Miktion überwachen • Toilettengang 2-stdl. • Möglichkeiten zur Erleichterung erläutern, z. B. Zeit nehmen, plätscherndes Wasser, leichtes Klopfen Brennende Schmerzen vermeiden durch Genitalspülung während der Miktion	Fehlend	SIM-Person: „Ich habe irgendwie noch kein Gefühl dafür, wann ich zur Toilette muss." „Es brennt noch sehr beim Pipimachen."
Defäkation überwachen • 48 h p. p. Obstipationsprophylaxe • Ballaststoffreiche Ernährung • Erhöhte Flüssigkeitszufuhr Aufklärung über Darmgase	Fehlend	SIM-Person: „Ich habe schon Angst davor, wenn ich das erste Mal groß zur Toilette muss."
Einfühlsames Nachfragen zur Einschätzung des emotionalen Befindens • Schlafmangel • Unsicherheiten • Sorgen/Ängste	Fehlend	SIM-Person: „Ich weiß noch nicht, wie das werden soll, wenn wir zu Hause sind." „Das ist alles so neu für mich." „Ich hoffe, dass ich gleich noch etwas Schlaf nachholen kann."
Pflegerische Unterstützung anbieten	Fehlend	SIM-Person: „Wenn mein Mann gleich wieder hier ist, würde ich duschen gehen. Bei meinem Kreislauf traue ich mich noch nicht, wenn ich alleine bin."
Offene Fragen Verabschiedung Händedesinfektion		

7

Debriefing der Simulation

Nach dem Szenario folgt das Debriefing. Es ist am übergeordneten Ziel der Veranstaltung ausgerichtet (SESAM 2019) (➤ Abb. 7.13) und berücksichtigt die zu fördernden Kompetenzen. Das Debriefing enthält sowohl Elemente des Feedbacks als auch der Reflexion (Dreifuerst, Bradley und Johnsen 2021). Die Person, die das Debriefing leitet und moderiert, muss mit dem genutzten Debriefingmodell vertraut sein sowie Techniken zur Gruppenmoderation und Gesprächsführung anwenden können. Ziel ist es, dass die gesamte Lerngruppe aktiv am Debriefing beteiligt ist und die notierten Beobachtungen eingebracht werden (➤ Abb. 7.12). Bei Bedarf kann die Simulationsperson in das Debriefing involviert werden. Besonders hilfreich kann es sein, die zu pflegende Person direkt zu befragen, wenn es um das Empfinden geht. Es ist hilfreich, wenn Anschauungsmaterial, wie in diesem Fall z. B. Vorlagen, die im Wochenbett genutzt werden, unmittelbar zur Verfügung steht. Wie groß die Menge an Lochien ist, wird anhand einer mit Kunstblut präparierten Vorlage dargestellt. Das Wissen bleibt damit nicht auf einem abstrakten Niveau einer Milliliterangabe.

Das Debriefing erfolgt entsprechend der Healthcare Simulation Standards Of Best Practice (INACSL d) 2021) und wird auf Basis des 3D-Debriefing-Modells nach Zigmont, Kappus und Sudikoff (2011) durchgeführt. Es ist gekennzeichnet durch die Phasen Defusing, Discovering und Deepening. Innerhalb der Phasen können vorbereitete Fragestellungen genutzt werden (➤ Tab. 7.18).

Tab. 7.18 Beispielfragen an die aktiv teilnehmende Person

Phase des 3-D Modells	Mögliche Fragen
Defusing-Phase (Entschärfung)	• Wie fühlen Sie sich? • Konnten Sie sich in die Situation einfinden? • War das Szenario realitätsnah? • Kamen Sie mit der Simulation zurecht? • Können Sie sich vorstellen, dass Ihnen so eine Situation in der Praxis begegnen kann? • Gibt es etwas, über das Sie auf jeden Fall sprechen möchten? • Hat Sie etwas irritiert oder gestört?
Discovering-Phase (Erkundung/Entdeckung)	• Wie bewerten Sie die pflegerische Versorgung und Interaktion mit der zu pflegenden Person? • Gibt es eine Situation, in der Sie unsicher waren? – Was hat dazu geführt? – Was hätte Ihnen in der Situation geholfen? • Gab es eine Handlung, bei der Sie sich sicher gefühlt haben? • Was ging in Ihnen vor, als …? • Wie ist es dazu gekommen, dass …? • Wie hat sich die zu pflegende Person gefühlt? – Woran machen Sie das fest?
Deepening-Phase (Transfer)	• Wenn Sie diese Situation noch einmal erleben, wie gehen Sie dann vor? • Welche Hilfestellung können Sie beim nächsten Mal nutzen? • Gibt es ein ähnliches Beispiel aus der Praxis, wo Ihnen diese Erkenntnis weiterhelfen würde? • Was nehmen Sie aus dieser Situation für sich mit?

7

LITERATUR

Arbeitsgemeinschaft der Wissenschaftlichen Medizinischen Fachgesellschaften. Leitlinien Details. Verfügbar unter: https://register.awmf.org/de/leitlinien/detail/180-002#anmeldung (letzter Zugriff: 14.02.2025)

Dreifuerst K T, Bradley C S, Johnsen B K. Debriefing. An essential component for learning in simulation pedagogy. In P R Jeffries (Hrsg.). Simulation in nursing education: From conceptualization to evaluation. 3rd ed. Philadelphia: Wolters Kluwer, 2021. S. 45–68.

Fachkommission nach § 53 Pflegeberufegesetz. Rahmenlehrpläne der Fachkommission nach § 53 PflBG. o.O., 2020

Gesellschaft für Qualität in der außerklinischen Geburtshilfe e.V. Geburtenzahlen in Deutschland. Verfügbar unter: https://www.quag.de/quag/geburtenzahlen.htm (letzter Zugriff: 14.02.2025)

Goerke K, Junginger C. Pflege konkret. Gynäkologie Geburtshilfe. 7. A. München: Elsevier, 2022.

Harder U. a) Rückbildung der allgemeinen körperlichen Veränderungen. In: Harder U, (Hrsg.). Wochenbettbetreuung in der Klinik und zu Hause. Nachdruck der 4. A. Stuttgart: Hippokrates, 2019. S. 26–47.

Harder U. b) Rückbildung der Geburtsorgane. In: Harder U, (Hrsg.). Wochenbettbetreuung in der Klinik und zu Hause. Nachdruck der 4. A. Stuttgart: Hippokrates, 2019. S. 56–72.

Harder U, Polleit H. Die Bedeutung des Wochenbetts. In: Harder U, (Hrsg.). Wochenbettbetreuung in der Klinik und zu Hause. Nachdruck der 4. A. Stuttgart: Hippokrates, 2019. S. 2–7.

INACSL a) Standard Committee. Healthcare Simulation Standards Of Best Practice – International Nursing Association for Clinical Simulation and Learning 2021. https://doi.org/10.1016/j.ecns.2021.08.018

INACSL b) Standard Committee. Healthcare Simulation Standards Of Best Practice – Prebriefing: Preparation and Briefing. Clinical Simulation in Nursing 2021;(58): 9–13. https://doi.org/10.1016/j.ecns.2021.08.008

INACSL c) Standard Committee. Healthcare Simulation Standards Of Best Practice – Simulation Design. Clinical Simulation in Nursing, 2021;(58): 14–21. https://doi.org/10.1016/j.ecns.2021.08.009

INACSL d) Standard Committee. Healthcare Simulation Standards Of Best Practice – The Debriefing Process. Clinical Simulation in Nursing 2021 (58): 27–32. https://doi.org/10.1016/j.ecns.2021.08.011

Korthagen FAJ, Wubbels T. Aus der Praxis lernen. In: Korthagen FAJ, Kessels J, Koster B, Lagerwerf B und Wubbels T. Schulwirklichkeit und Lehrerbildung. Reflexion der Lehrtätigkeit. Hamburg: EB, 2002. S. 41–54.

Polleit H. Wochenbettbetreuung in der Klinik. In: Harder U, (Hrsg.). Wochenbettbetreuung in der Klinik und zu Hause. Nachdruck der 4. A. Stuttgart: Hippokrates, 2019. S. 215–230.

Society of Europe for Simulation applied to medicine. Accreditation of Simulation Based Educational Institutions – Principles. https://www.sesam-web.org/media/documents/sesam-accreditation-of-simulation-based-educational-institutions-principles_2019.pdf (letzter Zugriff: 14.02.2025)

Zigmont JJ, Kappus LJ, Sudikoff SN. The 3D model of Debriefing: Defusing, Discovering, and Deepening. In: Seminars in perinatology. 2011;35(2): 52–58.

7.1.4 Umgang mit herausforderndem Verhalten bei demenziell erkrankten Menschen

Meike Schwermann

Im Rahmen dieses Kapitels wird eine Simulation im Rahmen der Ausbildung/des B. Sc. Pflege-Studiums vorgestellt, in der die Lernenden sich in der Begleitung einer demenziell erkrankten Person mit herausforderndem Verhalten erfahren können. Die Ursache des herausfordernden Verhaltens liegt in einem den Pflegenden unbekannten akuten Schmerzerleben der Person.

Zu diesem Kapitel stehen Videos zur Verfügung, die exemplarisch das Briefing, die Umsetzung der Simulation und das Debriefing zeigen. Wie Sie die Videos abrufen können, finden Sie in den Benutzerhinweisen am Anfang des Buches.

Situationsbeschreibung

„In den letzten beiden Tagen hat sich Frau Sauter, entgegen ihrer vorherigen Gewohnheiten, immer weiter zurückgezogen. Sie vermeidet die Kontaktaufnahme mit dem Pflegepersonal und geht ihm aus dem Weg. Wenn die Pflegenden und Mitarbeitenden ihr Hilfestellungen anbieten, reagiert sie abwehrend und wirkt auf sie sogar manchmal aggressiv. Vor Berührungen weicht die 88-jährige Bewohnerin zurück. Vor allem, wenn die Pflegekräfte sie und insbesondere ihre rechte Schulter anfassen möchten. Gelegentlich kommt es zu spontanen Schmerzäußerungen von Frau Sauter, beispielsweise ruft sie dann ‚Aua', oder zieht die Luft scharf zwischen ihren Zähnen ein. Manchmal kann man von ihr auch ein leises Schluchzen vernehmen oder Tränen in ihren Augen erkennen. Dabei ist der Gesichtsausdruck von Frau Sauter sehr ängstlich. Auf Rückfragen zu ihrem Befinden murmelt sie nur vor sich hin, ruft nach ihrer verstorbenen Tochter, gibt aber keine adäquaten Antworten. Den Pflegekräften ist aufgefallen, dass sie sich öfter im rechten Bereich ihres Nackens und Oberkörpers reibt oder kratzt. Sie wirkt müde und abgeschlagen."

Einbettung des Szenarios

Die Simulation „Umgang mit herausforderndem Verhalten bei demenziell erkrankten Menschen" integriert mehrere Schwerpunktthemen:
- Personenzentrierte Begleitung demenziell erkrankter Menschen
- Umgang mit herauforderndem Verhalten
- Erfassen von akuten Schmerzen bei Menschen mit chronischer Verwirrtheit

Curriculare Einbettung

Diese Simulation ist für die Ausbildung zur Pflegefachfrau/zum Pflegefachmann oder das Studium B. Sc. Pflege konzipiert worden. In den Rahmenlehrplänen der Fachkommission (nach § 53 Pflegeberufegesetz 2020) wird als *Anregung für das Lernen in simulativen Lernumgebungen* eine „Gesprächs- und Beratungssituationen mit zu pflegenden Menschen und ggf. ihren Bezugspersonen in der psychiatrischen Pflege üben" empfohlen (S. 187). Wie untenstehend im Didaktischen Kommentar zur CE 11 aufgeführt, empfiehlt es sich, diese komplexe Simulation im 3. Ausbildungsdrittel anzubieten.

Diese Simulation kann mit Bezug zu den Rahmenlehrplänen der Fachkommission (nach § 53 Pflegeberufegesetz 2020) den CEs zugeordnet werden, die in ➤ Tab. 7.19 aufgelistet sind.

Theoretische Hintergründe

Personenzentrierte Begleitung demenziell erkrankter Menschen

Man unterscheidet zwischen sekundärer Demenz, die etwa 10 % der Fälle ausmacht und Folge einer ursprünglich behandelbaren Grunderkrankung ist, und primärer Demenz, die in 90 % der Fälle auftritt und eine direkte Hirnschädigung durch verschiedene Erkrankungen darstellt. Häufigste Ursachen primärer Demenz sind die Alzheimer-Krankheit (50–60 %), die vaskuläre Demenz (15 %) und andere Erkrankungen wie Pick-Krankheit, Parkinson oder Chorea Huntington. Die Demenz wird in drei Stadien eingeteilt: leichte Demenz mit erkennbaren Beschwerden, bei der Alltagstätigkeiten noch möglich sind, mittelschwere Demenz mit Orientierungsstörungen und zunehmenden Einschränkungen im Alltag sowie schwere Demenz,

7

Tab. 7.19 Curriculare Zuordnung der Simulation (Rahmenlehrplänen der Fachkommission nach § 53 Pflegeberufegesetz 2020)

Curriculare Einheit	Zugeordnete Inhalte
CE 09 Menschen bei der Lebensgestaltung lebensweltorientiert unterstützen	• 1./2. Ausbildungsdrittel: „erwachsene Menschen mit Unterstützungsbedarf in der Lebensgestaltung aufgrund gesundheitsbedingter und/oder funktionaler Veränderungen, z. B. Erkrankungsfolgen des Kreislaufsystems oder neurodegenerative Veränderungen, Unfallfolgen" (S. 152) • „sprachlich-prozedurale und leiblich-affektive Interaktion mit demenziell veränderten Menschen" (S.154) • „Veränderungen des Sprachvermögens und der sprachlichen Verständigungsfähigkeit in unterschiedlichen Demenzstadien" (S. 155)
CE 11 Menschen mit psychischen Gesundheitsproblemen und kognitiven Beeinträchtigungen personenzentriert und lebensweltbezogen unterstützen	• 3. Ausbildungsdrittel: „Ausgewählte komplexe Pflegesituationen im Zusammenhang mit … komplexem Hilfebedarf sowie Menschen in schwerwiegenden bis bedrohlichen Situationen, fortgeschrittenen kognitiven Beeinträchtigungen … – herausforderndes Verhalten" (S. 184) • 3. Ausbildungsdrittel: „ausgewählte Leitlinien … Expertenstandard Beziehungsgestaltung in der Pflege von Menschen mit Demenz" (S. 185) • Didaktischer Kommentar: „Im 3. Ausbildungsdrittel Fallarbeit zu ausgewählten komplexen Lernsituationen in verschiedenen Settings, dabei sollen auch Schnittstellen und Übergänge betrachtet und gestaltet werden. Beispielsweise könnten folgende Lernsituationen bearbeitet werden: „Lernsituation eines alten Menschen mit herausforderndem Verhalten … (z. B. mit der medizinischen Diagnose fortgeschrittene Demenz), …" (S. 188)
CE 05 Menschen in kurativen Prozessen pflegerisch unterstützen und Patientensicherheit stärken	• 1./2. Ausbildungsdrittel: „… Schmerzmanagement (akute Schmerzen) …, Einbindung von ausgewählten Leitlinien und Expertenstandards." (S. 75) • 3. Ausbildungsdrittel: „Pflegebedarf feststellen und Pflegeprozesse zur Versorgung von Menschen mit unterschiedlichen komplexen gesundheitlichen Problemlagen und Pflegebedarfen in verschiedenen Settings und Phasen der Versorgungskette mit wechselnden Versorgungsschwerpunkten und Teams planen, steuern, durchführen und evaluieren." „Förderung des physischen und psychischen Wohlbefindens bei schwerer Krankheit und dauerhaftem Angewiesensein auf Unterstützung." (S. 75)

bei der Hilfe bei allen Aktivitäten nötig ist und körperliche Komplikationen auftreten (Schwermann und Münch 2015).

Die Beziehungsgestaltung ist ein Schlüsselelement in der Pflege von Menschen mit Demenz, um Person-Zentrierung zu verwirklichen und Lebensqualität zu fördern. Der 2018 eingeführte Expertenstandard „Beziehungsgestaltung in der Pflege von Menschen mit Demenz" (DNQP 2019) definiert, wie professionelle Pflege durch gezielte Beziehungsarbeit zur Qualitätsentwicklung beitragen kann.

Dieser Ansatz zielt darauf ab, dass Menschen mit Demenz sich gehört, verstanden und angenommen fühlen sowie Verbundenheit mit anderen erfahren. Durch personenzentrierte Interaktionen und Kommunikationsangebote können Pflegende die Beziehung zu den Betroffenen und deren sozialem Umfeld erhalten und stärken. Der Expertenstandard verfolgt das Ziel, dass jeder an Demenz erkrankte und pflegebedürftige Mensch Zugang zu Angeboten erhält, die auf Beziehungsgestaltung ausgerichtet sind. Diese Angebote sollen darauf abzielen, das Gefühl des Gehört-, Verstanden- und Angenommenwerdens zu stärken oder aufrechtzuerhalten. Zudem sollen sie das Empfinden der sozialen Verbundenheit mit anderen Personen fördern oder bewahren. Diese Zielsetzung bildet die Grundlage des Expertenstandards.

MERKE

Bedeutung der Verstehenshypothesen im Expertenstandard

„Von großer Bedeutung sind die Verstehenshypothesen. Sie sollen es den Pflegenden ermöglichen, auf Basis vorliegender Informationen aus der Pflegeanamnese, ihrer möglichen Zuordnung zu Symptomen, Verhalten und Merkmalen des Menschen mit Demenz und deren Reflexion im Pflegeteam ein Bild des Menschen mit Demenz zu gewinnen, das nicht von Zuschreibungen dominiert ist, sondern eine verstehende Perspektive einnimmt, die regelmäßig auf Stimmigkeit zu überprüfen ist." (Stehling und Büscher 2020)

Im Expertenstandard wird hervorgehoben, dass es weniger um das „Was", sondern vielmehr um das „Wie" einer verstehenden und zugewandten Pflege geht. Er sieht vor, dass jeder Mensch mit Demenz individuell angepasste Angebote zur Beziehungsgestaltung erhält, die seine Einzigartigkeit berücksichtigen und seine Würde wahren (Stehling und Büscher 2020).

Seit Tom Kitwood hat sich in der Betreuung und Pflege demenzkranker Menschen der Grundsatz der „Personenorientierung" in der Pflegepraxis durchgesetzt. Aspekte der Lebensqualität und der ganzheitlichen Betrachtung des demenziell erkrankten Menschen rückten zunehmend in den Mittelpunkt und haben den „verstehenden Ansatz" auch in der Aus-, Fort- und Weiterbildung Pflegender zu einem zentralen Gegenstand gemacht. Dennoch stellen Verhaltensauffälligkeiten der Betroffenen weiterhin eine große Herausforderung in der Pflege und Betreuung dar. Psychologische und soziale Faktoren und deren Interaktionen haben demnach, neben den organischen Abbauprozessen, einen großen Einfluss auf das individuelle Erscheinungsbild einer Demenzerkrankung. Somit sind stabile und auf gegenseitiges Vertrauen gestützte Beziehungen unterstützende Faktoren für eine effektive Demenzbewältigung. Auf der Grundlage einer umfangreichen Literatur, welche die negativen Auswirkungen von Stereotypen auf unterschiedlichen Altersstufen dokumentiert, wird darauf hingewiesen, dass gerade Menschen mit der Diagnose „Demenzerkrankung im Anfangs- oder mittleren Stadium" (mit leichten bis mittelschweren kognitiven Beeinträchtigungen) in der Regel sehr anfällig für die Bedrohung durch Stereotype sind. Dies ist der Fall, weil diese Menschen sich im Klaren über ihre Verluste sind. Sie reagieren auf diese Verluste mit entsprechenden Gefühlen, wie große Traurigkeit, Frustration und Wut. Sie versuchen auch, bestimmte Situationen zu vermeiden, in denen das Gefühl von Gedemütigtsein erlebt wird. Sie empfinden auch erhöhte Ängstlichkeit aufgrund von Überforderung in bestimmten Situationen. (Blaser et al. 2015).

Tom Kitwood, ein britischer Psychologe, entwickelte in den späten 1980er-Jahren an der Universität Bradford das Konzept der personenzentrierten Pflege für Menschen mit Demenz, basierend auf Carl Rogers Arbeit. Dieses Konzept verlagerte den Fokus von der Demenz als Krankheit hin zur Person selbst, ihre Einzigartigkeit und individuellen Bedürfnisse (Kitwood et al. 2022).

Kitwood führte ein biopsychosoziales Modell der Demenzpflege ein, das einen ganzheitlichen Ansatz fördert und betont, dass eine Demenzdiagnose eine Person nicht vollständig bestimmt. Er beschrieb die *Demenz* als einen dialektischen Prozess, bei dem neuropathologische und sozialpsychologische Faktoren sich gegenseitig beeinflussen. Kitwoods Ansatz zielt darauf ab, durch die Integration medizinischer und sozialpsychologischer Aspekte eine Entpersonalisierung des demenziell erkrankten Menschen zu verhindern. Sein Idealbild der Pflege ist es, das Fortschreiten der neurologischen Beeinträchtigung durch positive Arbeit an der Person zu kompensieren. Kitwood erkannte, dass trotz schwerer neuropathologischer Schädigungen ein relatives Wohlbefinden für Menschen mit Demenz möglich ist. Er betrachtet Verhaltensänderungen nicht als Verlust der Persönlichkeit, sondern als Folge verlorener Ressourcen und zusammengebrochener psychischer Abwehrmechanismen. Besonders interessant ist Kitwoods Beobachtung, dass Menschen, die sich ihrer unterschwelligen Gefühle und Sehnsüchte nie bewusst waren, häufiger unerwartete Verhaltensweisen zeigen. Dies unterstreicht die Bedeutung der Kongruenz im personenzentrierten Ansatz.

DEFINITION

Der personenzentrierte Ansatz

„Der personenzentrierte Ansatz zeichnet sich durch vier Hauptmerkmale aus:

1. *Orientierung an Menschen- und Bürgerrechten*
2. *konsequente Individualisierung des professionellen Bezuges und der Maßnahmen*

3. *alle Entscheidungen und Maßnahmen werden aus der Perspektive des Klienten gegengelesen*
4. *Sorge tragen für eine unterstützende soziale Umgebung, da alles menschliche Leben in Beziehungen gründet"*

(Brooker 2004; O'Rourke et al. 2015 zitiert nach Müller-Hergel 2017)

Die personenzentrierte Pflege (Person-Centred Care) hat sich weiterentwickelt und wurde von einer schottischen Forschungsgruppe unter der Leitung des britischen Pflegewissenschaftlers Brendan McCormack auf breitere Bereiche der Pflege ausgedehnt. Die ursprünglich von Kitwood für Menschen mit Demenz entwickelten Konzepte wie Trost, Bindung, Identität und Beziehung haben sich als wertvoll für alle älteren, kranken und pflegebedürftigen Menschen erwiesen. McCormack und sein Team (McCormack und McCance 2017) gehen noch einen Schritt weiter und betrachten den personenzentrierten Ansatz als eine umfassende pflegerische Philosophie. Diese neue Denkweise beeinflusst sämtliche Aspekte der Pflege, von der direkten Versorgung älterer und kranker Menschen bis hin zur Weiterentwicklung der Pflegepraxis.

Die Person-Centred Care stellt einen praxisorientierten Ansatz dar, der das Individuum in den Mittelpunkt der Gesundheitsversorgung rückt. Dieser Ansatz basiert auf dem fundamentalen Konzept des Person-Seins, welches als Grundlage für professionelles Handeln im Gesundheitswesen dient und die damit verbundene ethische und moralische Verantwortung betont. Ziel der personenzentrierten Pflege ist in diesem Zusammenhang, bedeutungsvolle therapeutische Beziehungen zwischen Gesundheitsfachpersonen und älteren, kranken und/oder pflegebedürftigen Menschen zu etablieren und zu pflegen. Diese Beziehungen werden durch zentrale Werte wie Respekt für die Individualität, Verständnis für persönliche Bedürfnisse und die Achtung des Rechts auf Selbstbestimmung geprägt (McCance et al. 2011; zitiert nach Steudter 2018). Der personenzentrierte Ansatz strebt danach, eine Gesundheitsversorgung zu gewährleisten, die nicht nur medizinisch kompetent, sondern auch menschlich und ethisch fundiert ist.

INFO

Das mehrdimensionale Modell der Person-Centred Care

Ziele:
- Lebensqualität fördern
- Beteiligung und Teilhabe ermöglichen
- professionelle Nähe und Beziehung herstellen/gestalten

Verständnis:
- mit Überzeugungen und Werten der Pflegeempfängerinnen und Pflegeempfänger arbeiten
- engagiert und präsent sein
- ganzheitlich denken und handeln
- Verantwortung übernehmen
- sich an Bedürfnissen und Ressourcen der Patientinnen und Patienten orientieren

Bedingungen/Voraussetzungen:
- Fach-, Sozial-, Methoden- und Selbstkompetenz
- Ethik, Würde, Autonomie
- Selbsterkenntnis
- Berufsverbundenheit

(McCormack und McCance 2010; zitiert nach Steudter 2018)

Im Expertenstandard Beziehungsgestaltung in der Pflege von Menschen mit Demenz (DNQP 2019) wird den Pflegenden die Aufgabe zugeschrieben, „... unter anderem als Hilfs- oder gar Ersatz-Ich die Person mit Demenz so zu ergänzen, dass diese möglichst das Gefühl beibehalten kann, ein gleichberechtigtes Gegenüber zu sein." Der Erhalt und die Stärkung des Personseins ist nach Kitwood oberstes Ziel in der Betreuung von Menschen mit Demenz. Die aus diesem Konzept resultierende Grundhaltung gegenüber Menschen mit Demenz und die positive Arbeit mit/Beziehung zu der Person bilden dabei die Basis (Kitwood et al. 2022).

Menschen mit Demenz haben nach den Forschungsergebnissen Kitwoods ein sehr starkes, unverhülltes und zentrales Verlangen nach Liebe. An Demenz erkrankten Menschen ist ein nicht-rationaler und damit unmittelbarer Zugang zur Welt und ihren Gefühlen gemein. Das heißt, sie können ihre Bedürfnisse nicht verstandesmäßig kontrollieren oder organisieren, sondern sind deren Impulsen ausgeliefert. Die Strategien der Pflegenden richten sich daraufhin aus, dem demenziell erkrankten Menschen Trost, Bindung, Einbeziehung, Identität und Beschäftigung entgegenzubringen, um so sein Grundbedürfnis nach Liebe zu befriedigen. Zu einem vertrauens-

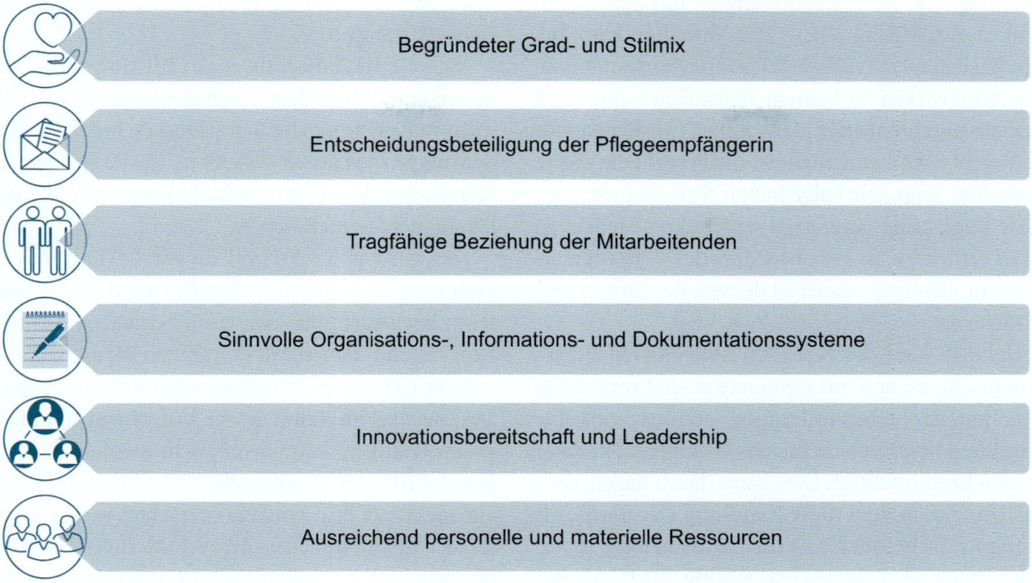

Abb. 7.14 Säulen des Modells „Person-Centred Care" (Steudter 2018) [M1654/L143]

vollen, stützenden Lebensumfeld gehört demnach, dass folgende Bedürfnisse von Menschen mit Demenz erfüllt werden.

INFO

Zentrale Bedürfnisse demenziell erkrankter Menschen (Kitwood 2008)

Trost
- Bedeutet empathische Wahrnehmung und Beistand. Demenziell erkrankte Menschen erleben viele Verluste und brauchen Trost.
- Äußert sich durch Mimik, Körpersprache oder verstärktes Nähebedürfnis.
- Bezugspersonen können durch Verlässlichkeit und Zuwendung Trost spenden.

Primäre Bindung
- Der Wunsch nach Bindung an Bezugsperson ist altersunabhängig wichtig.
- Bei demenziell erkrankten Menschen kann sich dieses u. a. durch Anklammern oder Nachlaufen zeigen.
- Vertraute Umgebung und Routinen stärken das Sicherheitsgefühl.

Einbeziehung
- Das Bedürfnis, Teil einer Gemeinschaft zu sein, ist ein Grundbedürfnis.
- Es äußert sich bei demenziell erkrankten Menschen u. a. durch Suche nach Aufmerksamkeit oder Rückzug.
- Angemessene Aktivitäten können eine Einbeziehung fördern.

Beschäftigung
- Der Wunsch, etwas zu schaffen und ein Ergebnis zu erzielen, ist relevant für das Wohlbefinden.
- Die Aktivität sollte im Vordergrund stehen, nicht das Ergebnis.

Identität
- Die Kenntnis um die eigenen Wurzeln und Vergangenheit geht im Verlauf zunehmend verloren.
- Unterstützung durch Bezugspersonen und identitätsstiftende Gesten.

Umgang mit herausforderndem Verhalten

Die Begleitung demenziell erkrankter Menschen mit herausforderndem Verhalten stellt enorm hohe Ansprüche an die Mitarbeitenden. Heraufordernde Verhaltensweisen sind problematische Verhaltensweisen, die der Person, die sie zeigt, oder dem Umfeld, in dem sie stattfindet, Schwierigkeiten bereiten. Was als herausforderndes Verhalten gilt, ist von Fall zu Fall sehr unterschiedlich. Herausforderndes Verhalten ist in diesem Zusammenhang als „soziales Konstrukt" zu betrachten. Mit herausforderndem Verhalten wird häufig ein Bedürfnis signalisiert, das von einer inneren Überzeugung ausgeht oder auf eine Belastung zurückzuführen ist. Herausforderndes Verhalten hat viele Ursachen – die mit einer Demenz einhergehende neurologische Beeinträchtigung ist nur eine davon (James und Rüsing 2013). Das Verhalten kann bei den Begleitern zu Hilflosigkeit führen und emotional belastend wirken. Es kann in vielen Fällen aber auch freiheitseinschränkende Maßnahmen (medikamentös und nicht-medikamentös) für die Person, die dieses Verhalten zeigt, zur Folge haben. Für die professionelle Begleitung demenziell erkrankter Menschen ist es erforderlich, herausforderndes Verhalten als Kommunikationsversuch zu deuten, das immer eine Ursache hat.

Herausforderndes Verhalten ist häufig eine Reaktion des Menschen mit Demenz auf eine veränderte Situation. Als herausforderndes Verhalten wird eine Handlung beschrieben, die das Wohlbefinden einer Person beeinträchtigt. Dies kann daran liegen, dass das Umfeld, in dem diese Handlung stattfindet, als eine physische oder psychische Belastung wahrgenommen wird (James und Rüsing 2013). Als Betroffene werden sowohl die handelnde Person als auch die Personen im unmittelbaren Umfeld beschrieben.

Als herausforderndes Verhalten werden Schlagen, Schreien, exzessives Umhergehen, Apathie und vieles mehr bezeichnet. Hervorzuheben ist, dass dieses Verhalten oft mehrere Ursachen hat. James und Rüsing (2013) zählen beispielsweise körperliche, geistige, umgebungsbezogene und neurologische Ursachen auf. Dieses Verhalten wird weiter durch die Gefühle und Überzeugungen der Betroffenen gelenkt. Das herausfordernde Verhalten kann kurzzeitig verlaufen. Bei einer Chronizität der problematischen Verhaltensformen erfordert es Einsatz von Experten und Bezugspersonen, die ganzheitlich analysieren, worin die Ursache für das herausfordernde Verhalten begründet ist.

Im Laufe der Demenz zeigen fast alle Menschen ein oft unverständliches Verhalten, dass sich in Aggressivität, Unruhe, ständigem Rufen oder Schreien, ziellosem Umherwandern oder auch in Apathie äußern kann (Bartholomeyczik et al. 2013). Dieses Verhalten bereitet häufig große Schwierigkeiten. Pflegekräfte können sich schnell überfordert fühlen, sodass es mitunter zu Gewalt kommen kann. Weiter nimmt das Risiko an Stürzen und Verletzungen zu. Häufig werden diese Verhaltensweisen medikamentös angegangen. Dies führt zu einer Zunahme der verordneten Medikamente, höheren Dosierungen, einer stärkeren Wirkstoffbelastung und unerwünschten Nebenwirkungen.

Nach Bartholomeyczik et al. (2013) wird das Verhalten eines Menschen durch das Ergebnis der subjektiven Bewertung des Betrachters (z. B. der Pflegenden) als problematisch angesehen. Die Perspektive der demenzkranken Person wird bei dieser Bewertung häufig nicht berücksichtigt.

Das genaue Verstehen dieser Verhaltensveränderungen ermöglicht den Pflegenden und weiteren Berufsgruppen eine professionellere Sicht im Umgang mit demenziell erkrankten Menschen. Nur auf der Grundlage einer verstehenden Diagnostik, zum Beispiel im Rahmen von Assessments und Fallbesprechungen, kann ermöglicht werden, dass die Perspektive des demenziell erkrankten Menschen aus mehreren Blickwinkeln betrachtet wird. Grundsätzlich ist zu sagen, dass herausforderndes Verhalten oft vielschichtige, komplexe und interagierende biopsychosoziale Ursachen hat und erst die Analyse dieser Ursachen gezielte und individuelle Interventionen erlaubt.

Das herausfordernde Verhalten wird als Kommunikationsversuch in Zusammenhang mit den Bedürfnissen des Betroffenen gedeutet, um daraus gezielte Interventionen abzuleiten. Die Pflegenden benötigen ein hohes Maß an Selbstreflexion und die Fähigkeit zum hermeneutischen (verstehenden) Fallverstehen.

Um Zugang zu agitierenden Menschen zu bekommen, (verbal oder nonverbal) sind die Beziehungsaufnahme und die Interaktionsqualität von besonderer Bedeutung. Die psychosozialen Kompetenzen der Pflegenden spielen dabei eine wichtige Rolle. Die Pflegebeziehung kann sich nur positiv entwickeln, wenn Pflegende sich projektionslos (ohne Ballast aus eigenen negativen Erfahrungen) in ihr Gegenüber einfühlen können. Hier liegt der Fokus nicht auf einer professionellen Distanz im Beziehungsprozess, sondern darauf, dass sich Pflegende authentisch einbringen können.

Erfassen von akuten Schmerzen bei Menschen mit chronischer Verwirrtheit

Das Schmerzerleben bei Demenz ist noch nicht ausreichend erforscht. Herausforderungen stellen die eingeschränkte Kommunikations- und Merkfähigkeit der Betroffenen, das Risiko von Fehldiagnosen aufgrund mangelnder Schmerzreaktionen sowie unterschiedliche Forschungsergebnisse dar, die beispielsweise ein erhöhtes Schmerzempfinden bei vaskulärer Demenz zeigen. Die veränderte Schmerzkommunikation durch kognitive Einbußen, verminderte verbale Schmerzberichte und der Bedarf an geeigneten Instrumenten zur Schmerzeinschätzung bei kommunikationseingeschränkten Demenzkranken unterstreichen die Notwendigkeit einer angemessenen Schmerzversorgung bei Menschen mit Demenz, um eine Unterversorgung zu vermeiden (Schwermann und Münch 2015).

Die kognitiven Einbußen führen zu einer fehlenden Schmerzerinnerung, einer mangelnden Fähigkeit der Schmerzkommunikation, einer veränderten Schmerzverarbeitung sowie zu der Unfähigkeit, Schmerzen zu lokalisieren und zu zeigen. Eine große Herausforderung für das therapeutische Team liegt darin begründet, dass indirekte Schmerzzeichen, wie zum Beispiel eine verkrampfte Haltung, Schonhaltung, unsicheres Gehen, zunehmende Bewegungsunlust, häufige Stürze, ein verstärkter Rückzug oder eine Verschlechterung des Allgemeinzustands, Appetitlosigkeit, Nahrungsverweigerung aber auch eine Veränderung der Vitalzeichen, *herausforderndes Verhalten*, ständiges Läuten und Schlafstörungen ein Hinweis auf ein Schmerzerleben sein können, aber nicht müssen (Thomm 2012).

MERKE

Schwierigkeiten beim Assessment

„Sowohl durch die Demenz selbst als auch durch die mit der Krankheit einhergehenden Symptome kann es dadurch zu Schwierigkeiten beim Assessment innerhalb dieser Personengruppe kommen. Nicht selten wird dieses herausfordernde Verhalten der Demenz selber zugeschrieben und mögliche andere Ursachen, z. B. Schmerzen übersehen." (DNQP 2020)

Demenziell erkrankte Menschen mit kognitiven Beeinträchtigungen und eingeschränkter bzw. fehlender Kommunikation sind häufig nicht mehr in der Lage, die üblichen Schmerzeinschätzungsinstrumente zu verstehen. Sie können, bedingt durch die Einschränkung des abstrakten Denkens, selbst auch keinen Zusammenhang zwischen Aktivitäten und Schmerzen verstehen (DNQP 2020). In vielen Fällen werden bei einer Verhaltensauffälligkeit demenziell erkrankter Menschen eher Psychopharmaka als eine adäquate Schmerztherapie eingesetzt.

MERKE

Selbstauskunft vor Fremdeinschätzung

„Bei der Pflege von Menschen mit Demenz ist deshalb ein genaues und rechtzeitiges Schmerzassessment von besonderer Bedeutung … Ist eine Selbstauskunft bei älteren Personen aufgrund einer kognitiven Beeinträchtigung nicht möglich, so kommen Fremdeinschätzungsinstrumente zur Anwendung." (DNQP 2020)

Ist die Kommunikation mit demenziell erkrankten Menschen in Bezug auf ihr Schmerzerleben eingeschränkt, bedarf es einer objektiven, sehr sensiblen und gezielten Beobachtungsgabe, um aus Verhaltensauffälligkeiten Rückschlüsse auf mögliche Schmerzen ziehen zu können. Dies kann sich darstellen in einem verzerrten Gesicht, Weinen, schützenden Körperbewegungen, verbalen und nonverbalen Mitteilungen, Körperhaltungen und Gesten sowie Funktionseinschränkungen des demenziell erkrankten Menschen. Aber auch die die Auskünfte über Beobachtungen der Bezugspersonen und Angehörigen zählen. Selbst wenn keine Verhaltensänderung zu beobachten sind, ist nicht sichergestellt, dass die betroffenen Menschen keine Schmerzen haben. Die Qualität eines erfolgreichen Schmerzmanagements hängt von dem Gelingen der Kommunikation auf allen erforderlichen Ebenen ab (Schwermann und Münch 2015).

Im Expertenstandard (DNQP 2020) werden zur Fremdeinschätzung bei Menschen mit kognitiven Einschränkungen folgende Assessments empfohlen:

- Beurteilung von Schmerz bei Demenz (BESD)
- Beobachtungsinstrument für das Schmerzassessment bei alten Menschen mit Demenz (BISAD)
- PAIC 15 Skala („Pain Assessment in Impaired Cognition")

Weiterführende Literatur

- Deutsche Schmerzgesellschaft e. V. „Schmerz und Demenz". 2015. Aus: https://www.schmerzgesellschaft.de/patienteninformationen/besonderheiten-bei-schmerz/schmerz-und-demenz (letzter Zugriff: 16.2.2025). Hier sind die empfohlenen Schmerzassessments auch abrufbar.
- AWMF online (Hrsg.). S3-Leitlinie Schmerzassessment bei älteren Menschen in der vollstationären Altenhilfe. 2017. Aus: https://register.awmf.org/de/leitlinien/detail/145-001 (letzter Zugriff: 16.2.2025)

7

Arbeitsauftrag zur Vorbereitung der Simulation „Umgang mit herausforderndem Verhalten bei demenziell erkrankten Menschen"

CE 05:
„Menschen in kurativen Prozessen pflegerisch unterstützen und Patientensicherheit stärken",

CE 09:
„Menschen bei der Lebensgestaltung lebensweltorientiert unterstützen",

CE 11:
„Menschen mit psychischen Gesundheitsproblemen und kognitiven Beeinträchtigungen personenzentriert und lebensweltbezogen unterstützen"

Ausgangslage
Sie haben sich bereits im Unterricht/in den Vorlesungen mit den Grundlagen einer personenzentrierten Begleitung demenziell erkrankter Menschen (deM), dem Umgang mit herausforderndem Verhalten bei deM sowie dem Schmerzmanagement für diese Zielgruppe auseinandergesetzt.

Ziel
Zur Vorbereitung der Simulation fassen Sie bitte die Erkenntnisse aus dem Unterricht/den Vorlesungen zusammen.

Aufgabe(n)
- Bitte fassen Sie die zentralen Bedürfnisse demenziell erkrankter Menschen nach Kitwood zusammen.
- Dokumentieren Sie, was als herausforderndes Verhalten bei deM gesehen werden kann und was die Ursachen hierfür sein können.
- Stellen Sie dar, wie herausforderndes Verhalten in einen Zusammenhang mit einem Schmerzerleben bei deM gesetzt werden kann und wie sich das Schmerzverhalten darstellen kann.
- Bringen Sie das Assessment „Beurteilung von Schmerz bei Demenz (BESD)" in ausgedruckter Form mit; z.B. unter: https://www.schmerzgesellschaft.de/patienteninformationen/besonderheiten-bei-schmerz/schmerz-und-demenz

Produkt
Bitte dokumentieren Sie Ihre Ergebnisse und bringen Sie diese mit ins Simulationszentrum.

Arbeitsmittel
Nutzen Sie Ihre Inhalte aus dem Unterricht, das Lehrbuch und die Expertenstandards „Beziehungsgestaltung in der Pflege von Menschen mit Demenz" (DNQP 2019) „Schmerzmanagement in der Pflege" (DNQP 2020).

Zeit
Zur Bearbeitung der Lernaufgabe steht Ihnen Zeit bis zur Simulation zur Verfügung.

Sozialform
Bitte erarbeiten Sie die Inhalte in Einzelarbeit.

Abb. 7.15 Arbeitsauftrag zur Vorbereitung der Simulation [M1654/L143]

Lernaufgabe zur Vorbereitung der Simulation

Zur Vorbereitung der Simulation durch die Lernenden wurde folgender Arbeitsauftrag entwickelt (➤ Abb. 7.15).

Rahmenbedingungen des Szenarios

Die Zielgruppe der Simulation sind Auszubildende im 3. Ausbildungsdrittel oder B. Sc. Studierende mit äquivalentem Hintergrund. Die Simulation kann als Einzel- oder Gruppensimulation vorbereitet werden. Sollte eine Gruppe diese begleiten, empfiehlt es sich,

Beobachtungsauftrag für das Plenum zur Simulation
(in Anlehnung an McCormack und McCance 2010,
zitiert nach Steudter 2018)

Name: ______________________

Datum: ______________

Beobachtungskriterium	Wahrnehmung
Ziele: • In welchen Momenten wurde professionelle Nähe und Beziehung gestaltet?	
Verständnis: • Wo zeigt sich die Lernende engagiert und präsent?	
• Wann orientiert sie sich an Bedürfnissen und Ressourcen der Bewohnerin?	
Bitte füllen Sie im Anschluss an die Simulation das BESD-Assessment (Beobachtung in Ruhe) aus, das Sie zur Simulation ausgedruckt haben.	

Abb. 7.16 Beobachtungsauftrag für das Plenum zur Simulation [M1654/L143]

einen Beobachtungsauftrag vorzubereiten. Die Simulation erfolgt mit einer Simulationsperson.
Zeitlich ist die Simulation wie folgt eingebettet:

Prebriefing

- Information zur Situation an alle: 10 Min.
- Vergabe des Beobachtungsauftrags an das Plenum(➤ Abb. 7.16): 5 Min. (anschließend Zeit zur Vorbereitung)
- Briefing der Lernenden/Umziehzeit: 10 Min. (Es ist hilfreich, wenn die Lernende im Vorfeld einen Blick in das „Bewohnerinnenzimmer" werfen kann, damit sie sich auf die Situation einstellen kann.)

Simulation

- Umsetzung der Simulation: 10 Min.
- Debriefing: 20 Min.

Evaluation im Plenum (Beobachterinnen und Lernende)

- ggf. erneutes Ansehen der Umsetzung der Simulation (10 Min.)
- Auswertung des Beobachtungsauftrags
- ggf. Evaluation der Umsetzung der Simulation

Prebriefing

Wie oben bereits in Bezug auf den *zeitlichen Umfang* der Simulation dargestellt, hängen die Anteile des Prebriefings davon ab, ob die Simulation für eine Lernende oder für eine Kleingruppe angeboten wird.

Beteiligte Personen in der Simulation:

- Frau Sauter, 88 Jahre, im mittelschweren Stadium einer vaskulären Demenz
- Die Lernende, die nach der Übergabe vom Nachtdienst als Auszubildende in einer Langzeitpflegeeinrichtung in das Zimmer von Frau Sauter geht, um mit ihr die Morgentoilette durchzuführen.

Tab. 7.20 Vorbereitung der Umgebungsgestaltung und der Requisiten

Vorbereitungsart	Ausrüstung
Umgebungsgestaltung	Gestaltung eines Bewohnerinnenzimmers in der Langzeitversorgung mit Bett, Nachttisch, ggf. Lehnstuhl und Esstisch. Entsprechende Dekorationseinrichtung im Regal und/oder auf dem Esstisch. Rollator vor dem Bett. Nachttisch mit Zeitungen, Becher mit Pfefferminztee, Mineralwasser und Glas, Taschentüchern und Lutschbonbons. Urinflecken (mit Apfelsaft) auf Bettlaken und am Nachthemd Rollator vor dem Bett Im „Waschbecken gewaschene" Unterhose auf Stuhl Kalanamak-Salz (oder anderes) für den Geruch von Urin im Zimmer Das Zimmer ist abgedunkelt. Das Bett ist zerwühlt. Die Bewohnerin liegt später in Embryonalstellung am Fußende des Bettes. Time-out-Karte für Simulationsperson, wenn ihre Grenzen überschritten werden und sie aus der Situation geholt werden möchte.
Requisiten	Kleidung und Maske für Frau Sauter: Nachthemd, Hausschuhe (vor dem Bett), Perücke, Unterhose, Bademantel über dem Stuhl Schminke für ein blasses Aussehen Auf dem Esstisch das BESD-Assessment (eher als Hinweis für die Lernende) Bereichskleidung für die Lernende (kann ggf. selbst mitgebracht werden)

Auf jeden Fall werden alle Beteiligten im Vorfeld darüber informiert, welche Kompetenzen im Rahmen dieser Simulation gefördert werden sollen.

7

Angaben zu den zu fördernden Kompetenzen

Die zu fördernden Kompetenzen sind an die oben genannten theoretischen Inhalte angelehnt. Ebenso orientieren sie sich an den Kompetenzen der Anlage 2 der PflAPrV.

Als berufliche Handlungskompetenz wird die „*Förderung eines personenzentrierten Umgangs mit demenziell erkrankten Menschen mit herausforderndem Verhalten aufgrund eines akuten Schmerzerlebens*" angestrebt.

Angaben zum Simulationsszenario

Situationsbeschreibung

Konkrete Fallsituation (Information für das Prebriefing)

Frau Agnes Sauter, 88 Jahre, lebt bereits seit drei Jahren in der Einrichtung. Nachdem sie sich zu Hause nicht mehr allein versorgen konnte, wurde bei ihr eine Alzheimer-Demenz diagnostiziert. Sie hatte sich gut eingelebt und integrierte sich auch mit Freude in das Gemeinschaftsleben. Mithilfe ihres Rollators ist sie bisher sehr mobil gewesen.

Sie hat einen verheirateten Sohn und eine Tochter. Der Sohn wohnt 600 km entfernt und besucht sie an Feiertagen. Ihre Tochter Britta, zu der sie ein enges Verhältnis pflegte, ist vor wenigen Monaten mit 66 Jahren verstorben. Ihre Geschwister leben ebenfalls alle nicht mehr. Somit bekommt sie kaum Besuch.

Als sie Mitte 50 war, wurde ein Mamma-Ca festgestellt. Nach Chemotherapie und Bestrahlung ist sie seitdem krebsfrei.

In den letzten beiden Tagen hat sich Frau Sauter, entgegen ihrer vorherigen Gewohnheiten, immer weiter zurückgezogen. Sie vermeidet die Kontaktaufnahme mit dem Pflegepersonal und geht ihm aus dem Weg. Wenn die Pflegenden und Mitarbeitenden ihr Hilfestellungen anbieten, reagiert sie abwehrend und wirkt auf sie sogar manchmal aggressiv. Sie hält sich nur noch in ihrem Zimmer auf. Vor Berührungen weicht die 88-jährige Bewohnerin

Tab. 7.21 Zu fördernde Kompetenzen der Auszubildenden nach KMK (2021)

Kompetenzbereiche	Konkrete zu fördernde Kompetenzen Die Lernenden …
Fachkompetenz	• nutzen spezifische Assessmentverfahren bei Menschen mit Demenz und beschreiben den Pflegebedarf. • schätzen Pflegeanlässe und den Pflegebedarf in instabilen gesundheitlichen und vulnerablen Lebenssituationen ein. • verfügen über ein integratives Verständnis von physischen, psychischen und psychosomatischen Zusammenhängen in der Pflege von Menschen mit einer demenziellen Erkrankung. • pflegen, begleiten und unterstützen Menschen in Phasen fortschreitender Demenz. • steuern, verantworten und gestalten den Pflegeprozess für Menschen mit chronischer Verwirrtheit mit akuten Schmerzen. • identifizieren Merkmale herausfordernden Verhaltens bei einem demenziell erkrankten Menschen. • benennen mögliche Ursachen für herausforderndes Verhalten mit Bezug zum potenziellen Schmerzerleben der Person. • erkennen den Bedarf für den Einsatz eines spezifischen Schmerzassessments für Menschen mit Demenz. • bauen einen personenzentrierten Zugang zum Menschen mit chronischer Verwirrtheit auf und erkennen die Bedürfnisse der Person.
Sozialkompetenz	• stimmen die Interaktion sowie die Gestaltung des Pflegeprozesses auf den individuellen Entwicklungsstand der zu pflegenden Menschen ab. • gestalten eine personenzentrierte Kommunikation mit Menschen mit Demenz unter Einsatz verschiedener Interaktionsformen und balancieren das Spannungsfeld von Nähe und Distanz aus. • erkennen Kommunikationsbarrieren bei zu pflegenden Menschen, insbesondere bei spezifischen Gesundheitsstörungen oder Formen von Behinderungen, und setzen unterstützende und kompensierende Maßnahmen ein, um diese zu überbrücken. • gehen ein auf die Bedürfnisse der Bewohnerin, die verbal und nonverbal geäußert werden.
Selbstkompetenz	• erkennen eigene Stärken in Bezug auf den Beziehungsaufbau zu dem Menschen mit chronischer Verwirrtheit. • erkennen Wissensdefizite und Grenzen im Kontaktaufbau. • vertreten die Notwendigkeit, die Wissensgrundlagen des eigenen Handelns kontinuierlich zu überprüfen und gegebenenfalls zu verändern. • nehmen drohende Überforderungen frühzeitig wahr, erkennen die notwendigen Veränderungen des eigenen Kompetenzprofils und leiten daraus entsprechende Handlungsinitiativen ab. • reflektieren ihre persönliche Entwicklung als professionell Pflegende und entwickeln ein eigenes Pflegeverständnis sowie ein berufliches Selbstverständnis unter Berücksichtigung berufsethischer und eigener ethischer Überzeugungen.

zurück. Vor allem wenn die Pflegekräfte sie und insbesondere ihre rechte Schulter anfassen möchten. Gelegentlich kommt es zu spontanen Schmerzäußerungen von Frau Sauter, beispielsweise ruft sie dann „Aua" oder zieht die Luft scharf zwischen ihren Zähnen ein. Manchmal kann man von ihr auch ein leises Schluchzen vernehmen oder Tränen in ihren Augen erkennen. Dabei ist der Gesichtsausdruck von Frau Sauter sehr ängstlich. Auf Rückfragen zu ihrem Befinden murmelt sie nur vor sich hin, ruft nach ihrer verstorbenen Tochter, gibt aber keine adäquaten Antworten. Den Pflegekräften ist aufgefallen, dass sie sich öfter im rechten Bereich ihres Nackens und Oberkörpers reibt oder kratzt. Sie wirkt müde und abgeschlagen.

INFO

Rahmung der Simulation

Klarer Anfang: Die Lernende betritt nach der Übergabe, in der vom Nachdienst übergeben wurde, dass Frau Sauter zunehmend „aggressiver" wird und sogar mit Gegenständen nach der Pflegenden geworfen habe, das Zimmer zur Morgenpflege.

Klares Ende: Entweder beendet die Lernende die Situation, weil sie sich Unterstützung oder Material holen möchte, die Simulationsperson zeigt die „time-out-Karte", weil ihre Grenzen überschritten werden, oder die Sim-Trainerin beendet die Simulation für das Debriefing.

Konflikt: Die Lernende möchte Frau Sauter zur Morgentoilette in das Badezimmer mitnehmen. Diese kann sich darauf nicht einlassen.

Situationsbeschreibung

Rollenbeschreibung für Frau Sauter

Biografischer Hintergrund

Frau Agnes Sauter (88 Jahre) ist in Bochum geboren und lebt seitdem in der Stadt. Sie ist weiblich, römisch-katholisch (geringe Identifikation mit dem Glauben), verwitwet seit 30 Jahren, Schneiderin in Rente. Von ihren beiden Kindern lebt nur noch der verheiratete Sohn. Da er weit entfernt lebt, kommt er sie nur an den Feiertagen besuchen. Die Tochter Britta ist vor Kurzem verstorben. Zu ihr hatte sie eine sehr enge Bindung und sie ruft häufig nach ihr. Ihre drei Geschwister leben auch nicht mehr. Sie wohnt seit drei Jahren in der Einrichtung und hat sich bisher sehr wohl gefühlt. Sie war auch den Mitarbeitenden gegenüber immer sehr zugewandt und freundlich.

Ihre Hobbies waren bisher Bingo, Vorlese- und Gesangsstunden.

Körperliche Verfassung

Als sie Mitte 50 war, wurde ein Mamma-Ca festgestellt. Nach Chemotherapie und Bestrahlung ist sie seitdem krebsfrei.

Frau Sauter ist desorientiert: räumlich, zeitlich und personell. Sie ist im Pflegegrad IV eingestuft.

Sie antwortet nicht mehr adäquat, kann keine flüssigen Sätze mehr sagen, verbalisiert einzelne Wörter und Stöhnlaute, ist eingeschränkt in ihrer Mobilität, wird abwehrend bis aggressiv, wenn man ihr zu nahekommt. Sie ruft immer wieder den Namen ihrer Tochter Britta.

Sie geht kurze Wege mit Rollator, ist hier eher verkrampft (erhöhter Muskeltonus), im Bewegungsablauf verlangsamt, Schonhaltung: vorgebeugt und auf den Oberschenkel abstützend, wird am Waschbecken im Badezimmer versorgt, zeitweise urininkontinent.

In ihrer Patientinnenverfügung wurde ihr Sohn als Betreuer eingesetzt.

Insgesamt ist sie seit wenigen Tagen zunehmend reduziert in ihrem Allgemeinzustand. Die Ursache (die den Lernenden nicht bekannt ist) liegt in einer bisher unerkannten Herpes-Zoster-Infektion am rechten Oberkörper. Aufgrund dessen reibt sie sich auch immer wieder die Schulter und den Oberkörper.

Ein Wissen über ihre Alzheimer-Demenz ist nicht vorhanden. Sie vergisst ihren Zustand, kann keine klaren Antworten darauf geben, wie es ihr geht oder ob etwas wehtut.

Darstellung des Krankheitsbildes

Frau Sauter ist blass geschminkt mit Augenringen. Sie liegt sehr zusammengekrümmt in Embryonalstellung am Ende des Bettes, das sie in der Nacht sehr zerwühlt hat. Über dem Stuhl liegt von ihr „gewaschene" Wäsche, im Zimmer riecht es nach Urin. Auf dem Nachthemd und im Bett sind Urinflecken.

Sie erschrickt, als sie von der Auszubildenden/Studentin begrüßt wird. Sie empfindet alles als Bedrohung und erkennt die Pflegende nicht richtig.

Die Kontaktaufnahme wehrt sie ab und ruft nach ihrer Tochter. Auch hat sie aufgrund ihrer Herpes-Zoster-Virusinfektion starke neuropathische Schmerzen am rechten Oberkörper, die sie aber als solche nicht erkennt und zuordnen kann. Sie möchte nicht aus dem Bett und reagiert unwirsch, als die Pflegeperson versucht, sie auf die Bettkante zu setzen.

Durchführung der Simulation

Tab. 7.22 Geplanter Ablauf der Simulation

Erwarteter Ablauf	Antizipierte Abweichung	Hinweise
Die Lernende betritt das Zimmer, desinfiziert sich die Hände und begrüßt Frau Sauter.	Begrüßung so leise, dass Bewohnerin es nicht hören kann.	Die Bewohnerin liegt stöhnend am Ende des Bettes und reagiert nicht auf die Ansprache.
Die Lernende nähert sich vorsichtig der Bewohnerin und versucht weiter, mit ihr empathischen Kontakt aufzunehmen. Dabei geht sie auf Augenhöhe, passt ihre Stimme an und versucht, Körperkontakt herzustellen.	Die Lernende geht nicht auf Augenhöhe, kommuniziert sehr rational, zeigt keine Empathie (→ Bewohnerin bleibt in ihrer Lage und reagiert nicht auf die Lernende, sie wird dann auch nicht ihre Position verändern).	Frau Sauter ruft nach ihrer Tochter und reagiert nicht auf die Lernende.
Die Lernende beobachtet die Mimik und Gestik und versucht weiter, wertschätzend auf die Bewohnerin einzugehen. Sie ermittelt die Bedürfnisse der Bewohnerin.		Die Bewohnerin wendet sich ein wenig der Lernenden zu und reibt sich die rechte Schulter. Sie ruft nach ihrer Tochter und manchmal sagt sie „aua". Sie versucht auszudrücken, dass nie jemand kommt.
Die Lernende erkennt, dass die Bewohnerin bei ihrer Tochter sein möchte. Sie erkennt auch, dass die Bewohnerin ein Verhalten zeigt, dass auf ein Schmerzerleben hinweisen könnte. In Bezug auf beide Wahrnehmungen versucht sie, auf diese einzugehen.	Die Lernende erkennt die Bedürfnisse der Bewohnerin nicht (→ falls dieses länger anhalten sollte, werden das Rufen und die Stöhnlaute zunehmend ausgeprägter dargestellt).	Wenn Frau Sauter merkt, dass die Lernende authentisch, kongruent und empathisch auf sie eingeht, wendet sie sich ihr zunehmend zu.
Die Lernende fragt, ob sie die Vorhänge und ein Fenster öffnen darf.		Die Bewohnerin stimmt zu.
Die Lernende kehrt zurück an das Bett und geht auf Augenhöhe zur Bewohnerin. Sie fragt sie, ob sie sie ins Badezimmer begleiten darf.	Die Lernende sieht das Assessment (BESD) und füllt dieses aus. Sie ist fokussiert darauf, Ordnung im Raum zu schaffen.	Die Bewohnerin reagiert nicht direkt. Sie schaut die Lernende aber an und wird etwas ruhiger.
Die Lernende erkundigt sich, ob Frau Sauter zuerst einmal an die Bettkante möchte.	→ Auch wenn immer noch keine personenzentrierte Kommunikation umgesetzt wird, lässt die Bewohnerin sich auf die Bettkante mobilisieren.	Frau Sauter lässt sich auf die Bettkante setzen, sucht dabei aber weiter nach Trost.
Die Lernende schenkt Trost und fragt erneut, ob es irgendwo weh tut.	Die Lernende erkennt den Zusammenhang zwischen Schmerzerleben und Verhalten nicht.	Die Bewohnerin reagiert nicht auf die Frage und ruft nach der Tochter.
Die Lernende lädt die Bewohnerin ein, mit ihr ins Bad zu gehen.	→ Frau Sauter lässt sich zum Sessel bringen. Die Simulationstrainerin beendet die Simulation.	Die Bewohnerin steht mühsam auf und geht mit ins Bad oder in ihren Stuhl. Die Simulationstrainerin beendet die Simulation. Die Simulationsperson wird aus dem Raum geholt, sofern hier das Debriefing stattfindet.

Debriefing der Simulation

Nach dieser Simulation bietet sich die Methode der Selbstreflexion nach C. Johns (Johns 2004) an. Sie stellt einen systematischen Ansatz zur Analyse von Praxissituationen in der Pflege dar. Johns entwickelte ein praxisbezogenes Modell der strukturierten Reflexion (MSR), das darauf abzielt, durch einen Bewusstwerdungsprozess die pflegerische Arbeitsweise zu optimieren. Dieses Modell umfasst verschiedene Perspektiven, darunter den „Blick nach innen" und den „Blick nach außen", sowie ethische und empirische Fragestellungen (Kraske, Niemann und Fehling 2016). Durch die Integration konkreter Reflexionsfragen ermöglicht Johns' Konzept eine tiefgreifende Auseinandersetzung mit der eigenen Praxis. Johns entwickelt in seinem Buch einen Ansatz, der eine Pflegekultur fördert, die sich durch Reflexion, Kreativität und Sensibilität auszeichnet. Diese Methode ermöglicht es Pflegenden, ihre Praxis kontinuierlich zu hinterfragen und zu optimieren, was letztendlich zu einer verbesserten Patientenversorgung führt.

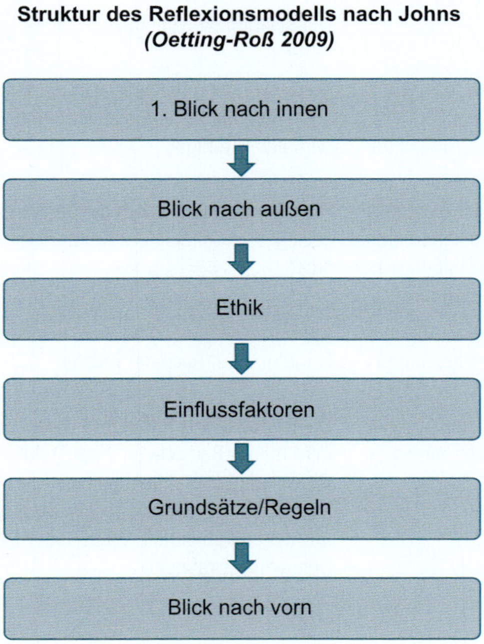

Abb. 7.17 Struktur des Reflexionsmodells nach Johns (Oetting-Roß 2009) [M1654/L143]

Umsetzung des Debriefings auf der Grundlage des Modells von Johns (2004, Oetting-Roß 2009; Kraske, Niemann und Fehling 2016) (➤ Tab. 7.23):

Sofern diese Simulation nicht als Einzelsimulation umgesetzt wird, folgt im Anschluss die Auswertung mit den Beobachterinnen. Diese wird entweder durch die Simulationstrainerin oder die Lehrende durchgeführt.

Tab. 7.23 Debriefingstruktur nach Johns (2004)

Ebene des Modells	Fragestellungen zur Förderung der Selbstreflexion
Blick nach innen	• Besinnen Sie sich auf sich, hören Sie auf Ihre Gedanken und Gefühle. • Benennen Sie die Ideen und Emotionen, die Ihnen wichtig erscheinen.
Blick nach außen	• Beschreiben Sie die Situation, die Ihre Gedanken und Gefühle umgibt. Welche Punkte erscheinen Ihnen wichtig? • Was war Ihr Ziel? Was haben Sie erreicht? • Welche Konsequenzen hatte das für den Klienten/für andere? • Was haben andere empfunden? Warum haben Sie das gewusst/vermutet?
Ethik	• Haben Sie zum Besten des (zu pflegenden) Menschen gehandelt? • Haben Sie seine Angehörigen einbezogen?
Einflussfaktoren	• Welche Faktoren Ihrer Persönlichkeit/welche Kompetenzen haben Ihr Handeln beeinflusst?
Grundsätze/ Regeln	• Welches Wissen haben Sie genutzt? • Was konnten Sie anwenden? • Auf welche Regeln/Grundsätze etc. haben Sie zurückgegriffen? • Die Bewohnerin zeigte ein Verhalten, das auf ein Schmerzerleben hinweist. Wie würden Sie das BESD-Assessment ausfüllen?
Blick nach vorn	• Knüpft die Situation an vorherige Erfahrungen an? • Wie könnten Sie noch besser mit der Situation umgehen? • Welche Konsequenzen hätte ein anderes Vorgehen auf die Beteiligten? • Welches Resultat ziehen Sie aus der Erfahrung? Wie beeinflusst die Erfahrung Ihr weiteres Handeln/Ihren weiteren Lebensweg?

INFO

Evaluation der Beobachtungen

- Wie geht es der Lernenden jetzt nach der Simulation?
- Wie haben die anderen allgemein die Simulation wahrgenommen?
  - In welchen Momenten wurde professionelle Nähe und Beziehung gestaltet?
  - Wo zeigte sich die Lernende engagiert und präsent?
  - Wann orientierte sie sich an Bedürfnissen und Ressourcen der Bewohnerin?
- Wie gelang Ihnen das Ausfüllen des BESD-Assessments?
- Welchen Wert haben Sie ermittelt? (Gibt es Unterschiede in der Auswertung? Was können hierfür Ursachen sein?)

Abschließend kann ggf. die qualitative oder quantitative Evaluation der Simulation angebahnt werden (vertiefend ➤ Kap. 2.7).

LITERATUR

Blaser R, Becker S, Wittwer D, Bersert J. Kitwood reconsidered: Personenzentrierung und die Haltung Pflegender im Umgang mit Menschen mit Demenz. Journal für Psychologie. 2015;23(1):151–66.

Bartholomeyzik S, Holle D, Halek M. Herausforderndes Verhalten bei Menschen mit Demenz. Die Verbesserung der Versorgung Demenzkranker durch Qualitätsinstrumente. Von der Arbeit beim Leuchtturmprojekt Demenz des Bundesgesundheitsministerium. Weinheim und Basel: Beltz Juventa, 2013.

DNQP-Deutsches Netzwerk für Qualitätsentwicklung in der Pflege (Ed.). Expertenstandard Schmerzmanagement in der Pflege – Aktualisierung 2020. Osnabrück: Schriftenreihe des Deutschen Netzwerks für Qualitätsentwicklung in der Pflege, 2020.

DNQP-Deutsches Netzwerk für Qualitätsentwicklung in der Pflege. Expertenstandard Beziehungsgestaltung in der Pflege von Menschen mit Demenz. Mai 2019. Osnabrück: Deutsches Netzwerk für Qualitätsentwicklung in der Pflege (DNQP), 2019.

James IA, Rüsing D. Herausforderndes Verhalten bei Menschen mit Demenz: einschätzen, verstehen und behandeln. Bern: Huber, 2013.

Johns C. Selbstreflexion in der Pflegepraxis. Gemeinsam aus Erfahrungen lernen. Bern: Hans Huber, 2004.

Kitwood T.: Demenz. Der personenzentrierte Ansatz im Umgang mit verwirrten Menschen. 5. A. Bern: Huber, 2008.

Kitwood T, Müller-Hergl C, Güther DrH, Brooker D. Demenz Der personenzentrierte Ansatz im Umgang mit verwirrten, kognitiv beeinträchtigten Menschen. Bern: Hogrefe AG, 2022.

Kraske M, Niemann B, Fehling P. Kompetenzentwicklung über Selbstreflexion. Padua. 1. Juni 2016;11(3):191–5.

KMK-Kultusminister Konferenz. Handreichung für die Erarbeitung von Rahmenlehrplänen der Kultusministerkonferenz für den berufsbezogenen Unterricht in der Berufsschule und ihre Abstimmung mit Ausbildungsordnungen des Bundes für anerkannte Ausbildungsberufe. Berlin: Sekretariat der Kultusministerkonferenz Referat Berufliche Bildung, Weiterbildung und Sport. 2021.

McCormack B, McCance T. Person-Centred Practice in Nursing and Health Care. Chichester: John Wiley & Sons, 2017.

Müller-Hergl C. Dementia Care Mapping. (German). NovaCura, 2017;48(1):49–51.

Oetting-Roß C. Reflexion fördert das Lernen. Forum Ausbildung, 2009;3 (6): 30–35.

Fachkommission nach § 53 Pflegeberufegesetz (2020) Rahmenpläne der Fachkommissionnach § 53 PflBG. Rahmenlehrpläne für den theoretischen und praktischen Unterricht. Rahmenausbildungspläne für die praktische Ausbildung. Aus: https://www.bibb.de/dienst/publikationen/de/16560 (letzter Zugriff: 5.2.2025).

Schwermann M, Münch M. Professionelles Schmerzassessment bei Menschen mit Demenz: Ein Leitfaden für die Pflegepraxis. Ed.: 2., überarbeitete Auflage. Stuttgart: Kohlhammer, 2015.

Stehling H, Büscher A. Die modellhafte Implementierung des Expertenstandards „Beziehungsgestaltung in der Pflege von Menschen mit Demenz": Was befördert eine gelingende Beziehungsgestaltung? Pflege & Gesellschaft. 2020;25(1):5–19.

Steudter E. Den Menschen konsequent ins Zentrum stellen. NovaCura. 2018;49(10):59–62.

Thomm M. Schmerzbehandlung im Alter. In: Thomm, M. (Hrsg.). Schmerzmanagement in der Pflege. Berlin: Springer, 2012. S. 181–194.

7.2 Beispiele aus der Weiterbildung

Meike Schwermann

Für die Pflegefachberufe gibt es diverse Fort- und Weiterbildungsmöglichkeiten. Die Einführung der generalistischen Pflegeausbildung zur Pflegefachfrau bzw. zum Pflegefachmann markiert einen bedeutenden Wendepunkt in der Pflegebildung. Diese Neuausrichtung schafft auch die Notwendigkeit, den Fokus nun verstärkt auf die Weiterbildung im Pflegebereich zu richten. Es gilt, die erforderlichen Vertiefungen und Erweiterungen der Kompetenzen von beruflich qualifizierten Pflegefachkräften zu identifizieren und weiterzuentwickeln. Dies betrifft sowohl die Fort- als auch die Weiterbildung der Pflegenden in den verschiedenen Versorgungsbereichen.

Die Umstrukturierung der Pflegeausbildung hat ein Momentum geschaffen, das eine zukunftsorientierte Neugestaltung der Weiterbildungslandschaft in der Pflege erforderlich macht. Diese Gelegenheit sollte genutzt werden, um das Weiterbildungssystem an die neuen Anforderungen und Entwicklungen im Pflegesektor anzupassen. Dadurch kann sichergestellt werden, dass Pflegefachkräfte auch nach ihrer Grundausbildung stets über die aktuellsten Kenntnisse und Fähigkeiten verfügen, die für eine hochwertige Patientenversorgung in allen Bereichen des Gesundheitswesens notwendig sind. (Bergmann et al. 2024)

Der Deutsche Qualifikationsrahmen für lebenslanges Lernen (DQR) ist ein Instrument zur Einordnung und Vergleichbarkeit von Qualifikationen im deutschen Bildungssystem. Als nationale Umsetzung des Europäischen Qualifikationsrahmens (EQR) berücksichtigt er die spezifischen Besonderheiten des deutschen Bildungssystems und beschreibt auf acht Niveaustufen fachliche und personale Kompetenzen.

Weiterführende Literatur

Der Deutsche Qualifikationsrahmen (DQR)

Vertiefende Informationen sind der Homepage des DQR (Informationsportal des Bundesministeriums für Bildung und Forschung und der Kultusministerkonferenz) zu entnehmen:
https://www.dqr.de/dqr/de/home/home_node.html (letzter Zugriff: 17.07.2025)

Die Ziele des DQR sind vielfältig: Er soll die Transparenz im Bildungssystem verbessern, die Durchlässigkeit zwischen Bildungsbereichen fördern und die Mobilität von Lernenden und Arbeitnehmern in Europa unterstützen. Gleichzeitig stärkt er die Orientierung an Lernergebnissen und Kompetenzen. (BIBB 2011)

Dieser Qualifikationsrahmen sollte auch in Zukunft vermehrt den Pflegefachberufen als Orientierung in Bezug auf die diversen Aus- und Weiterbildungen auf nicht akademischem und akademischem Niveau dienen.

Die pauschale Zuordnung der Helfer- und Fachkraftausbildungen zum DQR-Niveau 4 ist problematisch, da sie die tatsächlichen Unterschiede in den erreichten Kompetenzniveaus nicht adäquat widerspiegelt. Diese Vereinheitlichung verkennt die Vielfalt und Tiefe der erworbenen Fähigkeiten innerhalb dieser Ausbildungsformen.

Im Gegensatz dazu wird die hochschulische Ausbildung mit einem Bachelor in Pflege dem DQR-Niveau 6 zugeordnet, während Masterabschlüsse, beispielsweise in Palliative Care oder Advanced Practice Nursing (APN), dem höheren DQR-Niveau 7 entsprechen. Diese Differenzierung auf den höheren Bildungsebenen steht im Kontrast zur undifferenzierten Einstufung der nicht-akademischen Ausbildungen.

Ein wesentliches Defizit besteht darin, dass die zahlreichen Fort- und Weiterbildungsmöglichkeiten in den Pflegeberufen bislang keinem spezifischen DQR-Niveau zugeordnet sind. Der Mangel an Einordnung der Fort- und Weiterbildungsmöglichkeiten führt zu einem Fehlen eines systematischen Berufslaufbahnkonzepts mit aufeinander aufbauenden Qualifikationen, wie es in anderen Berufsfeldern üblich und etabliert ist. Diese Lücke erschwert die Transparenz und Vergleichbarkeit von Qualifikationen innerhalb des Pflegesektors und behindert potenziell die berufliche Weiterentwicklung und Mobilität von Pflegefachkräften. (Schwermann 2024)

MERKE

Heterogenität für das lebenslange Lernen

„Insgesamt lässt sich konstatieren, dass dem Bereich der pflegeberuflichen Weiterbildung vor allem im Kontext des lebenslangen Lernens eine wesentliche Bedeutung zugeschrieben werden kann. Trotz dieser Bedeutsamkeit ist die Weiterbildungslandschaft in der Pflege von enormer Heterogenität geprägt, was sich in den rechtlichen Zuständigkeiten und Regularien, in der unklaren terminologischen Ebene, in den vielfältigen Berufsbezeichnungen sowie der unterschiedlichen Stundenanzahl in Theorie und Praxis zeigt." (Bergmann et al. 2024)

Im Rahmen des folgenden Kapitels haben wir Anregungen zur Umsetzung des simulationsbasierten Lehrens und Lernens für ausgesuchte Weiterbildungsangebote entwickelt, die überwiegend „staatlich anerkannt" sind. Auch die Deutsche Krankenhausgesellschaft (DKG 2025) veröffentlicht seit Jahren für diverse Weiterbildungen Empfehlungen zur Ausgestaltung ausgewählter Weiterbildungen, die allerdings vornehmlich im akutstationären Bereich von Bedeutung sind.

Weiterführende Literatur

DKG-Empfehlungen für pflegerische Weiterbildungen

https://www.dkgev.de/themen/personal-weiterbildung/aus-und-weiterbildung-von-pflegeberufen/ (letzter Zugriff: 17.07.2025)

Die zwei bestehenden Pflegekammern, die in Deutschland Selbstverwaltungsstrukturen für die Pflege aufbauen, haben 2024 eine Fortbildungsordnung in Rheinland-Pfalz und 2025 eine Weiterbildungsordnung in NRW verabschiedet. Diese bieten Vorgaben für eine Fortbildungspflicht (Rheinland-Pfalz) sowie den Aufbau und das Angebot diverser Weiterbildungen in NRW.

Weiterführende Literatur

Weitere Informationen zu den Fort- und Weiterbildungsordnungen in den Pflegekammern

- Rheinland-Pfalz: https://pflegekammer-rlp.de/pflegebildung/fortbildung/ (letzter Zugriff: 17.07.2025)
- NRW: https://www.pflegekammer-nrw.de/weiterbildung/ (letzter Zugriff: 17.07.2025)

Die Bezüge zu den in diesem Buch aufgeführten Weiterbildungen orientieren sich nicht an diesen Fort- und Weiterbildungsverordnungen. Sie bieten jedoch eine interessante Möglichkeit, bestehende Weiterbildungsangebote durch das simulationsbasierte Lernen zu erweitern und die berufliche Identität im Rahmen der Professionalisierung im Pflegeberuf zu stärken. Ein wesentlicher Bestandteil dieses Prozesses ist das Erlernen, Erproben und Weiterentwickeln von pflegeimmanenten spezifischen Fähigkeiten sowie die Ausbildung einer professionellen Einstellung.

Es ermöglicht auch in den Weiterbildungen den Lernenden, praktische Erfahrungen zu sammeln und ihre berufliche Handlungskompetenz zu erweitern, ohne dabei Menschen zu gefährden. Dieser innovative Ansatz trägt auch in der Weiterbildung zur Professionalisierung des Pflegeberufs bei und unterstützt die Entwicklung reflektierter, kompetenter und selbstbewusster Pflegefachkräfte.

LITERATUR

Bergman D, Kretschmer S, Müller J, Pedde C, Richter K, Schatt V, Scheele M, Weber H, Wittig. Qualifizierungsanforderungen von Weiterbildungen in der Pflege. Bonn 2024. Verfügbar unter: https://www.bibb.de/dienst/publikationen/de/19838.

BIBB – Bundesinstitut für berufliche Bildung. Datenreport zum Berufsbildungsbericht. 2011. Aus: https://datenreport.bibb.de/html/3740.htm (letzter Zugriff: 7.2.2025).

DKG-Deutsche Krankenhausgesellschaft. Aus- und Weiterbildung von Pflegeberufen. 2022. Verfügbar unter: https://www.dkgev.de/themen/personal-weiterbildung/aus-und-weiterbildung-von-pflegeberufen/ (letzter Zugriff: 7.2.2025).

Schwermann M. Zwischen Transparenz und Realität. Der Deutsche Qualifikationsrahmen für lebenslanges Lernen und seine Bedeutung für die Pflege. Pflegen: palliativ. 2024; 64 (4): 4–6.

7.2.1 Weiterbildung: Palliative Care „Umgang mit Todeswünschen“

Meike Schwermann

Zu diesem Kapitel stehen Videos zur Verfügung, die exemplarisch das Briefing, die Umsetzung der Simulation und das Debriefing zeigen. Wie Sie die Videos abrufen können, finden Sie in den Benutzerhinweisen am Anfang des Buches.

Situationsbeschreibung

Die 57-jährige Carmen Ziegli hat Darmkrebs im Endstadium und Metastasen in Leber und Lunge. Die Erkrankung wurde vor 1,5 Jahren diagnostiziert. In den letzten zwei Monaten hat sich ihr Allgemeinzustand sehr verschlechtert. Sie befindet sich zurzeit aufgrund ihrer starken Beschwerden auf einer Palliativstation im Krankenhaus. Zum Zeitpunkt der Aufnahme litt sie an starken krampfartigen Unterbauchschmerzen, zunehmender Luftnot bei Aktivitäten und allgemeiner Schwäche. Ihr geht es jetzt nach 7 Tagen Behandlung körperlich besser.

Bei einem aufsuchenden Besuch der Bezugspflegekraft wirkte ihre Stimmung, trotz der gebesserten Beschwerden, weiter eher gedrückt und sie äußert, wie unnötig ihr das alles vorkomme und sie nicht mehr so weiterleben möchte: „Es ist sinnlos, weiterzuleben, ich möchte, dass das alles hier ganz schnell beendet wird.“

Einbettung/Verortung des Szenarios

Diese Simulation wurde für die 160 Stunden umfassende Weiterbildung (Palliative Care für Pflegefachkräfte) nach Kern, Müller, Aurnhammer (2020) entwickelt.
Grundlage der 8. Auflage des Curriculums der Weiterbildung, die bereits seit über 30 Jahren in Deutschland weiterentwickelt und angeboten wird, ist die Orientierung des Fachreferats „Curricula“ der Deutschen Gesellschaft für Palliativmedizin (DGP) an der Nationalen Strategie, der „Charta zur Betreuung schwerstkranker und sterbender Menschen in Deutschland“. In diesem Fachreferat wurde im Jahr 2017 die Kompetenzbasierte berufsgruppenunabhängige Matrix zur Erstellung von Curricula für die Weiterbildung curricularer Bildungsinhalte in Palliative Care/Palliativmedizin (KoMPaC) erarbeitet. Diese Matrix orientiert sich sowohl am Deutschen Qualifikationsrahmen für lebenslanges Lernen (DQR) als auch an den Kompetenzbeschreibungen der European Association of Palliative Care (EAPC).

Weiterführende Literatur

Ergänzende Links zu den oben aufgeführten Literaturbezügen:

Charta zur Betreuung schwerstkranker und sterbender Menschen in Deutschland: https://www.charta-zur-betreuung-sterbender.de/die-charta.html (letzter Zugriff: 31.08.2025)

Deutsche Gesellschaft für Palliativmedizin, Fachreferat Curricula: https://www.dgpalliativmedizin.de/neuigkeiten/erarbeitung-und-zertifizierung-der-curricula-verschiedener-berufsgruppen.html (letzter Zugriff: 31.08.2025)

Deutsche Gesellschaft für Palliativmedizin, Kompetenzbasierte berufsgruppenunabhängige Matrix: https://www.dgpalliativmedizin.de/weiterbildung/kernkompetenzen-in-der-palliativversorgung.html (letzter Zugriff: 31.08.2025)

Deutscher Qualifikationsrahmen für lebenslanges Lernen (DQR): https://www.dqr.de/dqr/de/home/home_node.html (letzter Zugriff: 31.08.2025)

European Association of Palliative Care (EAPC): https://eapcnet.eu/ (letzter Zugriff: 31.08.2025)

In der KoMPaC (DGP 2017) werden gemeinsame Kompetenzen der verschiedenen Professionen dargestellt und unterschiedliche Kompetenzniveaus beschrieben. Ziel ist es, die Grundhaltungen von Palliative Care weiter zu fördern, um den Bedürfnissen und Bedarfen der sterbenden Menschen sowie ihrer An- und Zugehörigen – entsprechend der Aufgaben der jeweiligen Berufsgruppen – gerecht werden zu können.

DEFINITION

Palliative Care (WHO 2020)

„Palliative Care ist ein Konzept zur Verbesserung der Lebensqualität von Menschen (Erwachsene und Kinder) und ihren Familien, die mit Problemen im Zusammenhang mit lebensbedrohlichen Krankheiten konfrontiert sind. Sie verhindert und lindert Leiden durch frühzeitige Erkennung, korrekte Beurteilung und Behandlung von Schmerzen und anderen Problemen, seien sie körperlicher, psychosozialer oder spiritueller Art.

Bei der Behandlung von Leiden geht es um Themen, die über die körperlichen Symptome hinausgehen. Palliative Care orientiert sich an einem Teamansatz zur Unterstützung der Patienten und ihrer An- und Zugehörigen. Dazu gehört auch, auf praktische Bedürfnisse einzugehen und Trauerbegleitung anzubieten. Sie bietet ein Unterstützungssystem, das den Menschen hilft, bis zum Tod so aktiv wie möglich zu leben.

Palliative Care ist im Rahmen des Menschenrechts auf Gesundheit ausdrücklich anerkannt. Sie sollte durch personenzentrierte und integrierte Gesundheitsdienste erbracht werden, die den spezifischen Bedürfnissen und Präferenzen des Einzelnen besondere Aufmerksamkeit schenken."

Curriculare Einbettung

Die Simulation ist eingegliedert in das 7. Modul, „Kernkompetenz: Auf die Herausforderungen von klinischer und ethischer Entscheidungsfindung in der Palliativversorgung reagieren“, mit dem Fokus auf das Teilmodul „7.4 Sterbebegleitung und Sterbehilfe“ (5 U. E.). (Kern, Müller und Aurnhammer 2020) Im Vorfeld haben sich die Lernenden bereits mit allen Schwerpunktthemen des Moduls zum Ende der Weiterbildung (optimal im 4. Modul) auseinandergesetzt. Das bedeutet, dass sie sich auch mit den Ängsten der Menschen vor dem Sterben, vor einer unwürdigen Versorgung oder mangelhafter Symptomkontrolle auseinandergesetzt haben. Sie wissen, dass die Konfrontation mit der eigenen Endlichkeit bei vielen Menschen Sorgen auslöst, wie beispielsweise die Befürchtung, hilflos und wehrlos zu werden, an Wert zu verlieren oder alltägliche Aufgaben nicht mehr selbstständig bewältigen zu können. Auch die Ängste vor Sinnlosigkeit und gravierenden Veränderungen des eigenen Erscheinungsbildes spielen eine wichtige Rolle. Diese Befürchtungen führen häufig dazu, dass Menschen Sterbewünsche äußern oder Forderungen nach Sterbehilfe (Tötung auf Verlangen) stellen. (Kern, Müller und Aurnhammer 2020) Die rechtlichen Bezüge zur Sterbehilfe sind ebenfalls aus vorherigen Modulen als bekannt vorauszusetzen. Ebenso haben die Lernenden sich theoretisch damit auseinandergesetzt, wie sie Menschen begegnen, die Sterbewünsche äußern.

Die Simulation ist für Kleingruppen vorgesehen. Das bedeutet, dass eine Lernende in die Simulation geht und die anderen aus dem Plenum mit einem Beobachtungsauftrag die Simulation wahrnehmen und abschließend evaluieren. Bei Gruppengrößen von mehr als 10 Personen empfiehlt es sich, diese zu teilen und die Simulation mehrfach anzubieten. Bei ausreichenden Zeitressourcen können auch Einzelsimulationen angeboten werden. Zu bedenken bleibt nur, dass diese Simulation eine ausführliche Nachbesprechung (Debriefing) erfordert, da sie die jeweilige Lernende psychisch belasten kann. Abschließend erfolgt noch eine Auswertung der Beobachtungen im Plenum.

Theoretische Bezüge

Bei schwerer Erkrankung kann ein Sterbewunsch eine „normale" Reaktion sein, die häufig situationsabhängig auftritt und selten anhaltend ist. Dieser Wunsch entwickelt sich meist schrittweise im Rahmen des Bewältigungsprozesses und sollte entsprechend angesprochen und thematisiert werden. Das offene Ansprechen des Themas, insbesondere auch durch die Pflegefachkräfte, hat bereits eine suizidpräventive Wirkung. (Steiner 2023)

Pflegende nehmen eine Schlüsselrolle im Umgang mit Sterbewünschen ein. Aufgrund ihrer besonderen Nähe zu den zu versorgenden Menschen sind sie oft die ersten Vertrauenspersonen, an die sich sterbewillige Menschen wenden. Ihre einzigartige Position ermöglicht es ihnen, Menschen in ihrer Verletzlichkeit und Körperlichkeit unmittelbar wahrzunehmen. (Feichtner 2022b) Diese besondere Expertise im Umgang mit und der Interpretation von Sterbewünschen macht Pflegende zu unverzichtbaren Akteuren in diesem sensiblen Bereich.

Der Begriff „Todeswunsch" im Kontext der S3-Leitlinie „Palliativmedizin für Patienten mit einer nicht-heilbaren Krebserkrankung" (Leitlinienprogramm Onkologie 2020) beschreibt ein Phänomen, das bei Menschen mit einer lebenslimitierenden, fortschreitenden Erkrankung auftreten kann. Es äußert sich im Verlangen nach einem baldigen Sterben oder dem Wunsch, tot zu sein. Dabei umfasst der Todeswunsch verschiedene Ausprägungen, von der Akzeptanz des Todes im Sinne von Lebenssattheit über die Hoffnung auf einen baldigen Beginn des Sterbeprozesses, mit oder ohne den Wunsch nach dessen Beschleunigung, bis hin zur akuten, bewusst geplanten Suizidalität. Je drängender und akuter der Wunsch nach selbst herbeigeführtem Sterben wird, desto größer ist der damit verbundene Handlungsdruck.

MERKE

Wunsch nach Beschleunigung des Sterbens

Ein internationaler und für die Palliativmedizin repräsentativer Expertenkreis hat im Konsensus den ‚Wish To Hasten Death' (Wunsch nach Beschleunigung des Sterbens) definiert als *„eine Reaktion auf ein Leiden im Kontext einer lebensbedrohenden Erkrankung, bei der der Patient keinen anderen Ausweg sieht als ein beschleunigtes Sterben. Dieser Wunsch kann spontan oder auf Nachfrage geäußert werden und muss unterschieden werden von der Akzeptanz des bevorstehenden Todes und dem Wunsch möglichst rasch auf natürliche Weise zu sterben."* (Leitlinienprogramm Onkologie 2020)

Auslöser und Ausprägungen von Todeswünschen

Der Todeswunsch ist nach der S3-Leitlinie (Leitlinienprogramm Onkologie 2020) ein komplexes Phänomen mit vielfältigen Auslösern und Ausprägungen. Er kann durch verschiedene Faktoren entstehen oder verstärkt werden, darunter:

- Physische Symptome (gegenwärtig oder befürchtet)
- Psychologischer Distress (beispielsweise Depression, Hoffnungslosigkeit oder Angst)
- Existenzielles Leiden (wie der Verlust des Lebenssinns)
- Soziale Aspekte (etwa das Gefühl, anderen zur Last zu fallen)

Diese Leitlinie erweitert das Verständnis von Todeswünschen über den reinen Wunsch nach Beschleunigung des Sterbens hinaus. Sie schließt auch die Dimension der

- Akzeptanz des Todes im Sinne einer Lebenssattheit

mit ein. Diese Erweiterung in der S-3-Leitlinie verdeutlicht die Vielschichtigkeit des Phänomens und zeigt auf, dass die verschiedenen Formen des Todeswunsches fließend ineinander übergehen können. Somit wird erkennbar, dass Todeswünsche ein breites Spektrum umfassen und in ihrer Ausprägung und Intensität variieren können. (Leitlinienprogramm Onkologie 2020)

MERKE

Sterbewunsch und Lebenswillen

„Sterbewunsch und Lebenswillen sind nicht zwei Enden eines Kontinuums, sondern unterschiedlich und voneinander unabhängige Phänomene. Ein Sterbewunsch kann also parallel zu einem intensiven Wunsch zu leben, bestehen." (Feichtner 2022c)

Sterbewünsche können sehr unterschiedlich geäußert werden und aus differenzierten Ursachen heraus entstehen. Das Spektrum kann von einem allgemeinen Wunsch nach dem Tod bis hin zu konkreten Überlegungen, den Sterbeprozess zu beschleunigen, reichen. Diese kommunizierten Wünsche sind oft Ausdruck von Verzweiflung, Kontrollverlust oder existenzieller Not und können durch physische, psychische, soziale oder spirituelle Belastungen ausgelöst werden. (Siehe oben.)

Sterbewünsche sind dynamisch und können sich verändern, wenn die belastende Situation gelindert wird. Häufig äußern Patientinnen oder Bewohnerinnen solche Wünsche in Momenten besonderer Nähe zu Pflegepersonen oder anderen Mitgliedern des interprofessionellen Teams, da diese eine vertrauensvolle Beziehung bieten. (Feichtner 2022c)

Dabei ist es wichtig, zwischen vorübergehenden und anhaltenden Sterbewünschen sowie zwischen solchen mit und solchen ohne konkrete Pläne zur Beschleunigung des Sterbens zu unterscheiden. (Feichtner 2022c)

MERKE

Differenzierte Betrachtung eines Sterbewunsches

„Ein geäußerter Sterbewunsch ist kein eindeutiger Hinweis auf Suizidalität und sollte nicht vorschnell interpretiert werden. Vielmehr kann er ein Hilferuf oder eine Möglichkeit sein, über das Sterben zu sprechen. Professionelle Begleitung erfordert Respekt, Achtsamkeit und die Fähigkeit, zuzuhören, ohne zu werten." (Feichtner 2022c)

In der S3-Leitlinie (Leitlinienprogramm Onkologie 2020) sind weitere Formen von Todeswünschen nach verschiedenen Autoren auf S. 417 dargestellt.

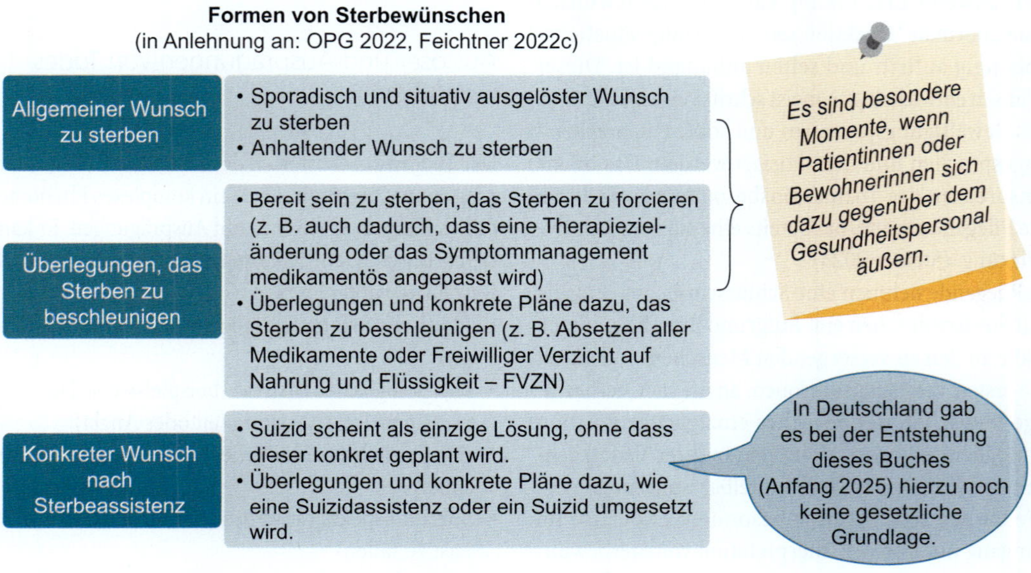

Abb. 7.18 Formen von Sterbewünschen (in Anlehnung an: OPG 2022, Feichtner 2022c) [M1654/L143]

Patienten äußern ihren Wunsch zu sterben auf unterschiedliche Weise, etwa durch Aussagen wie „Ich möchte sterben.“, „Bitte geben Sie mir etwas, um das Leben zu beenden.“ oder „Ich möchte in die Schweiz fahren, um zu sterben.“ Solche Äußerungen drücken zwar einen ähnlichen Wunsch aus, spiegeln jedoch ein komplexes Phänomen wider, das in seinen Ursachen, Bedeutungen und Konsequenzen sehr unterschiedlich betrachtet werden muss. Rodriguez-Prat et al. (2017, zitiert nach Leitlinienprogramm Onkologie 2020) haben in ihrem Review versucht, die **Hintergründe eines Todeswunsches in fünf Themenbereiche** zu systematisieren:

1. das Leiden,
2. die Gründe für Todeswünsche,
3. deren Bedeutungen,
4. ihre Funktionen und
5. das konkrete Erleben der eigenen Endlichkeit.

Als Gründe für einen Todeswunsch identifizierten sie physische, psychologisch-emotionale und soziale Faktoren sowie ein Gefühl des Verlustes der Selbstwirksamkeit. Die geäußerten Todeswünsche können verschiedene Bedeutungen haben, wie etwa ein Schrei nach Hilfe, der Wunsch, die Situation aktiv zu beenden, das Bedürfnis, bestehendes Leid und Schmerzen nicht länger ertragen zu müssen, die Sorge, Angehörigen zur Last zu fallen, der Wunsch weiterzuleben, aber nicht unter den gegebenen Umständen, oder der Wunsch, bis zum Lebensende selbstwirksam zu bleiben. Die Autoren unterscheiden zudem zwischen verschiedenen Funktionen solcher Wünsche: Sie können dem Erhalt der Kontrolle über die eigene Selbständigkeit dienen oder eine Möglichkeit bieten, Wünsche, Gefühle und Gedanken zu verbalisieren. Um die Komplexität dieses Phänomens vollständig zu erfassen, ist es wichtig, auch das konkrete Erleben der eigenen Endlichkeit und das Empfinden der ablaufenden Zeit durch den Patienten zu berücksichtigen. (Leitlinienprogramm Onkologie 2020*)*

Gesprächsführung für Menschen mit Todeswünschen

Die S-3-Leitlinie (Leitlinienprogramm Onkologie 2020) formuliert eine vierstufige Zielsetzung für den Umgang mit Todeswünschen:

1. Wahrnehmen und erkennen,
2. verstehen,
3. kompetent begleiten und
4. Suizidprävention.

Es wird empfohlen, Todeswünsche proaktiv anzusprechen, da Studien zeigen, dass dies weder schädlich ist noch Suizidalität verstärkt.

MERKE

Gesprächsführung

„Dabei sollen Versorgende patientenzentriert, bedürfnisorientiert, grenzsensibel und risikobewusst das Gespräch über Belastungen am Lebensende, Ängste vor Tod und Sterben sowie darauf gerichtete Gedanken initiieren. Die damit verfolgte Absicht ist,

- *durch das frühzeitige Erkennen möglicher Hintergründe von Todeswünschen auf diese einzugehen zu können und damit gegebenenfalls auch suizidpräventiv wirksam zu werden,*
- *Maßnahmen zur Linderung von Suizidalität einzusetzen oder*
- *bei persistentem Wunsch nach assistiertem Suizid tragfähige Antworten für die Patienten, deren Zugehörige und die Versorgenden zu finden."*

(Kremeike et al. 2022)

Die sensible Erfassung der Ursache für einen Todeswunsch ist deshalb so relevant, da unterschiedliche Formen von Sterbewünschen verschiedene Interventionen und Unterstützungsangebote erfordern. Während vorübergehende Sterbewünsche häufig durch intensive Zuwendung und Symptomkontrolle gelindert werden können, erfordern konkrete Suizidgedanken eine besonders aufmerksame und professionelle Begleitung. (Kremeike et al. 2022)

Eine umfassende palliative Versorgung, psychosoziale Unterstützung und menschliche Zuwendung können dazu beitragen, die Belastung zu lindern und den Wunsch nach dem Tod abzuschwächen.

Das Zentrum für Palliativmedizin an der Uniklinik Köln (2025) stellt auf seiner Webseite ausführliche Informationen, Videos und Schulungsangebote (auch für das Selbststudium) zur Verfügung, wie mit Todeswünschen umgegangen werden kann.

Darin wird hervorgehoben, dass Gespräche über Todeswüsche immer individuell sind und nicht standardisiert werden können. Sie folgen demnach keiner vorgegebenen Struktur, sollten aber nach einigen Grundsätzen gestaltet sein. Hierfür wurde ein Gesprächsleitfaden entwickelt, der zum Download zur Verfügung steht.

Weiterführende Literatur

Leitfaden zum Umgang mit Sterbewünschen der Uniklinik Köln-Zentrum für Palliativmedizin: https://palliativzentrum.uk-koeln.de/informationen/umgang-mit-todeswuenschen/selbststudium/

Im Rahmen der Weiterbildung Palliative Care für Pflegefachkräfte wurden bereits in vorherigen Unterrichtseinheiten die Grundsätze eines bewussten Umgangs mit der eigenen Endlichkeit, der individuellen Haltung sowie den gesetzlichen Grundlagen zur „Sterbehilfe" in Deutschland bearbeitet. Ebenso gab es im Vorfeld mehrere Unterrichtseinheiten zur „Gesprächsführung" mit besonders verletzlichen Menschen und ihren An- und Zugehörigen. Auch sollte die „Einordnung, Bedeutung und Funktion des Todeswunsches" im Vorfeld bearbeitet worden sein.

Mit Bezug zur Umsetzung und Beobachtung des Szenarios sind unter anderem folgende Aspekte aus der S3-Leitlinie (Leitlinienprogramm Onkologie 2020) relevant:

MERKE

Evidenzbasierte Empfehlungen zum Umgang mit Todeswünschen

- *„Das Gespräch über Todeswünsche soll in einer von Offenheit, Interesse und Respekt geprägten Grundhaltung für das Denken, Erleben und Handeln des Patienten durchgeführt werden. Die Haltung des Respekts beinhaltet nicht notwendigerweise eine Zustimmung zur aktiven Beendigung des Lebens. […]*
- *Bei Äußerung eines Todeswunsches durch Patienten mit einer nicht-heilbaren Krebserkrankung soll das Vorliegen von Hilflosigkeit, Hoffnungslosigkeit, Sinnlosigkeit, Aussichtslosigkeit, Demoralisation und Glaubensverlust sowie Depressivität und ggf. Suizidalität erfasst und behandelt bzw. Unterstützung angeboten werden.*
- *Wenn ein Patient mit einer nicht-heilbaren Krebserkrankung einen Todeswunsch hat, sollten mit ihm Bewältigungsstrategien erarbeitet werden, wie er mit seiner Situation umgehen kann […]*
- *Bei Vorliegen eines Todeswunsches, verbunden mit einem Erleben von (drohendem) Kontrollverlust, sollten mit einem Patienten mit einer nicht-heilbaren Krebserkrankung Möglichkeiten erarbeitet werden, wie er die Kontrolle über seine Situation (wieder) erleben bzw. zurückgewinnen kann […]*
- *Bei einem Patienten mit einer nicht-heilbaren Krebserkrankung und einem persistierenden Todeswunsch sollten die professionellen Begleiter diesen Wunsch aushalten und empathisch begleiten […]*
- *Gerade bei Patienten mit einer nicht-heilbaren Krebserkrankung und Todeswunsch sollen unzureichend beherrschte Symptome wie Schmerzen, Atemnot, Übelkeit, Erbrechen, Angst, Depression usw. bestmöglich behandelt werden.*
- *Bei Vorliegen eines Todeswunsches sollten die Angehörigen im Einvernehmen mit dem Patienten in das Gespräch hierüber mit einbezogen werden […]*
- *Geeignete Reflexionsräume wie Fallbesprechungen, Seelsorge und Supervision (z. B. bei interaktionellen Problemen mit dem Patienten), sowie Ethikberatung (z. B. bei ethischen Fragestellungen) und Fortbildungen sollen für Teams, die Patienten mit einem Todeswunsch begleiten, angeboten werden."*

(Leitlinienprogramm Onkologie 2020)

Zu den hier ausgewählten Aspekten und weiteren Empfehlungen stellt die S-3-Leitlinie differenzierte Informationen und Studienergebnisse bzw. Reviews vor.

Auch wenn die Gesprächsführung in der Begleitung von Menschen mit Todeswünschen nicht standardisiert werden kann, wird den Teilnehmenden im Vorfeld zur Simulation in der Weiterbildung das „NURSE-Modell zum Umgang mit Emotionen im Gespräch" vorgestellt. Das Akronym NURSE steht für fünf wichtige Techniken, die im Umgang mit emotionalen Situationen von großem Nutzen sein können. Diese Methoden sind besonders hilfreich, wenn man mit Menschen in verschiedenen Rollen interagiert, sei es als Klient, Patient oder einfach jemand, der sich in einer außergewöhnlichen Lage befindet. (Gattermann 2021)

Die NURSE-Techniken

1. **N – Name (Benennen):** Die Emotion des Gegenübers wird erkannt und benannt.
2. **U – Understand (Verstehen):** Es wird Verständnis für die Gefühle und die Situation des anderen gezeigt.
3. **R – Respect (Respektieren):** Die Gefühle und Erfahrungen des anderen werden respektvoll behandelt.
4. **S – Support (Unterstützen):** Dem Gegenüber wird Unterstützung und Hilfe angeboten.
5. **E – Explore (Erforschen):** Gemeinsam werden die Gefühle und deren Ursachen näher betrachtet.

Diese Techniken bieten eine strukturierte Herangehensweise, um einfühlsam und effektiv auf emotionale

Tab. 7.24 Rahmenbedingungen für das Szenario

Zielgruppe	Teilnehmerinnen der Weiterbildung „Palliative Care für Pflegefachberufe" im 4. Modul
Gruppengröße	Kleingruppen mit 1 Lernenden, die in die Simulation geht, und 2–5 (oder mehr) Beobachterinnen
Zeitfenster	Prebriefing der Beobachterinnen: 5 Minuten Briefing der Lernenden: 10 Min. Simulation: max. 15 Min. Debriefing: 30 Min. Auswertung der Beobachterinnen im Plenum mit der Lernenden: 45 Min.
Art der simulationsbasierten Erfahrung	Mit einer Simulationsperson
Umgebungsgestaltung für das Szenario	Gestaltung eines Patientinnenzimmers auf der Palliativstation: • Pflegebett mit bunter Bettwäsche • „Persönliche Gegenstände" auf dem Nachttisch: Brille, Wecker, Handy, Buch, Blumen, Medikamentendispenser • Glas Wasser auf dem Nachttisch • Stationsklingel • Sitzecke im Zimmer • Stuhl, der ans Bett gestellt werden kann • Bademantel im Zimmer • Handtasche am Bett • Zusätzliche Wolldecke • Händedesinfektionsmittel im Spender im Zimmer
Requisiten/Material für die Simulation	• Individuelle Nachtwäsche (bringt die SP am besten selbst mit) • Schminke, um den körperlichen Zustand der Patientin hervorzuheben

Äußerungen zu reagieren. Sie können in verschiedenen Kontexten angewendet werden, von der professionellen Betreuung bis hin zu alltäglichen zwischenmenschlichen Interaktionen. (Gattermann 2021)

Weiterführende Literatur

Lisa Holtmeier: Das NURSE-Modell – Umgang mit Emotionen im Gespräch unter: https://www.wordseed.de/nurse-modell5266cb52 (letzter Zugriff: 22.7.2025)

Podcast: Hochpalliativ – Durch die Höhen und Tiefen der Palliative Care in Österreich, Folge 3 – Kommunikation: „Es geht nicht um das WAS, sondern um das WIE" unter: https://hochpalliativ.podigee.io/4-neue-episode (letzter Zugriff: 22.7.2025)

Rahmenbedingungen des Szenarios

Dieses Szenario (➤ Tab. 7.24) wurde zusammen mit Tim Ernsting entwickelt, der, als Student B. A. Berufspädagogik im Gesundheitswesen, seine Praxisphase im Skills Lab des Zentrums für praktisches Lehren und Lernen (ZpLL) an der FH Münster im Fachbereich Gesundheit absolvierte.

Prebriefing

Zur Vorbereitung der Simulation sollten die Lernenden die oben beschriebenen U. E. im Vorfeld bearbeitet haben.

Sehr gut ist es auch, wenn sie, entweder innerhalb der U. E. oder mit dem folgenden Arbeitsauftrag (➤ Abb. 7.19), die Simulation konkret vorbereiten.

Des Weiteren sollte ihnen das „NURSE"-Modell zum Umgang mit Emotionen im Gespräch bekannt sein, da dieses die Grundlage des Beobachtungsauftrags für die Kleingruppe (KG) ist.

Allen, der Lernenden sowie den Beobachterinnen, wird die Situation gemeinsam vorgestellt. In folgender Abbildung (➤ Abb. 7.20) ist sie noch einmal dargestellt, da sie auch von der Simulationstrainerin für

Arbeitsauftrag zur Vorbereitung der Simulation „Umgang mit Todeswünschen“ Teilmodul 7.4 „Sterbebegleitung und Sterbehilfe“	**Ausgangslage** Sie haben sich bereits in den Seminaren mit den Themen zur Sterbehilfe auseinandergesetzt. Sie wissen um die Sorge von Menschen in der Konfrontation mit ihrer eigenen Endlichkeit, dass diese befürchten, hilflos und wehrlos zu werden, an Wert zu verlieren und alltägliche Aufgaben nicht mehr selbstständig bewältigen zu können. Sie haben sich auch mit dem „Total-Pain-Modell“ auseinandergesetzt. Auch die Angst vor Sinnlosigkeit und gravierenden Veränderungen des eigenen Erscheinungsbildes spielt eine wichtige Rolle. Diese Befürchtungen führen häufig dazu, dass Menschen Sterbewünsche äußern oder Forderungen nach Sterbehilfe (Tötung auf Verlangen) stellen. Sie haben theoretisch auch bearbeitet, wie diesen Menschen begegnet werden sollte und dass nicht jeder Sterbewunsch darauf beruht, dass diese Menschen eine Suizidassistenz ersehnen. **Ziel** Zur Vorbereitung der Simulation „Umgang mit Sterbewünschen“ fördert die Auseinandersetzung mit dem Leitfaden „Umgang mit Todeswünschen“ (Uniklinik Köln – Zentrum für Palliativmedizin 2025) Sicherheit und Orientierung für die Pflegenden **Aufgabe(n)** Bitte lessen Sie sich den Leitfaden unter: https://palliativzentrum.uk-koeln.de/informationen/umgang-mit-todeswuenschen/ durch. **Produkt** Bitte dokumentieren Sie für sich relevante Erkenntnisse und bringen Sie Ihre Zusammenfassung mit in die Simulation. **Arbeitsmittel** Nutzen Sie Ihre Inhalte aus den vorherigen Seminaren sowie den oben aufgeführten Link zum Leitfaden. **Zeit** Zur Bearbeitung der Lernaufgabe steht Ihnen Zeit bis zur Simulation zur Verfügung. **Sozialform** Bitte erarbeiten Sie die Inhalte in Einzelarbeit.

Abb. 7.19 Arbeitsauftrag zur Vorbereitung der Simulation [M1654/L143]

das Briefing der Lernenden erneut genutzt werden kann.

In Folge wird die Lernende, die in die Simulation geht, gebeten, sich Bereichskleidung anzuziehen.

Den anderen Teilnehmenden wird der Beobachtungsauftrag (➤ Abb. 7.21) für die Simulation vorgestellt. Danach begeben sich diese in den Beobachtungsraum.

Die Simulationstrainerin führt in Folge mit der Lernenden das Briefing durch. Sie erkundigt sich, ob sie noch Fragen zu Situation hat. Des Weiteren benennt sie den Auftrag für die Lernende, die als Bezugspfle-

Situationsdarstellung „Umgang mit Todeswünschen"

Die 57-jährige Carmen Ziegli hat Darmkrebs im Endstadium und Metastasen in Leber und Lunge. Die Erkrankung wurde vor 1,5 Jahren diagnostiziert. In den letzten zwei Monaten hat sich ihr Allgemeinzustand sehr verschlechtert.
Sie befindet sich zurzeit aufgrund ihrer starken Beschwerden auf einer Palliativstation im Krankenhaus. Zum Zeitpunkt der Aufnahme litt sie an starken krampfartigen Unterbauchschmerzen, zunehmender Luftnot bei Aktivitäten und allgemeiner Schwäche. Ihr geht es jetzt nach 7 Tagen Behandlung körperlich besser.

Bei einem aufsuchenden Besuch der Bezugspflegekraft wirkte ihre Stimmung, trotz der gebesserten Beschwerden, weiter eher gedrückt und sie äußert, wie unnötig ihr das alles vorkommt und sie nicht mehr so weiterleben möchte: „Es ist sinnlos, weiterzuleben, ich möchte, dass das alles hier ganz schnell beendet wird."

Abb. 7.20 Situationsdarstellung für das Prebriefing [M1654/L143]

gekraft auf einer Palliativstation in die Simulation gehen wird.

Situationsbeschreibung

Anforderung an die Lernende in der Simulation

Sie haben bereits wahrgenommen, dass es Frau Ziegli psychisch nicht gut geht und dass sie sich wünscht, dass ihr Leidensweg bald beendet ist. Nun gehen Sie – ohne Zeitdruck – zu ihr, damit sie über ihren Sterbewunsch mit Ihnen in Ruhe sprechen kann.

Die Simulation ist beendet, wenn Sie persönlich an Ihre Grenzen kommen und benennen, dass sie eine Psychologin hinzuziehen möchten, oder wenn die Patientin das Gespräch beendet.

Die Simulationstrainerin gibt der Lernenden ausreichend Zeit, sich auf die Situation vorzubereiten und offene Fragen zu klären. Bei Bedarf kann sie einen Blick aus dem Beobachtungsraum in das Patientinnenzimmer werfen.

Angaben zu den zu fördernden Kompetenzen

Die berufliche Handlungskompetenz, die im Rahmen dieser Simulation gefördert werden soll, lautet: „**Begleitung eines Menschen am Lebensende mit einem Todeswunsch**".

Im Folgenden werden auf der Grundlage der KMK (2021) die zu fördernden Kompetenzen tabellarisch dargestellt (➤ Tab. 7.25). Sie orientieren sich u. a. an der Teilmodulbeschreibung des Curriculums. (Kern, Müller und Aurnhammer 2020)

Angaben zum Simulationsszenario

In ➤ Tab. 7.26 sind die Angaben zum Simulationsszenario aufgelistet.

Rollenbeschreibung für Frau Carmen Ziegli

Frau Carmen Ziegli ist in Deutschland geboren und von der Konfession römisch-katholisch, sie ist 57 Jahre alt, hat ein offenes Weltbild, ist ledig, von Beruf Tischlermeisterin, hat keine Familie, ist wohnhaft in Emsdetten und vom Geschlecht weiblich.

Sie ist eine ruhige, besonnene Person, wirkt eher introvertiert.

Lebensumfeld/soziales Umfeld: Frau Ziegli hat wenige Kontakte und Freunde in Emsdetten, lebt allein.

Bitte beobachten Sie die dargestellte Situation dahingehend, ob Elemente aus dem NURSE-Modell angewendet wurden:

Technik	Bedeutung	Beobachtung in der Simulation mit Beispielen	Weitere Beobachtungen
Naming	**Benennen** Die Emotion des Gegenübers wird erkannt und benannt.		
Understand	**Verstehen** Es wird Verständnis für die Gefühle und die Situation des anderen gezeigt.		
Respect	**Respektieren** Die Gefühle und Erfahrungen des anderen werden respektvoll behandelt.		
Support	**Unterstützen** Dem Gegenüber wird Unterstützung und Hilfe angeboten.		
Explore	**Vertiefen** Gemeinsam werden die Gefühle und deren Ursachen näher betrachtet.		

Abb. 7.21 Beobachtungsauftrag [M1654/L143]

Eine gute Freundin kommt sie regelmäßig, mind. 2-mal die Woche, besuchen. Sie ist auch als Betreuerin in der Patientenverfügung eingesetzt. Das soziale Netzwerk ist durch die Erkrankung stark geschrumpft.
Hobbys: Sie hat einen Hobbyraum, wo sie mit Holz werkelt. Dieses Hobby konnte sie in den letzten Wochen kaum umsetzen, da ihr die Kraft dazu fehlte.
Diagnose: Darmkrebs Stadium IV, Metastasen in Leber und Lunge. Therapiezieländerung: ausschließlich palliative Versorgung. Der Patientin ist bewusst, dass sie bald sterben wird.
Allgemeine körperliche Verfassung: Sehr reduzierter Allgemeinzustand, blass, kein Appetit, friert oft und hat intermittierende krampfartige Unterbauchschmerzen. Benötigt Unterstützung bei der Körperpflege. Kann sehr kurze Strecken zu Fuß zurücklegen, benötigt hierbei aufgrund ihrer Schwäche ebenfalls Unterstützung.
Kognitive Verfassung: Sie ist voll orientiert.
Einstellung zur Krankheit: Akzeptanz, doch die schlechte Prognose und die stärker werdenden Symptome sowie ihre zunehmende Hilfebedürftigkeit und Schwäche belasten Frau Ziegli sehr. Sie möchte niemandem zur Last fallen.
Wissen über Krankheit: Die Patientin ist sehr gut über ihre Krankheit informiert und hat mit der Sozialarbeiterin bereits besprochen, dass sie gerne ihre letzten Tage in einem Hospiz verbringen möchte.
Betreuung: bisher keine
Patientenverfügung/Vorsorgevollmacht: liegen vor

Die Patientin wurde bereits zu Hause durch ein Palliativnetz begleitet.

Tab. 7.25 Zu fördernde Kompetenzen

Kompetenzdimension	Die Lernenden …
Fachkompetenz	• wissen, dass am Lebensende Sterbewunsch und Lebenswunsch nebeneinander bestehen und zum Bearbeitungsprozess dazu gehören können. • erkennen die Ursachen eines kommunizierten Sterbewunsches. • benennen die Bedeutung der Begriffe Sterbebegleitung am Lebensende, Palliative Sedierung, Sterben zulassen, Beihilfe zur Selbsttötung, Tötung auf Verlangen und können sie in Bezug auf die juristische Relevanz einordnen. • orientieren sich in der Begleitung eines Menschen mit Todeswunsch an dem „Nurse-Modell".
Selbstkompetenz	• reflektieren ihre eigene Einstellung zum Thema. • zeigen Skepsis gegenüber Illusionen einer leidfreien Welt. • setzen Grenzen, wenn die Situation sie überfordert. • suchen Unterstützung für die Verarbeitung der Situation. • reflektieren eigene Gedanken und Gefühle in der Konfrontation mit der Situation.
Sozialkompetenz	• fühlen sich in die Situation von erkrankten Personen mit Sterbewünschen und ihren Angehörigen ein. • reagieren sensibel auf die Äußerungen des Gegenübers. • kommunizieren eigene Grenzen und binden bei Bedarf eine Kollegin des multiprofessionellen Teams mit ein. • respektieren die Umstände, die einen Sterbewunsch auslösen können. • erkennen das menschliche Recht nach Selbstbestimmung (z. B. Behandlungsabbruch) und dessen Grenzen (z. B. Tötung auf Verlangen) an. • geben ein wertschätzendes und konstruktives Feedback zur beobachteten Simulation.

Tab. 7.26 Angaben zum Simulationsszenario

Kriterien	Ausprägung
Vorbereitung der Szene	Der Aufbau ist aus der Perspektive beschrieben, wenn man von der Tür aus in den Raum hineinblickt. • Rechts steht mittig an der Wand das Bett und ragt mit dem Fußende in den Raum hinein. Am Ende des Bettes liegt die „private" Wolldecke der Patientin. • Rechts neben dem Bett steht das Nachttischschränkchen, die Ablage ist ausgeklappt, darauf liegen ein Handy, der Medikamentenblister, ein Glas Wasser, ein Buch, eine Brille, ein Wecker und es stehen Blumen in einer Vase. • Ein Bademantel liegt im Zimmer über dem Stuhl. • Die persönliche Handtasche hängt am Bett. • Die Stationsklingel ist um den Griff der Schublade des Nachttischschränkchens gewickelt. • Links vor der Wand steht ein Tisch mit drei Stühlen.
Klarer Anfang:	Die Lernende begrüßt die Patientin und sagt ihr, dass sie nun Zeit für sie hat.
Setting:	Einzelzimmer auf der Palliativstation, Patientin liegt im Bett.
Klares Ende:	Entweder beendet die Lernende die Situation und sagt der Patientin, dass sie die Psychologin gerne zu dem Gespräch hinzuziehen möchte. Oder die Patientin bedankt sich bei der Lernenden für das wertvolle Gespräch.
Konflikt:	Die Patientin möchte so wie im Moment nicht mehr weiterleben und wünscht, dass alles ganz schnell beendet wird.
Angaben zu den beteiligten Personen:	**Simulationsperson:** 57-jährige Carmen Ziegli in ihrer letzten Lebensphase. Sie wird darauf hingewiesen, dass sie, sofern sie sich persönlich überfordert fühlt, ein vorbereitetes „Stopp"-Schild hochhalten kann und die Simulationstrainerin die Simulation sofort beendet. **Lernende:** Bezugspflegekraft auf der Palliativstation, Mitglied eines interprofessionellen Teams, das stärkend zur Unterstützung hinzugezogen werden kann.

7

Durchführung der Simulation

Tab. 7.27 Geplante Durchführung der Simulation

Erwarteter Ablauf	Antizipierte Abweichung	Hinweise
Grundsätzlich: Anwendung von kommunikativen Grundsätzen der patientinnenzentrierten Kommunikation. Begrüßung, Gesprächseröffnung Frage, ob sie sich zu der Patientin setzen darf. Die Umsetzung orientiert sich hier an dem „Nurse-Modell" zur Gesprächsführung, das nicht chronologisch umgesetzt werden muss. Sie kann aber auch anders umgesetzt werden und trotzdem in Bezug auf den „Umgang mit Sterbewünschen" für die Patientin als wertvoll wahrgenommen werden. Die Lernende beachtet, dass die Patientin die Inhalte des Gesprächs bestimmt und diese selbst auswählt.	Lernende wendet die kommunikativen Grundsätze der patientinnenzentrierten Kommunikation nicht an. Lernende legt das Gesprächsthema nicht fest, geht nicht behutsam mit der Privatsphäre der Patientin um. Lernende versucht nicht, sich ein Bild zum emotionalen Erleben der Patientin zu machen.	**Grundsätzlich:** Unterbrechung der Situation durch die Simulationstrainerin, wenn die Kommunikation nicht auf die Bedürfnisse der Patientin zugeschnitten ist oder 15 Min. überschritten werden bzw. wenn erkennbar ist, dass die Lernende sich überfordert fühlt. Ebenso bekommt die Simulationsperson eine Karte mit dem Wort „Stopp", die sie hochhalten kann, wenn die Situation sie überfordert. Diese Karte liegt unter dem Kopfkissen und kann bei Bedarf hervorgeholt und über die Kamera der Simulationstrainerin gezeigt werden. Auch in diesem Fall wird die Simulation sofort beendet.
Naming: Benennen von Emotionen Spiegeln der wahrgenommenen Stimmung Prüfen, ob Emotionen verstanden werden.	Lernende bringt keine Wertschätzung gegenüber der Patientin zum Ausdruck. Lernende ist nicht authentisch. Lernende stellt das Erleben der Patientin nicht dar.	
Understanding: Wertschätzung gegenüber Betroffenen äußern Authentisch bleiben Bedingungslose positive Zuwendung zeigen Das Erleben der Patientin spiegeln	Lernende bringt keinen Respekt gegenüber der Patientin zum Ausdruck.	
Respecting: Respekt gegenüber der Patientin zum Ausdruck bringen Bemühungen, mit belastenden Situationen fertig zu werden, würdigen.	Lernende erwähnt keine Hilfsangebote, falls die Patientin sie einfordert.	
Supporting: Erwähnen von Angeboten zur Hilfe	Lernende erfragt nichts, obwohl sie das Gefühl hat, etwas sei unausgesprochen.	
Bei Bedarf Exploring: Nicht eindeutige oder fehlende Gefühle klären. (Nur wenn die Fachperson das Gefühl hat, dass etwas unausgesprochen ist.) Verabschiedung	Lernende findet kein Ende für das Gespräch.	

Debriefing der Simulation

Das Debriefing erfolgt anhand des 3D-Modells nach Zigmont et al. (2011) und wird im Simulationsraum durchgeführt. Dabei werden in diesem Szenario nacheinander sowohl die Patientin (➤ Tab. 7.28) als auch die Lernende (➤ Tab. 7.29) befragt, um ein umfassendes Bild der stattgefundenen pflegerischen Situation zu erhalten.

Es könnte von der Simulationstrainerin wie folgt eingeleitet werden: „Vielen Dank für Ihr Mitwirken an diesem Szenario. Wir starten nun mit dem Debriefing. Dazu sollten Sie jetzt noch in Ihren Rollen bleiben …“

Tab. 7.28 Debriefing: Fragen an die Patientin

Phase des 3D-Modells	Dazugehörige Fragen
Defusing (Entschärfung)	• Wie fühlen Sie sich gerade? • Was ist Ihnen aus der Situation besonders hängen geblieben?
Discovering (Erkundung/Entdeckung)	• Fühlten Sie sich bei Ihrer Pflegefachperson gut aufgehoben? • Welches Verhalten hat dazu geführt? • Was war für Sie besonders herausfordernd?

Tab. 7.29 Debriefing: Fragen an die Lernende

Phase des 3D-Modells	Dazugehörige Fragen
Defusing (Entschärfung)	• Wie fühlen Sie sich gerade? • Was ist Ihnen aus der Simulation besonders hängen geblieben?
Discovering (Erkundung/Entdeckung)	• Was ist Ihnen Ihrer Meinung nach besonders gut gelungen? • Sind Sie zufrieden mit Ihrer gewählten Gesprächsstruktur? • Welche Gefühle haben Sie bei der Patientin wahrgenommen? • Wie ist es Ihnen damit ergangen? • Wo haben Sie einen Zugang zur Patientin bekommen? • Wodurch war ihr Sterbewunsch begründet? • Was hat das für Sie bedeutet? • Welche Ressourcen haben Sie bei der Patientin noch gesehen? • Was war für Sie der Schwerpunkt in der vorliegenden Situation? • Was war für Sie eine besondere Herausforderung? • Was hätten Sie in einem zweiten Durchlauf anders gemacht?
Deepening (Vertiefung)	• Was nehmen Sie aus der Simulation für Ihre berufliche Praxis mit? • Was lassen Sie hier?

Auswertung der Simulation im Plenum

- Wie geht es der Lernenden jetzt? Was ist Ihnen bewusst geworden?
- Wie haben die Beobachterinnen die Situation allgemein wahrgenommen?
  - Welche Erkenntnisse zogen Sie aus Ihrer Beobachtung in Bezug auf das NURSE-Modell?
  - Was ist Ihnen noch deutlich geworden?
  - Was haben Sie nicht verstanden?
- Wie bewerten Sie das NURSE-Modell als Orientierung zur Gesprächsführung im Umgang mit Sterbewünschen?

Abb. 7.22 Auswertung der Simulation im Plenum [M1654/L143]

Evaluation der Simulation aus der Perspektive der Beobachterinnen

Im Anschluss an das Debriefing finden sich die Lernende und die Beobachterinnen in einem Seminarraum zur Auswertung der Beobachtungen unter der Leitung der Simulationstrainerin und/oder der Seminarleitung zusammen. Hierbei ist es relevant, dass bei den Rückmeldungen zu den Beobachtungen die Grundregeln des Feedbacks eingehalten werden und konsequent aus der Ich-Perspektive gesprochen wird. Auch hier braucht es für alle Beteiligten, insbesondere aber für die Lernende, einen angstfreien Raum, in dem eigene Grenzerfahrungen dargestellt werden können. Auch wenn im Vorfeld im Rahmen der Weiterbildung bereits einige Unterrichtseinheiten zum Thema „Trauer“ bearbeitet wurden, kann es sein, dass für die Lernende oder auch die Beobachterinnen im Berufsfeld oder aus einer persönlichen Erfahrung heraus schmerzhafte Erinnerungen geweckt werden. In diesem Fall sollte der Begleitung dieser Personen immer der Vorrang gegeben werden. In den meisten Fällen hat sich bereits im Vorfeld in den Seminaren eine Kultur entwickelt, in der die Teilnehmerinnen sich auch gegenseitig stützen oder dem Einzelgespräch mit der Seminarleitung Raum zur Verfügung gestellt wird.

Abschließend werden ein paar Fragen für die Evaluation der Beobachtungen zur Verfügung gestellt (➤ Abb. 7.22).

7

LITERATUR

DGP-Deutsche Gesellschaft für Palliativmedizin, Fachreferat Curricula der Arbeitsgruppe Bildung (Hrsg.). Kompetenzbasierte berufsgruppenunabhängige Matrix zur Erstellung von Curricula für die Weiterbildung curricularer Bildungsinhalte in Palliative Care/Palliativmedizin (KoMPaC). Bonn: Pallia Med, 2017.

Feichtner A. Der Wunsch zu sterben. In: Feichtner A, Körtner U, Likar R, Watzke H, Weixler D. Assistierter Suizid: Hintergründe, Spannungsfelder und Entwicklungen. Springer: Berlin Heidelberg; 2022. p. 3–10.

Feichtner A. Assistierter Suizid aus Sicht der Pflege. 1. A. Wien: facultas, 2022b.

Feichtner A. Palliativpflege: für Pflege- und andere Gesundheitsberufe. 6., überarbeitete und erweiterte A. Wien: facultas, 2022c.

Kern M, Müller M, Aurnhammer K. Basiscurriculum Palliative Care für Pflegefachkräfte. (Modul 1 und Modul 2/160 Unterrichtseinheiten). 8. A. Pallia Med, 2020.

Gattermann J. Ethik, Kommunikation und interdisziplinäre Zusammenarbeit – per Gesetz?! Urologe, 2021. 60, p. 377–380.

KMK-Sekretariat der Kultusministerkonferenz Referat Berufliche Bildung, Weiterbildung und Sport. Handreichung für die Erarbeitung von Rahmenlehrplänen der Kultusministerkonferenz für den berufsbezogenen Unterricht in der Berufsschule und ihre Abstimmung mit Ausbildungsordnungen des Bundes für anerkannte Ausbildungsberufe. 2021. Verfügbar unter: https://www.kmk.org/fileadmin/Dateien/veroeffentlichungen_beschluesse/2021/2021_06_17-GEP-Handreichung.pdf (letzter Zugriff: 15.1.2025).

Kremeike K, Dojan T, Boström K, Voltz R. Umgang mit Todeswünschen in der Palliativversorgung: Empfehlungen für die Gesprächsführung. Therapeutische Umschau, 2022;79(1): 61–66.

Leitlinienprogramm Onkologie (Deutsche Krebsgesellschaft, Deutsche Krebshilfe, AWMF). Palliativmedizin für Patienten mit einer nicht-heilbaren Krebserkrankung, Langversion 2.2, 2020, AWMF-Registernummer: 128/001OL. Verfügbar unter: https://www.leitlinienprogramm-onkologie.de/leitlinien/palliativmedizin/ (letzter Zugriff: 15.1.2025).

OPG-Österreichische Palliativgesellschaft (Hrsg.). Handreichung zum Umgang mit Sterbewünschen und dem Wunsch nach Beihilfe zum Suizid. 2022. Verfügbar unter: https://www.oegari.at/web_files/cms_daten/opg_paper_as_25.1.2022.pdf (letzter Zugriff: 15.1.2025).

Steiner MK. Assistierter Suizid: Rolle der Pflege. Österreichische Pflegezeitschrift: Organ des Österreichischen Gesundheits- und Krankenpflegeverband, 2023, 76 (4): p. 18–23.

Uniklinik Köln-Zentrum für Palliativmedizin. Umgang mit Menschen mit Todeswünschen in Palliativversorgung und Hospizarbeit. 2025. Verfügbar unter: https://palliativzentrum.uk-koeln.de/informationen/umgang-mit-todeswuenschen/ (letzter Zugriff: 15.1.2025).

WHO-World Health Organisation. Palliative Care. 2020. Verfügbar unter: https://www.who.int/news-room/fact-sheets/detail/palliative-care (letzter Zugriff: 15.1.2025).

Zigmont JJ, Kappus LJ; Sudikoff SN. The 3D model of Debriefing: Defusing, Discovering, and Deepening. In: Seminars in perinatology. 2011;35(2): 52–58.

7.2.2 Weiterbildung Praxisanleitung „Planung, Durchführung und Reflexion einer praktischen Anleitung“

Meike Schwermann

Im Rahmen dieses Kapitels wird ein Konzept vorgestellt, wie die Teilnehmerinnen der Weiterbildung die Simulation einer zielgerichteten, systematischen und prozessorientierten Praxisanleitung nach einem Anleitungsstandard (Mamerow 2021) vorbereiten, durchführen und evaluieren können.

Die Pflegeausbildung in Deutschland hat seit dem 1. Januar 2020 eine grundlegende Reform erfahren. Das

Pflegeberufereformgesetz, welches im Sommer 2017 nach teils kontroversen Diskussionen vom Bundestag verabschiedet wurde, löste das Altenpflegegesetz und das Krankenpflegegesetz ab. Ziel dieser Reform war es, die Ausbildung zur Pflegefachkraft zu modernisieren, attraktiver zu gestalten und den Berufsbereich der Pflege insgesamt aufzuwerten (BMFSFJ 2020).

Kern des neuen Gesetzes ist die Einführung einer dreijährigen, generalistischen beruflichen Ausbildung mit dem Abschluss „Pflegefachfrau"/„Pflegefachmann" (BMFSFJ 2020). Diese neue Ausbildung vereint Kompetenzen aus den vormals getrennten Berufsbildern der Altenpflege, Gesundheits- und Krankenpflege sowie Gesundheits- und Kinderkrankenpflege. Dabei geht es nicht um eine einfache Addition der Inhalte, sondern um die Schaffung eines neuen, umfassenden Pflegeberufs (BIBB 2024).

Es ist wichtig zu beachten, dass die generalistisch ausgebildeten Berufsanfänger nicht sofort für alle spezifischen Belange jedes Versorgungsbereichs vollumfänglich einsetzbar sein werden. Die während der Ausbildung erworbenen Kompetenzen werden Vertiefungen in den jeweiligen beruflichen Tätigkeitsfeldern benötigen. Dies erfordert den Aufbau und die Weiterentwicklung eines qualifizierten Netzes von interner und überbetrieblicher beruflicher Weiterbildung in den kommenden Jahren (BMFSFJ 2024).

Praxisanleitende spielen eine Schlüsselrolle in diesem neuen Ausbildungsmodell. Sie begleiten die Lernprozesse der Auszubildenden und Studierenden in der Pflegepraxis und demonstrieren, was professionelle Pflege bedeutet. Ihre Rolle wurde im Zuge der Reform aufgewertet, mit der Vorgabe, dass mindestens 10 Prozent der praktischen Ausbildungszeit als geplante und strukturierte Praxisanleitung erfolgen soll (Walter und Bohrer 2020).

Die Anforderungen an die Praxisanleitung sind in der Ausbildungs- und Prüfungsverordnung für die Pflegeberufe (Pflegeberufe-Ausbildungs- und -Prüfungsverordnung – PflAPrV) fixiert.

MERKE

PflAPrV § 4 Praxisanleitung (1)

„Die Einrichtungen der praktischen Ausbildung stellen die Praxisanleitung sicher. Aufgabe der Praxisanleitung ist es, die Auszubildenden schrittweise an die Wahrnehmung der beruflichen Aufgaben als Pflegefachfrau oder Pflegefachmann heranzuführen, zum Führen des Ausbildungsnachweises nach § 3 Absatz 5 anzuhalten und die Verbindung mit der Pflegeschule zu halten. Die Praxisanleitung erfolgt im Umfang von mindestens 10 Prozent der während eines Einsatzes zu leistenden praktischen Ausbildungszeit, geplant und strukturiert auf der Grundlage des vereinbarten Ausbildungsplanes."

Die Reform der Pflegeberufe zielt auch darauf ab, den Wechsel zwischen verschiedenen Pflegebereichen zu erleichtern und den Pflegekräften wohnortnahe Beschäftigungsmöglichkeiten sowie zusätzliche Einsatz- und Aufstiegsmöglichkeiten zu eröffnen. Ergänzend zur beruflichen Ausbildung wurde ein Pflegestudium eingeführt, das seit dem 01.01.2024 vergütet wird und zusätzliche Karrierechancen bietet.

MERKE

PflAPrV § 4 Praxisanleitung (2)

„Während des Orientierungseinsatzes, der Pflichteinsätze in Einrichtungen nach § 7 Absatz 1 des Pflegeberufegesetzes und des Vertiefungseinsatzes erfolgt die Praxisanleitung nach Absatz 1 Satz 2 durch Personen, die über mindestens ein Jahr Berufserfahrung als Inhaberin oder Inhaber einer Erlaubnis nach § 1, nach § 58 Absatz 1 oder Absatz 2 oder nach § 64 des Pflegeberufegesetzes in den letzten fünf Jahren und die Befähigung zur Praxisanleiterin oder zum Praxisanleiter nach Absatz 3 verfügen; die Berufserfahrung soll im jeweiligen Einsatzbereich erworben worden sein. Während der weiteren Einsätze der praktischen Ausbildung soll die Praxisanleitung nach Absatz 1 Satz 2 durch entsprechend qualifizierte Fachkräfte sichergestellt werden."

Die Befähigung zur Praxisanleitung ist „durch eine berufspädagogische Zusatzqualifikation im Umfang von mindestens 300 Stunden und kontinuierliche, insbesondere berufspädagogische Fortbildung im Umfang von mindestens 24 Stunden jährlich gegenüber der zuständigen Behörde nachzuweisen" (PflAPrV § 4 (3)).

In den gesetzlichen Vorgaben zur Qualifizierung der Praxisanleitenden wird nicht unterschieden, ob sie Auszubildende oder Studierende anleiten.

Aufgaben der Praxisanleitung

Die Bedeutung der praktischen Ausbildung in der Pflege wird durch das Pflegeberufegesetz (PflBG) unterstrichen, das mindestens zehn Prozent *geplante und strukturierte* Anleitung pro Einsatz vorschreibt. Diese Vorgabe zeigt, dass eine qualitativ hochwertige Pflegeausbildung sowohl strukturierte Praxisanleitung als auch ein Konzept für situative Anleitungen benötigt. Die geplante Praxisanleitung umfasst die Darstellung der Anleitungszeit im Dienstplan, die Erstellung eines Ausbildungsplans und die Dokumentation der durchgeführten Anleitung. Die Umsetzung erfolgt durch Gespräche mit Auszubildenden, Einschätzung des Lernstands und Unterstützungsbedarfs, methodisch geleiteter Anleitung (z. B. Arbeits- und Lernaufgaben) sowie Bewertung des Lernerfolgs (BIBB 2024). Die 10 Prozent geplante Anleitungszeit und die restliche Praxiszeit sind oft nicht strikt voneinander zu trennen. Lernaufgaben aus der strukturierten Anleitung können in der alltäglichen Arbeit fortgeführt werden, während Fragen aus dem Arbeitsalltag in die nächste geplante Anleitung einfließen können.

Praxisanleitende spielen eine zentrale Rolle in der Ausbildung von Pflegekräften. Sie müssen fachliche und pädagogische Kompetenzen besitzen, handlungs-, prozess- und kompetenzorientiert anleiten, ein professionelles Selbstverständnis bei Auszubildenden fördern, aktuelles Fachwissen vermitteln und als Rollenvorbild dienen (Gärtner 2025).

Für Pflegestudierende wird eine „angemessene" Praxisanleitungszeit gefordert, wobei ebenfalls von etwa 10 Prozent ausgegangen wird. Langfristig wird eine Anleitung durch hochschulisch qualifiziertes Personal angestrebt.

Neben fachlichen und pädagogischen Fähigkeiten sind Teamfähigkeit, Kooperationsbereitschaft, Flexibilität, Empathie, Motivationsfähigkeit sowie Selbstreflexion und -regulation wichtige Kompetenzen für Praxisanleitende. Die Qualität der Praxisanleitung hängt stark von der *Qualifizierung* der Anleitenden und deren *Freistellung* für diese Aufgabe ab (Gärtner 2025; Walter und Bohrer 2020).

Praxisanleitende spielen eine zentrale Rolle in der Ausbildung von Pflegefachkräften. Sie vermitteln nicht nur Fachwissen und praktische Fähigkeiten, sondern auch gesellschaftliche Normen und Erwartungen an den Pflegeberuf.

Diese komplexe Rolle erfordert ein hohes Maß an Professionalität, insbesondere im Umgang mit Widersprüchen und Herausforderungen im Berufsalltag.

MERKE

Anforderungen und Ansprüche an Praxisanleitende (Gärtner 2025)

Gewandelte Anforderungen:
- fungieren heute als Lernbegleiterinnen, Coaches und Koordinatorinnen
- gefordert sind pädagogisches Verständnis und wissenschaftliche Orientierung
- entscheidend sind Reflexionsfähigkeit und Flexibilität

Balance verschiedener Ansprüche:
- Erwartungen der Auszubildenden/Studierenden und des Lernortes (Hoch-)Schule
- Bedürfnisse der Fürsorgeempfängerinnen
- Anforderungen des Pflegealltags

„Professionelles Handeln basiert darauf, Spannungen und Widersprüchen im Berufsalltag zu begegnen und damit entsprechend reflektiert und kompetent umzugehen." (Gärtner 2025)

Curriculare Einbettung der Simulation

Die Qualifikationsnachweise zur Praxisanleitung sowie den jährlich zu absolvierenden 24-h-Fortbildungen werden von den Behörden in den Bundesländern überprüft (PflAPrV § 4).

Die in diesem Kapitel vorgestellte Simulation orientiert sich an der „Empfehlenden Richtlinie" zur Umsetzung der Weiterbildung zur Praxisanleitung der Pflegekammer NRW (2023). Das Ziel der Verabschiedung dieser Richtlinie lag darin begründet, eine „zukunftsorientierte und qualitätssichernde Weiterbildung für die Praxisanleitung in der Pflegeausbildung" in modularisierter Form zur Verfügung zu stellen (Pflegekammer NRW 2023).

MERKE

Prinzip der Situationsorientierung

„Um das Prinzip der Situationsorientierung zu gewährleisten, wurden innerhalb der Konstruktion der Moduleinheiten Situationsmerkmale analog zu den Rahmenplänen der Fachkommission nach § 53 PflBG (2019) eingearbeitet. Da Praxisanleitende innerhalb der Pflegepraxis mit einer Vielzahl von Situationen konfrontiert sind, welche ein pädagogisches handeln [sic!] erfordern, wurde sich für die Integration dieser Merkmale entschieden. Zugleich wird das curriculare Verständnis der Rahmenlehrpläne der Fachkommission innerhalb der hier vorliegenden Rahmenvorgabe Weiterbildung Praxisanleitung fortgeführt, was ggf. das pädagogische Handeln der Lehrenden innerhalb dieser Weiterbildung erleichtert." (Pflegekammer NRW 2023)

Zu den Zielen der Weiterbildung, die übergeordnet auch die Simulation betreffen, wird aufgeführt:

„Praxisanleitende entwickeln umfangreiche Kompetenzen, mit denen sie

- Lernende in der beruflichen Praxis unterstützen, individuelle Lernbegleitungen durchführen, Kompetenzentwicklungen der Lernenden fördern und die Lernergebnisse beurteilen.
- in die Lage versetzt werden, die Kompetenzentwicklung der Lernenden einzuschätzen, und deren kritische Selbstreflexion zu fördern.
- Auszubildende, … und weitere Personen in ihren Lern- und Entwicklungsprozessen beraten und … begleiten." (Pflegekammer NRW 2023)

Eine Konkretisierung der Förderung der „Beruflichen Handlungskompetenz" für die Simulation ist weiter unten in diesem Kapitel zu finden.

Die Simulation kann im Spezialisierungsmodul PA S2 (Präsenzzeit 150 Stunden, praktischer Anteil 8 Stunden, inklusive praktischer Prüfungsleistung) umgesetzt werden. Innerhalb dieser Simulation kann die Simulation entweder teilweise oder als empfohlene Modulprüfung „Planung, Durchführung und Reflexion einer praktischen Anleitung" angewendet werden. Es wird sogar vorgeschlagen, diese praktische Anleitung in einer simulativen Lernumgebung anzubieten (drei Unterrichtsstunden inklusive Vor- und Nachbereitungszeit). (Pflegekammer NRW 2023).

Im Rahmen der DKG-Empfehlung für die Weiterbildung zur Praxisanleitung (DKG 2023, Anlage I) ist diese Simulation dem Modul 2 F PA M II ME 2 „Anleitungsprozesse planen, gestalten und durchführen" zuzuordnen.

Wissing und Spies (2020) heben hervor, dass Praxisanleitende oft vor der Herausforderung stehen, pädagogische Konzepte in den Stationsalltag zu integrieren, da die konkrete Planung und Durchführung von Anleitungssituationen häufig Schwierigkeiten bereitet. Es besteht bei ihnen der Wunsch nach einem geschützten Raum, in dem sie die „pädagogische Brille" aufsetzen, ihre neue Rolle erproben und einüben sowie ohne Druck experimentieren können. Simulationsbasiertes Lernen bietet hierfür einen idealen Rahmen, da es theoretisches Wissen ergänzt, praktisches Ausprobieren ermöglicht und die gezielte Reflexion des berufspädagogischen Handelns fördert. Nach Neuweg (2018, zitiert nach Wissing und Spies 2020) ist es notwendig, sich vom reinen Wissen abzuwenden und sich der konkreten Situation zuzuwenden, um theoretisch erlerntes Wissen erfolgreich in die Praxis zu überführen und in das praktische Handeln zu integrieren Dieser Ansatz unterstützt Praxisanleitende dabei, die Brücke zwischen Theorie und praktischer Anwendung zu schlagen.

MERKE

Herausforderungen der Lernenden in Bezug auf die simulierte Praxisanleitung

„Für die Teilnehmenden besteht die größte Herausforderung und gleichzeitig eine Chance darin, die Anleitung explizit pädagogisch zu betrachten. Die angehenden Praxisanleitungen identifizieren sich zu diesem Zeitpunkt noch stark als Pflegefachexperten und sind in der neuen berufspädagogischen Rolle als Praxisanleitung noch nicht angekommen. Hier müssen die Kursleitungen die Teilnehmenden immer wieder zurückführen und auf die pädagogische Brille hinweisen." (Wissing und Spies 2020)

Gerade im Hinblick auf die Herausforderungen der Teilnehmerinnen, die Anleitungssituationen bewusst pädagogisch zu betrachten, bietet sich die Chance, die simulierte Praxisanleitung von den Lernenden selbst kompetenzorientiert vorbereiten zu lassen. Sie haben die Möglichkeit, sich im geschützten Raum auszuprobieren und unter anderem ihre Rollenambiguität im Debriefing oder der anschließenden Evaluation zu reflektieren.

Theoretische Bezüge zur prozessorientierten Anleitung

Praxisanleitende spielen eine entscheidende Rolle in der Ausbildung angehender Pflegekräfte. Ihre Aufgaben umfassen mehrere wichtige Aspekte. Sie leiten Lernende dazu an, berufliche Aufgaben zunehmend eigenverantwortlich und selbstständig wahrzunehmen. Dies ist ein wesentlicher Schritt in der Entwicklung professioneller Pflegekompetenz. Durch gezielte Unterstützung fördern Praxisanleitende die Aneignung und Weiterentwicklung pflegeberuflicher Fähigkeiten bei den Auszubildenden. Gemeinsame Reflexionen über durchgeführte Pflegehandlungen ermöglichen es den Lernenden, fundierte Urteile zu bilden und ihre Praxis kritisch zu hinterfragen. Als Rollenmodelle beeinflussen Praxisanleitende maßgeblich die berufliche Sozialisation und die Entwicklung der beruflichen Identität der angehenden Pflegekräfte. Um diese vielfältigen Aufgaben erfüllen zu können, benötigen Praxisanleitende sowohl fundierte pflegerische als auch pädagogische Kompetenzen (Lehmann, Phillips und Lehmann 2021).

Praxisanleitende haben die Aufgabe, strukturierte Anleitungen im Umfang von mindestens 10 Prozent der praktischen Ausbildungszeit durchzuführen. Diese Anleitungen finden direkt am Arbeitsplatz statt und werden als „arbeitsgebundenes Lernen" bezeichnet (Jürgensen und Dauer 2021).

Das Ziel dabei ist es, den Auszubildenden die Möglichkeit zu geben, in realen Arbeitssituationen berufliche Handlungskompetenz zu entwickeln. Die Praxisanleitenden wählen dafür geeignete Pflegesituationen aus, die dem Ausbildungsstand und den zu fördernden Kompetenzen der Auszubildenden entsprechen. Diese Situationen können in ihrer Komplexität und den Pflegebedarfen der zu betreuenden Menschen variieren, um vielfältige Lernmöglichkeiten zu bieten. Die Praxisanleitung hat die wichtige Aufgabe, die Auszubildenden schrittweise an ihre beruflichen Aufgaben heranzuführen und eine Verbindung zur jeweiligen Ausbildungsinstitution herzustellen. Durch diesen praxisnahen Ansatz wird sichergestellt, dass die Auszubildenden nicht nur theoretisches Wissen erwerben, sondern dieses auch direkt in realen Pflegesituationen anwenden und vertiefen können (Jürgensen und Dauer 2021).

MERKE

Vertiefende Informationen zur Gestaltung von Anleitungssituationen in der „Handreichung für die Pflegeausbildung am Lernort Praxis" (Jürgensen und Dauer 2021)

Die Handreichung für die Umsetzung der praktischen Ausbildung aus der Reihe „Pflegeausbildung gestalten" ist ein wertvolles Instrument für Praxisanleiterinnen und Praxisanleiter sowie weitere Verantwortliche in der praktischen Pflegeausbildung. Sie bietet umfassende Unterstützung, indem sie die relevanten gesetzlichen Grundlagen für die praktische Ausbildung detailliert beschreibt. Darüber hinaus erläutert die Handreichung den bundesweit empfohlenen Rahmenausbildungsplan und stellt praktische Beispiele für dessen Umsetzung vor. Als zusätzliche Hilfestellung enthält sie herunterladbare Formulare, die individuell angepasst werden können. Die Handreichung stellt ein umfassendes und aktuelles Hilfsmittel dar, das die Qualität und Effizienz der praktischen Pflegeausbildung fördert.

Verfügbar unter: https://www.bibb.de/dienst/publikationen/de/17175 (letzter Zugriff: 17.07.2025)

Als Grundlage zur Vorbereitung, Durchführung und Reflexion dient in Folge der „standardisierte Anleitungsentwurf" von Mamerow (2021). Ihr Standardwerk „Praxisanleitung in der Pflege" bietet eine umfassende Ressource für Praxisanleiterinnen und Mentorinnen in der Pflegeausbildung. Die aktuelle Auflage berücksichtigt die Neuerungen des Pflegeberufegesetzes und bereitet Anleitende auf die Herausforderungen der generalistischen Pflegeausbildung vor.

Bereits im Vorfeld sollten die Teilnehmenden sich mit den Grundlagen einer prozessorientierten Praxisanleitung berufspädagogisch auseinandergesetzt haben. In ihrem Buch wird dieses sehr gut im 5. Kapitel „Praxisorientierte Anleitungsmethoden: Gestaltung von Lernangeboten und Anleitungssituationen in verschiedenen Praxisfeldern" dargestellt.

Mamerow (2021) gliedert die Anleitung in drei Schritte:

1. **Vorbereitung (Planung) der Anleitung**
   Die Vorbereitung soll eine lernfördernde Basis für die Anleitung schaffen und benötigt deshalb entsprechende Zeit. Vermeiden Sie unbedingt Absprachen „zwischen Tür und Angel" (Mamerow 2021).
   - *Planung eine Woche vorher:*
     - In welchen Lernfeldern soll die Anleitungssituation stattfinden?
     - In welcher Pflegesituation soll die Anleitung stattfinden?
     - Welche Voraussetzungen hat die Lernende?
     - Welche individuellen Lernbedarfe hat die Lernende?
     - Welche Voraussetzungen hat die Pflegebedürftige?
     - Welche Voraussetzungen bringe ich als Anleiterin mit?
     - Welche theoretischen Themen sollen einbezogen werden?
     - Wie informiere ich mich und bereite mich vor? (Arbeitsauftrag zur Vorbereitung der Praxisanleitung)
     - Wie erfolgen die Informationen und Vorbereitungen gegenüber dem Pflegeteam, sofern bekannt und relevant der Pflegebedürftigen, der Lernenden?
     - Welche organisatorischen Absprachen sind erforderlich?

- *Planung der Handlungen (mind. einen Tag vorher)*
  - Welche zu fördernden Kompetenzen können mit der Lernenden vereinbart werden?
  - Welche Wünsche, Probleme und Ziele sind bezüglich des Pflegebedürftigen zu berücksichtigen?
  - Welche Anforderungen des Pflegebereichs sind zu berücksichtigen?
  - Durch welche Aufgaben sollen die Ziele erreicht werden?
  - Wie lässt sich das, was zu tun ist, genau benennen?
  - Welche Arbeitsschritte bzw. Methoden sollen angewendet werden?
  - Welche Aufgaben und Tätigkeiten ergeben sich?

2. **Durchführung der Anleitung**
   - Wer übernimmt welche Aufgaben?
   - Wie wird die Durchführung reflektiert und dokumentiert?
   - Welche fachlichen Kriterien muss die Auszubildende berücksichtigen?
3. **Reflexion (Auswertung) der Anleitung**
   „Weniger ist mehr! Dies betrifft auch die Rückmeldungen an Lernende unmittelbar nach Anleitungssituationen. Mit vielen Informationen und Erklärungen sind Lernende direkt nach Anleitungssituationen häufig überfordert." (Mamerow 2021)
   - Wurden die zu fördernden Kompetenzen erreicht?/Hat die Lernende ihre berufliche Handlungskompetenz erreicht?
   - Was ist lobenswert?
   - Was sollte verändert werden?
   - Welche neuen Lernaufgaben ergeben sich?

Sehr gut kann die Anleitung auf der Grundlage eines Reflexionsmodells reflektiert werden. Dienlich ist es, wenn dieses Reflexionsmodell den Auszubildenden vertraut ist und arbeitsbereichsübergreifend eingesetzt wird.

INFO

Unnötige Störungen vermeiden

„Sorgen Sie für eine ungestörte Auswertung. Um Unterbrechungen bei Gesprächen zu vermeiden, scheuen Sie sich nicht, ein Schild an die Tür zu hängen mit dem Hinweis ‚Besprechung, bitte nicht stören'. Sie können für Anleitungssituationen in der Praxis ein ähnliches Türschild vorbereiten: ‚Anleitung, bitte nur in dringenden Fällen stören'. Auf diese Weise ist jeder informiert und vermeidet es sicherlich, unnötig zu stören." (Mamerow 2021)

Die folgende Simulation für Teilnehmende der Weiterbildung Praxisanleitung wurde an der FH Münster in verschiedenen Kontexten umgesetzt:

1. Bei Lernenden mit dem Abschluss der Fachweiterbildung Intensiv- und Anästhesiepflege des Universitätsklinikums Münster (UKM), die zusammen mit Studierenden des Studiengangs B. Sc.Pflege berufsbegleitend (im Rahmen von Wahlvertiefungen) vor der Pflegeberufereform gemeinsam die Weiterbildung zur Praxisanleitung absolvierten. Hier wurde jeweils in gemischten Kleingruppen mit Teilnehmenden des Studiums *sowie* der Fachweiterbildung im Rahmen der Abschlussprüfung eine konkrete Praxisanleitung schriftlich vorbereitet und, darauf aufbauend, in einem Arbeitsbereich der Teilnehmenden des UKM bei der Umsetzung filmisch begleitet und für die Präsentation in der Weiterbildungsinstitution vorbereitet. Im Anschluss der Präsentation im Plenum erfolgte eine Evaluation der Umsetzung.
2. Studierende des Studiengangs B. A. BIG, 3. Semester, die am Ende des Studiums ein Zertifikat zur Absolvierung der im Studium integrierten Praxisanleiterweiterbildung erhalten. Die Anleitung wird in Kleingruppen vorbereitet, die Simulation wird hier im Skills Lab durchgeführt, inklusive eines Debriefings, und abschließend evaluiert.

Die Teilnehmerinnen der Weiterbildung am UKM sowie die Studierenden an der FH Münster im Fachbereich Gesundheit besuchten im Vorfeld einen curricular eingebundenen theaterpädagogischen Workshop von 8 U. E., nach dem sie eigenständig eine Rollenbeschreibung entwickeln und verschiedene Rollen einnehmen können. Sofern dieses Potenzial der Zusammenarbeit mit einer Theaterpädagogin im Rahmen des Weiterbildungsangebotes nicht genutzt werden kann und die Lernenden mit dem szenischen Spiel nicht vertraut sind, empfiehlt es sich, die Rollenbeschreibung für die Auszubildende und ggf. die Fürsorgeempfängerin selbst zu schreiben und hierfür Simulationspersonen einzusetzen. Dieses Vorgehen ist auch sinnvoll, wenn nur einzelne Schritte der

Praxisanleitung im Rahmen der Simulation umgesetzt werden sollen oder die Stundenzuordnung für die Vorbereitung, Durchführung oder Evaluation der Simulation nicht im dargestellten Umfang curricular eingebettet werden kann.

Arbeitsaufgaben zur Vorbereitung der Simulation

Wie im Verlauf der Planung noch deutlich wird, ist die Vorbereitung der Simulation durch die Teilnehmenden sehr aufwendig und benötigt ausreichend Zeit sowie eine gute Begleitung durch die Lehrende. Wird diese Einheit als Modulprüfung geplant, entspricht die Vorbereitung der Simulation/Praxisanleitung einem Teil der Prüfungsleistung. Auch hierfür sollten Voraussetzungen geschaffen werden, damit die Lernenden gut vorbereitet in die Simulation gehen können. (➤ Abb. 7.23 und ➤ Abb. 7.24)

Rahmenbedingungen des Szenarios

Die Zielgruppe für die Simulation sind Teilnehmende der Weiterbildung zur Praxisanleitung oder Studierende des Studiums B. A. Berufs- oder Pflegepädagogik. Die Simulation wird als Gruppensimulation geplant, für die die Teilnehmenden für die *„Angehörigen der eigenen Profession"* ein Szenarioskript und Rollenbeschreibungen entwickeln und das geplante Szenario dann in der Simulation umsetzen.

Ebenso werden die Umgebungsgestaltung, die Requisiten sowie das Material selbstständig entsprechend des entwickelten Szenarioskriptes vorbereitet. Das Skills Lab-Team oder die Lehrende stehen hier kontinuierlich für Rückfragen zur Verfügung.

In der Vorbereitung für die Simulation sollten folgende Inhalte bearbeitet und besprochen werden:

- Vollständige Umsetzung des Spezialisierungsmoduls PA S2 (Pflegekammer NRW 2023) oder Äquivalenz, inklusive der theoretischen Auseinandersetzung mit einem standardgerechten Anleitungsentwurf
- Ggf. Workshop zur Theaterpädagogik oder U. E. zum szenischen Spiel
- Information zum simulationsbasierten Lehren und Lernen
- Vorstellung des Skills Labs und vorhandener Materialien und Requisiten
- Gruppenteilige Bearbeitung der Arbeitsaufträge (hierfür benötigen die Lernenden 0,5–1 Seminartag, je nachdem, wie vertraut sie mit den Anforderungen sind):
  - Vorbereitung einer Anleitungssituation nach dem standardisierten Anleitungsentwurf nach Mamerow (2021)
  - Vorbereitung eines Szenarioskriptes für die Simulation (➤ Abb. 7.24)
  - Vorbereitung einer Rollenbeschreibung für alle Beteiligten in der Simulation (SPs aus der eigenen Lernerinnengruppe, siehe ➤ Abb. 7.24)

Die Simulation muss ggf. in 2 Simulationsräumen durchgeführt werden. Das hängt davon ab, ob die Praxisanleitung mit oder ohne Einbezug der Fürsorgeempfängerin umgesetzt wird. Es kann in einem Raum aber auch mit spanischen Wänden gearbeitet werden, die für das Vorgespräch und die Erstauswertung der Simulation entsprechend gestellt werden.

Prebriefing

Da die Lernenden das Szenario zur Simulation selbstständig vorbereiten und umsetzen, ist für das Prebriefing relevant, dass sie bei der räumlichen und materiellen Vorbereitung gute Unterstützung durch das Skills Lab-Team oder die Lehrende erhalten.

Im Rahmen des Prebriefings werden alle Akteurinnen in der Simulation in ihre Rollen gebracht (vertiefend ➤ Kap. 3).

Die Lernende in der Simulation (Praxisanleiterin) ist sich über die Situation und den Ablauf bewusst, da sie das Szenario in der Kleingruppe mit vorbereitet hat. Es kann trotzdem dienlich sein, ihr im Rahmen des Prebriefings besonderere Beachtung zu schenken, um ihre psychologische Sicherheit zu stärken. Ihre größte Sorge könnte sein, dass sie „Fehler" machen könnte. Dieses Thema kann mit ihr in einem Einzelgespräch vor der Simulation besprochen werden, auch mit dem Hinweis, dass die vermeintlichen Fehler den größten Lern-Benefit haben können.

Im Prebriefing wird an die Teilnehmenden, die nicht in die Simulation gehen, ein Beobachtungsauftrag vergeben, der sich an den Kriterien des Anleitungsstandards von Mamerow zur „Durchführung

Vorbereitung einer Anleitungssituation in Kleingruppen zur Umsetzung im Skills Lab

Ziel des Arbeitsauftrags:

Vorbereitung einer Anleitungssituation mit Entwicklung von Rollenskripten für die Umsetzung im Skills Lab im Zentrum für praktisches Lehren und Lernen.

Literaturbezüge:

- Klein Z, Peters M, Dauer B, Garcia González D. Empfehlungen für Praxisanleitende im Rahmen der Pflegeausbildung nach dem Pflegeberufegesetz (PflBG). Bonn, 2021.
- Mamerow R. Praxisanleitung in der Pflege 7. A. Berlin, Heidelberg: Springer, 2021: https://doi.org/10.1007/978-3-662-63465-3, S. 175–209.
- **Bitte nutzen Sie den Anleitungsstandard nach Mamerow als Orientierung!**

Zeit für die Erarbeitung: 4 Stunden

Arbeitsauftrag:

Bitte finden Sie sich in Kleingruppen mit 5–6 Personen zusammen. Sie können den Arbeitsauftrag auch arbeitsteilig bearbeiten. Das könnte bedeuten, dass ein Teil von Ihnen z. B. die Fragen zur Vorbereitung der Praxisanleitung und ein anderer Teil die Rollenskripte vorbereitet.

1. Überlegen Sie sich eine „einfache“ Anleitungssituation aus dem ersten Ausbildungsjahr:

Bearbeiten Sie gemeinsam folgende Fragestellungen:

- In welchem Ausbildungsabschnitt befindet sich die Auszubildende? Welcher Lernstand ist zu erwarten und welcher individuelle Lernstand liegt vor?
- In welchem Versorgungssetting findet der Einsatz statt? Welches Lernangebot ist in diesem Einsatz vorhanden (und ggf. einmalig in der Ausbildung)?
- An welche theoretischen Ausbildungsinhalte knüpft die Anleitungssituation an? Bitte setzen Sie hier einen konkreten Bezug zu: Rahmenlehrpläne der Fachkommission nach § 53 PflBG oder anderen Berufegesetzen.
- Welche Kompetenzen sollen mit der Aufgabe gefördert werden? Orientieren Sie sich hier bitte an der Struktur der KMK, 2021.

2. Überlegen Sie nun, wie Sie das Lernangebot und die zu fördernden Kompetenzen konkretisieren können:

- Bestimmen Sie die Aufgabenstellung für die Auszubildenden zur Vorbereitung der Praxisanleitung. Die Auszubildenden erhalten hierüber die Gelegenheit, sich über die theoretischen Inhalte und/oder den von ihnen zu versorgenden Menschen weitere Informationen einzuholen.
- Bestimmen Sie den zeitlichen Rahmen und den Ablauf/die zugrunde liegende Handlungsstruktur für die Praxisanleitung (literaturbasiert). Hier wird auch geklärt, inwieweit die Auszubildenden die an sie gestellte Aufgaben je nach Ausbildungsstand selbstständig oder assistierend übernehmen. (Siehe Anleitungsstandard nach Mamerow (2021))
- Besprechen Sie, welche Ressourcen Sie für die Anleitungssituation benötigen (Menschen, Raum, Material).

3. Entwickeln Sie ein Szenarioskript und Rollenskripte für alle Protagonist*innen der Anleitungssituation (auch für die Praxisanleiterin). Orientieren Sie sich dabei an der Vorlage.

Abb. 7.23 Arbeitsauftrag zur Vorbereitung einer Praxisanleitung im Skills Lab. [M1654/L143]

und Erstauswertung“ (Mamerow 2021) orientiert. Da diese didaktische Vorlage zur Planung einer Simulation im Rahmen des Arbeitsauftrags zur Vorbereitung der Simulation sowie optimalerweise im Vorfeld in den theoretischen Einheiten der Weiterbildung bereits besprochen wurde, sollten die einzelnen Beobachtungskriterien den Teilnehmenden bekannt sein. Die

Vorlage: Szenarioskript zur Entwicklung einer simulationsbasierten Erfahrung

1. Angaben zu den Rahmenbedingungen

- Titel der Praxisanleitung
- Zielgruppe der Simulation
- Zuordnung zu den Rahmenlehrplänen
- Gruppengröße
  - Einzel- oder Gruppensimulation
- Zeitumfang:
- Art der simulationsbasierten Erfahrung
  - *Simulator*
  - *SP-Simulationen (Laienpatienten/Schauspieler*in, Erfahrungspatienten, Angehörige der eigenen Profession)*
- Aufteilung des Teams/Teamabsprachen (Aufgabenverteilung, Vorbereitung der Simulation)
- Requisiten/Material für die Simulation
- Raumvorbereitung/Umgebungsgestaltung (ggf. Skizze einfügen)

Vorbereitung der Rollenakteure

- Datum, Treffpunkt/Ort
- Notitzen

2. Angaben zu den zu fördernden Kompetenzen (siehe auch Planung der Praxisanleitung)

- Berufliche Handlungskompetenz
  - Fachkompetenz
  - Selbstkompetenz
  - Sozialkompetenz

3. Angaben zum Simulationsszenario

- Angaben zu den beteiligten Personen
- Konkrete Fallsituation (Szenenbeschreibung)
  - Story, Inhalt, Raum/Ort, Darstellung
  - Charaktere, Setting, klarer Anfang, klares Ende, Konflikt
- Rollenbeschreibung (bitte für alle in der Praxisanleitung beteiligten Personen)
  - Biografie: Nationalität, Konfession, Alter, Weltbild
  - Familienstand, Beruf, Familie, Name, Wohnort, Geschlecht
  - Charakterstatus, Lebensumfeld/soziales Umfeld, Hobbys, Diagnose
  - Allgemeine körperliche Verfassung, kognitive Verfassung, Einstellung zur Krankheit
  - Wissen über Krankheit, Betreuung, Pflegegrad, Patientenverfügung/Vorsorgevollmacht, berufliches Selbstverständnis

Simulation

Durchführung der Simulation – Ablaufbeschreibung (bitte in Anlehnung an die geplante Praxisanleitung – Wie soll sie in der Simulation umgesetzt werden?)

Zeit	erwarteter Ablauf	antizipierte Abweichungen	mögliche Hinweise

Abb. 7.24 Szenarien- und Rollenplanung [M1654/L143]

Tab. 7.30 Zeitumfang des Szenarios

Simulationsbereich	Dauer	Inhalte
Prebriefing	20 Min.	• Vorbereitung des Raums und Materials durch die Lernenden • Da die Lernenden die Simulation selbst konzipiert haben, sind sie mit ihr vertraut. Das bedeutet, dass im Prebriefing die Simulationspersonen sowie die „Lernende/Praxisanleiterin" durch die Simulationstrainerin oder Theaterpädagogin in ihre Rollen gebracht werden. • Vergabe des Beobachtungsauftrags an das Plenum/die Kleingruppe
Simulation	30 Min.	• Zusammenfassung des Vorgesprächs zur Praxisanleitung durch die Praxisanleiterin, • siehe hierzu „Vorbereitungsprotokoll" nach Mamerow (2021) • Vorstellung der Ergebnisse des Arbeitsauftrags (Auszubildende) • Klärung der Zuständigkeiten im Rahmen der Praxisanleitung (Auszubildende und Praxisanleiterin) • Durchführung der Praxisanleitung (je nach Zuständigkeitenplanung, mit oder ohne Fürsorgeempfängerin), siehe hierzu „Durchführungsprotokoll" nach Mamerow (2021) • Erstauswertung der Praxisanleitung, siehe hierzu „Auswertungsprotokoll" nach Mamerow (2021)
Debriefing	20 Min.	• Mit allen Beteiligten oder nur mit der Lernenden/Praxisanleiterin? • Wird von der Simulationstrainerin auf der Grundlage eines Debriefingmodells durchgeführt (siehe unten)
Evaluation	20 Min.	• Geleitete Fragen zur Auswertung der Beobachtungsaufträge • Moderation durch die Simulationstrainerin und/oder Lehrende

Auswertung der Beobachtung erfolgt im Anschluss an die Simulation (siehe unten).

Förderung der beruflichen Handlungskompetenz

Die hier dargestellten Kompetenzdimensionen orientieren sich an der KMK (2021). Die Inhalte sind angelehnt an die zu fördernden Kompetenzen der Moduleinheit PA S2-ME 1: „Lernprozesse im Praxisfeld gestalten" (Pflegekammer NRW 2023) der empfehlenden Richtlinie Weiterbildung Praxisanleitung der Pflegekammer NRW (➤ Tab. 7.31).

MERKE

Zu erreichende berufliche Handlungskompetenz in der Simulation „Planung, Durchführung und Reflexion einer praktischen Anleitung"
Umsetzung einer kompetenzorientierten, strukturierten und systematischen Planung, Durchführung und Reflexion einer praktischen Anleitung.

Angaben zum Simulationsszenario

Die Angaben zum Simulationsszenario werden durch die Teilnehmenden vorbereitet (siehe ➤ Abb. 7.24).

Durchführung der Simulation

Die konkrete Umsetzung der Simulation wird durch die Teilnehmenden vorbereitet. Hier können nur die didaktischen Planungen der Anleitung auf der Grundlage der standardisierten Anleitung nach Mamerow (2021) dargestellt werden. Es wird hier, anders als in den vorherigen Kapiteln, auf die Spalte „Hinweise" verzichtet, da sie nicht relevant für die SP ist und die Simulation kein Einwirken durch die SiM-Nurse oder Simulationstrainerin erfordert (➤ Tab. 7.32).

Debriefing der Simulation

Das Debriefing wird durch die anderen Teilnehmenden weiter beobachtet.

Beobachtungsauftrag für das Plenum

Name des Beobachtenden: ______________________________

Thema der beobachteten Praxisanleitung:	
Beobachtungskriterien für die Simulation zur Praxisanleitung	**Beobachtungsdokumentation**
Vorgespräch zur Durchführung der Praxisanleitung im Besprechungsraum. • Begrüßung der Auszubildenden • Praxisanleiterin (PA): Zusammenfassung des Vorbereitungsgesprächs entsprechend des Vorbereitungsprotokolls mit folgenden Aspekten: – Lernangebot/Titel der Praxisanleitung – Einordnung der curricularen Einheit in die Rahmenlehrpläne – Lernbedarfe der Auszubildenden – Zu fördernde Kompetenzen – Informationen zur Pflegeempfängerin • PA bittet die Auszubildende, das Ergebnis ihres Arbeitsauftrags zur Vorbereitung der Simulation vorzustellen. • Auszubildende stellt das Ergebnis des Arbeitsauftrags vor und somit auch eine durch die Literatur belegte Handlungsabfolge für die Durchführung. • Gemeinsame Abstimmung in Bezug auf die Umsetzung der Anleitung entsprechend der vorgestellten Handlungsabfolge, wer welche Rolle übernimmt.	
Durchführung der Praxisanleitung im Stationszimmer/Pflegearbeitsraum oder im Pflegezimmer, entsprechend der abgestimmten Rollen. • Falls relevant: Begrüßung und konsequente Einbindung der Pflegeempfängerin, Transparenz über die Arbeitsschritte, empathische und authentische Kommunikation mit ihr. • Beachtung aller Hygienestandards. • Dokumentation der Umsetzung entsprechend der gemeinsam geplanten Handlungsschritte durch die PA. • Ggf. Verabschiedung von der Pflegeempfängerin. • Zurückgehen zum Besprechungsraum.	
Fragen zur **Erstauswertung** durch die PA an die Auszubildende: • Was ist mir gut gelungen? • Welche Gefühle bewegen mich? • Was würde ich künftig anders machen?	

In Anlehnung an: *Mamerow R. Praxisanleitung in der Pflege. 7 A. Berlin Heidelberg: Springer, 2021. Imprint: Springer. https://doi.org/10.1007/978-3-662-63465-3, S. 180–181)*

Abb. 7.25 Beobachtungsauftrag für das Plenum/die Kleingruppe [M1654/L143]

Tab. 7.31 Zu fördernde Kompetenzen für die Umsetzung der Simulation

Kompetenz-dimension	Die Teilnehmenden …
Fachkompetenz	• entwickeln auf der Grundlage eines exemplarischen Anleitungsmodell eine Anleitungssituation, setzen diese um und evaluieren sie. • planen die Anleitungssituationen nach Möglichkeit evidenzbasiert, strukturiert, zielgerichtet und systematisch. • berücksichtigen inhaltliche und strukturelle Komponenten von Aus- und Weiterbildungsordnungen, Rahmenplänen und Curricula. • setzen sich differenziert mit verschiedenen Anleitungsmethoden auseinander und setzen diese situationsorientiert ein. • reflektieren ihre eigene Person vor dem Hintergrund unterschiedlicher Kontexte (als Pflegefachperson, als Praxisanleitende, als ehemals Auszubildende). • reflektieren und definieren sich in ihren beruflichen Rollen und setzen sich aktiv mit ihrer Position als praktisch Lehrende auseinander. • führen auf der Basis eines rollenkonformen Kommunikationsverständnisses geplante und zielorientierte Gespräche. • erläutern die Regeln des Feedbacks und wenden diese an. • planen individuell die Anleitungsschritte und wählen geeignete Anleitungsmethoden aus. • begründen die Planungsschritte der Anleitung und führen diese durch. • evaluieren die Anleitung und halten das Ergebnis des Reflexionsgespräches fest.
Sozialkompetenz	• gestalten eine partizipative Kommunikationskultur mit den Lernenden und stimmen sich mit ihnen (u. a. bezogen auf Anleitungssituationen und Ziele) ab. • nehmen Konflikte als Lernsituation und als Möglichkeit der persönlichen Weiterentwicklung an. • nehmen professionell Kontakt zu der Lernenden/Auszubildenden auf und entwickeln eine vertrauensvolle Beziehung. • zeigen emotionale Präsenz und Einfühlungsvermögen gegenüber der subjektiven Wirklichkeit der Lernenden und interagieren angepasst.
Selbstkompetenz	• sind motiviert, sich mit ihrer Rolle auseinanderzusetzen. • nehmen ihre pädagogische Führungsrolle in ihrem Praxisfeld an. • erweitern ihre Rollen von der Pflegefachperson hin zur/zum Praxisanleitenden. • beurteilen Empathiefähigkeit als eine wichtige Ressource zur professionellen Kommunikation in ihrem Praxisfeld. • schätzen eigene Möglichkeiten und Grenzen in der pädagogischen Zusammenarbeit mit den Lernenden ein. • erkennen, dass eine gelungene, professionelle Beziehungsgestaltung das Lernen fördert. • sehen (eigene) Fehler als Chance für eine kontinuierliche Verbesserung und berufliche Weiterentwicklung an. • nehmen eine selbstreflektierende Haltung ein. • entwickeln eine Ambiguitätstoleranz mit dem „Soll und Sein der Pflegewirklichkeit" vor dem Hintergrund der Anleitungssituation.

Korthagens Ansatz zur Professionalisierung betont die Bedeutung der reflektierenden Praxis. Er definiert Reflexion als den mentalen Prozess der Strukturierung oder Restrukturierung einer Erfahrung, eines Problems oder bereits vorhandenen Wissens. Selbstreflexion beinhaltet seiner Ansicht nach die Fähigkeit, die eigenen Stärken und Schwächen kritisch zu untersuchen, persönliche Lernschwierigkeiten zu erkennen und sich darauf zu beziehen (Korthagen et al. 2002).

Der von Korthagen vorgeschlagene Reflexionszyklus (ALACT-Modell) ermöglicht die Analyse komplexer Situationen, wie z. B. Unterrichtsszenarien oder schwierige Gespräche, indem er sie in überschaubare Komponenten zerlegt. Der Ansatz von Korthagen (et al. 2002) betrachtet Reflexion als einen fortlaufenden, spiralförmigen Prozess mit dem Ziel, vergangene Handlungen zu analysieren und verbesserte Strategien für zukünftige Situationen zu entwickeln.

Tab. 7.32 Planung der Simulation

Erwarteter Ablauf	Antizipierte Abweichung
Vorgespräch zur Durchführung der Praxisanleitung im Besprechungsraum. • Begrüßung der Auszubildenden • Praxisanleiterin (PA): Zusammenfassung des Vorbereitungsgesprächs entsprechend des Vorbereitungsprotokolls mit folgenden Aspekten: – Lernangebot/Titel der Praxisanleitung – Zuordnung zur curricularen Einheit in den Rahmenlehrplänen – Lernbedarfe der Auszubildenden – Zu fördernde Kompetenzen – Informationen zur Pflegeempfängerin • PA bittet die Auszubildende, das Ergebnis ihres Arbeitsauftrags zur Vorbereitung der Simulation vorzustellen. • Auszubildende stellt das Ergebnis des Arbeitsauftrags vor und somit auch eine durch die Literatur belegte Handlungsabfolge für die Durchführung. • Gemeinsame Abstimmung in Bezug auf die Umsetzung der Anleitung entsprechend der vorgestellten Handlungsabfolge in Bezug auf die Umsetzung der Praxisanleitung und wer in dieser welche Rolle übernimmt. Z.B. dass die Praxisanleiterin alle Pflegeprozesschritte vormacht und die Auszubildende nur beobachtet, oder dass die Pflegehandlung gemeinsam durchgeführt wird oder durch die Auszubildende alleine umgesetzt wird.	• Praxisanleiterin orientiert sich inhaltlich nicht an dem Anleitungsstandard. • Die zu fördernden Kompetenzen werden nicht besprochen. • Die Auszubildende hat ihren Arbeitsauftrag nicht mitgebracht (= Konfliktbewältigung).
Durchführung der Praxisanleitung im Stationszimmer/Pflegearbeitsraum oder im Pflegezimmer, entsprechend der abgestimmten Rollen. • Falls relevant: Begrüßung und konsequente Einbindung der Pflegeempfängerin, Transparenz über die Arbeitsschritte, empathische und authentische Kommunikation mit ihr. • Beachtung aller Hygienestandards. • Dokumentation der Umsetzung entsprechend der gemeinsam geplanten Handlungsschritte durch die PA. • Ggf. Verabschiedung von der Pflegeempfängerin. • Zurückgehen zum Besprechungsraum.	• Die geplanten Handlungsschritte werden nicht literaturbasiert umgesetzt. • Die Hygiene und das rückenschonende Arbeiten werden fachlich nicht eingehalten. • Die Kommunikation mit der Pflegeempfängerin wird nicht personenzentriert und transparent umgesetzt. • Es erfolgt keine Begrüßung und/oder Verabschiedung.
• Fragen zur **Erstauswertung** durch die PA an die Auszubildende: – „Was ist mir gut gelungen? – Welche Gefühle bewegen mich? – Was würde ich zukünftig anders machen?"	• Die Erstauswertung erfolgt nicht kriteriengeleitet.

Die Entwicklung umfassender (Selbst-)Reflexionsfähigkeiten ist demnach unerlässlich für die berufliche Weiterentwicklung.

Der Prozess beginnt mit einer detaillierten Beschreibung einer realen Situation (hier die umgesetzte Simulation), wobei der Fokus im zweiten Schritt auf der Umsetzung der Praxisanleitung, den damit verbundenen Gefühlen und Gedanken, liegt. Der dritte Schritt beinhaltet die klare Identifizierung der zu bearbeitenden Probleme, was dann die Entwicklung konkreter Handlungsoptionen für zukünftige, ähnliche Situationen ermöglicht. Um eine Mehrperspektivität zu erreichen, kann der vierte Schritt effektiv im Dialog mit anderen durchgeführt werden, und das Einbeziehen von Erkenntnissen aus relevanter Fachliteratur kann besonders hilfreich sein (hier sollte der Fokus auf den berufspädagogischen Grundlagen und der didaktischen Umsetzung der Anleitung liegen).

Tab. 7.33 ALACT-Modell nach Korthagen (et al. 2001) mit Beispielfragen

Schritte im Reflexionszyklus	Fragestellungen
Vorab: Die SPs reflektieren ihre Wahrnehmung aus ihrer Rolle heraus.	• Wie ging es Ihnen als Auszubildende/Pflegeempfängerin in der Situation? • Was hat Ihnen gefehlt? • Was hat Sie besonders berührt? *Danach können die SPs ggf. den Raum verlassen, um den Gesprächsfokus ausschließlich auf die „Praxisanleitung" zu setzen.*
Handlung (Action)	• Was wollte ich in der konkreten Situation erreichen? (Was waren meine Ziele?) • Was wollte ich besonders beachten? • Was wollte ich ausprobieren?
Blick zurück auf die Handlung (Looking back on the action)	• Wie war die konkrete Umsetzung? • Was habe ich getan? • Was habe ich gedacht? • Wie habe ich mich gefühlt? • Was glaube ich, dass die anderen wollten, taten, dachten, fühlten?
Bewusstsein der essenziellen Aspekte (Awareness of essential aspects)	• Was haben die Antworten auf die vorangegangenen Fragen gemeinsam? • Was kann auf den Einfluss des Kontextes/der Umgebung als Ganzes zurückgeführt werden? • Was bedeutet das für mich? • Ergibt sich hieraus eine problematische oder positive Erfahrung für mich?
Alternative Handlungsformen (Creating alternative methods of action)	• Welche Alternativen kann ich erkennen? • Was sind die Vorteile bzw. Nachteile jeder Alternative? • Was würde ich das nächste Mal (anders) machen?

Der letzte Schritt beinhaltet die Entscheidung über zukünftige Maßnahmen, wobei der Schwerpunkt auf der Festlegung realistischer Ziele liegt (➤ Tab. 7.33).

Evaluation der Simulation

In der Kleingruppe wird im Anschluss an die Simulation und an das Debriefing der Beobachtungsauftrag evaluiert. Unter der Moderation der Simulationstrainerin und/oder der Lehrenden kann dieses fragengeleitet im Plenum, auch mit allen Beteiligten innerhalb der Simulation, umgesetzt werden. Interessant kann es hier sein, auch die Perspektive der „Praxisanleiterin" sowie der weiteren Simulationspersonen einzuholen. Sie erfahren durch die Simulation einen Perspektivwechsel, der für die Auswertung der Beobachtungsaufträge wertvoll sein kann. In Bezug auf die Rückmeldungen zu den Beobachtungsaufträgen sollte Wert auf die Einhaltung der Feedbackregeln gehalten werden, so dass die Rückmeldung auch immer aus der „Ich"-Perspektive eines jeden Teilnehmenden erfolgt.

INFO

Auswertung der Beobachtungen
- Wie geht es der „Praxisanleiterin" nun nach der Simulation?
- Wie fühlen sich die anderen „Simulationspersonen?"
- Was ist den Beobachtenden im Rahmen der Simulation deutlich geworden?
- Mit Bezug zu Ihrem Beobachtungsauftrag: „Welchen Fokus hatten Sie im Rahmen der Beobachtung – welche Erkenntnisse konnten Sie diesbezüglich gewinnen?"
- Was ist für Sie noch unklar?
- Wo konnten Sie ein besonders lernförderliches Klima wahrnehmen?

Im Anschluss an alle umgesetzten Simulationen kann im Kurs gemeinsam die Planung, Umsetzung und Evaluation der Simulation reflektiert werden (vertiefend in ➤ Kap. 2.7).

Eine weitere Möglichkeit der Evaluation wäre auch, wenn den Teilnehmenden erneut die zu fördernden Kompetenzen für die Simulation ausgeteilt werden und gemeinsam besprochen wird, welche zu fördernden Kompetenzen erreicht werden konnten und welche noch vertieft werden sollten, damit die berufliche Handlungskompetenz erreicht wird.

LITERATUR

BIBB-Bundesinstitut für Berufsbildung. Praxisanleitung – ein wichtiger Baustein in der praktischen Pflegeausbildung. 2024. Verfügbar unter: https://www.bibb.de/de/139048.php (letzter Zugriff: 17.2.2025).

BMFSFJ-Bundesministerium für Familie, Senioren, Frauen und Jugend. Gesetz zur Reform der Pflegeberufe (Pflegeberufereformgesetz), 2020. Verfügbar unter: https://www.bmfsfj.de/bmfsfj/service/gesetze/gesetz-zur-reform-der-pflegeberufe-pflegeberufereformgesetz--119230 (letzter Zugriff: 17.2.2025).

BMFSFJ-Bundesministerium für Familie, Senioren, Frauen und Jugend. Ausbildungsoffensive Pflege. Neue Pflegeausbildung ist größter Ausbildungsberuf in Deutschland. 2024. Verfügbar unter: https://www.bmfsfj.bund.de/bmfsfj/aktuelles/alle-meldungen/neue-pflegeausbildung-ist-groesster-ausbildungsberuf-in-deutschland-246086 (letzter Zugriff: 17.2.2025).

DKG – Deutsche Krankenhausgesellschaft. DKG-UAG Weiterbildung zur Praxisanleitung – Anlage I zur DKG-Empfehlung für die Weiterbildung zur Praxisanleitung vom 03.07./04.07.2023. Verfügbar unter: https://www.dkgev.de/themen/personal-weiterbildung/aus-und-weiterbildung-von-pflegeberufen/praxisanleitung/ (letzter Zugriff: 17.2.2025).

Gärtner B. Die Lehrpersonen in der Praxis: Professionalisierungsprozesse in der Pflege in Bezug auf die Praxisanleitung. Padua, 2025;20(1):13–6.

Jürgensen A, Dauer B. Handreichung für die Pflegeausbildung am Lernort Praxis. Bonn 2021. Verfügbar unter: https://www.bibb.de/dienst/publikationen/de/17175 (letzter Zugriff: 17.2.2025).

KMK. Handreichung für die Erarbeitung von Rahmenlehrplänen der Kultusministerkonferenz für den berufsbezogenen Unterricht in der Berufsschule und ihre Abstimmung mit Ausbildungsordnungen des Bundes für anerkannte Ausbildungsberufe. 2021.

Klein Z, Peters M, Dauer B, Garcia González D. Empfehlungen für Praxisanleitende im Rahmen der Pflegeausbildung nach dem Pflegeberufegesetz (PflBG). Bonn 2021.

Korthagen F, Kessels J, Koster B, Lagerwerf B, Wubbels T. Schulwirklichkeit und Lehrerbildung: Reflexion der Lehrertätigkeit. Hamburg: EB-Verlag, 2002.

Lehmann F, Philipps MK, Lehmann Y. Anregungen für die Gestaltung der Weiterbildung zur Praxisanleitung: Ergebnisse einer qualitativen Studie mittels Programmanalyse und Gruppendiskussionen. Pflegewissenschaft. 2021; 23(3):200–12.

Mamerow R. Praxisanleitung in der Pflege. 7. A. Berlin: Springer, 2021.

Pflegekammer NRW. Weiterbildung Praxisanleitung. 2023. Verfügbar unter: https://www.pflegekammer-nrw.de/weiterbildung/ (letzter Zugriff: 17.2.2025).

Walter A, Bohrer A. (Hrsg.). Die neue Pflegeausbildung gestalten – eine Handreichung für Praxisanleiterinnen und Praxisanleiter. Herausgegeben im Rahmen der Projekte NEKSA & CURAP, gefördert durch das Ministerium für Soziales, Gesundheit, Integration und Verbraucherschutz in Brandenburg und die Senatsverwaltung für Gesundheit, Pflege und Gleichstellung in Berlin. Cottbus, 2020.

Wissing C, Spies J. Simulation in der Weiterbildung Praxisanleitung. In: Kerres A, Wissing C, Wershofen B. Skillslab in Pflege und Gesundheitsfachberufen: Intra- und interprofessionelle Lehrformate. Berlin, Heidelberg: Springer, 2020.

7.2.3 Weiterbildung Intensiv- und Anästhesiepflege

Julia Pulickal

„Frau Dr. Müller, die Patientin wird nun hämodynamisch und respiratorisch instabil. Der Blutdruck liegt arteriell gemessen nur noch bei 60 zu 40 mmHg und die Sauerstoffsättigung liegt mit 8 l Sauersoff über die Maske nur bei 80 %. Ich hänge der Patientin nochmal Volumen im Schuss an. Der Arterenol®-Perfusor läuft bereits auf 8 ml/h. Ich bereite für den Fall der Fälle schon mal die Intubation vor, die Beatmungsmaschine ist vorbereitet. Bitte kommen Sie sofort.“

Einbettung/Verortung des Szenarios

Wenn im Intensivkontext zehn Personen um das Leben lebensbedrohlich erkrankter Menschen kämpfen und sich die Handlungsabläufe reibungslos wie in einer scheinbar interdisziplinären Choreografie sinnvoll ergänzen, dann zeugt diese Zusammenarbeit von einer exzellenten Umsetzung intensivmedizinischer Kompetenzen aller Beteiligten.

Im medizinischen Kontext hat die Simulation als Lehr- und Lernmethode eine lange Historie. Der Einsatz von Patientensimulatoren als fester Bestandsteil der medizinischen Ausbildung reicht bis in die zweite Hälfte des vergangenen Jahrhunderts zurück (St. Pierre 2018). Die Simulation diente in erster Linie der Ausbildung ärztlicher Fertigkeiten im sogenannten Skills-Lab. Die konsequente Einbindung der Simulation in die medizinische Ausbildung spiegelt deren herausragende Bedeutung in Bezug auf das ganzheitliche Lernen und den Theorie-Praxis-Transfer wider. Obwohl der Einsatz von Simulation in der Medizin eine eindeutige Bereicherung darstellt, erfolgte dessen Etablierung im Kontext der pflegerischen Ausbildung in Deutschland Ende des zwanzigsten Jahrhunderts nur sehr zeitverzögert (Muijsers 1997).

Das Pflegeberufereformgesetz von 2017 ermöglicht erstmals das Lernen in simulierten Pflegesituationen auf gesetzlicher Grundlage, wodurch die Simulation als Lehr- und Lernmethode zunehmend an Bedeutung in der pflegerischen Ausbildung gewinnt. (Feilhuber 2018).

Obwohl mit der Intensivpflege das klassische Simulationstraining in Form des Reanimationstrainings assoziiert wird, ist eine gesetzliche Verankerung bis dato „nur“ in der regulären pflegerischen Ausbildung vorzufinden (Steinacker, Kreiss und Herchet 2022). Dabei würden insbesondere die Teilnehmenden dieses Weiterbindungszweiges vom simulationsbasierten Lernen profitieren. In der Intensivpflege sind Medizinerinnen und Mediziner sowie Pflegende häufig vor herausfordernde, risikobehaftete sowie lebensbedrohliche Situationen gestellt. Diese Situationen erfordern ein besonders verantwortungsbewusstes und sicheres Agieren im Handlungsfeld der Intensivpflege (Sieg, Friedrich und Eismann 2018). Im Rahmen von simulationsbasierten Lernerfahrungen besteht die Möglichkeit, realitätsnahe komplexe Situationen aus der intensivpflegerischen Praxis in einem Schonraum abzubilden und somit Handlungssicherheit anzubahnen. Auf diese Weise können Handlungsabläufe in kritischen Situationen der Intensivpflege eingeübt, gefestigt und reflektiert werden. Im Falle eventueller Pflegefehler blieben diese ohne reale Konsequenzen für die Patientinnen und Patienten.

Mitunter sind in intensivpflegerischen Situationen nicht nur mechanistische Handlungsabläufe richtungsweisend, sondern insbesondere ein interaktionistischer und reflexiver Umgang damit. Denn nicht selten zeichnen sich diese Pflegesituationen durch ein hohes Maß an emotionaler und psychischer Belastung aus. Simulationsbasiertes Lernen bietet hier die Möglichkeit, eben diesen Interaktionsfokus in Simulationssequenzen zu setzen und so die Kommunikation im interprofessionellen Team, zu Patientinnen und deren Angehörigen sowie die Reflexion psychisch belastender Momente im geschützten Rahmen zu analysieren und aufzuarbeiten (SimNAT Gesundheitsfachberufe e. V., 2024). Die so gewonnene psychische und strukturelle Handlungssicherheit der Intensivpflegekräfte trägt letztlich zu den obersten Zielen der Verbesserung der Patientenversorgung und -sicherheit sowie der subjektiven Arbeitszufriedenheit bei.

Situationsbeschreibung

„Die 24-jährige Svetlana R. wird wach, ansprechbar und respiratorisch sowie hämodynamisch instabil mit starker Dyspnoe bei seit Tagen anhaltendem Fieber in Begleitung des Notarztes auf Ihre Intensivstation gebracht.“

Die Aufgabenstellung des Simulationsszenarios besteht darin, die apparative Überwachung für diese Patientin vorzubereiten sowie die Aufnahmesituation mit Unterstützung der Stationsärztin zu bewältigen.

Das Simulationsszenario *„Das Bewältigen der Aufnahmesituation auf die Intensivstation einer lebensbedrohlich erkrankten jungen Patientin“* ist für die Weiterbildung für Intensiv- und Anästhesiepflege konzipiert worden und spiegelt eine alltägliche berufstypische Situation aus dem intensivpflegerischen Setting wider.

Dieses Szenario soll Lehrende in Weiterbildungsstätten motivieren und Anreize geben, die simulationsbasierte Lernerfahrung in ihrer Einrichtung voranzubringen und einzusetzen. Um dies zu begünstigen, werden im weiteren Verlauf dieses Kapitels immer wieder Hinweise oder Anregungen gegeben, die eine mögliche Umsetzung dieses Szenarios vereinfachen.

Die Fallsituation bietet eine Vielzahl an Möglichkeiten, um simulationsbasiertes Lehren und Lernen umsetzen zu können. So sind beispielsweise auch Skill-Trainings (z. B. „Assistenz bei der Anlage von zentral venösen Gefäßzugängen“) auf Grundlage der Fallgeschichte denkbar. Somit kann jede Lehrkraft die zu fördernden Kompetenzen innerhalb des Szenarios anpassen.

Allgemein ist das Szenario für drei Teilnehmende konzipiert worden. So ist eine Durchführung mit zwei Teilnehmenden der Weiterbildung für Intensiv- und Anästhesiepflege sowie Mitgliedern des multiprofessionellen Teams oder zwei Simulationspersonen denkbar. Lehrende können so rein durch die Auswahl der Teilnehmenden – ob Simulationsperson oder Teilnehmerin der Weiterbildung – das Komplexitätsniveau beeinflussen. Die Durchführung mit zwei Teilnehmenden erfordert allerdings zusätzliche personelle Ressourcen, da beide Akteure des Szenarios beobachtet werden sollten und eventuelle zeitliche Ressourcen für das Debriefing gebunden werden.

Das beschriebene Szenario wird mit zwei Simulationspersonen durchgeführt. Es ist zu empfehlen, vorab ein Drehbuch zu verfassen, wodurch eine vereinfachte und standardisierte Umsetzung für die Teilnehmenden ermöglicht wird. Dieses Drehbuch ermöglicht den Schauspielpersonen eine reproduzierbare, authentische sowie reale Darstellung. Somit sind Simulationen inhaltlich leichter steuerbar und gegebenenfalls an didaktische Erfordernisse anpassbar (Peters, 2018). Der Einsatz der Simulationspersonen kann somit auch den beobachtenden Lehrenden die Fokussierung auf die Performanz der Teilnehmerin erleichtern.

Curriculare Einordnung

Die curriculare Grundlage bildet die Weiterbildungs- und Prüfungsverordnung für Pflegeberufe des jeweiligen Bundeslandes – hier NRW (WBVO-Pflege-NRW 2009). Die zugrunde liegende Fallsituation kann so erweitert werden, dass eine inhaltliche Integration in alle Module bzw. Lernbereiche der WBVO-Pflege möglich ist. Das konzipierte Simulationsszenario ist aufgrund des thematischen Schwerpunktes im Lernbereich II. „Professionelles Handeln in komplexen Pflegesituationen" im Modul 2.2 „Professionelles Handeln in komplexen Pflegesituationen mit atmungsbeeinträchtigten Menschen" (WBVO-Pflege-NRW 2009, Anlage 1) einzuordnen. Die kritisch erkrankte Patientin wird von einer Simulationsperson gespielt, dadurch kann sowohl der Umgang mit der respiratorischen Insuffizienz, Dyspnoe, deren Komplikationen und das Erleben einer lebensbedrohlichen Situation von den Teilnehmenden in der Simulationssituation realitätsnah nachempfunden werden. Weiterhin stehen das Erleben der bedrohlichen Situation sowie die Ausnahmesituation mit einer jungen Patientin auf der Intensivstation im Vordergrund. Daher ist eine curriculare Einordnung in den Lernbereich I „Fallsteuerung im Sinne der Bezugspflege" in das Modul 1.1 „Beziehungsgestaltung" (WBVO-Pflege-NRW 2009) denkbar.

Für die Bearbeitung des Szenarios sollten den Teilnehmerinnen die folgenden Inhalte bekannt, theoretisch gelehrt und ggf. im Skills-Training geübt worden sein. Der Inhalt ist angelehnt an die Anlage 1 der WBVO-Pflege-NRW (2009):

1. Klinische und apparative Überwachung der Atmungs- und Herzkreislauffunktion
2. Intensivtherapeutische und intensivpflegerische Maßnahmen zur Atemunterstützung
3. Grundlagen der Beatmung (invasiv und nicht-invasiv)
4. Pflegetherapeutische Maßnahmen zur Atemerleichterung (invasiv, nicht-invasiv)
5. Intensivtherapie zur Unterstützung der Herzkreislauffunktion
6. Vorbereitung, Assistenz und Indikationen sowie Komplikationen einer endotrachealen Intubation
7. Vorbereitung und Assistenz bei der Anlage von zentralvenösen und arteriellen Gefäßzugängen
8. Fallorientierte Intensivpflege
9. Der Patient mit Sepsis
10. Der Patient mit akutem Lungenversagen
11. Pharmakologie von Anästhetika, Sedativa und Notfallmedikamenten

Beschreibung der Situation Simulation

Situationsbeschreibung

Eine 24-jährige Patientin wird in einem schlechten Allgemeinzustand und seit Tagen anhaltendem Fieber mit Dyspnoe auf die Intensivstation gebracht. Von der besten Freundin, die die Notärztin verständigt hat, wird berichtet, dass es ihr seit Wochen nicht gut ginge und sie seit mehreren Tagen unter starken Erkältungssymptomen und Dyspnoe mit Fieber bis 40 °C litt.

Bereits im Krankenwagen zeigte sich eine respiratorische Insuffizienz mit hämodynamischer Instabilität. Das Hautkolorit ist blass und gräulich, die Patientin ist kaltschweißig, müde, tachykard bis 150/min und der Blutdruck liegt bei 100/70 mmHg. Sie ist stark dyspnoisch mit einer Atemfrequenz von 35 Atemzügen/Minute dabei benötigt sie 8 l Sauerstoff über eine Sauerstoffmaske und erreichte damit eine periphere Sauerstoffsättigung von knapp über 90 %. Die Patientin ist ängstlich und versteht die Situation nicht, durch die starke Luftnot kann sie kaum sprechen. Die im Ohr gemessene Körpertemperatur liegt bei 39 °C.

Aufgrund des lebensbedrohlichen Zustandes entscheidet sich die begleitende Notärztin, die Patientin direkt auf die Intensivstation zu bringen.

Das Simulationsszenario beginnt mit der Aufnahme der jungen Patientin auf die Intensivstation.

Sie werden von der Stationsärztin der Intensivstation über die Aufnahme und den Zustand der jungen Patientin informiert und besprechen das weitere Procedere. Mit dieser Situation beginnt das Szenario.

Aufgabenstellung an die Lernende

Die Teilnehmerin wird darüber instruiert, in welchem Zustand sich die Patientin befindet, und erhält vorab die Aufgabe, die Vorbereitungen des Intensivpflegezimmers nach Absprache mit der Stationsärztin zu demonstrieren. Die Schwierigkeit in der Vorbereitungssituation besteht für die Teilnehmerin darin, zu antizipieren, wie lebensbedrohlich der Zustand der Patientin wirklich ist und worauf sie sich einstellen muss. Der Fokus in dieser Simulationssequenz liegt darauf, dass die Teilnehmende selbstständig die Organisation des Intensivpflegezimmer (inklusive der Vorbereitung der apparativen Überwachung) gestalten muss, um die Aufnahmesituation sicher bewältigen zu können. Um diese Aufgabe erfüllen und das Intensivpflegzimmer fachgerecht vorbereiten zu können, ist die Teilnehmerin darauf angewiesen, sich ihr theoretisches und praktisches Erfahrungswissen bewusst zu machen.

Die Facilitatorin beendet die Simulationssequenz beim Vorhaben der Stationsärztin, der Patientin einen zentralvenösen und arteriellen Gefäßzugang zu legen.

Rahmenbedingungen des Szenarios

Die Zielgruppen des Szenarios sind die Teilnehmenden der Weiterbildung für Intensiv- und Anästhesiepflege.

Das Szenario ist als Einzelsimulation konzipiert worden, in der eine Teilnehmerin der Weiterbildung im Fokus der Simulationssituation steht. Insgesamt gibt es drei Akteure, die in der Simulationssituation interagieren: zwei Simulationspersonen als Patientin und als Stationsärztin, eine Teilnehmerin der Weiterbildung als Pflegefachkraft. Aus Gründen der hohen Anforderungen an die Teilnehmenden und der Komplexität wird in diesem Szenario auf zwei Simulationspersonen zurückgegriffen, da dadurch mithilfe der Instruktionen der Facilitatorin eine mögliche Lenkung der Performanz der Teilnehmerin im Szenario über die Simulationspersonen ermöglicht werden kann.

Für Lehrende der Weiterbildungsstätten bietet dieses Szenario die Möglichkeit einer Variation des Komplexitätsniveaus, wodurch die zu fördernden Kompetenzen dementsprechend variabel ausgewählt werden können. Dies ist allein durch den modifizierbaren Einsatz von Simulationspersonen und/oder Teilnehmenden aus der WB, die als Simulationsperson agieren, im Szenario möglich. Wie bereits erwähnt, steht eine Lernende (Weiterbildungsteilnehmerin) im Fokus der beschriebenen Lernerfahrung. Diese interagiert in der Simulationssituation mit zwei Simulationspersonen (Patientin und Stationsärztin). So kann beispielweise zur Komplexitätssteigerung eine Ärztin aus dem multiprofessionellen Team der Teilnehmenden die Rolle einer Stationsärztin übernehmen. Dadurch wird nicht nur das allgemeine Komplexitätsniveau des Szenarios erhöht, sondern es wird auch das Rollenverständnis für die jeweiligen unterschiedlichen Berufsgruppen geschult. Den gleichen Effekt hätte es, wenn diese Simulationssituation auch mit zwei Pflegefachpersonen/Teilnehmenden und einer Simulationsperson umgesetzt wird. Dabei sollten jedoch nie die individuell anzubahnenden Kompetenzen außer Acht gelassen werden.

In der nachfolgenden Tabelle (➤ Tab. 7.34) sind weitere Rahmenbedingungen des entwickelten Szenarios zusammengefasst.

Prebriefing

Das Prebriefing dient als Vorbereitungs- und Orientierungsphase (SimNAT Gesundheitsfachberufe e. V. 2024), in der den Teilnehmerinnen das Ankommen ermöglicht wird und sie über das weitere Procedere instruiert werden. Ziel ist es, Orientierung und Vertrautheit für die folgende Simulationssituation aufzubauen. Das Prebriefing umfasst somit alle Aktivitäten, die unmittelbar vor der Simulation stattfinden. Zudem werden die Teilnehmerinnen mit den zu vermittelnden Bildungsinhalten der Simulationssequenz und den Grundregeln der Simulation vertraut gemacht. Dadurch wird eine Lernumgebung, die durch Vertrauen, Respekt und Integrität geprägt sein soll, etabliert. Die Teilnehmerinnen werden zudem mit dem

Tab. 7.34 Rahmenbedingungen des entwickelten Szenarios

Teilnehmende Personen	• 2 Simulationspersonen (Patientin, Stationsärztin) • 3 Statisten (1 Notärztin, 2 Notfallsanitäter) • 1 Teilnehmerin aus der Weiterbildung für Intensivpflege und Anästhesie • 1–2 Personen, die die Technik überwachen • 1 Facilitatorin • Ggf. Lehrende, die die Facilitatorin unterstützen
Benötigte Materialien	• Zimmer mit Ausrüstung einer Intensivstation • Apparative Überwachung • Sauerstoffmaske für die Patientin • Bekleidung für die Notärztin • Bekleidung für die Teilnehmerin • Bekleidung für die Notfallsanitäterinnen • Eventuell tragbares Monitoring, das die Patientin bereits bei Aufnahme in das Intensivpflegezimmer trägt • Intensivpflegebett • Materialien zur ZVK- und Arterien-Anlage • Venenverweilkanülen und Pflaster • Materialien für die Infusionstherapie (Kristalloide Flüssigkeiten 1 000 ml und 500 ml Sterofundin® ISO-Infusionslösung, Infusionsbestecke) • Infusionsständer, 6 Perfusoren und 2 Infusomaten • Materialien für die Katecholamintherapie (Perfusorspritze mit zwei Leitungen, Flasche 50 ml NACL 0,9 %, Arterenol® 1 mg/50 ml Flasche, 5 ml Spritze, Aufziehkanüle, Spritzenabwurf, Desinfektionsmittel) • Technische Ausstattung (Kamera, Headset für Facilitatorin) • Vorbereiteter Notfallwagen (nach Standard der Intensivstation: Notfallmedikamente, verschiedene Tuben, Spritzen, Magensonde, Koniotomieset …) • Stethoskop • Handschuhe, Händedesinfektionsmittel
Simulationsbeschreibung	• Das Simulationsszenario ist als Tagesseminar geplant, sodass mehrere Lernende das Szenario hintereinander erleben können. • Benötigte Vorbereitungszeit der Teilnehmerinnen: 5–10 Minuten • **Benötigte Simulationszeit:** insgesamt 20–30 Minuten • Benötigte Debriefingzeit: mindestens 60–90 Minuten • **Wichtiger Hinweis:** Die Simulation wird mit Unterstützung der Videographie als Einzelsimulation für die Teilnehmerin und mit zwei Simulationspersonen (Patientin und Stationsärztin) durchgeführt.
Instruktionen	• Die Facilitatorin instruiert die Teilnehmerin und die Stationsärztin über folgende Situation: *Es wird von der Notärztin eine 24-jährige Patientin direkt auf die Intensivstation gebracht. Ihr Zustand sei sowohl hämodynamisch als auch respiratorisch instabil. Ihre beste Freundin habe den Notarzt gerufen, da es ihr seit Wochen nicht gut ginge und sie seit drei Tagen starke Erkältungssymptome mit Dyspnoe sowie Fieber bis 40 °C hätte.* • **Aktuelle Vitalzeichen (von der Notärztin gemessen):** – RR: 100/70 mmHg – HF: 150bpm – Atemfrequenz: 35 Atemzüge/Minute – Aktuelle Sauerstoffkonzentration: 8 l über O_2-Maske – Sauerstoffsättigung: 93 % – Temperatur: 39 °C (tympanale Temperatur) – Haut: blass, kaltschweißig, gräulich

benötigten Equipment, wie ggf. dem Simulator, dem Simulationssetting (Aufbau der Simulationseinheit, Rollenverteilung) vertraut gemacht. Ferner sollten sowohl die Erwartungshaltung der Teilnehmerinnen als auch der Lehrenden an die Simulationseinheit erfasst und die zu fördernden Kompetenzen transparent gemacht werden (Schwermann und Loewenhardt 2021).

Entscheidend in der Vorbereitung des Prebriefings ist, die Vorbesprechung als Teil der Simulationseinheit zu betrachten und damit das Prebriefing als zweckgebunden zur Vermittlung der Bildungsinhalte der Simulationseinheit anzusehen (INACSL 2021).

Der Erfolg der simulationsbasierten Lernerfahrung ist für die Teilnehmenden im Wesentlichen von dem Prebriefing abhängig (SimNAT Pflege e. V. 2024). So sollten den Teilnehmenden die Abläufe, technische Ausstattung, eventuelle Kommunikationsregeln sowie Erwartungen der Lehrenden transparent gemacht werden. Bezogen auf das konzipierte Szenario ist es für die Teilnehmenden von Bedeutung, dass sie sich mit der technischen Ausstattung, deren Grenzen und der Simulation mit Simulationspersonen auseinandersetzen. Die Herausforderung im Prebriefing besteht darin, den Teilnehmenden die Scheu vor der Einzelsimulation mit zwei Simulationspersonen zu nehmen. Bestenfalls sind die Simulationspersonen bereits durch andere Simulationseinheiten vertraut. Um eine authentische Performanz der Teilnehmerin zu erhalten und eine sichere Lernumgebung zu schaffen, sind bestenfalls die Räumlichkeiten, der Ablauf der Simulation sowie die Modalitäten der simulationsbasierten Lernerfahrung bekannt.

Dabei ist auch zu berücksichtigen, ob bereits Erfahrungen der Teilnehmenden mit der simulationsbasierten Lernerfahrung vorliegen. Ängste sollen genommen und eine angenehme Lernatmosphäre geschaffen werden.

Im Rahmen dieses Szenarios ist es von Bedeutung, dass den Teilnehmerinnen bewusst gemacht wird, welche Handlungsspielräume sie innerhalb des Szenarios haben. Dies bedeutet, dass die technischen sowie strukturellen Rahmenbedingungen den Teilnehmerinnen erläutert werden sollen. Dazu gehört bespielweise:

1. Ist ein Anschluss der Perfusorleitung an die Venenverweilkanüle möglich, wenn mit Simulationspersonen gespielt wird?
2. Kann der Perfusor bzw. Infusomat tatsächlich in Betrieb genommen werden?
3. Wie funktioniert das Monitoring?
4. Inwieweit kann bzw. darf die Simulationsperson bei der Anlage des Monitorings entkleidet und berührt werden?
5. Wie kann eine Teilnehmerin in der Simulationssituation um Unterstützung bitten?
6. Gibt es technische Grenzen?
7. Wo sind die Materialien zu finden?

Zur Erleichterung für die Teilnehmenden kann eine **Situationsbeschreibung** ausgehändigt werden:

Situationsbeschreibung

Sie befinden sich in einem Intensivpflegezimmer einer Intensivstation. Sie erwarten vom Notarzt eine hämodynamisch und respiratorisch instabile Patientin mit anhaltendem Fieber. Die Patientin hat Todesangst, ist kaltschweißig und die Haut ist gräulich sowie blass.

Ihre Aufgabe wird sein, die Erstversorgung der jungen Patientin (Simulationsperson) mit Unterstützung des Stationsarztes/der Stationsärztin (Simulationsperson) zu bewältigen. Dazu gehört auch die Vorbereitung der medikamentösen sowie technischen Aufrüstung des Intensivpflegezimmers. Agieren und interagieren Sie so, als wenn Sie sich im Dienst befinden würden.

Alle benötigten Materialien befinden sich im Schrank in dem Intensivpflegezimmer. Die Infusionsleitungen können an den Venenverweilkatether der Patientin angeschlossen werden. Die Infusionspumpe bitte nicht starten. Die Laufrate der Infusionstherapie bei Veränderung bitte immer laut ansagen. Die Monitorelektroden werden unter Wahrung der Intimsphäre der Simulationsperson angelegt.

Falls Sie währen der Simulation Hilfe benötigen, dann sagen Sie laut „Stopp, Facilitatorin!“

Für dieses Szenario werden drei *Statisten* benötigt, die die junge Patientin auf die Intensivstation bringen. Als Hilfestellung bzw. zur Anregung nachfolgend der Text für die Notärztin, die die Patientin mit zwei Notfallsanitätern auf die Intensivstation bringt:

Situationsbeschreibung

„Hallo zusammen, ich bringe euch die 24-jährige Svetlana R.

Sie ist wach, ansprechbar und 3-fach orientiert, zeitweise ein wenig agitiert.

Die Patientin ist tachypnoeisch und bekommt aktuell 8 l Sauerstoff über eine Sauerstoffmaske, darunter hat sie eine schwankende Sauerstoffsättigung zwischen 86 und 93 %. Auskultatorisch ist die Lunge beidseits belüftet, sie hat deutliche Rasselgeräusche.

Ihre Vitalzeichen sind instabil, sie ist tachykard bei 150 bpm und ihr Blutdruck schwankt zwischen 60–100 mmHg systolisch. Unter ständiger Volumentherapie und häufiger Akrinor®-Gabe, sie hat bereits 20 mg erhalten, hält sie sich aktuell bei 100/70 mmHg. Zudem hat Frau R. seit drei Tagen anhaltendes Fieber bis 39.5 Grad.

Frau R. hat einen Blutzucker von 112 mg/dl, GCS 15, die Pupillen sind beidseits isokor, lichtreagibel.

Die Eltern leben in Rumänien, sind aber durch die beste Freundin/Mitbewohnerin über die aktuelle Situation informiert worden. Die beste Freundin ist auf dem Weg ins Krankenhaus.

Wir waren kurz in der ZNA und haben die Patientin bereits in ein Bett umgelagert."

Das Prebriefing der Simulationspersonen sollte separat von dem der Teilnehmenden erfolgen. In der Regel handelt es sich bei Simulationspersonen um besonders qualifizierte Personen, denen solche Szenarien bekannt sind. Zur Erleichterung der Transformation in die entsprechende Rolle können den Simulationspersonen die folgenden Rollenbeschreibungen ausgehändigt werden.

Rollenbeschreibungen

Stationsärztin: Sie spielen eine souveräne, kompetente und hilfsbereite sowie erfahrene und kollegiale Intensivmedizinerin/Stationsärztin. Sie drängen sich nicht in den Vordergrund und lassen die Kollegen agieren.

Patientin: Sie sind eine 24-jährige lebensbedrohlich erkrankte Patientin. Sie haben Todesangst, wissen nicht, was mit Ihnen passiert, und fühlen sich hilflos. Da sie sehr luftnötig sind, fällt Ihnen das Sprechen sehr schwer. Zeitweise sind Sie unruhig und wollen aus der Situation fliehen. Sie zeigen kein aggressives Verhalten gegenüber den helfenden Personen. Sie werden von der Teilnehmerin für die Anlage des Monitorings am Oberkörper berührt.

Angaben zu den zu fördernden Kompetenzen

Die dargestellten zu fördernden Kompetenzen (➤ Tab. 7.35) gliedern sich anhand der Kompetenzdimensionen der KMK (2021) in Fach-, Sozial-, und Selbstkompetenz, wobei die Dimensionen Lernkom-

Tab. 7.35 Zu fördernde Kompetenzen für das Szenario: *„Das Bewältigen der Aufnahmesituation auf die Intensivstation einer lebensbedrohlich erkrankten jungen Patientin"*

Kompetenzdimension	Die Teilnehmenden …
Fachkompetenz	• identifizieren lebensbedrohliche Symptome und reagieren fachgerecht darauf. • identifizieren die Indikationen von kreislaufunterstützenden Medikamenten und deren Nebenwirkungen. • steuern den Prozess der medikamentösen Kreislaufunterstützung anhand der apparativen Überwachung nach Absprache mit der Ärztin und dem MAD (mittleren arteriellen Druck). • bereiten die Materialien für eine High-Flow-Sauerstofftherapie fachgerecht vor und führen diese den Indikationen entsprechend fachgerecht durch. • führen die Überprüfung der apparativen Überwachung der Herz-Kreislauf- sowie Atmungsfunktion fachgerecht durch. • erkennen das präsentierte Symptombild und reagieren fachgerecht darauf.
Sozialkompetenz	• berücksichtigen die emotionale Verfassung der Patientin und signalisieren Zuwendung, Trost und Sicherheit. • kommunizieren interdisziplinär und leiten wichtige Informationen weiter.
Selbstkompetenz	• reflektieren ihren eigenen Lernprozess innerhalb des Debriefings anhand des 3D-Modells. • evaluieren ihr Handeln und können dieses situationsentsprechend revidieren und neu ausrichten.

petenz, kommunikative Kompetenz und Methodenkompetenz als immanenter Bestandteil anzusehen sind.

Angaben zum Simulationsszenario

In ➤ Tab. 7.36 wird die Szenenbeschreibung dargestellt.

Durchführung der Simulation

Nachfolgend wird in tabellarischer Form der zeitliche Ablauf des Simulationsszenarios dargestellt (➤ Tab. 7.37). Die beschriebenen Gesprächsvorschläge/Äußerungen von den gebrieften Beteiligten (Stationsärztin, Patientin) sind als Ideenvorschläge

Tab. 7.36 Szenenbeschreibung

Inhalt, Raum/Ort	• Das Szenario findet in einem Zimmer der Intensivstation statt. Dies bedeutet, dass eine vollständige apparative Überwachung (Simulation der Vitalzeichen) sowohl mit Simulationspersonen als auch mit einem Simulator technisch möglich ist. • **Info:** Zur apparativen Ausrüstung eines simulierten Intensivpflegezimmers gehören: – Monitoring – Beatmungsmaschine mit Zubehör – Infusomaten – Perfusoren – ggf. weitere Geräte zur Unterstützung von Körperfunktionen (Dialyse, ECMO …)
Setting Klarer Anfang	Das Simulationsszenario beginnt, nachdem die Teilnehmerin die Instruktionen erhalten hat. Die Patientin ist noch nicht auf der Intensivstation eingetroffen.
Klares Ende	Das Szenario wird durch die Facilitatorin zu dem Zeitpunkt, an dem die Stationsärztin versucht, der Patientin einen arteriellen Zugang zu legen, beendet.
Konflikt	Die Patientin fühlt sich hilflos und hat Todesangst.
Angaben zu den beteiligten Personen Rollenbeschreibung	**Frau Svetlana R.** ist am 18.05.2000 in Rumänien als Einzelkind in einer Arbeiterfamilie geboren. Frau R. hat ihre Schulausbildung in Rumänien beendet und ist dann allein nach Deutschland gekommen, um hier eine Ausbildung zu beginnen. Die ersten Jahre in Deutschland gestalteten sich schwierig, da Frau R. erst ihre Deutschkenntnisse verbessern musste, um eine Ausbildung beginnen zu können. In der Anfangszeit wohnte sie bei einer Bekannten ihrer Eltern. Es gab häufig Konflikte, da die Bekannte nicht mit Frau R.'s aktuellem Lebensstil einverstanden war. Frau R. lernte ihre beste Freundin auf einer Party für Menschen mit rumänischen Wurzeln/Herkunft kennen. Sie verstanden sich auf Anhieb und so bildeten die beiden Frauen eine Wohngemeinschaft. Aktuell ist sie in einem Vorbereitungsjahr und arbeitet in einer Kindertagesstätte, da sie gerne Erzieherin werden möchte. Nach mittlerweile drei Jahren in Deutschland fühlt sie sich hier nun wohl und hat viele Freunde gefunden, mit denen sie am Wochenende gerne viele Aktivitäten unternimmt. Sie trinkt am Wochenende gerne Alkohol und raucht, unter der Woche lebt sie abstinent von Alkohol und Nikotin. Frau R. ist eine selbstbewusste, neugierige, sensible und strebsame junge Frau. Ihre Eltern sind streng katholisch und leben abstinent von Alkohol und Nikotin, sie wissen nicht, dass ihre Tochter regelmäßig raucht und Alkohol trinkt. Über die aktuelle Wohnsituation mit der besten Freundin sind sie informiert. Sie haben ihre Tochter, seitdem sie in Deutschland lebt, nicht mehr gesehen, telefonieren jedoch täglich.
Aufgabenstellung für den Teilnehmenden	Die Teilnehmerin hat die Aufgabe, die Aufnahmesituation einer kritisch erkrankten Person auf einer Intensivstation zu bewältigen, dazu gehört auch die Vorbereitung der medikamentösen sowie der technischen Aufrüstung des Patientenzimmers.

Tab. 7.37 Geplanter Ablauf der Durchführung der Simulation

Erwartete Handlung TN	Antizipierte Abweichung	Mögliche Gesprächs-vorschläge	Hinweise
• TN betritt den Simulationsraum und verschafft sich einen Überblick über die Ausstattung des Zimmers. • TN bemerkt, dass das Zimmer nicht vollständig ausgestattet ist, und beginnt mit der Aufrüstung des Zimmers mit Perfusoren, Infusomaten und einer Beatmungsmaschine sowie dem Notfallwagen in Reichweite. • TN bereitet die Anlage eines zentralvenösen und arteriellen Zugangs fachgerecht vor und bereitet die notwenigen Medikamente vor (Arterenol®-Perfusors, Kristalloide Lösungen). • TN bespricht das weitere Procedere mit Stationsärztin.	Das Equipment wird von der TN nicht vollständig oder nur fehlerhaft aufgerüstet. Die Vorbereitungen werden fehlerhaft ausgeführt.		Alle benötigten Materialien sind in den Schränken des Intensivpflegezimmers untergebracht. Das Intensivpflegezimmer sollte vorab den Teilnehmerinnen bekannt gemacht werden. Einen Austausch mit der Stationsärztin ist erwünscht. Der Zeitpunkt ist unerheblich. Falls die TN nicht die gewünschte Handlung zeigt und das Zimmer aufrüstet, erfolgt die **Instruktion,** sich mit der Stationsärztin über das weitere Procedere auszutauschen.
• TN legt notwendige Notfallmedikamente auf dem Notfallwagen bereit (noch nicht aufgezogen) und bereitet eine Notfallintubation vor.	Die TN wird mit ihren Vorbereitungen nicht zeitnah fertig.	**Stationsärztin:** *„Bist du fertig mit den Vorbereitungen, hast du alles für den Notfall? Die Patientin kommt jetzt."*	Die Stationsärztin wirkt bei den Vorbereitungen unterstützend mit.
• Die Patientin wird von der Notärztin in Begleitung zweier Notfallsanitäterinnen im Bett (Oberkörperhochlagerung) liegend in das Zimmer geschoben, sie ist sehr ängstlich, wimmert und stöhnt. Die Notärztin beginnt mit der Übergabe (s. o). • TN stellt sich vor und begrüßt die Patientin, zeitgleich wird die Patientin an die apparative Überwachung und den Sauerstoff angeschlossen. Dabei sieht die TN bereits, dass die Patientin mit einer Venenverweilkanüle am rechten Unterarm ausgestattet ist. Diese Handlung wird von der TN wertschätzend und respektvoll verbal begleitet. • TN reagiert auf die ersten Vitalzeichen, die gemessen worden sind, und hängt nach Rücksprache mit der Stationsärztin weiteres Volumen an.	Die Patientin wird nicht wertschätzend und empathisch begrüßt. Die TN interagiert nicht wertschätzend mit der Patientin. Es erfolgt keine fachgerechte Reaktion auf die Vitalzeichen sowie Kommunikation mit der Stationsärztin.	**Stationsärztin:** *„Guten Tag, meine Name ist Frau Dr. M. Sie sind jetzt auf der Intensivstation. Wir werden Ihnen zuerst die Überwachung anschließen und dann werden wir Ihnen zur Überwachung noch zwei weitere Gefäßzugänge legen. Wir erklären Ihnen alles, Sie brauchen keine Angst zu haben."*	Falls die Kommunikation oder die Handlungsabläufe ins Stocken geraten, ist eine Instruktion durch die Facilitatorin möglich. Die ersten Vitalzeichen werden im Monitor sichtbar: **HF 150 bpm,** **RR 100/50 mmHg,** **SpO_2: 89 %**

Tab. 7.37 Geplanter Ablauf der Durchführung der Simulation *(Forts.)*

Erwartete Handlung TN	Antizipierte Abweichung	Mögliche Gesprächs-vorschläge	Hinweise
• TN beruhigt die Patientin, z. B. nimmt sie die Hand der Patientin und redet ruhig auf die Patientin ein.	TN geht nicht auf die Ängste der Patientin ein.		Die Patientin ist unruhig, dyspnoisch und äußert verstärkt ihre Angst. Sie versteht nicht, warum es ihr so schlecht geht.
• TN unterstützt die Stationsärztin bei der Vorbereitung der Anlage der Gefäßkatheter. • Sie behält immer den Monitor mit den Vitalzeichen im Blick. • Sie spricht beruhigend mit der Patientin.	TN beachtet die Patientin nicht und kommuniziert auch nicht mit ihr. TN bereitet die Anlage der Gefäßkatheter nicht sachgemäß vor.	**Stationsärztin:** *„Wir werden Ihnen jetzt einen Zugang in die Arterie legen, damit wir Ihren Kreislauf besser überwachen können. Aber keine Angst, die Anlage tut nicht weh, Sie bekommen eine örtliche Betäubung!"* Stationsärztin gibt ggf. klare Ansagen, was vorbereitet werden muss.	
			ENDE: Szenario wird, nachdem die Punktionsstelle des arteriellen Gefäßkatheters durch die Stationsärztin steril abgedeckt wurde, mit den Worten der Facilitatorin beendet: „Dankeschön, wir beenden das an dieser Stelle."

der zu erwartenden Aussagen anzusehen, keinesfalls als absolute Vorgaben. Es ist bewusst auf die Darlegung der Gesprächsvorschläge der Teilnehmerin verzichtet worden.

Debriefing der Simulation

Nach der Durchführung des Simulationsszenarios sind die Erfahrungen der Teilnehmerinnen in der simulationsbasierten Lernerfahrung mit dem 3D-Modell nach Zigmont et al. (2011) unter Zuhilfenahme folgender Reflexionsfragen zu analysieren und aufzuarbeiten.

Die in der Tabelle (➤ Tab. 7.38) kursiv dargestellten Inhalte stellen mögliche Ideenvorschläge für die Moderation des Debriefings dar und sind in keinerlei Weise als bindend anzusehen.

Aus Gründen der Komplexität und des zeitlichen und inhaltlichen Umfangs des Szenarios sollte auf eine videogestützte Durchführung nicht verzichtet werden. Diese Videoaufnahmen können dann im Rahmen des Debriefings zur Unterstützung herangezogen werden. Eine andere Möglichkeit, den Debriefingprozess zu unterstützen, wäre, eine weitere Teilnehmerin in der Rolle der Beobachterin an dem Szenario teilhaben zu lassen und diese Beobachtungen dann in das Debriefing einfließen zu lassen. Dies ist sinnvoll, wenn das Simulationsszenario als Übungsszenario beispielsweise zur Prüfungsvorbereitung eingesetzt wird. So ist eine Bereicherung des Erfahrungshorizontes im Rahmen des Debriefings der Teilnehmerin durch eine Erweiterung der Perspektiven möglich.

Die Rollen der beobachtenden und agierenden Teilnehmenden in der Simulationssituation sind als rotierend zu verstehen, da der Lernerfolg innerhalb der

Tab. 7.38 Fragestellungen für das Debriefing

Phase des 3D-Modells	Dazugehörige Fragen
Defusing (Entschärfung)	• *Die Simulationssequenz ist beendet, kommen wir nun zur Reflexion. Beginnen möchte ich mit der Frage:* • Wie fühlen Sie sich gerade? • Wie haben Sie sich in dem Szenario gefühlt? • Was ist Ihnen aus der Situation besonders im Gedächtnis geblieben?
Discovering (Erkundung/Entdeckung)	• *Mir ist eine Situation ganz besonders im Gedächtnis geblieben, werfen wir da noch einmal einen Blick drauf …* • Als sich die Situation XY gestaltete, haben Sie folgendermaßen gehandelt. Erklären Sie mir, was Sie in dieser Situation bewegt hat. • Beschreiben Sie Ihren geplanten und tatsächlich durchgeführten Ablauf. • Warum haben Sie sich für diesen Ablauf entschieden? • Wie haben Sie sich dabei gefühlt? • Sind Sie zufrieden mit Ihrem geplanten Ablauf? • Sind Sie zufrieden mit Ihren geplanten Maßnahmen? • Wie haben Sie die Situation mit der Patientin empfunden? • Wie ist es Ihnen damit ergangen? • Fühlten Sie sich sicher im Handeln? Warum? Warum nicht? • Was war die Herausforderung? Wie kam es dazu? • Welche Symptome konnten Sie bei der Patientin erkennen? Um welches Krankheitsbild wird es sich handeln? • Welche Komplikationen können auftreten? • Sind Ihnen solche Situationen bereits aus der Praxis bekannt? • Wie empfanden Sie die Kommunikation mit der Patientin? Wie empfanden Sie die Kommunikation mit der Stationsärztin? • Haben Sie auf bestimmte Kommunikationstechniken zurückgegriffen? • Wer hat die Führung in dem Szenario übernommen? Wie haben Sie die Aufgaben verteilt? • Was würden Sie in einem zweiten Durchgang anders machen?
Deepening (Vertiefung)	• Es war ein aufregender Tag heute, welche Erkenntnisse nehmen Sie mit nach Hause? • Was nehmen Sie aus der Simulation mit in Ihre intensivpflegerische Praxis? • Was lassen Sie hier?

Simulation als wesentlich höher und damit essenziell anzusehen ist. Simulationsbasiertes Lernen bietet die Möglichkeit, erfahrungs- und problemorientiert zu agieren und innerhalb des geschützten Lehrraums Emotionen und Erfahrungen jeglicher Art Raum zu geben. Hierbei können Erfahrungen thematisiert, reflektiert und verarbeitet werden. Zudem fördert simulationsbasiertes Lernen das reflexive Denken bzw. Handeln und ermöglicht, Wissen in praktisches Handeln umzusetzen. Es bietet gleichzeitig die Chance, an möglichen Fehlentscheidungen im geschützten Raum lernen zu können. Diese Vorteile sind speziell für Intensivpflegefachkräfte von zentraler Bedeutung und damit unerlässlich. Im geschützten Lehrraum können sie allgemeine berufstypische, überfordernde sowie emotional belastende Situationen simulieren, reflektieren und aufarbeiten, ohne letztlich Patientinnen und Patienten zu gefährden.

LITERATUR

Feilhuber M. Simulation in der Pflegeausbildung. Entwicklung und Förderung von Pflegekompetenzen durch die Methode der Simulation. Padua, 2018;13(2): 129–132

International Nursing Association for Clinical Simulation and Learning (Hrsg.). Healthcare Simulation Standards of Best Practice TM Prebriefing: Preparation and Briefing. Clinical Simulation in Nursing, 2021;58: S.9–13. Verfügbar unter https://doi.org/10.1016/j.ecns.2021.08.008. (letzter Zugriff: 25.08.2024).

Ministerium des Inneren des Landes Nordrhein-Westfalen (15.12.2009). Weiterbildungs- und Prüfungsverordnung für Pflegeberufe (WBVO-Pflege-NRW). Verfügbar unter https://recht.nrw.de/lmi/owa/br_bes_detail?bes_id=-13404&aufgehoben=N&det_id=460009&anw_nr=-2&menu=0&sg=0 (letzter Zugriff: 10.08.2024)

Muijsers P. Fertigkeitenunterricht für Pflege- und Gesundheitsberufe. Das „Skillslab-Modell". Berlin: Ullstein Mosby, 1997.

Peters T. Simulationspatientinnen und Simulationspatienten – Eine Einführung. In: Peters T, Thrien C (Hrsg.). Simulationspatienten. Ein Handbuch für die Aus- und Weiterbildung in medizinischen und Gesundheitsberufen. Bern: Hogrefe, 2018. S. 13–22.

Schwermann M, Loewenhardt C. SimNAT Pflege-Simulations-Netzwerk Ausbildung und Training in der Pflege. In: Kerres A, Wissing C, Wershofen B (Hrsg.). Skillslab in Pflege und Gesundheitsfachberufen. Intra- und interprofessionelle Lehrformate. Berlin: Springer, 2021.

Simulations-Netzwerk Ausbildung und Training in der Pflege e.V. Leitlinie Simulation als Lehr-Lernmethode. Vollständige Überarbeitung der SimNAT Pflege e.V. Leitlinie 2020. 2024, 20. Oktober. Verfügbar unter https://www.simnat.de/download-file?file_code=695049fd75&file_id=519 (letzter Zugriff: 17.08.2024)

Sieg L, Friedrich L, Eismann H. „Lernen im geschützten Umfeld": Implementierung in die Fort- und Weiterbildung. AINS – Anäshesiologie, Intensivmedizin, Notfallmedizin, Schmerztherapie, 2018; 53(1): 25–46.

Steinacker AC, Kreiss V, Herchet D. Simulationsszenarien für Aus- und Weiterbildung in der Pflege. Mit ausgearbeiteten Szenarien für die praktische Umsetzung. Berlin: Springer, 2022.

St.Pierre M. (2018). Blick zurück: Die Geschichte der Patientensimulation. In: St.Pierre M, Breuer G (Hrsg.). Simulation in der Medizin. Grundlegende Konzepte – klinische Anwendung. 2. A. Berlin: Springer, 2018. S. 2–16.

7.2.4 Weiterbildung Akut- und Notfallpflege: Symptomorientiert handeln

Melanie Plath

Situationsbeschreibung

Es ist Dienstagvormittag, 10.00 Uhr, in den Schulferien. In der Notaufnahme ist gut zu tun, alle Mitarbeiterinnen sind beschäftig, es herrscht aber keine Mangellage. Die Stimmung ist entspannt, alle arbeiten gut zusammen und unterstützen sich bei Bedarf gegenseitig.

Sie kommen gerade aus der Pause und bekommen auf dem Flur von einer Kollegin übergeben, dass vor einer Minute eine ca. 50-jährige Patientin durch den Rettungsdienst – ohne Notarzt – zugeführt wurde. Sie befindet sich im Behandlungsraum 1. Die Patientin hatte wohl einen Krampfanfall, dieser ist aber durchbrochen. Der Notfallsanitäter befindet sich noch bei der Patientin. Es ist noch keine strukturierte Übergabe erfolgt.

Die Kollegin hat die Patientin bereits nach dem Manchester Triage System (MTS) orange triagiert, die diensthabende Ärztin wurde gerade eben telefonisch informiert

Sie sollen die weitere Versorgung der Patientin übernehmen.

Curriculare Verortung des Szenarios

Die Notaufnahme eines Krankenhauses stellt aufgrund ihrer Abläufe und der Geschehnisse große Anforderungen an das eingesetzte Pflegepersonal. Sowohl das Patientenaufkommen als auch die Krankheits- und Verletzungsbilder sind nicht planbar und das Personal muss über ein umfangreiches, sehr breit gefächertes Wissen verfügen, um in jeder Situation angemessen und korrekt handeln zu können. Unabhängig davon, ob eine Notaufnahme interdisziplinär oder monodisziplinär geführt wird, werden die Pflegenden mit einer Vielzahl von unterschiedlichen Menschen, Problemen, Krankheitsbildern und Verletzungen konfrontiert. In einer Notaufnahme sind die Pflegekräfte gefordert, den jeweiligen Patientenzustand eigenverantwortlich schnell richtig einzuschätzen und symptomorientiert die korrekten Maßnahmen einzuleiten (Dietz-Wittstock 2022). Daher ist es unabdingbar, dass Pflegende trainieren, kriteriengeleitet schnell die vorherrschenden Symptome zu erfassen und eine Entscheidung über den weiteren Behandlungsverlauf zu treffen. Pflegekräften obliegt in einer Notaufnahme eine anders gelagerte Verantwortung als auf den peripheren Stationen, da sie in der Regel den Erstkontakt zu den Patientinnen und Patienten herstellen und damit selbständig entscheiden müssen, wie schnell eine Ärztin hinzugezogen werden muss. Zudem treffen sie die Entscheidung, ob und wenn ja, welche Sofortmaßnahmen eingeleitet werden müssen (Kegel 2024). Diese Vorgänge müssen dann fehlerfrei durchgeführt werden.

Nur über eine fundierte theoretische und praktische Ausbildung sowie regelmäßige Trainings kann sichergestellt werden, dass alle Mitarbeitenden diesen Anforderungen gerecht werden. Durch Simulationen

7

können die Fertigkeiten angebahnt, überprüft und evaluiert werden, um dem aktuellen Stand der Versorgung zu entsprechen und Handlungssicherheit zu erlangen bzw. zu erhalten.

Im Fokus steht in diesem Szenario die Vereinbarung einer schnellen medizinischen Versorgung mit der Wahrnehmung und Beachtung der persönlichen Bedürfnisse der Patientin.

Bei der Patientin im beschriebenen Fall wurde vor wenigen Wochen im Rahmen einer hausärztlichen Routine eine arterielle Hypertonie diagnostiziert, diese wurde seit 10 Tagen mit dem Thiaziddiuretikum HCT eingestellt. Das Medikament führte im Rahmen einer bekannten Nebenwirkung zu einer Hyponatriämie, welche den Krampfanfall auslöste.

Das Szenario ist curricular im Modul M I ME 3, „Patienten in Notfallsituationen kompetent überwachen und versorgen", des Curriculums für die Fachweiterbildung Notfallpflege der Deutschen Krankenhausgesellschaft verortet (Becker et al. 2022). In dem Modul stehen das symptomorientierte Denken und Handeln in Verbindung mit einem sicheren Basismonitoring im Vordergrund. *„Die Teilnehmenden leiten, orientiert an Symptomen, gezielte Maßnahmen der Diagnostik und Versorgung ein. Sie führen das Basismonitoring situationsangepasst durch und reagieren fachlich korrekt auf die ermittelten Werte."* (Becker et al. 2022, S.10). In dem oben beschriebenen Szenario entscheidet sich die Pflegekraft begründet für ein Leitsymptom (Bewusstseinsstörung) und führt danach eine angepasste Diagnostik und Versorgung der Patientin durch. Die Pflegekraft bleibt während des gesamten Prozesses mit der Patientin in Kontakt und betreut diese bedürfnisgerecht.

Um eine ganzheitliche Versorgung von Patienten zu beüben, werden auch die Inhalte des Moduls F NFP M I ME 1 – Den Kontakt mit Patienten in der Notaufnahme gestalten – in dem Szenario berücksichtig (Becker et al. 2022). Dieses Modul muss im Vorfeld bearbeitet worden sein, damit die Inhalte als bekannt vorausgesetzt werden können.

Die Zielgruppe für das Szenario setzt sich aus den Teilnehmenden der Fachweiterbildung Notfallpflege zusammen. Diese Simulation kann aber auch im Rahmen von Trainings bereits ausgebildeter Notfallpflegender eingesetzt werden, da eine realistische, komplexe Situation abgebildet wird, die sich im Arbeitsalltag durchaus finden lässt.

INFO

Mögliche Anpassungen an die Zielgruppe

Für Fortbildungen etc. kann dieses Szenario eskaliert werden, indem die Patientin in der Notaufnahme erneut beginnt zu krampfen und dieser Krampf nur medikamentös durchbrochen werden kann. Hier kommt eine deutlich höhere Dynamik ins Spiel und es können weitere Teilnehmende eingebunden werden.

Zu fördernde Kompetenzen

Das Ziel von Simulationen ist die Förderung der beruflichen Handlungskompetenz. Diese setzt sich aus den verschiedenen Teilkompetenzen zusammen, welche im Zusammenspiel eine umfassende, qualitativ hochwertige Patientenversorgung sicherstellen. In diesem Szenario stehen die Fach-, die Selbst- und die Sozialkompetenz im Fokus.

Fachkompetenz

In einer Notaufnahme muss jede aufgenommene Patientin umgehend hinsichtlich ihres Verhaltens und ihrer Symptome eingeschätzt werden. Aufgrund dieser Einschätzung wird die Behandlungsdringlichkeit abgeleitet. Je nach Ergebnis müssen umgehend weitere Maßnahmen eingeleitet werden.

In diesem Szenario werden im Rahmen der Übergabe strukturiert Informationen weitergegeben und die Teilnehmerin muss sich anhand der Ersteinschätzung der Patientin und der erhaltenen Informationen vom Notfallsanitäter für ein Leitsymptom entscheiden.

Anhand dieses Leitsymptoms wählt sie nun die passenden weiteren durchzuführenden Maßnahmen aus.

Im Rahmen der Diagnostik werden Blutwerte ermittelt, diese müssen durch die Teilnehmerin korrekt interpretiert werden. Hier sollen Abweichungen erkannt und die Relevanz der Abweichung eingeschätzt werden. Die Teilnehmerin entscheidet sich begründet für ein weiteres Vorgehen.

INFO

Konkret zu fördernde Fachkompetenzen

- Die Teilnehmenden führen die Patientenversorgung strukturiert nach den gängigen Schemata und Algorithmen durch.
- Die Teilnehmenden erkennen eine Elektrolytentgleisung und leiten die korrekten Maßnahmen zur Regulation ein.
- Die Teilnehmenden nehmen eine Elektrolytentgleisung als akute Bedrohung für die Patientin wahr und passen ihr Handeln entsprechend an.

Selbstkompetenz

Pflegende aus allen Fachbereichen müssen sich stets selbst überprüfen und die eigenen Fähigkeiten, Fertigkeiten und die jeweiligen Grenzen korrekt einschätzen. In diesem Szenario werden die Grenzen der Handlungsmöglichkeiten von Pflegenden erreicht und es muss durch die Teilnehmerin ärztliche Unterstützung eingefordert werden.

Je nach Ausgestaltung des Szenarios kann über eine Eskalation des Patientinnenzustands schon früh im Szenario Hilfe durch weitere Pflegekräfte erforderlich gemacht werden.

INFO

Konkret zu fördernde Selbstkompetenzen

- Die Teilnehmenden hinterfragen das eigene Können kritisch.
- Die Teilnehmenden erkennen die eigenen Grenzen und fordern angemessen Unterstützung ein.
- Die Teilnehmenden handeln auch in Überforderungssituationen strukturiert und zielführend.

Sozialkompetenz

Pflegende einer Notaufnahme interagieren mit einer Vielzahl von Personen und Berufsgruppen. Sie müssen ihr Verhalten und ihre Kommunikation jeweils entsprechend anpassen. Patientinnen in einer Notaufnahme befinden sich häufig in Ausnahmesituationen. Angst, Schmerzen und die oft überfordernde und unbekannte Situation sorgen bei vielen Patientinnen für außergewöhnliches und unerwartetes Verhalten. Pflegende einer Notaufnahme müssen darauf vorbereitet sein, um adäquat reagieren zu können.

In diesem Szenario interagiert die Teilnehmerin mit dem Notfallsanitäter. Dieser stellt ebenfalls eine Fachkraft dar und sie passt ihre Kommunikation entsprechend an.

Die Patientin im Szenario ist verängstigt, beschämt und überfordert mit der Situation. Die Teilnehmerin nimmt diese Situation wahr und wendet bewusst Strategien an, um der Patientin ein größtmögliches Gefühl von Sicherheit zu geben. Da die Patientin vigilanzgemindert ist, passt die Teilnehmerin ihre Sprache und die Sprechgeschwindigkeit an, um der Patientin ein größtmögliches Verständnis zu ermöglichen.

INFO

Konkret zu fördernde Sozialkompetenzen

- Die Teilnehmenden kommunizieren strukturiert mit den Personen des Rettungsdienstes.
- Die Teilnehmenden nehmen die Ängste und Sorgen der Patientin wahr und wenden Möglichkeiten der Beruhigung situationsgerecht an.
- Die Teilnehmenden passen ihre Kommunikation an die Bedürfnisse einer vigilanzgeminderten Person an.

Tab. 7.39 Zeitfender des Szenarios

Phase der Simulation	Dauer
Prebriefing	Ca. 15 Minuten
Simulation	Ca. 15 Minuten
Debriefing	Ca. 30 Minuten

Rahmenbedingungen des Szenarios

Das Szenario ist als Einzelsimulation angelegt, da den Teilnehmenden die Erfahrung ermöglicht werden soll, eigenständig Entscheidungen zu treffen, sich selbständig zu organisieren und die Versorgung der Patientin strukturiert und empathisch zu begleiten.

Für die gesamte Simulation sind 60 Minuten angesetzt, wobei die Durchführung der Simulation 10 bis 15 Minuten ausmacht (➤ Tab. 7.39).

In diesem Szenario kann wahlweise mit Laienpatientinnen oder Schauspielpersonen gearbeitet werden. Um ein tieferes Verständnis für die Bedürfnisse von Patientinnen zu erlangen, kann es sich auch anbieten, dass die Patientin durch Angehörige der eigenen Profession dargestellt wird. Diese können durch den Perspektivwechsel und die Einnahme der Rolle der hilfsbedürftigen Person wertvolle Erfahrungen erlangen. Es ist zu beachten, dass diese Personen in der Regel über keine Erfahrung in der Darstellung verfügen. Sie müssen noch enger angeleitet und begleitet werden, als es bei geschulten Schauspielpersonen der Fall ist. Es muss durch ein sehr enges Briefing sichergestellt werden, dass die Darstellung den Anforderungen entspricht, damit die geplante Kompetenzanbahnung gelingen kann (Schnabel 2018).

Die Simulation findet in einem Notaufnahmezimmer statt (➤ Abb. 7.26). Die vorgesehene Räumlich-

7

keit muss den realen Gegebenheiten einer Klinik entsprechen. Dementsprechend muss das Zimmer mit einer Untersuchungsliege und einem Patientenmonitor ausgestattet sein. Ebenso muss Material für Standardabläufe wie das Legen eines Venenverweilzugangs, die Durchführung einer Blutgasanalyse (BGA), einer Blutentnahme und Ähnliches greifbar sein. Im Rahmen der Vorbereitung müssen die Teilnehmenden die Gelegenheit bekommen, sich die Räumlichkeit anzuschauen und die Anordnung von Gerätschaften und Material kennenzulernen.

Um die Immersion zu unterstützen und die Simulation möglichst realistisch zu gestalten, findet die Simulation in der üblichen Dienstkleidung statt.

Folgende Requisiten und Materialien werden für die Simulation benötigt:

- Untersuchungsliege
- Rettungsdienstprotokoll
- EKG-Gerät des Rettungsdienstes
- Patientenmonitor
- Manuelle Blutdruckmessung, elektronische Blutdruckmessung
- Ohrthermometer
- Pupillenleuchte
- Zugangsset, Infusionen, Infusionssysteme
- Blutentnahmeset
- Computer
- Telefon
- BGA-Gerät incl. Ausdruck der gemessenen Werte

Prebriefing

In diesem Szenario ist das Prebriefing von elementarer Bedeutung. In der Realität kennen sich die Pflegefachkräfte in der Regel gut auf ihren Stationen aus und arbeiten nach erlernten und vielfach geübten Routinen. Die Simulationsumgebung ist unbekannt und Geräte und Abläufe können sich deutlich vom gewohnten Arbeitsumfeld unterscheiden. Wird dieser Umstand nicht beachtet, wird das zwangsläufig dazu führen, dass die Pflegefachkräfte nicht ihr volles Potenzial abrufen können und die simulationsbasierte Erfahrung darunter leidet bzw. überschattet wird. Um den vollen Simulationserfolg erreichen zu können, müssen daher nachfolgende Punkte beachtet werden.

Das Setting

Die Teilnehmenden müssen den gesamten Simulationsbereich und insbesondere das Notaufnahmezimmer vorab in Ruhe und im eigenen Tempo kennenlernen. Sie sollen sich mit den vorhandenen Geräten, deren Bedienung und der Anordnung des Materials im Raum vertraut machen. Es muss an dieser Stelle besprochen werden, inwieweit die verschiedenen Geräte, wie z. B. das BGA-Gerät, genutzt werden dürfen und sollen. Je nach Situation muss eine Einweisung in die Geräte erfolgen. Wird auf Simulationsgeräte zurückgegriffen – dieses bietet sich vor allem für den

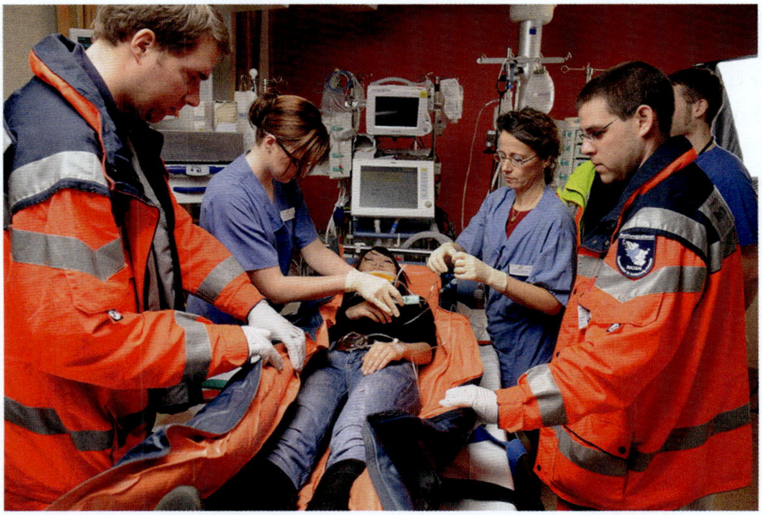

Abb. 7.26 Notaufnahmezimmer [W931]

Patientenmonitor an – müssen auch diese vorab erläutert und der Umgang damit trainiert werden.

Zudem muss schon im Vorfeld in Erfahrung gebracht werden, ob und wie auf gängige Checklisten zurückgegriffen werden kann. Da das Arbeiten in der Simulation üblicherweise den realen Bedingungen entsprechen soll, muss vorab eruiert werden, welche Checklisten im Alltag von den Teilnehmenden genutzt werden, und diese sollten nach Möglichkeit zur Verfügung stehen. Im besten Fall werden sie im bekannten Format (digital oder analog) vorgehalten. Es muss eindeutig kommuniziert werden, ob Checklisten digital abgerufen werden können, ob auf die klinikeigenen Systeme zurückgegriffen werden kann/soll oder ob das persönliche Material der Teilnehmenden verwendet werden darf.

Ebenso stellt sich die Frage, auf welche Art und Weise die Dokumentation der Behandlung durchgeführt werden soll. Auch hier wird im besten Fall das aus dem Alltag bekannte Format gewählt. Sollte dieses organisatorisch nicht möglich sein, muss auch hier vorab eine Phase der Einübung mit einem alternativen System ermöglicht werden. Es sollte sich um ein gängiges, intuitives System handeln, um die Simulation an dieser Stelle nicht zu verfälschen. Auf die Dokumentation zu verzichten, ist an dieser Stelle keine Option, da diese im Alltag zwingend erforderlich ist und die zeitnahe und korrekte Dokumentation auch einen erheblichen Faktor von Patientensicherheit darstellt. Daher würde das Ausklammern der Dokumentation zu Lasten der Realitätsnähe des Szenarios gehen.

Es muss vorab erläutert werden, auf welche Art und Weise im Szenario mit Kolleginnen und dem ärztlichen Personal kommuniziert wird. Wenn die Simulationsumgebung über einen realen Telefonanschluss verfügt, kann durchaus auf diesen zurückgegriffen werden. Dabei muss den Teilnehmenden aber transparent gemacht werden, dass es sich um einen realen Anschluss handelt und unter Umständen unbeteiligte Personen angerufen werden könnten. Daher ist deutlich darzustellen, welche Nummer anzurufen ist. Steht kein realer Anschluss zur Verfügung, müssen gegebenenfalls Telefonate simuliert werden. Hier muss vorab deutlich erläutert werden, wie der Kontakt zur angerufenen Person aufgebaut wird. Als Möglichkeit kann hier die „**Voice of god**" genutzt werden, also das Einspielen der Stimme aus dem Regieraum über einen Lautsprecher (vertiefend ➤ Kap. 2.4.3). Alternativ kann zum Beispiel auf handelsübliche Funkgeräte zurückgegriffen werden. Im Simulationsteam muss im Vorfeld abgestimmt werden, welche Person den Anruf entgegennimmt, und es muss sichergestellt sein, dass diese Person über alle Informationen verfügt, um das Gespräch realistisch zu führen.

Die oben angeführten Vorüberlegungen können an dieser Stelle nicht in einer allgemeingültigen Ideallösung beantwortet werden. Es kommt vielmehr darauf an, sie an den bestehenden Möglichkeiten vor Ort sinnvoll zu bewerten sowie entsprechende Individuallösungen zu finden und diese dann einzuüben. Ein simuliertes Telefongespräch stellt ggf. eine hohe **Übungskünstlichkeit** dar und sollte daher vorab geprobt werden, um in der Simulation kein Hindernis darzustellen.

INFO

Übungskünstlichkeit

Übungskünstlichkeit bedeutet, erforderliche Maßnahmen oder Abläufe durch alternative Handlungen zu ersetzen. Im Rahmen einer Simulation können nicht alle notwendigen Maßnahmen und Abläufe real durchgeführt werden, z. B. dürfen Venen nicht punktiert werden oder darf keine Herzdruckmassage am gesunden Menschen durchgeführt werden. Aber auch räumliche oder technische Beschränkungen werden zu Hindernissen, wenn z. B. kein Telefon im Raum vorhanden ist oder diagnostische Möglichkeiten wie Röntgen, CT o. Ä. nicht zur Verfügung stehen. Dennoch müssen diese Maßnahmen im Rahmen einer Simulation sowohl zeitlich als auch inhaltlich abgebildet werden, um die Abläufe nicht zu verzerren. Es müssen in jenen Fällen Ersatzmaßnahmen festgelegt werden, die, je nach Intention der Simulation, sehr variabel gestaltet sein können. So kann die betreffende Maßnahme an einem Simulator durchgeführt werden, nur angedeutet oder mündlich erläutert werden. Wichtig ist hierbei, stets den realen Handlungsablauf wiederzugeben. Studien kommen zu dem Ergebnis, dass die Realitätstreue den empfundenen Lernerfolg bei den Teilnehmenden erhöht (Gaupp 2012). Dabei war aber nicht die Umgebungsrealität ausschlaggebend, sondern der logische und realistische Ablauf der Simulation.

Ebenso muss besprochen und vorab erprobt werden, wie zum Beispiel eine BGA und ein Labor abgenommen und ausgewertet werden sollen. Den Teilnehmenden muss ersichtlich sein, wie sie die Ergebnisse einsehen können. Diese können zum Beispiel vorab an einer bestimmten Stelle im Raum platziert und nach Durchführung der Messung entnommen werden.

Oder die Ergebnisse werden über einen „Botendienst" in den Raum hereingereicht. Eine weitere Möglichkeit besteht darin, die Ergebnisse digital über einen Computer oder ein Tablet an der passenden Stelle einzuspielen.

Auch hier zeigt sich, dass es keine allgemeine Antwort geben kann. Es spielen wieder die Möglichkeiten vor Ort und die methodischen Fähigkeiten der Trainerinnen eine entscheidende Rolle.

MERKE

Absprachen

Vor allem die individuellen Gegebenheiten und Besonderheiten vor Ort müssen gemeinsam vorab besprochen und geübt werden!

Umgang mit der Simulationsperson

Es müssen die grundsätzlich **geltenden Regeln zum Umgang mit Simulationspersonen** erläutert werden (vertiefend ➤ Kap. 3). Zudem müssen die speziellen Regeln für diese spezifische Simulation erklärt werden:

- Wie soll die Gewinnung von diagnostischem Material simuliert werden?
  Die Sicherheit der teilnehmenden Personen steht grundsätzlich an höchster Stelle. Es muss sichergestellt werden, dass die Teilnehmenden im Rahmen der Simulation nicht in übliche Routinen verfallen und die Darstellerin real punktiert wird. Dieses ist auch mit Erlaubnis der Darstellerin strikt untersagt. Sowohl die Teilnehmenden als auch die Darstellerin werden vor der Simulation deutlich darauf hingewiesen. In diesem Rahmen wird das gewünschte alternative Vorgehen erläutert. Das können zum Beispiel angedeutete Handlungsabläufe sein.
- Wie viel Körperkontakt ist erlaubt?
  Es wird im Vorfeld mit der Darstellerin abgesprochen, inwieweit Körperkontakt zugelassen wird und an welchen Körperstellen die Darstellerin berührt werden darf. Diese Informationen werden den Teilnehmenden ebenfalls transparent dargestellt. Im Rahmen dieses Szenarios ist nicht zu erwarten, dass es zu intimen Berührungen kommt, insofern ist hier mit keinem Konflikt bezüglich der realistischen Handlungen und der Sicherheit der Darstellerin zu rechnen.
- Wie weit darf entkleidet werden?
  Da die Patientin im Rahmen des Krampfanfalls gestürzt ist, besteht die Möglichkeit, dass sich die Pflegekraft zu einer (teilweisen) Entkleidung der Patientin entscheidet. Auch hier ist im Vorfeld mit der Darstellerin abzustimmen, inwieweit entkleidet werden darf. Um die Simulation möglichst realistisch verlaufen zu lassen, wäre es sinnvoll, eine Darstellerin auszuwählen, die mit einer Entkleidung bis auf die Unterwäsche einverstanden ist. Es darf hier zu keiner Zeit Druck auf die Darstellerin ausgeübt werden, sie darf ihre Einwilligung zu jeder Zeit zurückziehen, baut das dann aber im Sinne einer gelungenen Simulation zum Beispiel als Schamgefühl der Patientin in die Simulation ein.
- Welches Safe-Word gilt in dieser Simulation?
  Auch wenn es ein standardisiertes Safe-Word gibt, muss dieses vor jeder Simulation noch einmal explizit benannt und allen beteiligten Personen ins Gedächtnis gerufen werden. Alle Beteiligten sind in der Verantwortung, die Simulation bei Nennung des Wortes abzubrechen und den Schutz aller Personen zu gewährleisten. Dieses bezieht sich sowohl auf die Darstellerin als auch auf die agierende Teilnehmerin. Auch die Verwendung der Time Out-Karte wird im Vorfeld besprochen (vertiefend ➤ Kap. 5.1).

Der Ablauf der Simulation

Psychologische Sicherheit ist ein großer Gelingensfaktor in der Simulation (INACSL Standard Committee 2021). Um diese zu gewährleisten, muss auch der Ablauf an dieser Stelle vorgestellt werden.

Diese Simulation orientiert sich am Ablauf einer klassischen Simulation. Sie beginnt mit dem Briefing, in welchem die Schauspielpersonen (Patientin und Notfallsanitäterin) und die Teilnehmerin einzeln in ihre Rolle eingeführt werden. Unmittelbar darauf folgt die eigentliche Simulation, das Debriefing samt Evaluation schließt den gesamten Prozess ab.

Die restlichen Teilnehmenden sind zunächst stille Zuschauer, dürfen sich aber gegebenenfalls beim Debriefing unterstützend einbringen. Auch diese Option wird im Vorfeld besprochen und geklärt.

Diese Simulation verfolgt den Zweck, dass die Teilnehmerin sich selbst überprüfen und ihre eigenen Fähigkeiten und Fertigkeiten realistisch einschätzen kann. Sie erhält die Möglichkeit, ihre Entscheidungsfähigkeit und die Auswahl des richtigen Versorgungspfades zu erproben, dabei aber die Patientin stets im Blick zu behalten und die Erfordernisse der medizinischen Versorgung mit den Bedürfnissen der Patientin in Einklang zu bringen.

Briefing Schauspielperson

Rollenbeschreibung

Frau Lumos ist 54 Jahre alt und Grundschullehrerin mit Leib und Seele. Dennoch freut sie sich, dass gerade Ferien sind und sie sich etwas ausruhen kann. Seit einigen Tagen fühlt sie sich kränklich und befürchtet, einen Infekt zu bekommen. Sie hat das niemandem erzählt, da sie das nicht für relevant hält und sie auch keine Person ist, die wegen vermeintlicher Kleinigkeiten großes Aufsehen erregen möchte. Probleme löst sie gerne schnell und pragmatisch, ohne ein großes Theater darum zu machen.

Frau Lumos wohnt seit 25 Jahren eher ländlich in einem Vorort einer norddeutschen Großstadt. Sie ist glücklich mit einem Mann (Jonte, 56) verheiratet und hat zwei Kinder (Nina 22 und Tom 20), die beide in anderen Städten leben und arbeiten. Sie hat ein sehr gutes Verhältnis zu beiden Kindern und steht im engen Kontakt mit ihnen. Sie nimmt sich selbst als Frau wahr.

Sie ist seit 20 Jahren Lehrerin an der Grundschule in ihrem Wohnort und geht sehr in ihrem Beruf auf. Sie ist im Kollegium und bei Kindern und Eltern beliebt und wird als kompetent und engagiert wahrgenommen.

Sie war im bisherigen Leben nie ernsthaft krank und auch Erkältungen und Ähnliches kurierte sie ohne ärztliche Hilfe unkompliziert alleine aus. Sie nimmt alle empfohlenen Vorsorgeuntersuchungen und CheckUps zuverlässig war.

Vor 4 Wochen kam bei einem Routinecheck beim Hausarzt die Verdachtsdiagnose einer arteriellen Hypertonie auf, die vor 10 Tagen bestätigt wurde. Mit dieser Diagnose kann sie sich gar nicht anfreunden. Sie lebt sehr gesund, bewegt sich regelmäßig, hat kein Übergewicht und keine anderen Erkrankungen. Sie kann sich nicht erklären, warum gerade sie Bluthochdruck bekommen hat. Sie grübelt viel darüber und fühlt sich gar nicht wohl mit dieser Diagnose. Sie kann nur schlecht akzeptieren, dass sie nun krank ist und sie aus eigener Kraft nichts daran ändern kann. Sie ist aber pragmatisch genug, dass sie die verschriebene Medikation vorschriftsmäßig einnimmt.

Heute fühlt sie sich schlechter als die letzten Tage und plante daher, einen ruhigen Tag auf dem Sofa zu verbringen. Sie wollte nur vorher noch eben schnell Kartoffeln für das Mittagessen kaufen und ist daher schnell mit dem Fahrrad zum Supermarkt gefahren. Das letzte, woran sie sich erinnern kann, ist, dass sie im Supermarkt auf dem Boden liegt und ganz viele Menschen um sie herumstehen. Sie weiß nicht, was passiert ist, und kann die Situation überhaupt nicht einordnen. Ein Mann stellt sich mit seinem Namen vor, den hat sie aber vergessen, und sagt, er sei Notfallsanitäter und würde sich um sie kümmern. Der Notfallsanitäter war sehr nett zu ihr und hat sich sehr bemüht, sie zu beruhigen. Es wurde immer davon gesprochen, dass sie „gekrampft" habe und sie wurde mehrfach gefragt, ob sie Epileptikern sei. Das hat Frau Lumos noch mehr verunsichert, sie weiß nun gar nicht mehr, was mit ihr los ist, und bekommt langsam Angst.

Der nette Notfallsanitäter war während der ganzen Fahrt im RTW bei ihr und ist auch in der Notaufnahme bisher bei ihr geblieben, was ihr Halt und etwas Sicherheit gegeben hat.

Darstellung in der Simulation

Die Patientin ist aufgrund einer Hyponatriämie etwas verlangsamt in Denkprozess und Sprache. Sie ist zwar voll orientiert, spricht jedoch langsam und braucht Zeit, um Gehörtes zu verarbeiten und zu antworten.

Führend sind für die Patientin in der Situation die Angst, was mit ihr los ist, und die Scham, dass sie so in der Öffentlichkeit aufgefallen ist. Sie betont immer wieder, wie unangenehm es ihr ist, dass sie im Laden zusammengebrochen ist, und hat große Sorge, ob Schülerinnen oder Eltern ihrer Schule den Vorfall miterlebt haben könnten. Sie entschuldigt sich zudem immer wieder, dass wegen ihr ein so großer Aufwand betrieben werden müsse.

Gleichzeitig hat sie der Vorfall sehr verängstigt und sie stellt sich immer wieder die Frage, warum sie plötzlich gekrampft hat und ob es wieder passieren kann. Sie ist verunsichert und verängstigt. Sie fängt immer wieder davon an, dass sie doch immer gesund gewesen ist und immer gut auf sich aufgepasst hat, und nun bekommt sie „eine Krankheit nach der anderen". Erst spielt ihr Blutdruck nicht mehr mit und nun verliert sie auch noch die Kontrolle über ihr Bewusstsein.

Im Verlauf bittet sie darum, ihren Mann anrufen zu dürfen oder dass jemand ihren Mann informiert. Sie möchte ihn gerne schnell bei sich haben.

In der Versorgung ist die Patientin freundlich, gut führbar und lässt alle Maßnahmen zu.

Die Patientin hat sich beim Krampfanfall und dem einhergehenden Sturz nicht verletzt. Auf Nachfrage äußert sie aber anhaltende Kopfschmerzen und Übelkeit, die auch aktuell bestehen. Diese haben sich aber nicht verschlimmert. Zudem hat sie das Gefühl, krank zu werden. Sie fühlt sich seit ca. zwei Tagen müde und schlapp, als ob sie eine Grippe bekäme.

Darzustellende Vitalzeichen:

- Atemfrequenz: 14 Züge pro Minute
- Glasgow Coma Scale (GCS) 13, verlangsamt
- Schmerzeinschätzung anhand der Numerischen Rating Skala: 4

MERKE

Situation der Patientin

Die Patientin wollte eigentlich einen geruhsamen Tag verleben und ist nun völlig unerwartet öffentlich zusammengebrochen und in die Notaufnahme eingeliefert worden. Sie ist von Scham aufgrund des Aufruhrs und Angst aufgrund der Unbeherrschbarkeit der Situation besetzt. Sie erlebt eine große Hilflosigkeit und fehlende Selbstwirksamkeit.

Briefing Notfallsanitäter

Rollenbeschreibung

Thorben Meester ist ein sehr ruhiger, freundlicher Mann. Er arbeitet seit 8 Jahren als Notfallsanitäter und ist sehr versiert in seinem Job. Sein Wahlspruch lautet: „In der Ruhe liegt die Kraft". Dieses Motto trägt er nicht nur im Beruf, sondern auch im Leben vor sich her.

Herr Meester hat den Einsatz und die Patientin Frau Lumos folgendermaßen erlebt:

Gemeldet war eine hilflose Person im Supermarkt. An der Einsatzstelle, der Obst- und Gemüseabteilung des örtlichen Supermarktes, hat er Frau Lumos somnolent auf dem Boden liegend angetroffen. Umstehende berichteten, dass sie in sich zusammengesackt sei und dann begonnen habe, unkontrolliert mit Armen und Beinen zu zucken. In einer ersten orientierenden Untersuchung hat er keine Verletzungen erkennen können. Da sich schon ein paar Schaulustige angesammelt hatten, haben seine Kollegin und er Frau Lumos umgehend in den RTW gebracht und dort weiter versorgt.

Er konnte keinen Zungenbiss feststellen, sie hatte aber leicht eingenässt, was auf den ersten Blick kaum zu sehen ist.

Er hat eine Venenverweilkanüle in der rechten Ellenbeuge etabliert und 500 ml NaCl-Lösung langsam laufen lassen. Weitere Medikamente hat die Patientin nicht erhalten.

Frau Lumos ist im Verlauf der Behandlung zunehmend aufgeklart, bis zum jetzigen Status. Da sie zu Beginn der Versorgung noch sehr desorientiert war, konnte er keine zielführende Anamnese erheben.

Herr Meester führt die Übergabe nach dem „xABCDE-Schema" durch und übergibt dabei folgende Informationen (➤ Tab. 7.40).

DEFINITION

Das xABCDE-Schema

Das xABCDE Schema stellt eine strukturierte Vorgehensweise zur schnellen (Erst)Beurteilung und Behandlung von Patienten dar.

Priorisiert nach potenziell lebensbedrohlichen Symptomen oder Zuständen wird ein Patient eingeschätzt und es werden ggf. direkt Maßnahmen eingeleitet.

- x (Exsanguination): Suche nach lebensbedrohlichen Blutungen
- A (Airway): Überprüfung der Atemwege, Immobilisation der Halswirbelsäule
- B (Breathing): Überprüfung der Lungenbelüftung
- C (Circulation): Kreislauf- und Blutungskontrolle
- D (Disability): Einschätzung der neurologischen Funktionen
- E (Envorinment/Exposure): weitere (körperliche) Untersuchung, Einbezug von Umgebungsbedingungen

Das Schema kommt ursprünglich aus dem angloamerikanischen Raum, die englischsprachigen Begriffe wurden in der deutschen Übersetzung übernommen.

Im deutschen Rettungsdienst wird flächendeckend nach dieser Struktur gearbeitet.

Darstellung in der Simulation

Seine Übergabe an die Pflegefachperson erledigt Herr Meester ruhig, strukturiert und vollständig. Er gibt ihr die Möglichkeit, Fragen zu stellen und alle Informationen zu erhalten, die sie noch benötigt, um die Patientin bestmöglich versorgen zu können.

Tab. 7.40 Strukturierte Übergabe

Akronym	Auffälligkeiten
x (Exsanguination)	kein x
A (Airway)	kein A
B (Breathing)	Sättigung initial bei 89 %, unter 4 l O_2 bis auf 97 % gestiegen, mittlerweile ohne O_2 stabil bei 97 %
C (Circulation)	initial tachykard bei einer Frequenz von 130bpm, im Verlauf sinkend, aktuell bei 90bpm RR initial 150/90 mmHg letzter Wert vor 5 Minuten 130/90 mmHg
D (Disability)	Patientin initial postiktal somnolent mit einer GCS von 11, hat nach Angabe von Umstehenden generalisiert gekrampft, Patientin ist zunehmend aufgeklart, aktuell GCS von 13 BZ war bei 83 mg/dl
E (Environment/Exposure)	kein Zungenbiss, aber leicht eingenässt Temperatur 36,9 °C SAMPLER konnte nicht adäquat erfragt werden

Nach erfolgter Übergabe und der Weitergabe aller gewünschten Informationen verlässt Herr Meester den Raum und ist danach nicht mehr greifbar. Der Durchschlag des Rettungsdienstprotokolls wird vor Ort belassen (Beispiel siehe ➤ Abb. 7.27).

MERKE

Die Rolle des Notfallsanitäters

Der Notfallsanitäter wirkt beruhigend und unterstützt die Pflegekraft, die Situation zu überblicken. Er ist sehr kooperativ und folgt ihren Anweisungen.

Briefing Pflegefachperson

Die Pflegefachperson ist seit mehreren Jahren (angepasst an die Teilnehmerin der Simulation) examiniert und arbeitet gerne in ihrem Beruf. Sie fühlt sich in ihrer Notaufnahme sehr wohl und ist gut integriert.

Aktuell befindet sie sich in der Frühdienstwoche, es ist der dritte Dienst nach dem freien Wochenende und die letzten beiden Tage waren etwas stressiger als gewünscht, da sich Kolleginnen krankgemeldet haben. Es musste daher mit weniger Personal gearbeitet werden als geplant. Da sich das Team aber sehr gut gegenseitig unterstützt, konnte die Arbeit gut bewältigt werden.

Die Pflegefachperson hat in der Nacht gut geschlafen und freute sich sehr, als sie gehört hat, dass sich heute niemand aus der Schicht krankgemeldet hat, sodass die Notaufnahme gut besetzt ist. Sie arbeitet heute im internistischen und neurologischen Bereich, was ihr sehr entgegenkommt, da sie sich in den Fachbereichen besonders sicher fühlt.

Der Morgen ist bisher angenehm verlaufen, es war zwar beständig Arbeit zu verrichten, aber es ist nicht stressig geworden. Gerade hat sie mit einer netten Kollegin Pause gemacht und kommt nun entspannt und gut gelaunt in die Notaufnahme zurück.

Medizinischer Hintergrund zur Simulation

In dieser Simulation wurde die Patientin anamnestisch aufgrund einer arteriellen Hypertonie von der Hausärztin auf Hydrochlorothiazid (HCT) eingestellt. Dieses Medikament ist ein gängiges Präparat im Rahmen der arteriellen Hypertonie und wird demnach häufig verschrieben.

Bei der beschriebenen Patientin kommt die Hyponatriämie als mögliche Nebenwirkung von HCT zum Tragen. HCT wirkt im distalen Tubulus der Niere, indem es den Natrium-Chlorid-Cotransporter reversibel hemmt. Dadurch kommt es zu einer gesteigerten Ausscheidung von Natrium, Chlorid, Kalium und Bicarbonat. Osmotisch bedingt kommt es in der Folge zu einer erhöhten Wasserausscheidung.

Aufgrund der gesteigerten Diurese kann es als Nebenwirkung unter anderem zu einer Hyponatriämie kommen. Diese führt unbehandelt zunächst zu Be-

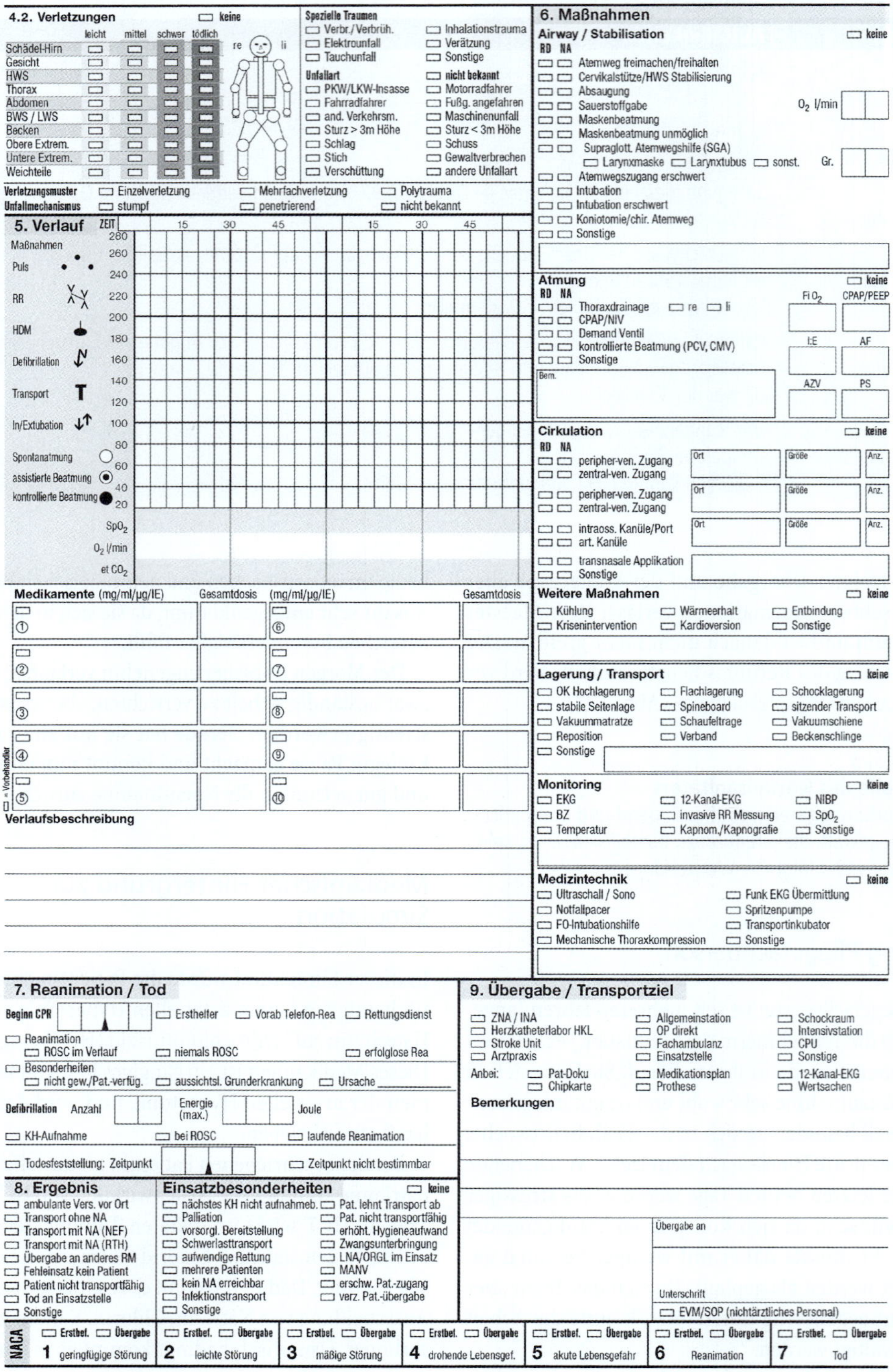

4.2. Verletzungen ☐ keine

	leicht	mittel	schwer	tödlich
Schädel-Hirn	☐	☐	☐	☐
Gesicht	☐	☐	☐	☐
HWS	☐	☐	☐	☐
Thorax	☐	☐	☐	☐
Abdomen	☐	☐	☐	☐
BWS / LWS	☐	☐	☐	☐
Becken	☐	☐	☐	☐
Obere Extrem.	☐	☐	☐	☐
Untere Extrem.	☐	☐	☐	☐
Weichteile	☐	☐	☐	☐

re li

Spezielle Traumen
☐ Verbr./Verbrüh. ☐ Inhalationstrauma
☐ Elektrounfall ☐ Verätzung
☐ Tauchunfall ☐ Sonstige

Unfallart ☐ **nicht bekannt**
☐ PKW/LKW-Insasse ☐ Motorradfahrer
☐ Fahrradfahrer ☐ Fußg. angefahren
☐ and. Verkehrsm. ☐ Maschinenunfall
☐ Sturz > 3m Höhe ☐ Sturz < 3m Höhe
☐ Schlag ☐ Schuss
☐ Stich ☐ Gewaltverbrechen
☐ Verschüttung ☐ andere Unfallart

Verletzungsmuster ☐ Einzelverletzung ☐ Mehrfachverletzung ☐ Polytrauma
Unfallmechanismus ☐ stumpf ☐ penetrierend ☐ nicht bekannt

5. Verlauf

ZEIT 15 30 45 15 30 45

Maßnahmen
Puls
RR
HDM
Defibrillation
Transport
In/Extubation
Spontanatmung
assistierte Beatmung
kontrollierte Beatmung

280 260 240 220 200 180 160 140 120 100 80 60 40 20

SpO_2
O_2 l/min
et CO_2

Medikamente (mg/ml/µg/IE) Gesamtdosis (mg/ml/µg/IE) Gesamtdosis

☐ ① ☐ ⑥
☐ ② ☐ ⑦
☐ ③ ☐ ⑧
☐ ④ ☐ ⑨
☐ ⑤ ☐ ⑩

☐ = Vorbehandler

Verlaufsbeschreibung

6. Maßnahmen

Airway / Stabilisation ☐ keine
RD NA
☐ ☐ Atemweg freimachen/freihalten
☐ ☐ Cervikalstütze/HWS Stabilisierung
☐ ☐ Absaugung
☐ ☐ Sauerstoffgabe O_2 l/min
☐ ☐ Maskenbeatmung
☐ ☐ Maskenbeatmung unmöglich
☐ ☐ Supraglott. Atemwegshilfe (SGA)
☐ Larynxmaske ☐ Larynxtubus ☐ sonst. Gr.
☐ ☐ Atemwegszugang erschwert
☐ ☐ Intubation
☐ ☐ Intubation erschwert
☐ ☐ Koniotomie/chir. Atemweg
☐ ☐ Sonstige

Atmung ☐ keine
RD NA
☐ ☐ Thoraxdrainage ☐ re ☐ li
☐ ☐ CPAP/NIV
☐ ☐ Demand Ventil
☐ ☐ kontrollierte Beatmung (PCV, CMV)
☐ ☐ Sonstige
Bem.
FiO_2 CPAP/PEEP
I:E AF
AZV PS

Cirkulation ☐ keine
RD NA
☐ ☐ peripher-ven. Zugang
☐ ☐ zentral-ven. Zugang Ort Größe Anz.
☐ ☐ peripher-ven. Zugang
☐ ☐ zentral-ven. Zugang Ort Größe Anz.
☐ ☐ intraoss. Kanüle/Port
☐ ☐ art. Kanüle Ort Größe Anz.
☐ ☐ transnasale Applikation
☐ ☐ Sonstige

Weitere Maßnahmen ☐ keine
☐ Kühlung ☐ Wärmeerhalt ☐ Entbindung
☐ Krisenintervention ☐ Kardioversion ☐ Sonstige

Lagerung / Transport ☐ keine
☐ OK Hochlagerung ☐ Flachlagerung ☐ Schocklagerung
☐ stabile Seitenlage ☐ Spineboard ☐ sitzender Transport
☐ Vakuummatratze ☐ Schaufeltrage ☐ Vakuumschiene
☐ Reposition ☐ Verband ☐ Beckenschlinge
☐ Sonstige

Monitoring ☐ keine
☐ EKG ☐ 12-Kanal-EKG ☐ NIBP
☐ BZ ☐ invasive RR Messung ☐ SpO_2
☐ Temperatur ☐ Kapnom./Kapnografie ☐ Sonstige

Medizintechnik ☐ keine
☐ Ultraschall / Sono ☐ Funk EKG Übermittlung
☐ Notfallpacer ☐ Spritzenpumpe
☐ FO-Intubationshilfe ☐ Transportinkubator
☐ Mechanische Thoraxkompression ☐ Sonstige

7. Reanimation / Tod

Beginn CPR ☐ Ersthelfer ☐ Vorab Telefon-Rea ☐ Rettungsdienst
☐ Reanimation
☐ ROSC im Verlauf ☐ niemals ROSC ☐ erfolglose Rea
☐ Besonderheiten
☐ nicht gew./Pat.-verfüg. ☐ aussichtsl. Grunderkrankung ☐ Ursache ____
Defibrillation Anzahl Energie (max.) Joule
☐ KH-Aufnahme ☐ bei ROSC ☐ laufende Reanimation
☐ Todesfeststellung: Zeitpunkt ☐ Zeitpunkt nicht bestimmbar

8. Ergebnis
☐ ambulante Vers. vor Ort
☐ Transport ohne NA
☐ Transport mit NA (NEF)
☐ Transport mit NA (RTH)
☐ Übergabe an anderes RM
☐ Fehleinsatz kein Patient
☐ Patient nicht transportfähig
☐ Tod an Einsatzstelle
☐ Sonstige

Einsatzbesonderheiten ☐ keine
☐ nächstes KH nicht aufnahmeb. ☐ Pat. lehnt Transport ab
☐ Palliation ☐ Pat. nicht transportfähig
☐ vorsorgl. Bereitstellung ☐ erhöht. Hygieneaufwand
☐ Schwerlasttransport ☐ Zwangsunterbringung
☐ aufwendige Rettung ☐ LNA/ORGL im Einsatz
☐ mehrere Patienten ☐ MANV
☐ kein NA erreichbar ☐ erschw. Pat.-zugang
☐ Infektionstransport ☐ verz. Pat.-übergabe
☐ Sonstige

9. Übergabe / Transportziel
☐ ZNA / INA ☐ Allgemeinstation ☐ Schockraum
☐ Herzkatheterlabor HKL ☐ OP direkt ☐ Intensivstation
☐ Stroke Unit ☐ Fachambulanz ☐ CPU
☐ Arztpraxis ☐ Einsatzstelle ☐ Sonstige
Anbei: ☐ Pat-Doku ☐ Medikationsplan ☐ 12-Kanal-EKG
☐ Chipkarte ☐ Prothese ☐ Wertsachen

Bemerkungen

Übergabe an
Unterschrift
☐ EVM/SOP (nichtärztliches Personal)

NACA						
☐ Erstbef. ☐ Übergabe	☐ Erstbef. ☐ Übergabe	☐ Erstbef. ☐ Übergabe	☐ Erstbef. ☐ Übergabe	☐ Erstbef. ☐ Übergabe	☐ Erstbef. ☐ Übergabe	☐ Erstbef. ☐ Übergabe
1 geringfügige Störung	2 leichte Störung	3 mäßige Störung	4 drohende Lebensgef.	5 akute Lebensgefahr	6 Reanimation	7 Tod

Abb. 7.27 Rettungsdienstprotokoll [V663]

schwerden wie zum Beispiel Übelkeit, Unwohlsein und Kopfschmerzen, die sich im weiteren Verlauf und der eskalierenden Elektrolytentgleisung zu generalisierten Krampfanfällen entwickeln können.

Angaben zum Simulationsszenario

Die Szene

Die Szene spielt in einer interdisziplinären Notaufnahme in einer mittelgroßen Stadt. Pro Schicht arbeiten hier 4 examinierte Pflegefachkräfte, 2 medizinische Fachangestellte und 2 Pflegehilfskräfte bzw. Notfallsanitäterinnen in 7 Behandlungsräumen und einem Schockraum. Am heutigen Tag ist das Team nach Plan besetzt.

Die Patientin befindet sich im Behandlungsraum 1. Sie wurde vom Rettungsdienst bereits auf die Untersuchungsliege umgelagert, die Fahrtrage wurde bereits durch den Rettungssanitäter zum Auto zurückgebracht, dieser wartet am Auto auf den Kollegen. Ein EKG und eine elektronische Blutdruckmessung werden aktuell über das EKG des Rettungsdienstes abgeleitet.

In der rechten Ellenbeuge liegt eine grüne Venenverweilkanüle, darüber läuft aktuell langsam eine 500 ml-VEL-Lösung.

Beginn und Ende

Beginn der Simulation: Die Pflegefachperson betritt das Behandlungszimmer.
Ende der Simulation: Die Ärztin betritt das Zimmer.

Tab. 7.41 Überblick Vitalzeichen in der Notaufnahme

Vitalzeichen	Wert
Herzfrequenz (HF)	110 Schläge pro Minute
Blutdruck (RR)	140/95 mmHg
Temperatur tympanal	36,9 °C
Blutzucker (BZ)	72 mg/dl
Atemfrequenz (AF)	14 Züge pro Minute
Glasgow Coma Scale (GCS)	13, verlangsamt
Schmerzeinschätzung anhand der Numerischen Rating Skala (NRS)	4

Tab. 7.42 Messwerte der erhobenen BGA

Laborparameter	Messwert
Kalium	3,8 mmol/l
Natrium	110 mmol/l
Chlorid	80,0 mmol/l
Calcium	1,0 mmol/l
Glucose	68 mg/dl

Durchführung der Simulation

In ➤ Tab. 7.43 wird die Simulaionsdurchführung beschrieben.

Tab. 7.43 Simulationsdurchführung

Erwarteter Ablauf	Antizipierte Abweichung	Hinweise
Die PFP betritt das Zimmer, führt eine hygienische Händedesinfektion durch.	Ggf. erst Vorstellung bei der Patientin.	
Die PFP begrüßt die Patientin und stellt sich selbst mit Namen und Funktion vor.		
Die PFP fordert die Übergabe vom Notfallsanitäter ein, hört aufmerksam zu und wiederholt das Gehörte.	Die PFP wiederholt das Gehörte nicht.	Weicht die PFP ab, können die Kriterien für eine sichere Kommunikation ggf. im Debriefing zur Sprache kommen. Das Rettungsdienstprotokoll wird in jedem Fall vom Notfallsanitäter übergeben.

Tab. 7.43 Simulationsdurchführung *(Forts.)*

Erwarteter Ablauf	Antizipierte Abweichung	Hinweise
Die PFP schließt die Patientin an den Klinikmonitor an und erhebt weitere relevante Werte: • HF (EKG) • RR (inital + NIBD) • SpO_2 • AF • Temp. • GCS/WASB • NRS	Ggf. entscheidet sich die PFP schon jetzt für das Leitsymptom „Bewusstseinsstörung" Ggf. misst die PFP manuell den Blutzucker.	Der Notfallsanitäter verlässt die Szene, sobald sein Gerät wieder frei ist.
Die PFP entscheidet sich für das Leitsymptom „Bewusstseinsstörung".	Die PFP entscheidet sich für ein anderes Leitsymptom → z. B. Leitsymptom Kopfschmerz.	Bei abweichendem Leitsymptom erzählt die Patientin vom gerade erlebten Krampfanfall und ihrer großen Angst vor einem weiteren. Sie ist dabei weiter spürbar verlangsamt.
Die PFP erhebt eine Patientenanamnese. Sie geht dabei auf die Patientin ein und versucht, ihr Angst und Scham zu nehmen.	Die PFP geht nicht auf die Sorgen der Patientin ein.	Geht die PFP nicht auf die Sorgen der Patientin ein, beginnt diese zu weinen und vermehrt darum zu bitten, ihren Mann herbeizurufen.
Die PFP kotrolliert den vom NFS gelegten Venenverweilzugang und entscheidet darüber, ob dieser belassen wird oder ob sie einen neuen legt.		Für das Debriefing Hausstandard beachten, ob ein Wechsel gefordert ist.
Die PFP nimmt eine BGA inkl. Elektrolyten und Blutzucker ab und kontrolliert die Werte umgehend. Sie erklärt der Patientin alle Maßnahmen und wartet die Einwilligung ab.	Der Patientin werden die Maßnahmen nicht oder nicht verständlich erläutert.	Werden die Maßnahmen nicht erläutert, reagiert die Patientin verängstigt und wehrt die Maßnahme zunächst ab. Sie wird dabei in keiner Weise körperlich oder verbal aggressiv. Die vorbereiteten Werte werden über den besprochenen Weg eingespielt.
Die PFP erkennt die Hyponatriämie und nimmt diese als akute Gefährdung für die Patientin wahr.	Die PFP nimmt die Hyponatriämie nicht wahr oder schätzt sie nicht als bedrohlich ein.	Es kommt zu keiner Eskalation der Situation. Wird die Hyponatriämie nicht als akute Gefährdung wahrgenommen, muss dieses im Debriefing aufgegriffen werden.
Die PFP informiert die Ärztin, ohne die Patientin allein im Zimmer zu lassen.	Die PFP verlässt das Zimmer, um die Ärztin zu informieren.	Es kommt zu keiner Eskalation. Wird die Patientin allein im Zimmer belassen und demnach die mögliche Dynamik der Situation nicht korrekt eingeschätzt, muss dieses im Debriefing aufgegriffen werden.
Die PFP bereitet die Anmeldung eines CT/MRT vor.		

Debriefing der Simulation

Nach Beendigung der Simulation findet ein strukturiertes Debriefing auf Grundlage des 3D-Debriefingmodells nach Zigmont, Kappus und Sudikoff (2011) statt. Die Teilnehmerin erhält hier die Möglichkeit, ihr Vorgehen kritisch zu reflektieren und Erkenntnisse für ihr zukünftiges berufliches Handeln zu gewinnen. Folgende Leitfragen können hier unterstützend eingesetzt werden (➤ Tab. 7.44).

Tab. 7.44 Beispielfragen an die Simulationsperson

Phase des 3D-Modells	mögliche Fragen
Defusing	• Wie haben Sie sich im Szenario gefühlt? • Wie haben Sie sich damit gefühlt, allein in der Situation zu sein?
Discovering	• Wie haben Sie die Zusammenarbeit mit dem Notfallsanitäter wahrgenommen? Haben Sie sich umfassend informiert gefühlt? • Sie haben sich für die Arbeit nach dem Leitsymptom „Bewusstseinsstörung" entschieden. Was hat Sie zu dieser Entscheidung bewogen? • Warum haben Sie sich für die Kontrolle dieser Blutwerte entschieden? • Die Patientin hat sich sehr geschämt, war das für Sie eine Herausforderung? Wie sind Sie damit umgegangen? • Haben Sie damit gerechnet, dass die Patientin so reagieren würde?
Deepening	Wenn Sie in Zukunft in eine ähnliche Situation geraten würden, wie würden Sie sie bewältigen?
Summary	Welches ist der wichtigste Aspekt, den Sie heute für sich aus dieser Simulation mitnehmen?

LITERATUR

Becker T, Schirsching W, Tröger M, Wilpsbäumer S. DKG-Fachmodule Notfallpflege Modulübersicht. 2022 (ohne Verlag)

Deutsche Krankenhausgesellschaft (Hrsg.). DKG-Empfehlung für die Weiterbildung Notfallpflege. 2019 (ohne Verlag)

Dietz-Wittstock M. Notfallpflege – was ist das eigentlich? In: Dietz-Wittstock M, Kegel, M, Glien P, Pin M (Hrsg.). Notfallpflege – Fachweiterbildung und Praxis. Berlin, Heidelberg: Springer, 2022. S. 12–14.

Gaupp R. Classroom vs. in-situ simulation. In: Felicia P (Hrsg.). Proceeding oft h 6th European conference on game-based learning. Academic Publishing International, 2012 S. 619–622. Reading: Academic Conferences Ltd.

INACSL Standard Committee. Healthcare Simulation Standards Of Best Practice – Prebriefing: Preparation and Briefing. Clinical Simulation in Nursing 2021 (58): 9–13. https://doi.org/10.1016/j.ecns.2021.08.008

Kegel M. Fachweiterbildung Notfallpflege. In: Lackner C, Dormann H, Sheikhzadeh S, Gries A. Das ZNA-Buch. Aufbau, Organisation und Management der zentralen Notaufnahme. Berlin: Medizinisch Wissenschaftliche Verlagsgesellschaft, 2024. S. 355–360.

Schnabel K. Simulation aus Fleisch und Blut: Schauspielpatienten. In: Breuer G, St.Pierre M (Hrsg.). Simulation in der Medizin. Grundlegende Konzepte – Klinische Anwendung. Berlin, Heidelberg: Springer, 2018. S. 125–130.

Zigmont JJ, Kappus LJ; Sudikoff SN. The 3D model of Debriefing: Defusing, Discovering, and Deepening. In: Seminars in perinatology. 2011;35(2): 52–58.

KAPITEL

Daniela Schlosser

8 Kompetenzorientiertes Prüfen im Rahmen der Simulation

In der heutigen dynamischen Arbeitswelt ist die **berufliche Handlungskompetenz** zu einem zentralen Begriff geworden, der die Grundlage für erfolgreiches Handeln in verschiedenen Berufsfeldern bildet. Sie umfasst nicht nur das Fachwissen und die Fertigkeiten, die für die Ausübung eines Berufs erforderlich sind, sondern auch die sozialen, personalen und methodischen Kompetenzen, die es Individuen ermöglichen, in komplexen und unvorhersehbaren Situationen angemessen zu reagieren. Dabei sind berufliche Handlungskompetenz und lebenslanges Lernen eng miteinander verknüpft. Um den sich ständig verändernden Anforderungen in der Berufswelt begegnen zu können, erfordert es kontinuierliche Weiterbildung im Sinne des lebenslangen Lernens.

Dieses Kapitel skizziert den Begriff der beruflichen Handlungskompetenz, beleuchtet ihre verschiedenen Dimensionen und -stufen und zeigt im weiteren Verlauf auf, wie sie in der Pflegebildung z. B. im Rahmen von Zwischenprüfungen oder Weiterbildungen (im Sinne des lebenslangen Lernens) konkret angebahnt, beobachtet und gemessen werden kann.

Kompetenzen im PflBG

Die Ausbildung in der Pflege erfolgt kompetenzorientiert. Dies ist durch § 5 des PflBG geregelt. Innerhalb dieses Gesetzes wird konkretisiert, dass die Ausbildung zur Pflegefachperson die *„selbstständige, umfassende und prozessorientierte Pflege von Menschen aller Altersstufen in akut und dauerhaft stationären sowie ambulanten Pflegesituationen erforderlichen fachlichen und personalen Kompetenzen einschließlich der zugrundeliegenden methodischen, sozialen, interkulturellen und kommunikativen Kompetenzen und der zugrunde liegenden Lernkompetenzen sowie der Fähigkeit zum Wissenstransfer und zur Selbstreflexion"* befähigen soll. Eine Konkretisierung dieser Kompetenzen wird in den Anlagen 1 und 2 der zugehörigen PflAPrV vorgenommen. Anlage 1 regelt dabei die „Kompetenzen für die Zwischenprüfung nach § 7" (➤ Kap. 8.1). Anlage 2 organisiert indes die „Kompetenzen für die staatliche Prüfung nach § 9 zur Pflegefachfrau oder zum Pflegefachmann". Beiden gemein ist die Darstellung der Kompetenzen in fünf Kompetenzbereiche (folgend wörtlich zitiert aus den Anlagen 1 und 2 der PflAPrV):

I. Pflegeprozesse und Pflegediagnostik in akuten und dauerhaften Pflegesituationen verantwortlich planen, organisieren, gestalten, durchführen, steuern und evaluieren.

II. Kommunikation und Beratung personen- und situationsorientiert gestalten.

III. Intra- und interprofessionelles Handeln in unterschiedlichen systemischen Kontexten verantwortlich gestalten und mitgestalten.

IV. Das eigene Handeln auf der Grundlage von Gesetzen, Verordnungen und ethischen Leitlinien reflektieren und begründen.

V. Das eigene Handeln auf der Grundlage von wissenschaftlichen Erkenntnissen und berufsethischen Werthaltungen und Einstellungen reflektieren und begründen.

Zusätzlich werden in § 37 PflBG die Ziele für die hochschulische Qualifikation niedergelegt – auch diese sind in fünf Kompetenzbereiche untergliedert, welche in Anlage 5 PflAPrV formuliert sind. Wenngleich sich die Kompetenzbereiche zwischen Ausbildung und Studium inhaltlich sehr ähneln, so gehen die Ziele der akademischen Bildung noch etwas weiter, indem z. B. Entscheidungen „wissenschaftsbasiert" getroffen, „vertieftes Wissen über Grundlagen der Pflegewissenschaft" angewendet oder „Forschungsgebiete erschlossen" werden sollen. Zusätzlich gehört die Mitwirkung an der „Entwicklung von Qualitätsmanagementkonzepten, Leitlinien und Expertenstandards" zu den Aufgaben einer akademisch qualifizierten Pflegefachperson (§ 37 PflBG Abs. 3).

Die im PflBG für ALLE Lernenden (unabhängig ob berufsschulisch oder hochschulisch qualifiziert) *„erforderlichen fachlichen und personalen [...] einschließlich der zugrundeliegenden methodischen, sozialen, interkulturellen und kommunikativen Kompetenzen"* sowie die *„zugrunde liegenden Lernkompetenzen sowie [die] Fähigkeit zum Wissenstransfer und zur Selbstreflexion"* lassen sich dabei nicht immer direkt einem der fünf Kompetenzbereiche aus der PflAPrV zuordnen. Vielmehr werden alle erforderlichen Kompetenzen in jedem dieser fünf Kompetenzbereiche überprüft, wenngleich sicherlich Schwerpunkte erkennbar sind (z. B. soziale Kompetenzen vornehmlich in Kompetenzbereich II). Es stellt sich jedoch die Frage, inwiefern diese Vielfalt an Kompetenzen im Rahmen einer simulativen Lernumgebung abgebildet und geprüft werden kann? Dieser Frage widmen sich die folgenden Kapitel. Doch zuvor sei ein Blick auf den *Begriff der Kompetenz* und das Verständnis von Kompetenz geworfen.

Kompetenzverständnis und -definitionen

„Ein endgültiges Kompetenzverständnis, eine abschließende Kompetenzdefinition kann und wird es nicht geben" (Erpenbeck, Grote und Sauter 2017). Im deutschsprachigen Raum gilt jedoch die Prämisse, dass **Kompetenz als subjektbezogenes Konstrukt** gilt, welches einem Individuum zugeschrieben wird. Sie ermöglicht selbstorganisiertes, verantwortungsvolles Handeln sowie eigenständige (kreative) Problemlösung (Erpenbeck, Grote und Sauter 2017). Dabei ist die Kompetenz als solche nicht beobachtbar. Vielmehr wird sie einem Subjekt (Lernenden) von einem Beobachtenden (Beurteilenden/Lehrenden) zugeschrieben. Diese Zuschreibung erfolgt auf der Grundlage einer gezeigten Performanz (der Lernenden). Kompetenz ist dabei nicht mit Qualifikation zu verwechseln, welche sich auf normierbare Prüfungssituationen und „gegenwärtig vorhandene Fähigkeiten" fokussiert. Kompetenz geht über Qualifikation hinaus. Sie umfasst auch die Selbstorganisation des Handelns, die kognitiven Prozesse zur kreativen Lösungsfindung, die Bereitschaft und Motivation „entsprechende Leistungen hervorzubringen" (Erpenbeck, Grote und Sauter 2017). Oftmals werden derartige Fähigkeiten erst in Form von Reflexionsgesprächen oder dem Modeling mit Metalog deutlich. Beim Modeling mit Metalog demonstrieren die Lernenden ihr Vorgehen und erklären dabei detailliert, welche Schritte sie unternehmen und welche Überlegungen ihnen dabei durch den Kopf gehen. Dadurch werden die mentalen kognitiven Prozesse, die während des Handelns ablaufen, sichtbar und nachvollziehbar (Helmke 2014).

Kompetenzen beinhalten Qualifikationen (➤ Abb. 8.1).

Die berufliche Handlungskompetenz im PflBG

Die Unterscheidung von Kompetenzen in Teilkompetenzen geht auf den Anthropologen Heinrich Roth zurück. Er unterscheidet erstmalig, bereits im Jahre 1976, die Dimensionen Selbstkompetenz, Sachkompetenz und Sozialkompetenz voneinander (Roth 1976). Auf diese Dimensionen baute dann die Kultusministerkonferenz (KMK) auf, welche seit 1996 den Begriff der beruflichen Handlungskompetenz in den Mittelpunkt stellt. Die Anbahnung beruflicher Handlungskompetenz kann als zentraler Bildungsauftrag der Berufsbildung sowohl im theoretischen als auch im praktischen Teil verstanden werden (Dütthorn 2014). Auch in der jüngst veröffentlichten *„Handreichung für die Erarbeitung von Rahmenlehrplänen der Kultusministerkonferenz für den berufsbezogenen Unterricht in der Berufsschule und ihre Abstimmung mit Ausbildungsordnungen des Bundes für anerkannte Ausbildungsberufe"* definiert die KMK (2021) die berufliche Handlungskompetenz folgendermaßen:

„Handlungskompetenz wird verstanden als die Bereitschaft und Befähigung des Einzelnen, sich in beruflichen, gesellschaftlichen und privaten Situationen sachgerecht durchdacht sowie individuell und sozial verantwortlich zu verhalten". Sie *„entfaltet sich in den Dimensionen von Fachkompetenz, Selbstkompetenz und Sozialkompetenz."*

Fachkompetenz beinhaltet die *„Bereitschaft und Fähigkeit, auf der Grundlage fachlichen Wissens und Könnens Aufgaben und Probleme zielorientiert, sachgerecht, methodengeleitet und selbstständig zu lösen und das Ergebnis zu beurteilen."*

Selbstkompetenz ist definiert als die *„Bereitschaft und Fähigkeit, als individuelle Persönlichkeit die Ent-*

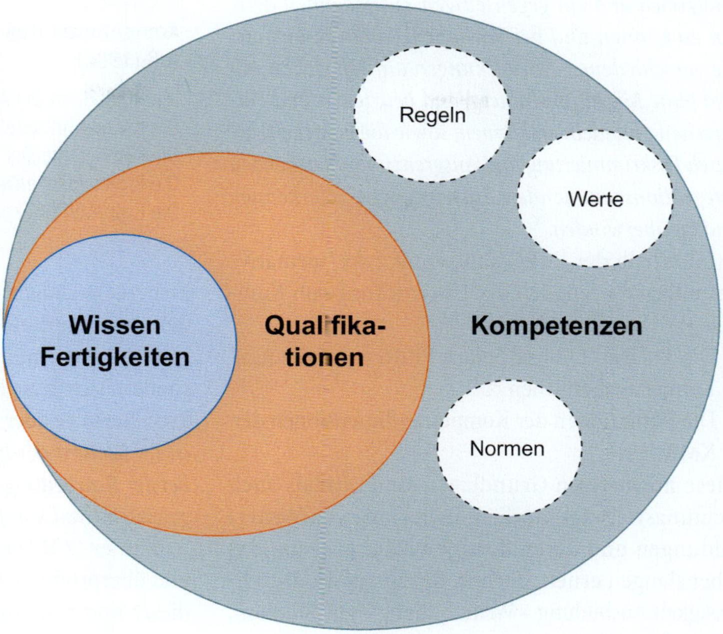

Abb. 8.1 Verhältnis von Kompetenzen, Qualifikationen, Wissen und Fertigkeiten (nach Erpenbeck, Grote und Sauter 2017) [G1489/L143].

wicklungschancen, Anforderungen und Einschränkungen in Familie, Beruf und öffentlichem Leben zu klären, zu durchdenken und zu beurteilen, eigene Begabungen zu entfalten sowie Lebenspläne zu fassen und fortzuentwickeln. Sie umfasst Eigenschaften wie Selbstständigkeit, Kritikfähigkeit, Selbstvertrauen, Zuverlässigkeit, Verantwortungs- und Pflichtbewusstsein. Zu ihr gehören insbesondere auch die Entwicklung durchdachter Wertvorstellungen und die selbstbestimmte Bindung an Werte."

Sozialkompetenz meint die „*Bereitschaft und Fähigkeit, soziale Beziehungen zu leben und zu gestalten, Zuwendungen und Spannungen zu erfassen und zu verstehen sowie sich mit anderen rational und verantwortungsbewusst auseinanderzusetzen und zu verständigen. Hierzu gehört insbesondere auch die Entwicklung sozialer Verantwortung und Solidarität.*"

„*Methodenkompetenz, kommunikative Kompetenz und Lernkompetenz sind immanenter Bestandteil von Fachkompetenz, Selbstkompetenz und Sozialkompetenz.*"

Methodenkompetenz ist dabei die „*Bereitschaft und Fähigkeit zu zielgerichtetem, planmäßigem Vorgehen bei der Bearbeitung von Aufgaben und Problemen (zum Beispiel bei der Planung der Arbeitsschritte).*"

Kommunikative Kompetenz illustriert die „*Bereitschaft und Fähigkeit, kommunikative Situationen zu verstehen und zu gestalten. Hierzu gehört es, eigene Absichten und Bedürfnisse sowie die der Partner wahrzunehmen, zu verstehen und darzustellen.*"

Lernkompetenz ist definiert als die „*Bereitschaft und Fähigkeit, Informationen über Sachverhalte und Zusammenhänge selbstständig und gemeinsam mit anderen zu verstehen, auszuwerten und in gedankliche Strukturen einzuordnen. Zur Lernkompetenz gehört insbesondere auch die Fähigkeit und Bereitschaft, im Beruf und über den Berufsbereich hinaus Lerntechniken und Lernstrategien zu entwickeln und diese für lebenslanges Lernen zu nutzen.*"

Mit einem Rückgriff auf die Ausführungen zur beruflichen Handlungskompetenz im PflBG wird deutlich, dass diese sich ebenfalls auf die Definitionen der KMK stützen. Jedoch bleibt eine Kernkompetenz bisher unberücksichtigt: Die interkulturelle Kompetenz. An dieser Stelle sei auf Kostorz (2023) verwiesen. Dieser definiert die **interkulturelle Kompetenz** in Anlehnung an das Teilhabe- und Integrationsgesetz NRW (TIntG NRW) folgendermaßen: Sie „*umfasst die Fähigkeit, insbesondere in beruflichen Situationen mit Menschen mit und ohne Migrationshintergrund* *erfolgreich und zur gegenseitigen Zufriedenheit agieren zu können und bei Vorhaben, Maßnahmen etc. die verschiedenen Auswirkungen auf Menschen mit und ohne Migrationshintergrund beurteilen und entsprechend handeln zu können, sowie die Fähigkeit, die durch Diskriminierung und Ausgrenzung entstehenden integrationshemmenden Auswirkungen zu erkennen und zu überwinden."*

Innerhalb des PflBG sind somit zwei normative Grundlagen bezüglich der Überprüfung von Kompetenzen handlungsleitend:

1. Die Anlagen 1, 2 und 5 nach PflBG mit ihren fünf Kompetenzbereichen.
2. Die Definitionen der Kompetenzdimensionen der KMK.

Diese normativen Grundlagen sind oftmals auch richtungsweisend für die Entwicklung von Weiterbildungen und deren dortige Prüfungen, um das lebenslange Lernen, auch in Bezug auf die Durchlässigkeit Ausbildung – Weiterbildung – ggf. Studium, so anschlussfähig wie möglich zu gestalten.

Kompetenzstufen in der Pflege

Die Lernenden absolvieren während ihrer Ausbildung/ihres Studiums mehrere praktische Einsätze und sammeln folglich pflegerische Erfahrungen. Erfahrung und Kompetenz sind dabei eng miteinander verbunden, da praktische Erfahrungen oftmals die Grundlage für die Entwicklung und Vertiefung von Fähigkeiten und Wissen bilden. Je mehr Erfahrungen die Lernenden in einem bestimmten Bereich sammeln, desto umfangreicher werden ihre Kompetenzen, da sie eher in der Lage sind, theoretisches Wissen in der pflegerischen Berufspraxis anzuwenden und zu reflektieren.

Dreyfuß und Dreyfuß (1986) veröffentlichten zur Entwicklung von Kompetenzen ein erstes Modell. Dabei fokussieren sie den Kompetenzerwerb im Kontext der (Erfahrungs-)zeit. Diesem Modell nach erfährt eine lernende Person beim Erwerb und Vertiefen von Fähigkeiten **fünf verschiedene Kompetenzstufen,** welche sich mit der Dauer der Beschäftigungszeit verändern.

MERKE

Kompetenzstufen nach Dreyfuß und Dreyfuß (1986)

Die Anfängerin/Der Anfänger
Die Fortgeschrittene/Der Fortgeschrittene
Die Kompetente/Der Kompetente
Die Professionelle/Der Professionelle
Die Expertin/Der Experte

Zu berücksichtigen ist jedoch, dass die beruflich Handelnden innerhalb ihres Kompetenzerwerbs nicht generell auf einer Kompetenzstufe verortet sind, sondern sich diese Kompetenzstufen immer auf konkrete Bereiche oder Situationen beziehen. *„Die Person ist im Kontext der in der Arbeit ablaufenden Prozesse bei der Bearbeitung von Aufgabenstellungen zu einem gewissen Grad kompetent"* (Becker et al. 2007).

Benner (2017) entwickelte dieses Modell weiter und überprüfte im Rahmen einer qualitativen Studie dieses Kompetenzmodell innerhalb der Pflege. Dazu arbeitete sie mit in der Pflege beschäftigten Akteuren und berücksichtigte bei der Auswahl der Studienteilnehmenden die Erfahrungswerte (unerfahren bis hin zu langjähriger Beschäftigung). Sie bestätigt das Modell von Dreyfuß und Dreyfuß und verdeutlicht nochmals die situative Gebundenheit. Eine Pflegefachperson kann folglich auf einer Intensivstation für erwachsene Menschen professionell agieren, würde aber ggf. in einem ambulanten, pädiatrischen Setting wieder als (fortgeschrittene) Anfängerin agieren müssen. Benner (2017) stellt folglich klar, dass das Modell von Dreyfuß und Dreyfuß „kein Eigenschafts- oder Begabungsmodell" ist. Sie entwickelt dieses Modell auf der Grundlage ihrer Forschungsergebnisse weiter und gibt Hinweise auf das Zusammenwirken von Erfahrungsdauer und Kompetenzstufe. Laut Benner befindet sich ein Lernender im ersten Ausbildungsjahr auf der Stufe des Anfängers und erreicht erst mit dem Ablegen der Prüfung die zweite Kompetenzstufe des Fortgeschrittenen. Dies liegt u. a. daran, dass sich die Einsätze innerhalb der pflegerischen Ausbildung ca. alle vier bis acht Wochen verändern und somit kaum situative Kompetenzen innerhalb eines Berufsfeldes angebahnt werden können. Für den beruflichen Einsatz von jüngst eingemündeten Pflegefachpersonen bedeutet dies, dass sie noch Unterstützung in ihrem neuen Berufsfeld benötigen. Sie brauchen beispielsweise Hilfe beim Setzen von Prioritäten, da sie zunächst mit allgemeinen Richtlinien arbeiten und beginnen, wiederkehrende, bedeutende Muster innerhalb ihrer beruflichen Tätigkeit zu erkennen (Benner 2017). Besonders herausfordernde Situationen können im Rahmen von schulischen (simulativen) Settings jedoch exemplarisch geübt werden (wenngleich sie sich in der Berufspraxis anders zeigen können).

Für die Prüfung in simulativen Lernumgebungen bedeutet dies, dass die Lehrenden den Mut zur Exemplarität benötigen, um komplexe, berufliche Situationen innerhalb einer Simulation realitätsnah abbilden zu können. Je komplexer eine simulative Lernumgebung ist, desto umfangreicher ist die Möglichkeit der Performanz der Lernenden. Und je mehr Performanz sichtbar wird, desto besser lässt sich die zugeschriebene, subjektive Kompetenz der Lernenden dokumentieren.

Mögliche Gestaltung von kompetenzorientierten Prüfungen

Für die Gestaltung von kompetenzorientierten Prüfungen innerhalb der Pflege seien auch vor dem Hintergrund der vorangegangenen Ausführungen folgende Aspekte erwähnt:

MERKE

Kernaussagen zum Prüfen in simulativen Lernumgebungen

Innerhalb einer simulativen Lernumgebung können lediglich exemplarische Situationen abgebildet werden und somit auch nur begrenzt Kompetenzen durch die gezeigte Performanz beobachtet bzw. dem Subjekt zugeschrieben werden.

Die erwarteten Kompetenzen, die innerhalb dieser Simulation beobachtet werden sollen, sind zuvor im Rahmen eines Messinstrumentes (z. B. Beobachtungsbogen) festzulegen.

Die Festlegung der Kompetenzen erfolgt auf der Grundlage der Ausführungen des PflBG, der PflAPrV (oder der entsprechenden Weiterbildungsordnung) sowie der Dimensionen der beruflichen Handlungskompetenz.

Es ist folglich eine Operationalisierung der zu erwartenden Kompetenzen (Kompetenzbereich aus den Anlagen der PflAPrV und Kompetenzdimension der KMK) bezugnehmend auf das exemplarische Szenario, welches simuliert wird, notwendig.

Das Messinstrument, mit dem die Kompetenzen beobachtet und dokumentiert werden sollen, sollte handhabbar für die Prüfenden gestaltet werden.

Das Messinstrument ist zu validieren (Misst es zuverlässig die zu überprüfenden Kompetenzen? Ist es vom Prüfenden unabhängig anwendbar?). Hierzu sind Vortests oder kommunikative Validierungsprozesse mit Kolleginnen zu empfehlen.

LITERATUR

Becker M, Luomi-Messerer K, Markowitsch J, Spöttl G. Berufliche Kompetenzen sichtbar machen. Arbeitsprozessbezogene Beschreibung von Kompetenzentwicklungen als Beitrag zur ECVET-Problematik. BWP, 2007,26(3): S. 17–21.

Benner P. Stufen zur Pflegekompetenz. Bern: hogrefe, 2017.

Dreyfuß LH, Dreyfuß SE. Künstliche Intelligenz: Von den Grenzen der Denkmaschine und dem Wert der Intuition. Reinbek bei Hamburg: Rowohlt, 1986.

Dütthorn N. Pflegespezifische Kompetenzen im europäischen Bildungsraum. Göttingen: V & R-unipress, 2014.

Erpebeck J, Grote S, Sauter, W. Einführung. In: J. Erpenbeck J, Rosenstiel L von, Grote S, Sauter W (Hrsg). Handbuch Kompetenzmessung. Stuttgart: Schäffer-Poeschel Verlag, 2017: S. IX-XXXVIII.

Helmke A. Unterrichtsqualität und Lehrerprofessionalität. Seelze-Velber: Klett Kallmeyer, 2014.

Kultusministerkonferenz. Handreichung für die Erarbeitung von Rahmenlehrplänen der Kultusministerkonferenz für den berufsbezogenen Unterricht in der Berufsschule und ihre Abstimmung mit Ausbildungsordnungen des Bundes für anerkannte Ausbildungsberufe. 2021. Verfügbar unter: https://www.kmk.org/fileadmin/veroeffentlichungen_beschluesse/2021/2021_06_17-GEP-Handreichung.pdf (letzter Zugriff: 27.08.2024)

Kostorz P. Ausbildungsrecht in der Pflege. Einführung in das Pflegeberufegesetz und die Ausbildungs- und Prüfungsverordnung. Stuttgart: Kohlammer, 2023.

Roth H. Pädagogische Anthropologie. Entwicklung und Erziehung, Grundlagen einer Entwicklungspädagogik. Band 2. Hannover: Schroedel Verlag, 1976.

8.1 Beispiel zur Umsetzung einer Zwischenprüfung im Rahmen der Ausbildung zur Pflegefachperson

Doreen Strzys

Neben ihrer Rolle als Lehrmethode hat die Simulation auch als Prüfungsinstrument in der Pflegeausbildung an Bedeutung gewonnen. Bekannte Prüfungsformen, wie Klausuren oder mündliche Prüfungen, fokussieren sich auf das theoretische Wissen der Lernenden. Simulationen ermöglichen eine andere Form der Beurteilung des Ausbildungsstandes von Lernenden, indem sie das Wissen, die praktischen Fähigkeiten und die Entscheidungsfindung in komplexen Situationen gleichzeitig bewertbar machen.

In einer **simulativen Zwischenprüfung** werden die Lernenden mit praxisnahen Szenarien konfrontiert, die sie innerhalb der vorgegebenen Prüfungszeit lösen müssen. Voraussetzung dafür ist es, diese anhand der Kompetenzen für die Zwischenprüfung nach § 7 der Ausbildungs- und Prüfungsverordnung für die Pflegeberufe, Anlange 1, zu entwickeln. Die Lernenden zeigen in der Simulationsprüfung nicht nur ihre fachliche Durchführungskompetenz, sondern auch kommunikative Kompetenzen mit der zu pflegenden Person, ihre Teamarbeit und die Fähigkeit, Entscheidungen zu treffen. Dies bietet eine umfassende Einschätzung der Kompetenzen der Lernenden und gibt Aufschluss über deren aktuellen Ausbildungsstand. (Strzys 2023)

Vorteile und Herausforderungen der Simulation als Zwischenprüfung

Die Verwendung von Simulationen als Prüfungsform bietet zahlreiche Vorteile. Einer der größten ist die Möglichkeit, **standardisierte Prüfungsbedingungen** zu schaffen, in denen an alle Auszubildenden die gleichen Anforderungen gestellt werden. Dadurch wird eine gerechtere und objektivere Bewertung ermöglicht. Zudem fördert die Simulation das Lernen durch Handeln, wodurch die Verknüpfung von Theorie und Praxis gestärkt wird.

Jedoch bringt die Implementierung von Simulationen als Prüfungsinstrument auch Herausforderungen mit sich. Dazu zählen der hohe organisatorische und finanzielle Aufwand, die Notwendigkeit von qualifiziertem Personal zur Durchführung und Bewertung der Prüfungen sowie die technische Ausstattung. Darüber hinaus könnte die intensive Prüfungssituation für Lernende stressig sein und sich negativ auf ihre Leistung auswirken. Daher ist es wichtig, dass die Simulationen sorgfältig geplant und durchgeführt werden, um faire und aussagekräftige Ergebnisse zu gewährleisten.
Grundsätzlich sieht das Konzept der Simulation vor, den Lernenden einen Schonraum zum Lernen und Weiterentwickeln zu ermöglichen. Die Auszubildenden erhalten durch die geschützten Rahmenbedingungen die Chance, aus Fehlern zu lernen (Schipf 2021). Diese Grundhaltung darf auch bei der Durchführung der Zwischenprüfung in Form einer Simulation nicht verloren gehen. Der Gedanke, für eine Prüfung beurteilt zu werden, löst bei Auszubildenden erfahrungsgemäß Stress aus. Es wird an dieser Stelle auf §7 der Ausbildungs- und Prüfungsverordnung verwiesen. Demnach dient die Zwischenprüfung zur **Lernstandserhebung** und soll dazu beitragen, die Auszubildenden in ihrem weiteren Ausbildungsverlauf zu fördern und zu unterstützen. Ein Nichtbestehen der Prüfung hat keinen direkten Einfluss auf den weiteren Ausbildungsverlauf. Diese Grundhaltung gilt es weiterhin den Auszubildenden zu vermitteln, damit der Grundgedanke des Lernens von praktischen Fähigkeiten in Form einer **positiven Fehlerkultur** im dritten Lernort gewahrt bleibt.

Die Integration von Simulationen in die Pflegeausbildung und als Teil der Zwischenprüfung stellt einen wichtigen Schritt im Rahmen einer praxisorientierteren und kompetenzbasierten Ausbildung dar. Die kontinuierliche Weiterentwicklung der Methoden und Technologien in diesem Bereich wird dazu beitragen, die Ausbildung und Prüfung von Lernenden weiter zu verbessern und sie optimal auf die Herausforderungen ihres Berufs vorzubereiten.

8.1.1 Theoretische Grundlagen zur Szenariengestaltung und Erstellung des Prüfungsformates

Im Folgenden werden die theoretischen Grundlagen der Simulation als Prüfungsinstrument, verschiedene Anwendungsbereiche in der Pflegeausbildung sowie ein konkretes Beispiel näher beleuchtet.

Rahmenbedingungen

In diesem Abschnitt werden die grundsätzlichen Rahmenbedingungen kurz thematisiert. Grundvoraussetzung für eine simulative Zwischenprüfung ist die erfolgreiche Implementierung von Simulationen in das Curriculum der Schule.

Eine weitere Voraussetzung für die Durchführung ist ein Simlab mit einem hohen Grad an Realität und einer entsprechenden technischen Ausstattung (Regieraum, Kameratechnik, funktionierende medizinische Geräte etc.). Simulationen mit einem hohen Grad an Realität führen zu größeren Lerneffekten bei den Auszubildenden (Kim, Park und Shin 2016). Auch die Zwischenprüfung ist Bestandteil des Lernprozesses und benötigt für einen größtmöglichen Lernerfolg einen hohen Grad an Realität. Zusätzlich lassen sich die Auszubildenden erfahrungsgemäß besser auf das Prüfungsformat ein, wenn die Simulation und die Prüfungssituation möglichst realistisch sind.

Des Weiteren stellt sich die Frage, ob die Prüfung an einem Low-, High-fidelity **Simulator** oder realen **Schauspielenden** durchgeführt wird. Nach Johnson, Scott und Franks (2020) löst eine Simulation mit Schauspielenden zunächst mehr Unsicherheit und Angst aus, führt im Nachhinein allerdings zu einem größeren Zuwachs des Selbstbewusstseins und der kommunikativen Kompetenz. Die reale Kommunikation wird hierfür als Hauptfaktor gesehen. Für die praktische Umsetzung gilt es abzuwägen, welche Kompetenzen schwerpunktmäßig geprüft werden sollen, und anhand derer die Rahmenbedingungen für das Szenario festzulegen. Die Durchführung an einem Simulator bietet eine höhere Konstanz hinsichtlich des Prüfungsablaufs. Die Durchführung mithilfe von Schauspielenden dagegen spiegelt durch seine Dynamik und Veränderlichkeit innerhalb und zwischen den Prüfungen eine praxisnähere Situation wider (DGSiM 2019). Schauspielende können das Prüfungsgeschehen individuell beeinflussen und damit den Grad der Realität erhöhen. Jedoch lassen sich nicht alle Pflegeanlässe an Schauspielenden erproben. Generell steht die Vergleichbarkeit der einzelnen Prüfungen im Fokus dieses Formats. Ebenfalls gilt es zu bedenken, dass beim Einsatz von Schauspielenden für Prüfungssituationen über ein adäquates Ausfallmanagement nachgedacht werden muss.

Darüber hinaus werden zur Durchführung der Prüfung zwei Lehrende benötigt. Damit ist ein prüfungskonformes Vorgehen gewährleistet. Es empfiehlt sich sehr, dass die Lehrenden in der Methode der Simulation geschult sind und über entsprechende Qualifikationen verfügen. Lehrende fungieren bei Simulationen als Lernbegleiterinnen. Über den Einbezug von Praxisanleitenden als Prüfende kann an dieser Stelle nachgedacht werden.

Gesetzliche Anforderungen

Der folgende Abschnitt behandelt schwerpunktmäßig die gesetzlichen Anforderungen anhand der Ausbildungs- und Prüfungsverordnung sowie des Pflegeberufegesetzes für die Pflegeberufe. Nach Paragraph 6 Absatz 5 des Pflegeberufegesetzes (PflBG) erfolgt zum Ende des zweiten Ausbildungsdrittels die Zwischenprüfung. Paragraph 7 der Ausbildungs- und Prüfungsverordnung (PflAPrV) macht darüber hinaus weitere Angaben zur inhaltlichen Ausgestaltung. Das Gesetz beinhaltet keine Vorgaben zum genauen Ablauf der praktischen Zwischenprüfung. Somit ergibt sich für Pflegeschulen die Möglichkeit, die Zwischenprüfung auch als Simulationsprüfung durchzuführen. Dabei müssen die anzubahnenden Kompetenzen des ersten und zweiten Ausbildungsdrittels nach Anlage 1 abgeprüft werden (Fachkommission nach §53 PflBG 2019).

§ 7 Zwischenprüfung
Gegenstand der Zwischenprüfung nach § 6 Absatz 5 des Pflegeberufegesetzes ist die Ermittlung des Ausbildungsstandes zum Ende des zweiten Ausbildungsdrittels. Die Zwischenprüfung erstreckt sich auf die in Anlage 1 zur Vermittlung im ersten und zweiten Ausbildungsdrittel aufgeführten Kompetenzen. Die Ausbildung kann unabhängig vom Ergebnis der Zwischenprüfung fortgesetzt werden. Soweit nach dem Ergebnis der Zwischenprüfung die Erreichung des Ausbildungsziels gefährdet ist, prüfen der Träger der praktischen Ausbildung und die Pflegeschule gemeinsam mit der oder dem Auszubildenden, welche Maßnahmen im Rahmen der Ausbildung zur Sicherung des Ausbildungserfolgs erforderlich sind, und ergreifen diese. Das Nähere zur Zwischenprüfung regeln die Länder. (Fachkommission nach §53 PflBG 2019)

8

Kompetenzanforderungen in der Zwischenprüfung

Der Aufbau der Simulation gibt vor, wie komplex das Szenario ist und welche Aufgaben Auszubildende in der Prüfung bewältigen müssen. Die Prüfung orientiert sich an dem Lernstand der Auszubildenden. Im Simulationsdesign und damit dem Aufbau der Simulation wird bestimmt, welche Kompetenzen bei den Lernenden gefördert werden sollen (Jeffries und Rodgers 2021).

Für das beispielhafte Simulationsszenario werden die zu fördernden Kompetenzen der Ausbildungs- und Prüfungsverordnung für die Pflegeberufe (PflAPrV 2018) zugrunde gelegt. Die Anlage 1 zu § 7 Absatz 2 (PflAprV 2018) beschreibt in fünf Hauptkategorien die zu fördernden Kompetenzen für die Zwischenprüfung nach § 7 PflAprV.

Die zu fördernden Kompetenzen der PflAPrV werden weitergehend nach den Kompetenzbereichen der Kultusministerkonferenz (2021) strukturiert und anhand der Taxonomiestufen nach Bloom (Bloom et al. 1976, zit. n. Schmal 2017) inhaltlich ausformuliert.

8.1.2 Beispielhaftes Prüfungsszenario

Das folgende Prüfungsszenario zeigt die beispielhafte praktische Umsetzung der Zwischenprüfung in Form einer simulationsbasierten Prüfung. Weitere Simulationsszenarien lassen sich angelehnt entwickeln.

Das Szenario eignet sich für Prüfungszwecke, da es an den aktuellen Ausbildungsstand der Auszubildenden angepasst ist und sich **kompetenzorientiert prüfen** lässt. Die Abweichung zwischen zwei Prüfungen wird durch die inhaltliche Gestaltung geringgehalten, sodass eine hohe Vergleichbarkeit hergestellt werden kann. Zudem verlangt es von den Auszubildenden Fähigkeiten in den zuvor beschriebenen Kompetenzbereichen.

Ablauforganisation

Die Prüfungszeit beträgt insgesamt 60 Minuten. Die Prüfung erfolgt als Einzelprüfung und teilt sich in **fünf Schritte** auf (➤ Abb. 8.2). Zu Beginn erhalten die Auszubildenden ein schriftliches Dokument zum zeitlichen Ablauf und alle notwendigen Informationen zum Prüfungsszenario (Fallsituation, Kurve der zu Pflegenden, Pflegeplanung etc.).

In der praktischen Durchführung absolvieren die Auszubildenden die Prüfungsanforderungen und durchlaufen das Simulationsszenario. Dabei haben sie jederzeit Zugriff auf eventuell benötigte Materialien und ihnen steht ein Pflegearbeitswagen oder Ähnliches zur Verfügung. Sie haben zudem die Möglichkeit, sich Hilfe durch eine Kollegin einzufordern oder Rücksprache mit einer Ärztin zu halten. Diese jeweiligen Rollen können durch die Prüfenden kurz übernommen werden oder es stehen zusätzlich Schauspielende mit Fachkenntnissen dafür zu Verfügung. Nach circa **30 Minuten** verlassen die Auszubildenden den praktischen Teil selbstständig oder die Prüfenden beenden diesen Prüfungsteil. Danach haben die Auszubildenden in der Phase der vorbereitenden Reflexion die Möglichkeit, sich auf das anschließende Prüfungsgespräch vorzubereiten. Dabei reflektieren sie sich strukturiert anhand von Leitfragen. (Und zwar anhand eines bekannten theoretischen Modells aus der Ausbildung). Als beispielhaftes Reflexionsmodell eignet sich der Reflexionszyklus nach Korthagen (2002). Hierbei wird zunächst die Handlung beschrieben, bevor eine Rückschau auf die Handlung erfolgt. Die Auszubildenden beziehen sich im weiteren Verlauf auf die wesentlichen Aspekte ihrer Handlung. Dadurch wird eine Fokussierung erzielt. Diese Schwerpunktlegung ist für ein zeitlich knappes Reflexionsgespräch sehr vorteilhaft. Auch das Benennen von Handlungsalternativen im nächsten Schritt prüft eine zentrale Kompetenz der Auszubildenden ab. Der letzte Schritt des Ausprobierens ist für die Prüfung jedoch eher nebensächlich und darf zurückgestellt werden.

Folgende **Leitfragen** eignen sich grundsätzlich zur Reflexion:
- Welche Aufgaben hatte ich innerhalb der praktischen Prüfung?
- Warum habe ich mich für den von mir gezeigten Ablauf entschieden?
- Was ist mir gut gelungen und warum?
- Was ist mir nicht gut gelungen und warum nicht?
- In welchen Momenten bin ich von meinem geplanten Handeln abgewichen und warum?
- In welchen Momenten war ich überfordert und warum?

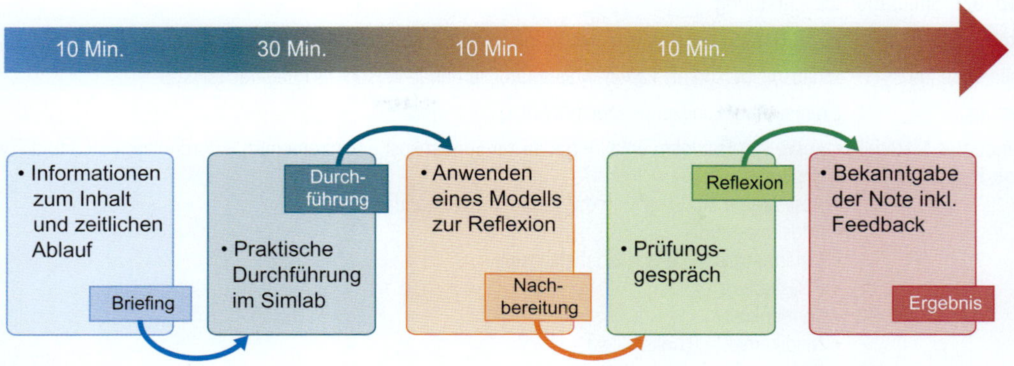

Abb. 8.2 Ablauforganisation [M1658/L143]

- Was würde ich beim nächsten Mal verändern und wie würde sich die Situation dann verändern?

Danach erfolgt das Prüfungsgespräch mit den Prüfenden. Hierbei bietet sich eine Anlehnung an das Reflektionsgespräch der praktischen Abschlussprüfung an. Anschließend wird die Note bekanntgegeben. Erst an dieser Stelle erfolgt das inhaltliche Feedback. Es dient zur persönlichen Weiterentwicklung und Stärkung des Lernzuwachses. Das Debriefing entfällt in der praktischen Zwischenprüfung. Nach Hustad et al. (2019) stellt das Debriefing einen wesentlichen Faktor zur Stärkung des Selbstbewusstseins dar, da hier Raum und Zeit für Feedback ist. In Anbetracht dieser Annahme ist es unerlässlich, den Auszubildenden ein wertschätzendes Feedback am Ende der Prüfung zukommen zu lassen, um so den positiven Nutzen von Simulationen zu erhalten und das Vertrauensverhältnis zu wahren. Die Abbildung (➤ Abb. 8.2) visualisiert den Ablauf als einen möglichen zeitlichen Ablauf.

Exemplarisches Simulationsszenario

Nachfolgend wird das exemplarische Simulationsszenario vorgestellt (➤ Tab. 8.1, ➤ Tab. 8.2, ➤ Tab. 8.3). Das entwickelte Szenario lässt sich an einem Simulator oder mithilfe einer Schauspielerin umsetzen. Im Fall der Schauspielerin wird dieser das gesamte Simulationsszenario zur Vorbereitung auf das Szenario vorab zur Verfügung gestellt. Zusätzlich findet vor dem Prüfungstag im Abstand von circa vier Wochen ein Einführungsgespräch mit den schauspielenden Personen statt. Hier werden die Räumlichkeiten gezeigt und erste Fragen können gezielt beantwortet werden. Des Weiteren unterzeichnen die Schauspielenden die Datenschutzvereinbarung sowie die Schweigepflichterklärung.

Mithilfe der Szenario-Informationen lässt sich ein konkretes **schulinternes Prüfungsformat** erstellen, das sich vom Aufbau und der Materialgestaltung an vorherigen Simulationsszenarien orientiert und damit von der visuellen Gestaltung her den Auszubildenden bekannt und vertraut ist. So entspricht beispielsweise der Aufbau der Patientenkurve dem Aufbau der Patientenkurve aus den Praxiseinrichtungen der jeweiligen Schule und ist deckungsgleich mit vorherigen Simulationsszenarien. Wenn der Simulator eingesetzt wird, lässt sich eine PEG-Sonde meist unkompliziert am Bauch des Simulators anbringen. Spielt eine Schauspielerin das Szenario, kann die PEG-Sonde ebenfalls mittels Pflaster und Wundverband am Bauch befestigt werden und ein Ableitungsbeutel wird seitlich angebracht und leitet die Sondenkost und die Medikamente ab. Die Schauspielerin kann ein hautfarbenes Oberteil tragen, wodurch zum einen die Intimsphäre stärker gewahrt bleibt und zum anderen der Ableitungsschlauch für die Auszubildenden weniger sichtbar ist. Sowohl das Alter des Simulators als auch der Schauspielerin sollte dem Alter von Frau Blohm optisch entsprechen. Da das Szenario im Langzeit- beziehungsweise ambulanten Setting stattfindet, wird das Simlab entsprechend gestaltet. Das bedeutet, dass die Möbel altersentsprechend ausgewählt werden. Es wird darauf geachtet, dass das Zimmer authentisch

Tab. 8.1 Simulationsbeschreibung

Titel	„Zum Glück muss ich die vielen Medikamente jetzt nicht mehr schlucken!"
Teilnehmende	Schauspielperson als Patientin/Simulator, lernende Person als Pflegefachperson
Setting	Zimmer einer Langzeitpflegeeinrichtung
Benötigtes Material bzw. Requisiten	• Kurve von Fr. Blohm (inkl. Angaben zur Sondenkost, Medikamenten, Anordnungen etc.) und Pflegeplanung • Assessment zur Erhebung des Ernährungszustandes • Infusionsständer • Ernährungspumpe und Überleitsystem • PEG-System • Sondenkost • Medikamente (Look-Alikes) • Kleidung für. Fr. Blohm/Raumdeko
Ausgangslage und Situationsbeschreibung	Sie arbeiten in der ambulanten Pflege und betreuen die Wohnanlage „Königshof". Hier leben ältere Menschen mit einem Pflegebedarf weitgehend selbstständig in ihren Wohnungen. Die 70-jährige Frau Margarethe Blohm lebt seit 2 Jahren in der betreuten Wohnanlage „Königshof" und wird aufgrund ihres reduzierten Allgemeinzustandes und eines fortgeschrittenen Ösophaguskarzinoms, verbunden mit eingeschränkter Nahrungsaufnahme, vom ambulanten Pflegedienst grundpflegerisch versorgt. Im letzten Monat hat Frau Blohm stark an Gewicht verloren, war kachektisch und zeigte deutliche Zeichen von Schwäche. Sie lag viel im Bett, war müde und erschöpft. Um langfristig eine adäquate Ernährung sicherzustellen und ihren Zustand zu stabilisieren, wurde ihr vor sieben Tagen im örtlichen Krankenhaus eine PEG-Sonde (perkutane endoskopische Gastrostomie) gelegt. Frau Blohm wurde gestern Abend aus dem Krankenhaus zurück in ihre Wohnung in der Wohnanlage verlegt. Sie betreuen Frau Blohm im Spätdienst und begegnen einer noch erschöpften, aber auch erleichterten Frau. *„Zum Glück muss ich die vielen Medikamente jetzt nicht mehr schlucken. Ich hatte schon immer solche Schmerzen dabei. Hoffentlich werde ich wieder etwas fitter und behalte meine Selbstständigkeit. Zumindest so viel, wie davon noch übrig ist"*, sagt Ihnen Frau Blohm, als Sie die Wohnung betreten.
Vitalparameter und Körpermaße	Größe: 1,70 m Gewicht: 53 kg RR 110/75 mmHg Puls 60 S/min Temp. 36,4 °C
Medikation	Nexium MUPS 40 mg: 1–0–1–0 Ramipril 2,5 mg: 1–0–0–0 Xipamid 20 mg: 1–0–0–0 Pregabalin 50 mg: 1–1–1–0 Fentanyl (TTS) 25 µg/h: 1–0–0–0 (Wechsel alle 3 Tage) Movicol Btl.: 1–0–1–0 Sondenkost (Hochkalorisch 2000 ml tägl., 150 ml/h)
Kurzbiografie	Frau Blohm hat zwei erwachsene Töchter, ihr Mann Gustav ist vor drei Jahren verstorben. Frau Blohm hat als Floristin gearbeitet. Sie interessierte sich auch in ihrer Freizeit für die Gartenarbeit und verbrachte viel Zeit in ihrem Kleingarten. Ihre Töchter kommen sie regelmäßig besuchen und sind sehr besorgt um den Zustand ihrer Mutter. Sie vermissen ihre lebensfrohe Art und machen sich Sorgen, weil ihre Mutter kaum noch Nahrung zu sich nehmen kann.
Hinweise zum Verhalten der schauspielenden Patienten/des Simulators	Verhalten Sie sich authentisch und reagieren Sie angemessen insbesondere auf die Schulungshinweise. Fachliche Kenntnisse Ihrerseits sind keine Voraussetzung. Bei Unklarheiten stellen Sie der lernenden Person entsprechende Fragen. Reagieren Sie grundsätzlich freundlich und kooperativ. Bei offensichtlichem Fehlverhalten dürfen Sie Ihren Unmut zum Ausdruck bringen.

8

Tab. 8.2 Simulationsablauf

Erwarteter Ablauf der Simulation	Mögliche Abweichungen	Mögliche Hinweise
Begrüßung mit Vorstellung, Ablaufinformationen werden gegeben und Verschaffen eines Gesamtüberblicks	Keine Begrüßung und fehlende Informationen	Fr. Blohm stellt entsprechende Fragen beim Ausbleiben der erwarteten Handlung
Abhängen des Überleitsystems • Händedesinfektion, Anziehen von unsterilen Einmalhandschuhen • Überleitsystem wird abgehangen, vorübergehendes Schließen der Klemme • Sonde wird gespült • Fr. Blohm Informationen geben und mit dem Handling der Sonde vertraut machen (Material erklären etc.)	• Hygienemängel • Kein Arbeiten auf Augenhöhe • Überleitsystem wird erst nach Medikamentengabe abgehangen (kein Fehler)	Fr. Blohm wirkt verunsichert und fragt sehr viel nach
Medikamentengabe • Einhalten der hygienischen Grundprinzipien • Vorbereitung der PEG (Durchgängigkeit sicherstellen) • Medikamente werden einzeln aufgelöst • Medikamente werden einzeln mit Zwischenspülung (10 ml) über die PEG verabreicht • Nachspülung der PEG-Sonde (20 ml)	• Medikamente werden zusammen aufgelöst oder gemörsert • Keine Zwischenspülung • Keine Nachspülung • Mangelhafte Hygiene	Es erfolgt keine Reaktion von Fr. Blohm aus Unwissenheit, Nachfragen zur Richtigkeit des Ablaufs situativ aber möglich • Ggf. fragen, warum so viel Wasser in den Magen gegeben wird.
Ernährungsassessment wird durchgeführt (z. B. Mini Nutritional Assessment; MNA long-form) • Informationen werden gegeben und die Durchführung erfolgt gemeinsam mit Fr. Blohm • Es können Rückfragen gestellt werden	• Assessment wird fehlerhaft durchgeführt • Keine Durchführung • Kein Einbezug von Fr. Blohm • Unruhige Situation	Es erfolgt keine Reaktion von Fr. Blohm aus Unwissenheit, Nachfragen zur Richtigkeit des Ablaufs situativ aber möglich
Verabschiedung und Verlassen der Situation • Hinweise zu erneutem Schulungstermin	• Fehlende Verabschiedung und fehlende Informationsgabe • Keine Dokumentation etc. • Kein Aufräumen der Materialien	Fr. Blohm reagiert unfreundlich und abweisend bei fehlerhaftem Handeln • Ggf. nachfragen, ob es das jetzt war und ob die Auszubildende sich sicher sei, dass sie die Technik beherrsche.

Tab. 8.3 Aufgabenstellung

Aufgabenstellung für die lernende Person	• Versorgen Sie Frau Blohm im Rahmen des Spätdienstes. • Hängen Sie den leeren Sondenkostbeutel ab und schulen Sie Frau Blohm im eigenständigen Umgang mit der PEG-Sonde, insbesondere dem Abtrennen des Ernährungssystems nach Beendigung der Sondenkostgabe. • Verabreichen Sie die Medikamente über die PEG. • Ermitteln Sie den aktuellen Ernährungszustand von Frau Blohm.

wirkt und sich Fotos und persönliche Gegenstände von Frau Blohm im Zimmer befinden. Damit es den Auszubildenen leichter fällt, Alltagsgespräche zu gestalten, können sich im Zimmer Hinweise auf mögliche Hobbies wiederfinden (z. B. Häkelmaterialien, Kochbücher, Blumen, Radio mit Musik, Schmuck und Kleidung). Je detaillierter und realistischer das Zimmer gestaltet wird, desto leichter fühlen sich die Auszubildenden in die Prüfungssituation ein. Gleichzeitig sollte es nicht zu überfordernd sein.

8.1.3 Begründungen zum Simulationsablauf

Zur Sicherstellung eines fachlich korrekten Ablaufs und zur Ausformulierung von geeigneten Beurteilungskriterien erfolgt ein kurzer literaturbasierter Handlungsablauf zum Prüfungsszenario.

Der grundsätzliche **Aufbau** gliedert sich folgend in die **Phasen der Vorbereitung, Durchführung und Nachbereitung.**
Ein zentraler Prüfungsaspekt ist das korrekte Abhängen des Überleitsystems vor oder nach der Medikamentengabe sowie die Medikamentengabe an sich. Der Ablauf orientiert sich an der S-3 Leitlinie der DGEM zur Verabreichung parenteraler Ernährung (Bischoff et al. 2024).

1. **Vorbereitung**
   - **Überprüfen der Maßnahme:** Richtigkeit der Tätigkeit wird in der Kurve bzw. den Anordnungen überprüft.
   - **Zu pflegende Person informieren:** Zu Pflegende wird über den Ablauf informiert und liegt in Oberkörperhochlage im Bett oder sitzt alternativ auf einem Stuhl.
   - **Händehygiene:** Hygienische Händedesinfektion.
   - **Materialien bereitlegen:** Desinfektionsmittel, unsterile Handschuhe, Spülflüssigkeit, Unterlage, Verschlusskappe, Klemme etc.
2. **Abschalten der Ernährungspumpe**
   - Ernährungspumpe ausschalten
   - Klemme schließen: Auslaufen von Sondenflüssigkeit wird vermieden.
3. **Abhängen des Überleitsystems**
   - **Verbindung lösen:** Trennen des Verbindungsschlauchs des Überleitsystems von der PEG-Sonde.
   - **PEG-Sonde spülen:** Die Sonde wird mit mindestens 20 ml Spülflüssigkeit gespült (z. B. stilles Mineralwasser).
   - **Sonde verschließen:** Verschließen der offenen Verbindung der PEG-Sonde mit einer sterilen Verschlusskappe.
4. **Nachbereitung**
   - **Sondenkostbeutel und Überleitsystem entsorgen**
   - **Händehygiene erneut durchführen**

Anschließend erfolgt die Gabe der angeordneten Medikamente.

1. **Vorbereitung der Medikamentengabe**
   - **Überprüfen der Maßnahme:** Richtigkeit der Tätigkeit wird in der Kurve bzw. den Anordnungen überprüft.
   - **Händehygiene:** Hygienische Händedesinfektion.
   - **Zu Pflegenden informieren:** Zu Pflegende wird über den Ablauf informiert und liegt in Oberkörperhochlage im Bett oder sitzt alternativ auf einem Stuhl.
   - **Materialien bereitlegen:** Tablettenmörser, verordnete Medikamente, 20-ml-Spritzen zum Spülen und Verabreichen, Behältnis zum Auflösen der Medikamente, frisches Trinkwasser.
2. **Unterbrechung der Sondennahrung**
   Vor der Medikamentengabe muss die Zufuhr der Sondennahrung pausiert werden. Dies verhindert mögliche Wechselwirkungen zwischen Nahrung und Medikamenten und reduziert das Risiko einer Verstopfung der Sonde.
3. **Vorbereitung und Verabreichung der Medikamente**
   - **Sondengängigkeit der Medikamente prüfen:** Nicht alle Medikamente sind für die Gabe über die Sonde geeignet. Eine vorherige Abklärung ist deswegen besonders wichtig. Einige Arzneiformen, wie magensaftresistente oder retardierte Präparate, dürfen nicht geteilt oder zerkleinert werden, da dies ihre Wirksamkeit beeinträchtigen kann.
   - **Medikamente:** Jedes Medikament wird separat zerkleinert und in Wasser aufgelöst. Die gleichzeitige Zubereitung mehrerer Medikamente im gleichen Behältnis kann zu unerwünschten chemischen Reaktionen führen und ist deswegen nicht zulässig.
   - **Verabreichung:** Nach dem Spülen der Sonde mit 20–40 ml Wasser werden die Medikamente langsam verabreicht. Zwischen den einzelnen Medikamenten wird die Sonde mit 5–10 ml Wasser gespült, um eine Reaktion der Medikamente miteinander zu vermeiden.
4. **Nachbereitung**
   Nach Abschluss der Medikamentengabe ist eine Spülung der Sonde mit 20 ml Wasser erforderlich. Dadurch wird sichergestellt, dass keine Medikamentenreste in der Sonde verbleiben. Durch Medikamentenreste könnte die Wirkung verrin-

gert werden oder die Sonde verstopfen. (Bischoff et al. 2024)

Folgend werden die Oberkategorien des Ernährungsassessments genannt. Für das Szenario wird das MNA in langer Form gewählt. (DGEM 2020)

Das Mini Nutritional Assessment – Long Form (MNA-LF) ist ein standardisiertes Assessment zur Einschätzung des Ernährungszustands älterer Menschen. Es eignet sich für die meisten Versorgungssettings. 18 Fragen gliedern sich in vier Hauptbereiche.

Items des MNA-LF

1. **Erhebung körperlicher Messwerte**
2. **Allgemeiner Gesundheitszustand**
3. **Ernährungsbezogene Aspekte**
4. **Subjektive Einschätzung des Ernährungszustands**

Auswertung des MNA-LF

Die erzielten Punkte werden aus den vier Bereichen summiert und in drei Kategorien eingeteilt. Das MNA-LF hilft Pflegenden, frühzeitig eine Mangelernährung zu erkennen und entsprechende Maßnahmen einzuleiten.

Zuletzt erfolgt eine kurze Darstellung der wesentlichen Aspekte für eine gelungene Schulungssequenz. Grundsätzlich werden Schulungen immer individuell auf die zu Pflegenden abgestimmt. Eine hohe Praxisnähe und Verständlichkeit sind ebenfalls essenziell. (Reusch et al. 2024)

1. **Vorbereitung**
   - Schulungsbedarf erfassen (z. B. Diagnose, Therapie, Wissensstand)
   - Schulungsmaterialien bereitlegen (Broschüren, Modelle, Videos)
   - Ruhige Umgebung schaffen
2. **Schulung durchführen**
   Einleitung:
   - Begrüßung, Ziel der Schulung erklären
   - Motivation der zu Pflegenden klären
   Wissensvermittlung:
   - Informationen einfach und verständlich erklären
   - Schriftliche oder visuelle Hilfsmittel nutzen
   Praktische Übung:
   - Zu Pflegende aktiv einbeziehen (z. B. Materialien vorbereiten lassen)
   - Feedback geben und Fragen klären
3. **Nachbereitung**
   - Verständnis überprüfen (z. B. wiederholen lassen)
   - Fragen klären
   - Weiterführende Hilfen anbieten und Motivation stärken

Alle Ablaufbeschreibungen sind **exemplarisch** und dienen als Orientierung. Eine ausführliche Begründung des Simulationsablaufs sichert die fachliche Richtigkeit und gibt den Prüfenden Sicherheit bei der Prüfungsbewertung.

8.1.4 Zu prüfende Kompetenzen

Durch das Prüfungsszenario lassen sich folgende Kompetenzen prüfen (➤ Tab. 8.4).

Kriteriengeleitete Beurteilung anhand der Kompetenzformulierungen

Nach Beendigung der Reflexion erfolgt die Beurteilung der Zwischenprüfung in Form einer Notengabe und eines Feedbacks durch beide Prüfenden. Die Pflegehandlungen der Auszubildenden lassen sich sowohl in Form von pflegerischen Einzelhandlungen als auch übergreifend beurteilen. Pflegehandlungen, die rein technisch sind (z. B. das Verabreichen von Medikamenten über die PEG), lassen sich objektiv beurteilen. Bei Pflegehandlungen mit einem kommunikativen Fokus besteht eine größere Gefahr der abweichenden Beurteilung zwischen zwei Prüfenden.

Zur Beurteilung bieten sich die Kompetenzen gemäß § 5 Abs. 1 des PflBG (2017) zur Bewertung an. Die kriteriengeleitete Beurteilung der Kompetenzformulierungen orientiert sich an der Handreichung für Praxisanleiterinnen und Praxisanleiter im Rahmen der Projekte NEKSA und CURAP (Walter und Bohrer 2020). Nachfolgend werden fünf Kompetenzen exemplarisch inhaltlich so ausformuliert, dass eine Beurteilung anhand von Beurteilungsgraden möglich wird (➤ Tab. 8.5).

Die oben ausgeführten **Beurteilungsmerkmale** lassen sich folgend in ihrem **Grad der Ausprägung** beurteilen und bewerten (➤ Abb. 8.3). Im Allgemeinen werden Ausprägungsgrade entsprechend der nachfolgenden Abbildung genutzt. Eine weitere Differenzierung der Ausprägungsgrade sowie eine Gewichtung der Beurteilungskompetenzen sollte sich

Tab. 8.4 Zu prüfende Kompetenzen der Lernenden gemäß §7 PflAPrV im Simulationsszenario

Berufliche Handlungskompetenz (§7 PflAPrV 2018, Anlage 1)
I. 1. „Die Pflege von Menschen aller Altersstufen verantwortlich planen, organisieren, gestalten, durchführen, steuern und evaluieren." I. 1. b) Die Auszubildenden beteiligen sich an der Organisation und Durchführung des Pflegeprozesses. I. 1. c) Die Auszubildenden nutzen ausgewählte Assessmentverfahren und beschreiben den Pflegebedarf unter Verwendung von pflegediagnostischen Begriffen. I. 1. f) Die Auszubildenden dokumentieren durchgeführte Pflegemaßnahmen und Beobachtungen in der Pflegedokumentation auch unter Zuhilfenahme digitaler Dokumentationssysteme und beteiligen sich auf dieser Grundlage an der Evaluation des Pflegeprozesses. I. 1. h) Die Auszubildenden reflektieren den Einfluss der unterschiedlichen ambulanten und stationären Versorgungskontexte auf die Pflegeprozessgestaltung.
I. 3. „Pflegeprozesse und Pflegediagnostik von Menschen aller Altersstufen in hoch belasteten und kritischen Lebenssituationen verantwortlich planen, organisieren, gestalten, durchführen, steuern und evaluieren." I. 3. a) Die Auszubildenden pflegen, begleiten und unterstützen Menschen aller Altersstufen in Phasen fortschreitender Demenz oder schwerer chronischer Krankheitsverläufe.
II. 1. „Kommunikation und Beratung personen- und situationsorientiert gestalten." II. 1. b) Die Auszubildenden bauen kurz- und langfristige Beziehungen mit Menschen unterschiedlicher Altersphasen und ihren Bezugspersonen auf und beachten dabei die Grundprinzipien von Empathie, Wertschätzung, Achtsamkeit und Kongruenz.
II. 1. „Information, Schulung und Beratung bei Menschen aller Altersstufen verantwortlich organisieren, gestalten, steuern und evaluieren." II. 2. a) Die Auszubildenden informieren Menschen aller Altersstufen zu gesundheits- und pflegebezogenen Fragestellungen und leiten bei der Selbstpflege insbesondere Bezugspersonen und Ehrenamtliche bei der Fremdpflege an.
II. 3. „Ethisch reflektiert handeln." II. 3. b) Die Auszubildenden erkennen das Prinzip der Autonomie der zu pflegenden Person als eines von mehreren konkurrierenden ethischen Prinzipien und unterstützen zu pflegende Menschen bei der selbstbestimmten Lebensgestaltung.
III.2. „Ärztliche Anordnungen im Pflegekontext eigenständig durchführen." III. 2. a) Die Auszubildenden beachten die Anforderungen der Hygiene und wenden Grundregeln der Infektionsprävention in den unterschiedlichen pflegerischen Versorgungsbereichen an. III. 2. b) Die Auszubildenden wirken entsprechend den rechtlichen Bestimmungen an der Durchführung ärztlich veranlasster Maßnahmen der medizinischen Diagnostik und Therapie im Rahmen des erarbeiteten Kenntnisstandes mit. III. 2. c) Die Auszubildenden beobachten und interpretieren die mit einem medizinischen Eingriff verbundenen Pflegephänomene und Komplikationen in stabilen Situationen.
IV. 2. „Das eigene Handeln auf der Grundlage von Gesetzen, Verordnungen und ethischen Leitlinien reflektieren und begründen." IV. 2. e) Die Auszubildenden sind aufmerksam für die Ökologie in den Gesundheitseinrichtungen, verfügen über grundlegendes Wissen zu Konzepten und Leitlinien für eine ökonomische und ökologische Gestaltung der Einrichtung und gehen mit materiellen und personellen Ressourcen ökonomisch und ökologisch nachhaltig um.
V. 2. „Das eigene Handeln auf der Grundlage von wissenschaftlichen Erkenntnissen und berufsethischen Werthaltungen und Einstellungen reflektieren und begründen." V. 2. d) Die Auszubildenden reflektieren ihre persönliche Entwicklung als professionell Pflegende.

an den eigenen Beurteilungsinstrumenten der Schule orientieren.

Im Falle des **Nichtbestehens** der praktischen Zwischenprüfung erfolgt ein Gespräch über den weiteren Ausbildungsverlauf. Die Fördermöglichkeiten lassen sich hier in Form eines **Maßnahmenplans** schriftlich festhalten, sodass den Auszubildenden die Möglichkeit gegeben wird, ihre Defizite zeitnah in der Praxis und Theorie aufzuarbeiten. Der Maßnahmenplan ist individuell zu gestalten. Die Schule kann hierfür eine Matrix zur Orientierung bereitstellen.

Tab. 8.4 Zu prüfende Kompetenzen der Lernenden gemäß §7 PflAPrV im Simulationsszenario *(Forts.)*

Berufliche Handlungskompetenz (§7 PflAPrV 2018, Anlage 1)	
Inhaltliche Konkretisierung der Kompetenzbeschreibung anhand der KMK (2021) und den Anforderungen gemäß § 5 Abs. 1 des PflBG (2017) Die Lernenden …	
Fachkompetenz: • kennen die Inhalte einer pflegerischen Übergabe und Dokumentation. • erheben Vitalparameter und beurteilen diese. • wählen begründet geeignete pflegerische Interventionen aus. • erläutern ihr pflegerisches Handeln. • führen eine adressatinnengerechte, situationsbezogene Kommunikation durch und vermitteln Sicherheit. • führen die sechs Schritte der hygienischen Händedesinfektion fachlich korrekt durch. • führen die Flächendesinfektion fachlich korrekt durch. • führen die Gabe von Medikamenten über die PEG korrekt durch. • führen die Gabe von Sondennahrung über die PEG korrekt durch. • führen Assessments korrekt durch und werten diese aus. • berücksichtigen ökonomische und ökologische Aspekte. • beachten beim Einsatz materieller Ressourcen die Grundsätze der Nachhaltigkeit.	**Personalkompetenz:** • entwickeln ein eigenständiges Verständnis für die Notwendigkeit des hygienischen Arbeitens. • entwickeln ein eigenständiges Verständnis für die Notwendigkeit einer ökonomischen und ökologischen Arbeitsweise. • lösen unerwartete Ereignisse kompetent und sicher. • arbeiten verantwortungsbewusst. • schätzen eigene Grenzen im Rahmen der Simulation ein und benennen diese. • vertreten ihre Rolle als professionell Pflegende.
Methodenkompetenz: • interagieren situationsbezogen.	
Sozialkompetenz: • interagieren wertschätzend und respektvoll. • beurteilen Feedback angemessen.	
Interkulturelle Kompetenz: • berücksichtigen die eigenen kulturellen Aspekte und die der zu pflegenden Person.	
Kommunikative Kompetenz: • kommunizieren wertschätzend und respektvoll. • bringen sich kommunikativ angemessen in den Prüfungsprozess ein.	
Lernkompetenz (Reflexion): • beschreiben im Rahmen der Reflexion ihr Handeln und begründen dieses. • analysieren im Rahmen der Reflexion ihr Handeln. • schätzen ihren Lernstand im Rahmen der Reflexion ein.	
Selbstreflexion (Reflexionsgespräch): • hinterfragen das eigene Handeln und passen gegebenenfalls Handlungsschritte dem Handlungs- bzw. Lernprozess an.	
Wissenstransfer (Reflexionsgespräch): • übertragen das Gelernte auf gleiche und ähnliche Handlungssituationen. • leiten Handlungsalternativen begründet ab. • transferieren das Gelernte in die pflegerische Praxis.	

8

Tab. 8.5 Kriteriengeleitete Beurteilung anhand der Kompetenzformulierungen (in Anlehnung an Walter & Bohrer 2020)

Kompetenzbereich I. 1. h) Die Auszubildenden reflektieren den Einfluss der unterschiedlichen ambulanten und stationären Versorgungskontexte auf die Pflegeprozessgestaltung.
Die Auszubildende • erkennt die besonderen Herausforderungen in der ambulanten Pflege (z. B. Material- und Ressourcenknappheit). • berücksichtigt den erhöhten Autonomiebedarf im ambulanten Umfeld bei der Durchführung der Pflege und Schulung. • zeigt das Bewusstsein für ihre eigene Rolle im ambulanten Umfeld (respektvoller Umgang mit der Privatsphäre etc.). • erkennt die höhere Eigenverantwortung und nicht unmittelbare Verfügbarkeit einer Ärztin.
Kompetenzbereich II. 2. a) Die Auszubildenden informieren Menschen aller Altersstufen zu gesundheits- und pflegebezogenen Fragestellungen und leiten bei der Selbstpflege insbesondere Bezugspersonen und Ehrenamtliche bei der Fremdpflege an.
Die Auszubildende • beachtet den aktuellen Wissenstand von Fr. Blohm und bezieht diesen in ihre Schulung mit ein. • wendet Gesprächstechniken zur Wissensvermittlung und zur Sicherung des Wissenstransfers an. • leitet Fr. Blohm zur selbstständigen Handhabung mit der PEG an und berücksichtigt dabei die aktuelle Situation von Fr. Blohm. • kommuniziert adressatinnengerecht und reagiert angemessen auf kommunizierte Gefühle und Gedanken sowie Fragestellungen.
Kompetenzbereich III. 2. a) Die Auszubildenden beachten die Anforderungen der Hygiene und wenden Grundregeln der Infektionsprävention in den unterschiedlichen pflegerischen Versorgungsbereichen an.
Die Auszubildende • beachtet die 5 Momente der Händedesinfektion und wendet diese korrekt an. • führt die 6 Schritte der hygienischen Händedesinfektion korrekt durch und beachtet die Einwirkzeit. • führt die Flächendesinfektion korrekt durch. • verabreicht die angeordneten Medikamente hygienisch korrekt. • verabreicht die angeordnete Sondenkost hygienisch korrekt.
Kompetenzbereich III. 2. b) Die Auszubildenden wirken entsprechend den rechtlichen Bestimmungen an der Durchführung ärztlich veranlasster Maßnahmen der medizinischen Diagnostik und Therapie im Rahmen des erarbeiteten Kenntnisstandes mit.
Die Auszubildende • bereitet die Medikamente nach ärztlicher Anordnung korrekt vor (Einhaltung der 6-R-Regel/10-R-Regel). • kennt die Kompetenzen im Zusammenhang mit dem Delegationsrecht. • verfügt über Kenntnisse bezüglich der Wirkung, Nebenwirkung und Wechselwirkung der zu verabreichenden Medikamente. • führt die Medikamentengabe fachgerecht durch. • leitet bei Fehlern Maßnahmen zur Gewährung der Sicherheit von Frau Blohm ein. • dokumentiert die Medikamentengabe korrekt.
Kompetenzbereich V. 2. d) Die Auszubildenden reflektieren ihre persönliche Entwicklung als professionell Pflegende.
Die Auszubildende • reflektiert sich strukturiert anhand von Leitfragen. • bewertet ihre eigene Leistung nach bestimmten Kriterien (z. B. Kommunikation, Fachwissen, Selbstorganisation). • benennt eigene Stärken und Schwächen realistisch. • formuliert Handlungsalternativen und zeigt die dadurch verbundenen Veränderungen auf. • berücksichtigt aktuelle pflegewissenschaftliche Erkenntnisse (z. B. Expertenstandards).

Kriterien vollständig erfüllt	• 5 Punkte • Note 1,0
Kriterien überwiegend erfüllt	• 4 Punkte • Note 2,0
Kriterien teilweise erfüllt	• 3 Punkte • Note 3,0
Kriterien in Ansätzen erfüllt	• 2 Punkte • Note 4,0
Kriterien überwiegend nicht erfüllt	• 1 Punkte • Note 5,0
Kriterien nicht erfüllt	• 0 Punkte • Note 6,0

Abb. 8.3 Leistungsgrade [M1658/L143]

Fazit

Die Durchführung von Zwischenprüfungen als Simulation bietet einen hohen Nutzen für Lehrende und Auszubildende. Der größte Nutzen liegt in der **Vergleichbarkeit** von Prüfungssituationen und der Möglichkeit, Szenarien kompetenzorientiert zu gestalten. Des Weiteren ist es möglich, auch patientengefährdende Situationen innerhalb der Simulation ohne ein Eingreifen in die Prüfung stattfinden zu lassen und die Auszubildenden im Rahmen der Reflexion selbst beurteilen zu lassen. Damit wird ihr Verantwortungsbewusstsein, ihr Umgang mit eigenen Fehlern und ihr Reagieren auf den Fehler im Falle eines realen Fehlers beurteilbar. Denn auch der Umgang mit Fehlern und die vermittelte Fehlerkultur sind Ausbildungsbestandteile und tragen wesentlich zu **einer höheren Patientensicherheit** bei. Die Auszubildenden erhalten dadurch ein Gefühl von Sicherheit im Falle des Eintretens eines Fehlers, weil ihnen die Möglichkeit gegeben wird, mit diesem verantwortungsbewusst umzugehen.

In Simulationsszenarien zu Prüfungszwecken lassen sich gezielt Ausbildungsinhalte prüfen und praxisnah darstellen. Voraussetzung für das Durchführen der praktischen Zwischenprüfung als Simulation ist das regelmäßige Training in Simulationssituationen und eine curriculare Verankerung von Simulationen in der Ausbildung. Die Wahrung des Schonraums für Auszubildende sowie die positive Einstellung gegenüber diesem Prüfungsformat sind zwei weitere wesentliche Aspekte für eine erfolgreiche Durchführung.

LITERATUR

Bischoff C, Arends J, Decker-Baumann C et al. S-3 Leitlinie Heimenterale und heimparenterale Ernährung der Deutschen Gesellschaft für Ernährungsmedizin. Stuttgart: Thieme, 2024.

Bundesministerium der Justiz und für Verbraucherschutz (Hrsg.). Ausbildungs- und Prüfungsverordnung für die Pflegeberufe (PflAPrV). Berlin, 2018.

Deutsche Gesellschaft für Ernährungsmedizin. Instrumente zur Erfassung des Ernährungszustands. DGEM, 2020. Verfügbar unter: https://www.dgem.de/sites/default/files/PDFs/Mangelernaehrung/Mini%20Nutritional%20Assessment%20%28MNA-LF%29.pdf (letzter Zugriff: 29.08.2025)

Deutsche Gesellschaft zur Förderung der Simulation in der Medizin e.V. Erwartungen an einen Schauspielpatienten (SP) für Notfall-Situationen Vorschlag der AG „Simulation in der ambulanten Medizin". DGSiM, 2019. Verfügbar unter: https://dgsim.de/download/ampojn6jf2te0idtk5ps2jk7mj1/schauspielpatienten-erwartungen-ag-ambulante-medizin.pdf (letzter Zugriff: 29.08.2025)

Hustad J, Johanessen B, Fossum M, Hovland OJ. Nursing students' transfer of learning outcomes from simulation-based training to clinical practice: a focus-group study. BMC Nursing. 2019, 18: 53.

Jeffries PR, Rodgers B. The NLN Jeffries Simulation Theory. In: Jeffries PR (Hrsg.). Simulation in Nursing Education. From Conceptualization to Evaluation. 3. Edition. Philadelphia: Wolters Kluwer, 2021. p. 19–30.

Johnson K, Scott A, Franks L. Impact of Standardized Patients on First Semester Nursing Students Self-Confi-

dence, Satisfaction and Communication in an Simulated Clinical Case. SAGE Open Nursing, 2020; 6: 1–7.
Kim J, Park J-H, Shin S. Effectiveness of simulation-based nursing education depending on fidelity: a meta-analysis. BMC Medical Education, 2016;16: 152.
KMK. Handreichung für die Erarbeitung von Rahmenlehrplänen der Kultusministerkonferenz für den berufsbezogenen Unterricht in der Berufsschule und ihre Abstimmung mit Ausbildungsordnungen des Bundes für anerkannte Ausbildungsberufe. Berlin: 2021.
Korthagen FAJ. Schulwirklichkeit und Lehrerausbildung. Reflexion der Lehrertätigkeit. Hamburg: EB-Verlag, 2002.
Rahmenlehrpläne der Fachkommission. Rahmenlehrpläne der Fachkommission nach §53PflBG, 2019.
Reusch A, Küffner R, Vogel H et al. Neue Qualitätskriterien für die Patientenschulung – Ergebnisse eines mehrstufigen Delphi-Prozesses. Psychosoziale und Medizinische Rehabilitation. 2024; 37: 153–165.
Schipf J. Vernetzte Pflegeausbildung gestalten. Eine Interviewstudie über die Einflussfaktoren zur Integration des dritten Lernortes Skills-Lab in die generalistische Pflegeausbildung. Norderstedt: BoD, 2021.
Schmal J. Unterrichten und Präsentieren in Gesundheitsberufen: Methodik und Didaktik für Praktiker. Berlin: Springer, 2017.
Strzys D. Vom fachpraktischen Unterricht zur Simulation in der Pflege. Ein Konzept zum simulationsbasierten Lernen am Beispiel der perioperativen Pflege im Rahmen der generalistischen Pflegeausbildung. Wiesbaden: Springer, 2023.
Walter A, Bohrer A. (Hrsg.). Die neue Pflegeausbildung gestalten – eine Handreichung für Praxisanleiterinnen und Praxisanleiter. Herausgegeben im Rahmen der Projekte NEKSA & CURAP, gefördert durch das Ministerium für Soziales, Gesundheit, Integration und Verbraucherschutz in Brandenburg und die Senatsverwaltung für Gesundheit, Pflege und Gleichstellung in Berlin. Cottbus, 2020.
Zeman P. Interkulturelle Kompetenz und Pflegequalität. Informationsdienst Altersfragen. Deutsches Zentrum für Altersfragen (Hrsg.), 2004;31 (2): 2–5.

8.2 Umsetzung kompetenzorientierter Handlungssituationen im OSCE-Verfahren

Christina Möllmann

Seit vielen Jahren sind **Objective Structured Clinical Examinations (OSCE)** bereits international fester Bestanteil in Curricula der Gesundheitsfachberufe, vor allem in der medizinischen Ausbildung. Gerade in den letzten Jahren entwickeln sich OSCE-Prüfungen auch zunehmend in Deutschland. Vor allem mit der Novellierung der generalistischen Pflegeausbildung im Jahre 2020 verbreiten und etablieren sich Simulationen und OSCE-Prüfungen zunehmend in der Pflegeausbildung.

DEFINITION

Objective Structured Clinical Examinations (OSCE)

OSCE ist ein kompetenzorientiertes, evidenzbasiertes Prüfungsformat, mit dem die Performance der Auszubildenden getestet werden kann. Es ist ein flexibles Testformat und beinhaltet das Durchlaufen von unterschiedlichen Stationen. In den verschiedenen Stationen zeigen die Lernenden ihre jeweiligen zu überprüfenden Kompetenzen. Die Prüfungsinhalte können sich auf verschiedene Kompetenzen beziehen, darunter Kommunikation, Entscheidungsfindung, der angemessene Umgang mit Simulationspersonen (SP) sowie die praktische Handlungsfähigkeit (Schlegel 2023).

Den konkreten Wortlaut „OSCE“ wird man vergebens in den Curricula suchen. In den Rahmenlehrplänen der Fachkommission nach § 53 PflBG wird der Begriff der simulativen Lernumgebungen und des Simulationsunterrichts verwendet, um das Lernen in einem praxisnahen Kontext zu fördern. Im Kontext der CE und der dort aufgeführten didaktischen Kommentare gibt es Empfehlungen und Anregungen zur Gestaltung der Lernsituationen. Das Skills Lab stellt einen idealen Ort dar, um die **kompetenzorientierte OSCE-Prüfung** durchzuführen und die Lernenden auf die realen, komplexen und beruflichen Handlungssituationen vorzubereiten. Durch die Simulation von realitätsnahen Szenarien aus dem Pflegealltag, die sowohl unterschiedliche Altersgruppen als auch diverse Pflegesituationen umfassen, können die Auszubildenden ihre Fähigkeiten unter prüfungsähnlichen Bedingungen in der Performanz darstellen und weiterentwickeln.

MERKE

Vorgaben der PflAPrV

In § 16 Abs. 4 der **Ausbildungs- und Prüfungsverordnung** (PflAPrV) ist festgelegt, dass die Prüfung in realen und komplexen Pflegesituationen stattfinden soll und mindestens die Pflege von zwei Personen umfasst, wobei eine Person einen erhöhten Pflegebedarf aufweist.

Aufgrund der Komplexität und Vielschichtigkeit der Anforderungen, die in § 16 Abs. 4 (PFAPrV) festgelegt sind, also der Pflege von zwei Menschen, von denen einer einen erhöhten Pflegebedarf hat, ist der OSCE als praktische Prüfung in seiner traditionellen Form nicht ganz so geeignet und rechtlich nicht zugelassen. Die OSCE-Prüfung ist aber hervorragend geeignet, um spezifische, detaillierte Fähigkeiten wie pflegerische Handgriffe, die Kommunikation in bestimmten Szenarien oder das Durchführen von einzelnen Pflegeaufgaben unter zeitlich begrenzten Bedingungen zu testen.

INFO

Der OSCE als Prüfungsformat

Der OSCE bietet sich als **Zwischenprüfung, Klausurersatz und zur Vorbereitung auf das praktische Examen** an. Im hochschulischen Kontext gelten oft andere Regelungen und gesetzliche Vorgaben für Prüfungsformen und die Gestaltung der praktischen Prüfungen, worauf aber an dieser Stelle nicht näher eingegangen wird (Fachkommission 2019).

Es gibt tatsächlich mehrere überzeugende Gründe, warum der OSCE auch in der dreijährigen generalistischen Pflegeausbildung eine sehr sinnvolle Prüfungsform darstellen kann. Die **Beurteilung klinischer Kompetenzen** in der Pflegeausbildung ist ein zentraler Bestandteil der qualifizierten Ausbildung. Darüber hinaus hat der OSCE den Vorteil, dass er sich relativ unkompliziert sowie praktisch umsetzen lässt, wenn er gut geplant ist. Zudem lässt er sich an die individuellen Bedürfnisse und Anforderungen der jeweiligen kompetenzbasierten Ausbildungsgänge anpassen, was ihn zu einem äußerst flexiblen Format macht. Es fehlt jedoch an Literatur, die sich auf die konkrete Umsetzung der **kompetenzorientierten Handlungssituationen** in diesem Prüfungsformat an pflegerischen Bildungseinrichtungen beziehen. In diesem Kapitel geht es darum, den Lehrenden und Entwicklerinnen an gesundheitlichen Bildungseinrichtungen eine konkrete Antwort auf die Frage zu geben, wie die Kompetenzen in den generalistischen Curricula nicht nur unterrichtet, sondern auch effizient mittels des OSCE geprüft werden können.

8.2.1 Entwicklung und Organisation von OSCE-Stationen

Zuerst geht es um die prinzipielle Überlegung der OSCE-Stationen als ein entscheidender Schritt, bevor eine konkrete Umsetzung des OSCE-Formats in der Pflegeausbildung angegangen werden kann. Dabei müssen folgende verschiedene Aspekte sorgfältig im **Entwicklerinnenteam** abgewogen werden (Schlegel 2023):

- Soll die OSCE-Prüfung die klinischen Fähigkeiten bewerten oder den Lernfortschritt der Studierenden fördern?
- Soll die OSCE-Prüfung als formative Beurteilung den Lernprozess unterstützen? Oder ist die OSCE-Prüfung eine summative Prüfung, bei der das Bestehen der Prüfungsleistung im Vordergrund steht?
- Wie viele OSCE-Stationen sollen geplant werden?
- Wie lange soll die Bearbeitungszeit pro OSCE-Station betragen?
- Wie viel Wechselzeit soll zwischen den einzelnen Stationen eingeplant werden?
- Sollen nach jeder OSCE-Station zusätzliche digitale Aufgaben bearbeitet werden, die mit der jeweiligen Station zusammenhängen?
- Soll den Prüflingen während oder nach der OSCE-Station Feedback zur Leistung gegeben werden?
- Sollen die SP den Lernenden nach der Prüfung Feedback zu deren Leistungen geben?

Nach der Klärung der grundlegenden Fragen innerhalb des Entwicklerteams ist der nächste entscheidende Schritt, die **Vernetzung zwischen den theoretischen Lehrkräften** und den Kolleginnen aus den praktischen Settings der Pflegeausbildung zu fördern. Diese interdisziplinäre Zusammenarbeit ist von großer Bedeutung, um sicherzustellen, dass das praktische OSCE-Format sowohl theoretisch fundiert als auch praxisnah ist.

Ein entscheidendes Merkmal bei der Entwicklung eines OSCE-Parcours ist tatsächlich die Sorgfalt und die **ausreichende Zeit,** die für die Erstellung aufgebracht wird. Nur durch eine **gründliche Planung** und einen **sorgfältigen Aufbau** der Prüfungsstationen kann sichergestellt werden, dass der OSCE-Parcours eine inhaltliche **Validität** aufweist (Schlegel und Shaha 2007). Die Einbeziehung von realen, zu pflegenden Menschen und Lernenden in die Entwicklung der Prüfungsaufgaben für die einzelnen OSCE-Stationen ist ein äußerst wertvoller Schritt, um eine ganzheitliche Perspektive auf die Prüfung und ihre Praxisnähe zu erhalten. Diese Zusammenarbeit bringt vielfältige Perspektiven ein, die dazu beitragen, die Relevanz und Authentizität des Prüfungsformats zu erhöhen.

8

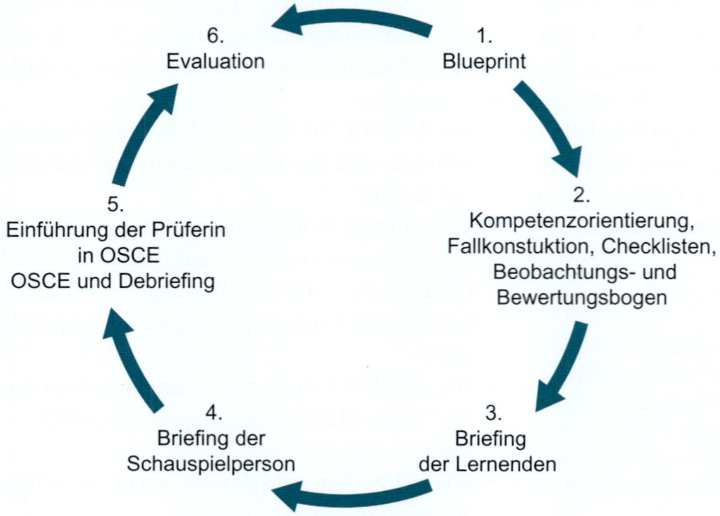

Abb. 8.4 Konzeptionsschritte für eine OSCE-Prüfung (Schlegel 2023), modifiziert durch die Autorin. [G1490/L143]

Die **Abstimmung der Prüfungsdauer** und die **Anzahl der verschiedenen OSCE-Stationen** gehören zweifelsohne zu den größten Herausforderungen bei der Entwicklung eines OSCE-Parcours. Es ist wichtig, dass für jede Station ausreichend Zeit zur Verfügung steht, damit die Lernenden ihre Kompetenzen angemessen und vollständig demonstrieren können. Gleichzeitig muss darauf geachtet werden, dass der gesamte Prüfungsparcours zeitlich realisierbar bleibt und in einem angemessenen Zeitraum durchgeführt werden kann. Von entscheidender Bedeutung sind die **frühzeitige Planung und Organisation** einer OSCE-Prüfung, um sicherzustellen, dass alle logistischen, pädagogischen und praktischen Aspekte berücksichtigt werden, damit die Prüfung reibungslos durchgeführt werden kann. Schlegel empfiehlt, mindestens **ein halbes Jahr** vor der Durchführung mit der Vorbereitung zu beginnen, um genug Zeit für die detaillierte Planung und Abstimmung aller relevanten Schritte zu haben (Schlegel 2023).

8.2.2 Ablauf eines OSCE

Nach den ersten Überlegungen zum Zweck und dem Zeitpunkt der OSCE-Stationen geht es nun darum, einen strukturierten und gut durchdachten Plan für die tatsächliche Umsetzung der OSCE-Prüfung zu erstellen. Dies beinhaltet mehrere zentrale Aspekte, die gewährleisten, dass die Prüfungen sowohl wirksam als auch umsetzbar sind. Sie spiegeln sich in den **sechs zu berücksichtigenden Planungsschritten** wider ➤ Abb. 8.4. Diese Schritte stellen sicher, dass alle relevanten Aspekte des OSCE berücksichtigt werden, um ein effektives, faires und kompetenzorientiertes Prüfungsformat zu entwickeln.

1. Konzeptionsschritt:

Blueprint

Als Erstes startet das OSCE-Entwicklerinnenteam mit einem sogenannten **Blueprint,** welcher ein wesentlicher Bestandteil im **OSCE-Planungsprozess** für die systematische Entwicklung und Umsetzung des OSCE darstellt (➤ Tab. 8.5). In der Planungsphase bietet der Blueprint eine wertvolle Grundlage für die Entwicklerinnen, um den OSCE-Prozess strukturiert und fokussiert zu gestalten (Schlegel 2023). Er hilft, die verschiedenen OSCE-Stationen klar zu definieren und ihre thematischen Inhalte festzulegen. Dabei sorgt der Blueprint dafür, dass keine thematischen Dopplungen auftreten und die Prüfungen abwechslungsreich sowie umfassend sind. Darüber hinaus unterstützt er bei der Auswahl und Integration von Simulatoren, Simulationspersonen (SP) und Modellen

Blueprint für eine OSCE-Prüfung

Ausbildungsjahr/Kohorte: ____________________ Curriculare Einheit (CE): ____________________

Stationen	Thema	Handlung	Kommunikation	Wissensinhalte	SP	Modelle	Hybrid

Abb. 8.5 Blueprint für eine OSCE-Prüfung (Schlegel 2023) [G1490/L143]

sowie der Möglichkeit der Verwendung einer Hybrid-Simulation (Nikendei und Jünger 2006).

2. Konzeptionsschritt:

Kompetenzorientierung

Nach der thematischen Festlegung und Einteilung der OSCE-Stationen im Blueprint ist der nächste wichtige Schritt, die **anzubahnenden Kompetenzen** für jede einzelne Station zu identifizieren. Diese Kompetenzen sollten direkt aus dem schulinternen Curriculum abgeleitet werden, um sicherzustellen, dass die Prüfungsstationen die im Unterricht vermittelten Inhalte widerspiegeln und die berufliche Handlungskompetenz der Ausbildung korrekt abbilden. Die Festlegung eines **Erwartungshorizonts** für jede OSCE-Station ist ein entscheidender Schritt, um eine klare und transparente Bewertung der Prüfungsleistungen der Lernenden zu gewährleisten. Der Erwartungshorizont sollte die Kompetenzdimensionen genau definieren, die für jede Station erforderlich sind. Diese ausformulierten Teilkompetenzen dienen dann als Grundlage, um festzulegen, welche Fertigkeiten und Fähigkeiten in der Station erwartet werden und wie diese korrekt ausgeführt werden müssen. Dafür gibt es eine **Punktevergabe,** die für die Lernenden eine **Transparenz** und **Nachvollziehbarkeit** schafft. Die genaue Punktzahl für jede Station sollte die Komplexität und die Bedeutung der jeweiligen Kompetenz widerspiegeln. Eine klare und **nachvollziehbare Punktevergabe** trägt nicht nur zur Fairness der Prüfung bei, sondern auch dazu, den Lernenden zu zeigen, wie ihre Kompetenzen bewertet werden (Brem und Steinweg 2018).

Im Rahmen der Planung von OSCE-Prüfungen ist es entscheidend, dass die ausgewählten Prüfungsstationen und die zu prüfenden Kompetenzen mit der **beruflichen Handlungskompetenz** der Lernenden übereinstimmen und gleichzeitig die **Taxonomien** der im Lehrplan aufgeführten Kompetenzen berücksichtigen (Schlegel 2023). Die Literaturanalyse zeigt, dass das OSCE-Prüfungsformat weltweit vielseitig genutzt wird, um eine breite Palette von pflegerischen Kompetenzen zu messen. Dies verdeutlicht die Flexibilität und Vielseitigkeit des OSCE-Formats als Prüfungsinstrument, das an verschiedene Pflegekontexte und Ausbildungsprogramme angepasst werden kann. Größtenteils wird über das OSCE-Format die Fachkompetenz geprüft, sprich die Fertigkeiten, da diese besonders gut in der Performanz zu beobachten und zu bewerten sind. Neben der **Fachkompetenz** lässt sich das OSCE-Prüfungsformat auch hervorragend dazu nutzen, die **Personalkompetenz,** also das Wissen und die **Haltung** der Lernenden sowie ihr **Interaktions- und Kommunikationsverhalten,** zu überprüfen. Dies ist besonders relevant, da in der Pflege nicht nur technische Fertigkeiten gefordert sind, sondern auch **soziale und kommunikative Kompetenzen** eine zentrale Rolle spielen.

Gerade im Kontakt mit Simulationspersonen müssen diese Kompetenzen gut beurteilt werden, da sie später für die Betreuung pflegebedürftiger Menschen entscheidend sind.

Die soziale Kompetenz sowie die Fähigkeit zur **situativen Beobachtung** und Wahrnehmung des Prüflings stellen wichtige Beurteilungskriterien dar, die über das reine Prüfungsergebnis hinausgehen. Das bedeutet, dass bei der OSCE nicht nur das Endergebnis einer Handlung bewertet wird, z. B. ob die Pflegeaufgabe korrekt ausgeführt wurde, sondern auch die Ausrichtung des Handelns am pflegerischen Prozess.

Doch gerade der **Schwierigkeitsgrad** und die thematischen Anforderungen von OSCE-Stationen sind je nach Ausbildungsjahr unterschiedlich. Idealerweise sollen sich die Kompetenzen vom ersten bis zum dritten Ausbildungsdrittel in der pflegerischen Ausbildung steigern. Es ist naheliegend, dass im ersten Ausbildungsdrittel andere Kompetenzen von den Auszubildenden erwartet werden als bei einem Lernenden im dritten Ausbildungsjahr, welcher kurz vor dem Berufsabschluss steht. Damit die komplexen Handlungssituationen überhaupt in den OSCE-Stationen geprüft werden können, sollten die Lernenden idealerweise zuvor die Lehrmethode OSCE während des theoretischen Unterrichts kennengelernt und praktiziert haben. Dieses schafft eine psychologische Sicherheit innerhalb der OSCE-Prüfung.

Die Grundlage für die Entwicklung der OSCE-Stationen sollte auf den **Kompetenzen** beruhen, die in der Ausbildungs- und Prüfungsverordnung für die Pflegeberufe sowie im schulinternen Curriculum der jeweiligen Bildungseinrichtung festgelegt sind. Um die komplexe berufliche Handlungskompetenz (KMK 2021) zu entwickeln, ist ein **gestuftes Kompetenzmodell** notwendig. Ein solches Modell ermöglicht es, die Kompetenzentwicklung der Lernenden in verschiedene Stufen zu unterteilen, sodass die Kompetenzen systematisch erreicht werden können. Das **Kompetenzstufenmodell** von Rauner (2007) ist tatsächlich sehr hilfreich, wenn es darum geht, die Entwicklung von OSCE-Stationen zu strukturieren und an den Fortschritt der Lernenden während ihrer Ausbildung anzupassen. Es basiert auf einem stufenweisen Ansatz, bei dem die Lernenden ihre Kompetenzen von einer anfänglichen einfachen Ausführung zu einer komplexen Kompetenz entwickeln. Im Zusammenhang mit OSCE-Stationen hilft dieses Modell, die Komplexität der Prüfungsaufgaben an die jeweilige Stufe der Ausbildung und den Kompetenzstand der Lernenden anzupassen (➤ Tab. 8.6).

Mit dem visualisierten **Kompetenzentwicklungsmodell** lassen sich die Ausbildungsschwerpunkte den einzelnen **Niveaus** zuordnen. Es ist festzuhalten, dass auch der Gewandte nicht immer ein absolutes Kompetenzniveau erreicht. Es ist zwar möglich, dieses höchste Niveau innerhalb des Ausbildungsprozesses in allen Bereich des OSCE zu entwickeln. Denkbar ist aber auch, dass eine Lernende auf einem einzelnen Gebiet auf einer der anderen drei Kompetenzstufen verweilt. Beispielweise kann eine angehende Pflegefachfrau kompetent im Umgang mit allgemeiner Pflege sein, während sie gleichzeitig ein Neuling in der Durchführung spezieller Pflege ist. Demnach ist das Kompetenzstufenmodell nicht direkt an die Ausbildungsjahre gebunden, sondern orientiert sich vielmehr an den **Kompetenzniveaus** der Lernenden und ihren Fähigkeiten, in zunehmend komplexeren beruflichen Situationen selbstständig zu handeln.

Bei der Anwendung des Kompetenzentwicklungsmodells ist konsequent darauf zu achten, dass **komplexe berufliche Arbeitsaufgaben** mit den einzelnen Dimensionen in den Niveaus abzubilden sind. Bei der isolierten Wissensvermittlung von Fertigkeiten innerhalb des Unterrichts gestaltet sich die Kompetenzentwicklung schwierig und es können maximal die ersten beiden Niveaus „Novize (Anfängerin)“ und „Fortgeschrittene Anfängerin“ erreicht werden. Daher ist eine konsequente Einbindung von Kolleginnen aus dem theoretischen Unterricht entscheidend, um eine nahtlose Verbindung zwischen Theorie und Praxis zu gewährleisten. Nur wenn die theoretischen Inhalte, die im Unterricht vermittelt werden, auch in den praktischen OSCE-Stationen zur Anwendung kommen, können Lernende ihre Fähigkeiten und Kenntnisse wirklich unter Beweis stellen und weiterentwickeln. Dieser Zusammenhang verdeutlicht, dass **lern- und entwicklungstheoretische Systematisierung** und Identifizierung beruflicher Lernbereiche stufenweise zum Erwerb beruflicher Handlungskompetenz führen. Dadurch kann eine relative Expertise für den Gewandten erreicht werden, welche zur erfolgreichen Ausübung des Berufs führt.

Nach der Beschreibung des skizzierten Kompetenzentwicklungsmodells wird jetzt der Frage nachgegangen, wie sich berufliche Handlungssituationen

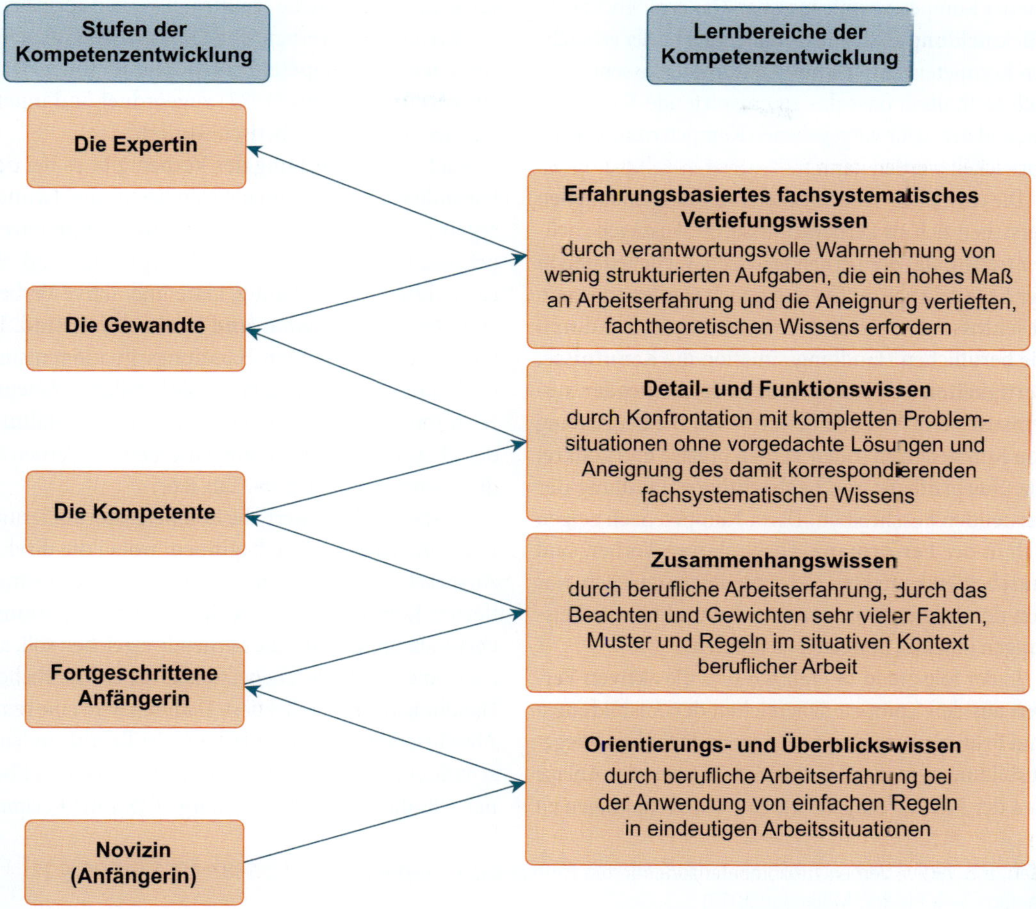

Abb. 8.6 Kompetenzentwicklungsmodell (nach Dreyfus und Dreyfus 1987; Rauner 2007) [M1660/L143]

entwickeln lassen. In der horizontalen Ansicht des Modells befinden sich die verschiedenen Kompetenzansprüche und die vertikale Ansicht legt die vier Kompetenzbereiche fest. Anhand dessen werden die beruflichen kompetenzorientierten Handlungssituationen entwickelt. In diesem Kontext sind innerhalb der thematischen Lernsituationen für die OSCE-Prüfung **Aufgaben zu operationalisieren.** Durch die Festlegung des vorgesehenen Kompetenzbereichs wird eine Orientierung für die Gestaltung der Aufgabe vorgegeben. Anhand des ausgewählten Niveaus in dem Kompetenzentwicklungsmodell und der arbeitsprozessbezogenen Aufgabe, welche durch Arbeitsprozessanalysen entwickelt wurde, können **berufliche Handlungssituationen, Checklisten** sowie **Beobachtungs- und Bewertungsbögen** entworfen werden. Hierbei richtet sich das Augenmerk während der Gestaltung ebenfalls auf das angestrebte Kompetenzniveau und den dazu parallel abgebildeten Kompetenzsansprüchen.

Das vorgestellte Kompetenzentwicklungsmodell ist nicht ausschließlich für die Entwicklung kompetenzorientierter Handlungssituationen konzipiert. Dem Modell liegt noch eine zweite Handlungslogik zugrunde. Wie bereits kurz erwähnt, lassen sich die beruflichen Kompetenzen ebenfalls an den vertikalen Kompetenzbereichen und den jeweiligen Ansprüchen auf dem Niveau messen. Somit sind die entwickelten kompetenzorientierten Handlungssituationen im OSCE mittels der für das gleiche Niveau entworfenen Aufgabenstellung und anschließend mit einem entworfenen Beobachtungs- und Bewertungsinstrument auf der Kompetenzstufe messbar. Das ermöglicht eine **Rückmeldung** an die Auszubildenden zu der erbrachten Kompetenzentwicklung. Zusammenfassend lässt sich festhalten, dass das zu entwerfende Konstrukt anhand der dafür vorgegebenen Kompetenzansprüche entwickelt werden kann.

Die entwickelten beruflichen Handlungssituationen verstehen sich als Lernergebnisse, die Aussagen darüber treffen, was der Lernende wissen, verstehen und in der Lage sein soll zu tun. Demnach werden in einem geschlossenen, strukturierten Lernprozess durch die beruflichen Handlungssituation die **Kenntnisse, Fertigkeiten und Kompetenzen** der Lernenden systematisch ermittelt und bewertet. Für die Beurteilung von Kompetenzen sollen Verben präzise und konkret die überprüfbare und beobachtbare Handlung der Lernenden beschreiben. Denn Kompetenzen zeigen sich in der **Performanz.** Diese aktiven Verben sind entscheidend, um klar und eindeutig festzulegen, was von den Lernenden erwartet wird und um die Leistungen objektiv bewerten zu können.

In der folgenden ➤ Tab. 8.6 sind die **aktiven Verben** aus den Kompetenzbereichen der Ausbildungs- und Prüfungsverordnung der generalistischen Pflegeausbildung gemäß § 7, § 9, § 26, § 28 sowie der Anlage 1–4 der PfAPrV aufgeführt. Um Wiederholungen zu vermeiden, wurden die ermittelten Verben geclustert. Die geclusterten Verben sind anschließend den entsprechenden Kompetenzentwicklungsstufen nach Dreyfus und Dreyfus (1987) zugeordnet und innerhalb jeder Stufe alphabetisch sortiert.

Nach der Einordnung der Verben gibt es bei der Formulierung von Kompetenzen bestimmte Grundregeln, die dazu beitragen, dass die Kompetenzen präzise, nachvollziehbar und überprüfbar sind. Es ist wichtig und notwendig, klare und aktive Verben zu nutzen, die **messbar und beobachtbar** sind. In kurzen und prägnanten Handlungssituationen sind die Mindestanforderungen für alle beteiligten Akteure zu formulieren. Eine Orientierung zur Ausgestaltung der überprüfbaren Handlungen geben die Verben in der eben vorgestellten ➤ Tab. 8.6.

Es ist empfehlenswert, die Kompetenzformulierung mit „Die Lernende" zu beginnen, wobei die direkte Ansprache die Akteurin motiviert. In einer formulierten Kompetenz ist sowohl eine Qualifikationsebene abzubilden, die die Lernende erreichen soll, als auch eine Handlungsebene, welche die erforderlichen Handlungsschritte reflektiert. Dadurch wird eine reine Absichtserklärung verhindert und der Begriff „indem" schafft eine Verknüpfung zwischen den beiden Ebenen (Studienseminar Oldenburg 2015). Als Beispiel:

Tab. 8.6 Aktive Verben zur kompetenzorientierten Formulierung (Dreyfus und Dreyfus 1987; § 7, § 9, § 26, § 28 Anlage 1–4, PfAPrV; Möllmann 2018)

Stufen der Kompetenzentwicklung (Dreyfus und Dreyfus 1987)	Aktive Verben zur kompetenzorientierten Formulierung von beruflichen Handlungssituationen (PflAPrV, Anlage 1–4)
4. Die Gewandte	abstimmen, auswählen, balancieren, beraten, bewerten, delegieren, engagieren, entwickeln, instruieren, integrieren, interpretieren, kompensieren, koordinieren, planen, positionieren, reflektieren, schulen, steuern, umgehen mit, verantworten, zusammenarbeiten
3. Die Kompetente	ableiten, abgrenzen, abstimmen, aufbauen, auseinandersetzen, befähigen, begleiten, begründen, beitragen, bereichern, berücksichtigen, beteiligen, bewältigen, bewusst machen, einfordern, einschätzen, erschließen, evaluieren, fördern, identifizieren, interpretieren, organisieren, reflektieren, respektieren, verarbeiten, wertschätzen
2. Fortgeschrittene Anfängerin	anbieten, akzeptieren, anleiten, aufmerksam sein, ausgestalten, beachten, befähigen, beobachten, beziehen, durchführen, einbringen, einschätzen, einsetzen, erfassen, erfüllen, erheben, erklären, formulieren, gestalten, handeln, integrieren, mitwirken, pflegen (anrechnen), treffen, übernehmen, umsetzen (handeln), unterstützen, verfügen über, verstehen, versorgen, wahrnehmen
1. Novizin (Anfängerin)	anwenden, ausüben, beschreiben, beziehen, dokumentieren, einleiten, erkennen, geben, informieren, nutzen (einsetzen/anwenden)

Die Lernende benennt die vollständige Handlung der Blutzuckermessung, indem sie die Vorbereitung, Durchführung und Nachbereitung begründet durchführt.

Fallkonstruktion

Die Aufgaben in der Fallsituation sollen stets **realitätsnah** und **praxisorientiert** sein, um die Lernenden in authentische berufliche Handlungssituationen zu versetzen. Damit berücksichtigen sie das sogenannte „**constructive alignment**". Es zielt darauf ab, dass die verschiedenen Elemente eines Lehrplans (Kompetenzen, theoretische Unterrichtsinhalte, Prüfungsformen) miteinander in Einklang stehen und aufeinander abgestimmt werden. Dieses Konzept unterstützt die Lehrende bei der Ausgestaltung des Falls für die OSCE-Stationen.

Zuerst muss der Fall in einen spezifischen Lernkontext eingebettet werden. Dabei geht es darum, den Fall so zu definieren, dass er zur Kompetenzentwicklung der Lernenden passt. Der Fall muss so gewählt oder gestaltet werden, dass er relevante, praxisorientierte Kompetenzen fördert und mit den Zielen des Curriculums übereinstimmt. Um eine **klare und prägnante Formulierung** der Fallsituation für die Lernenden zu gewährleisten, sollte der Text in einem kompakten, leicht verständlichen Absatz verfasst werden. „*Zentrale Punkte der Aufgabe können bei Bedarf optisch hervorgehoben werden*" (Brem und Steinweg 2018). Das Ziel ist es, die Aufgabe so zu präsentieren, dass die Lernenden sie schnell erfassen können, was von ihnen in der OSCE-Station erwartet wird, und sie keine unnötige Zeit mit dem Entschlüsseln der Aufgabenstellung zu verlieren. Die Fallsituation soll idealerweise indirekt die zu fördernden Kompetenzen der Aufgabe für die OSCE-Station widerspiegeln. Zur Orientierung kann an dieser Stelle auf das **SMART-Schema** hingewiesen werden. So sollten die zu fördernden Kompetenzen spezifisch, messbar, erreichbar, relevant und zeitlich definiert sein (Doran 1981). Die zu überprüfende Situation wird entsprechend einer **Fallvignette** kurz und übersichtlich beschrieben.

DEFINITION

Fallvignetten

Fallvignetten sind kurze Textabschnitte, die mit einer anregenden Ausgangssituation die Lernenden inhaltlich zu einer weiterführenden Handlungsmöglichkeiten anregen soll (Stiehler Fritsche und Reutlinger 2012).

Dabei sind die folgenden wesentlichen Faktoren für die Bearbeitung der Aufgabe relevant: das Setting in dem Szenario mit dem jeweiligen Inhalt, Raum und Ort (Brem und Steinweg 2018) und die Angaben zu der zu pflegenden Frau/Klientin/Gästin/Bewohnerin (Simulator oder Simulationsperson). Wenn eine SP in eine Fallsituation integriert wird, ist es wichtig, detaillierte biografische Angaben zu berücksichtigen, um die Authentizität und Realitätsnähe zu gewährleisten. Die genannten Informationen können wie folgt integriert werden:

- **Name:** Er verleiht der SP eine persönliche Identität und lässt die Situation realer werden.
- **Nationalität:** Sie kann Auswirkungen auf die kulturellen, sozialen und gesundheitlichen Perspektiven der SP haben. Sie kann beispielsweise Einfluss auf die Sprache, Werte, Erwartungen oder medizinische Geschichte der Person haben.
- **Alter:** Es bestimmt nicht nur die Lebensphase der SP (z. B. Jugend, mittleres Alter, Senioren), sondern auch, wie sich Symptome oder Krankheitsbilder manifestieren und wie sie mit bestimmten Gesundheitsfragen umgehen könnte.
- **Geschlecht:** Das Geschlecht der SP beeinflusst die Art und Weise, wie sie medizinische Themen und Symptome erlebt und wie andere sie in der Situation wahrnehmen könnten.
- **Charakter:** Informationen zum Charakter (z. B. introvertiert, extrovertiert, optimistisch, ängstlich) beeinflussen die Art und Weise, wie die SP in der Situation reagiert oder sich gegenüber dem medizinischen Personal verhält.
- **Wohnort:** Er kann Einfluss auf die sozioökonomischen Bedingungen und die kulturellen Hintergründe der SP haben. Er kann auch den Zugang zu medizinischer Versorgung oder die Prävalenz bestimmter Krankheiten beeinflussen.
- **Symptome:** Detaillierte Angaben zu den Symptomen der SP sind entscheidend, da sie das medizinische Szenario bestimmen. Dazu gehören nicht nur die Beschwerden, sondern auch ihre Intensität und Dauer.
- **Familienstand:** Der Familienstand (ledig, verheiratet, geschieden, verwitwet) kann die sozialen und emotionalen Aspekte der SP beeinflussen und möglicherweise auch die Reaktion auf gesundheitliche Herausforderungen.

- **Beruf:** Er gibt Aufschluss über den sozialen Status der SP und mögliche Gesundheitsrisiken oder stressbedingte Symptome, die mit der Berufstätigkeit zusammenhängen könnten.
- **Familie:** Informationen zur Familie (z. B. Kinder, Eltern, Geschwister) helfen, die sozialen Bindungen der SP zu verstehen und wie diese Beziehungen ihre Einstellung zu Gesundheit und Krankheit beeinflussen könnten.

MERKE

Klarer Beginn und Abschluss
Ein **klar formulierter Anfang und ein klar formuliertes Ende** sind essenziell für eine strukturierte und effektive Durchführung einer OSCE-Station. Sie helfen den Lernenden, sich sowohl zu Beginn als auch am Ende der Station zu orientieren und die Aktivität selbstorganisiert zu bestimmen (Murano und Rockenbauch 2018).

Nach der Vorstellung der Fallvignette für die OSCE-Station wird auf demselben Dokument für die Auszubildenden die zu erfüllende Aufgabenstellung im Rahmen der Station notiert. Damit erhalten die Auszubildenden klare Anweisungen und die Erwartungen sind transparent formuliert. Dieses fördert eine strukturierte Bearbeitung der Station und gibt den Auszubildenden eine gute Orientierung. Die Aufgabenstellung ist so zu konzipieren, dass die Lernenden diese in einer zuvor **vorgegebenen Zeit lösen können,** in der Regel sind es zwischen fünf und zehn Minuten (Nikendei und Jünger 2006). Vor dem Eintreten in die jeweiligen OSCE-Station dürfen die Lernenden die Fallvignette und die Aufgabenstellung an der Eingangstür zu der OSCE-Station lesen. Die Teilnehmerinnen müssen im Vorfeld darüber informiert werden, dass sie nicht immer zu einem Abschluss in der OSCE-Station kommen müssen, dennoch aber eine ausreichend vorgegebene Zeit zur Verfügung haben, damit sie ihre Fähigkeiten und Fertigkeiten anhand der bestimmten Aufgabenstellung demonstrieren können (Schlegel 2023).

Für die komplette Falldarstellung müssen die inhaltlichen Aspekte des Falles korrekt aufgeführt sein, um die Validität der Prüfungsinhalte zu gewährleisten (**content validity**). Idealerweise werden die Fälle von Fachexpertinnen innerhalb des Schulteams erstellt (Berendonk et al. 2015), denn eine ungenaue Beschreibung der Fallsituation kann in der OSCE-Situation zu einer mangelnden schauspielerischen Leistung bei der SP führen. Deshalb schreibt das Entwicklerinnenteam eine Fallvignette mit einer **konkreten Aufgabenstellung** in pflegerischer Fachsprache für die einzelnen OSCE-Station, um den Prüflingen die Möglichkeit zu geben, ihre praktischen Fähigkeiten zu performen. Wenn die gleiche Fallsituation und Aufgabenstellung für die Schauspielperson ausgegeben werden, muss die Sprache angepasst werden, damit sie für die SPs, die keine pflegerische Fachsprache beherrschen, verständlich ist. In diesem Fall ist es entscheidend, dass die Formulierung in Laien- oder Alltagssprache erfolgt. Das erleichtert den SP die Umsetzung und das Verständnis der Situation, ohne dass sie mit komplexen Fachbegriffen überfordert werden.

Aufgrund dessen ist eine **einheitliche Dokumentenvorlage** für die Autorinnen der Fallvignetten an den Bildungseinrichtungen eine sehr sinnvolle und effiziente Maßnahme, um sowohl die inhaltliche Konsistenz als auch die Qualität der Prüfungsstationen zu gewährleisten. Diese Vorlage sollte so gestaltet sein, dass sie allen beteiligten Akteurinnen als Leitfaden dient und gleichzeitig flexibel genug ist, um sprachlich an verschiedene Zielgruppen (z. B. Pflegefachkräften, Simulationspersonen, Prüferinnen) angepasst werden können (Brem und Steinweg 2018). Nach der Fertigstellung der Situationsbeschreibung ist eine **praktische Erprobung** mit den SP vor der eigentlichen Prüfung oder Prüfungssimulation ein entscheidender Schritt, um sicherzustellen, dass die Fallvignette und das gesamte Szenario sowohl aus der Perspektive der SP als auch der Prüflinge gut funktionieren. Diese Erprobung trägt dazu bei, potenzielle Missverständnisse oder Probleme im Vorfeld zu identifizieren und zu beheben, um so einen reibungslosen Ablauf und faire, realitätsnahe Prüfung zu gewährleisten.

Checklisten

Einen weiteren wichtigen Schritt im Rahmen des zweiten Konzeptionsschritts stellt die Erstellung von **Checklisten** dar. In diesem Fall sind die Checklisten nicht als Evaluationsinstrument für die Leistung der Prüflinge gedacht, sondern vielmehr als unverzichtbares Instrument zur **Vorbereitung und Organisation.** Sie dienen der Rückversicherung, dass alle relevanten Aspekte und Variablen der OSCE-Station berücksichtigt und keine wichtigen Schritte oder Details übersehen werden. Sie sind eine systematische Sammlung von Informationen, die die Durchführung der Stationen strukturiert und effizient unterstützen. In diesem Kontext hat die Checkliste also eher eine **administrative und organisatorische Funktion,** um den Ablauf der OSCE-Station sicherzustellen und mögliche Versäumnisse oder Unstimmigkeiten zu vermeiden.

Damit die OSCE-Stationen standardisiert gestaltet werden können, gliedert sich der Aufbau der Checkliste inhaltlich identisch in drei Aspekte: **formale, didaktische und pflegerische inhaltliche Aspekte.** Das trägt dazu bei, dass alle relevanten Dimensionen des OSCE berücksichtigt werden. Die formalen Kriterien in der Checkliste geben der Anwenderin einen klaren und direkten Überblick über die durchzuführende Lernsituation an der jeweiligen OSCE-Station:

- **Bildungsgang:** Es kann sich zum Beispiel um eine bestimmte Ausbildungsstufe oder eine Fachrichtung handeln, die für die Lernsituation relevant ist (z. B. Pflegeausbildung oder eine spezifische Weiterbildung). Der Bildungsgang legt fest, welche Vorkenntnisse und Fertigkeiten von den Prüflingen erwartet werden.
- **Lernsituation:** Eine Lernsituation könnte zum Beispiel das Überprüfen von Vitalzeichen oder die Durchführung eines Pflegeprozesses sein. Die Lernsituation gibt den Prüflingen ein klares Bild davon, was sie erwartet und was sie tun sollen.
- **Aufgabe:** Die Aufgabenstellung ist der präzise Anweisungsbereich für die Prüflinge. Sie beschreibt, welche spezifischen Aufgaben sie innerhalb der vorgegebenen Zeit lösen müssen.

Darunter zeigt sich ein Ankreuzverfahren, in dem das Kompetenzniveau für die OSCE-Station von dem Entwicklerinnenteam festgelegt und ausformuliert werden kann. Ergänzend dazu können die **Altersstufe des zu pflegenden Menschen** integriert und die Verortung des Settings in der abzubildenden OSCE-Station benannt werden, um der von der generalistischen Ausbildung geforderten Einbindung „aller Altersstufen" gerecht zu werden.

In einem zweiten Abschnitt werden die **didaktischen Kriterien** mit der einzuleitenden formulierten beruflichen Handlungskompetenz ausformuliert (Rauner (2007); KMK 2021). Darunter sind die für die jeweilige Situation zu fördernden Teilkompetenzen nach der Kompetenzformulierung des ECVET (Nationale Koordinierungsstelle ECVET 2011) aufgeführt.

Der dritte Abschnitt stellt die **pflegerischen und kommunikativen inhaltlichen Aspekte** dar und vermittelt eingangs die formulierte durchzuführende Handlungsstruktur. Die bereitzustellenden Materialien und Hilfsmittel für eine optimale OSCE-Gestaltung können in dem Zuge mitaufgelistet werden. Das objektive und standardisierte Verfahren bietet somit eine Grundlage für einen **reibungslosen Ablauf.** Für ein personenunabhängiges Ausrichten der OSCE-Stationen ist die Beibehaltung der einheitlichen formalen Struktur wichtig, Ergänzungen sind jedoch jederzeit denkbar. Im Folgenden ist eine exemplarische Checkliste abgebildet (➤ Abb. 8.7).

Beobachtungs- und Bewertungsbogen

Nach der Vorstellung der Checklisten werden ebenfalls im zweiten Konzeptionsschritt die **Beobachtungs- und Bewertungsbögen** generiert. Sie sind nützlich für die Bewertung der pflegerischen und kommunikativen Fertigkeiten in den OSCE-Stationen und stellen somit ein objektives sowie standardisiertes Instrument für die Lehrenden zur Beurteilung dar (Schlegel 2023). Die Bögen zur Erfassung der beruflichen Handlungskompetenz sind wie folgt zu gestalten:

- **Stammdaten des Auszubildenden:** Der Name des Auszubildenden lässt die Ergebnisse jeder Person korrekt zuordnen, das Geburtsdatum ist ein weiteres Identifikationsmerkmal.
- **Kursbezeichnung/Ausbildungsjahr:** Hier wird festgehalten, in welchem Ausbildungsjahr sich der Auszubildende befindet (z. B. „Pflegeausbildung, 2. Jahr").
- **Datum der Prüfung:** Das Datum, an dem die Prüfung stattfindet, wird eingetragen, um sicherzustellen, dass der Prüfungsbogen korrekt zugeordnet werden kann.
- **Uhrzeit der Prüfung:** Falls mehrere OSCE-Stationen an einem Tag stattfinden oder die Prüfung zu bestimmten Zeiten in Schichten organisiert wird, sollte auch die Uhrzeit vermerkt werden.
- **Aufgabenbeschreibung:** Eine präzise, klare Formulierung der Aufgabe, die der Prüfling an der jeweiligen Station ausführen muss, ist wichtig. Die Aufgabenstellung sollte spezifisch und eindeutig sein, um Missverständnisse zu vermeiden (z. B. „Prüfung der Fähigkeiten zur Durchführung einer korrekten Blutdruckmessung").
- **Berufliche Handlungskompetenz:** Diese wird eingetragen als präzise übergeordnete Intention der umzusetzenden Situation im OSCE.

Checkliste zur Erfassung kompetenzorientierter OSCE-Situationen

Formale Kriterien

Bildungsgang				
Lernsituation				
Aufgabe				
Stufe des Kompetenzmodells	❑	Novize	❑	Fortgeschrittener Anfänger
	❑	Der Kompetente	❑	Der Gewandte
Altersstufen	❑	Neugeborene/Säuglinge	❑	Kinder/Jugendliche (2–17 Jahre)
	❑	Erwachsene (18–60 Jahre)	❑	Menschen in höherem Lebensalter (> 60 Jahre)
Setting	❑	Stationäre Akutpflege	❑	Stationäre Langzeitpflege
	❑	Stationäre Langzeitpflege	❑	Ambulante Akut- und Langzeitpflege

Didaktische Kriterien

Berufliche Handlungssituation		
Zentral zu fördernde Kompetenzen	Fachkompetenz	
	Selbstkompetenz	
	Sozialkompetenz	

Pflegerische inhaltliche Aspekte:

Handlungsstruktur	
Materialien	
Hilfsmittel	

Abb. 8.7 Checkliste zur Erfassung kompetenzorientierter Handlungssituationen (Möllmann 2018) [M1660/L143]

Darunter folgt jeweils ein Hinweis zur Bewertung, der eine wesentliche Rolle dabei spielt, die Beurteilung der Prüflinge klar, nachvollziehbar und strukturiert zu gestalten. Die Prüferin muss während der Durchführung der OSCE-Station die einzelnen aufgelisteten Kriterien bewerten (ankreuzen) und dabei gezielt überprüfen, ob die geforderten Kompetenzen erfüllt wurden. Im Folgenden werden zwei Möglichkeiten für die weitere Ausgestaltung von Beobachtungs- und Bewertungsbögen vorgestellt.

Die **erste Variante** ist ein klar **operationalisierter** Beobachtungs- und Bewertungsbogen mit den Kriterien „*Ja – 1 Punkt*“, „*Teilweise – 0,5 Punkte*“ oder „*Nein – 0 Punkte*“ (➤ Abb. 8.8). In der Rubrik „Anmerkungen“ können weitere Beobachtungen von den Prüferinnen während des OSCE dokumentiert

Kompetenzorientierter Beobachtungs- und Beurteilungsbogen
zur Erfassung der beruflichen Handlungskompetenz

Name der/des Auszubildenden	
Kurs	
Datum der OSCE-Prüfung/ Uhrzeit	
Aufgabe	
Berufliche Handlungs-kompetenz	

Hinweise zur Bewertung:

- wird von zwei Aspekten des Kriteriums eines weniger erfüllt, bitte mit „teilweise“ bewerten
- wird eine Handlung unvollständig oder nicht korrekt durchgeführt, bitte mit „nein“ bewerten

Vorbereitung	Ja 1 Pkt.	Teilweise (0,5 Pkt.)	Nein 0 Pkt.	Anmerkungen
bereitet ...	☐	☐	☐	
stellt ...	☐	☐	☐	
Durchführung	Ja	Teilweise	Nein	Anmerkungen
desinfiziert ...	☐	☐	☐	
sticht ...	☐	☐	☐	
entsorgt ...	☐	☐	☐	
Nachbereitung	Ja	Teilweise	Nein	Anmerkungen
desinfiziert ...	☐	☐	☐	
dokumentiert ...	☐	☐	☐	

Abb. 8.8 Kompetenzorientierter Beobachtungs- und Beurteilungsbogen (Möllmann 2018) [G1490/M1660/L143]

werden, die sich nicht in den Beurteilungskriterien wiederfinden. Ein Beobachtungs- und Bewertungsbogen, der mit den Optionen **„Ja“, „Nein“ und „Teilweise“** arbeitet, dient häufig der systematischen und einfachen Erfassung von spezifischen Verhaltensweisen oder Fähigkeiten, die während einer Prüfung oder einer praktischen Übung beobachtet werden. Es können Punkte hinter den Antworten vergeben werden, um eine differenziertere Bewertung zu ermöglichen. Diese Art der Bewertung ist besonders nützlich in Szenarien, bei denen eine schnelle und klare Entscheidung erforderlich ist, ob bestimmte Kriterien erfüllt sind oder nicht. Dieser Bewertungsbogen wird oft verwendet, um objektiv bestimmte

Kompetenzen oder Verhaltensweisen zu beurteilen. Die Bewertung erfolgt dann entlang klarer Kriterien. Die Antwort „*Ja – 1 Punkt*" zeigt, dass der Prüfling das jeweilige Kriterium vollständig erfüllt hat. Es wird erwartet, dass das Verhalten oder die Fähigkeit korrekt und in Übereinstimmung mit den Standards durchgeführt wurde. Die Antwort „*Nein – 0 Punkte*" bedeutet, dass der Prüfling das Kriterium nicht erfüllt hat. Das Verhalten oder die Fähigkeit war entweder nicht vorhanden oder wurde fehlerhaft ausgeführt. „*Teilweise – 0,5 Punkte*" bedeutet, dass der Prüfling das Kriterium in gewissem Maße erfüllt hat, jedoch nicht vollständig. Es gibt Verbesserungspotenzial oder Teile des Verhaltens wurden nur unvollständig oder in einem begrenzten Umfang ausgeführt. Am Ende der Prüfung oder Beobachtung kann die Gesamtpunktzahl ermittelt werden, indem die Punkte für jedes einzelne Kriterium addiert werden.

Zur Unterstützung der Kompetenzformulierung kann die Vorgehensweise von European Credit System for Vocational Education and Training (ECVET, 2011), ein europäisches Leistungspunktesystem für die berufliche Bildung herangezogen und in das Kompetenzentwicklungsmodell von Rauner (2007) für die Ausrichtung der OSCE-Station eingeordnet werden. Das beginnende **Aktionsverb** lässt die Erwartungen des Lernenden innerhalb einer zu prüfenden Handlungsstruktur transparent werden. Je nach Komplexität wird eine Bepunktung der Einzelkategorien vorgenommen, welche abschließend in eine Gesamtnote einfließen kann.

Eine weitere Variante in diesem Zusammenhang ist die Bewertung mit „*trifft zu*", „*trifft eher zu*", „*teils/teils*", „*trifft eher nicht zu*" oder „*trifft nicht zu*" (➤ Abb. 8.9). Es handelt sich um ein globales Rating und erlaubt im Gegensatz zu der eben vorgestellten Variante des Beobachtungs- und Bewertungsbogen eine differenzierte Einschätzung der Kompetenzen des Prüflings. Sie ermöglicht eine feinere Abstufung, um den Grad der Übereinstimmung mit einem bestimmten Kriterium besser abzubilden. Globale Ratings sind eine Methode zur abschließenden **Bewertung der Leistung** eines Prüflings in einer OSCE-Station.

INFO

Globales Rating

Diese Ratings sind in der Regel einfach zu handhaben und bieten eine schnelle und vergleichbare Möglichkeit, die Gesamtleistung eines Prüflings zu bewerten, ohne sich zu sehr auf die Details einzelner Handlungen zu konzentrieren. Es handelt sich dabei um eine zusammenfassende Bewertung der gesamten Durchführung einer Aufgabe, die durch eine Prüferin erfolgt. Ein globales Rating berücksichtigt in der Regel mehrere Aspekte einer Aufgabe, dieses könnte zum Beispiel die Qualität der einzelnen Kompetenzmessungen in Kommunikation, Empathie und ethischer Haltung sein. Die Einführung globaler Ratings fördert eine objektivere Bewertung, da sie sicherstellt, dass alle Prüferinnen eine ähnliche Bewertungsgrundlage haben.

Zur Beurteilung des Messverfahrens ist eine Likert-Skala für die einzelnen Kompetenzdimensionen eingeführt worden. In der Skala sind mehrere konkrete Ausführungen für die zu erfüllenden Aufgabe in Form von Items formuliert und bilden die Beurteilungsmöglichkeit für die Prüferin. Somit stellt ein Item in der jeweiligen Kompetenzdimension den Grad der Zustimmung oder Ablehnung für die durchgeführte Handlung der Lernenden dar. Die fünfstufige Beurteilungsskala reicht von links mit positiven Bewertungen (*2 Punkte*) bis rechts mit negativen Aspekten (*0 Punkte*). Die Antwortmöglichkeiten weisen gleiche Abstände auf und sind symmetrisch formuliert. Zu jedem angekreuzten Item können noch Bemerkungen in einer freien Spalte ergänzt werden, dieses dient als Unterstützung für die Prüferin bei der abschließenden Reflexion mit den Lernenden. Hier ist eine Erklärung, wie diese Skala funktionieren könnte:

- **„Trifft zu" (2 Punkte):** Das Kriterium wurde vollständig und korrekt erfüllt. Der Prüfling hat die Anforderungen in vollem Umfang und auf höchstem Niveau umgesetzt.
- **„Trifft eher zu" (1,5 Punkte):** Das Kriterium wurde größtenteils erfüllt, es gibt jedoch kleinere Mängel oder Ungenauigkeiten. Der Prüfling hat das Kriterium fast vollständig erfüllt, aber es gibt noch Raum für Verbesserung.
- **„Teil teils" (1,0 Punkte):** Das Kriterium wurde nur teilweise erfüllt. Es gibt sowohl korrekte als auch inkorrekte Aspekte in der Durchführung. Der Prüfling hat das Kriterium in einem gewissen Maße verstanden, aber es fehlt an entscheidenden Aspekten.
- **„Trifft eher nicht zu" (0,5 Punkte):** Das Kriterium wurde nur sehr wenig oder unzureichend erfüllt. Der Prüfling hat Schwierigkeiten, das

Kompetenzorientierter globaler Beobachtungs- und Beurteilungsbogen zur Erfassung der beruflichen Handlungskompetenz

Name der/des Auszubildenden	
Kurs	
Datum der OSCE-Prüfung	
Aufgabe	
Berufliche Handlungs-kompetenz	

Hinweise zur Bewertung:

Zutreffendes in dem Beobachtungsbogen ankreuzen:

Trifft zu	Trifft eher zu	Teils/teils	Trifft eher nicht zu	Trifft nicht zu
❑	❑	❑	❑	❑

Fachkompetenz							
Die Blutzuckermessung ist adressatengerecht erklärt.	Trifft zu 2,0 Pkt. ❑	Trifft eher zu 1,5 Pkt. ❑	Teils/teils 1,0 Pkt. ❑	Trifft eher nicht zu 0,5 Pkt. ❑	Trifft nicht zu 0 Pkt. ❑	Die Blutzuckermessung ist nicht adressatengerecht erklärt.	Bemerkungen
.....						.....	
Methodenkompetenz							
Die Medienauswahl ist angemessen in der Anleitung eingesetzt.	Trifft zu 2,0 Pkt. ❑	Trifft eher zu 1,5 Pkt. ❑	Teils/teils 1,0 Pkt. ❑	Trifft eher nicht zu 0,5 Pkt. ❑	Trifft nicht zu 0 Pkt. ❑	Die Methodenauswahl ist nicht angemessen in die Anleitung eingesetzt.	Bemerkungen
.....							

Abb. 8.9 Kompetenzorientierter globaler Beobachtungs- und Beurteilungsbogen (Möllmann 2018) [M1660/L143]

Sozialkompetenz							
Auf Fragen zur Blutzuckermessung wird eingegangen.	Trifft zu 2,0 Pkt.	Trifft eher zu 1,5 Pkt.	Teils/ teils 1,0 Pkt.	Trifft eher nicht zu 0,5 Pkt.	Trifft nicht zu 0 Pkt.	Auf Fragen zur Blutzuckermessung wird nicht eingegangen.	Bemerkungen
	❑	❑	❑	❑	❑		
.....							
Selbstkompetenz							
Handlungsalterativen werden benannt.	Trifft zu 2,0 Pkt.	Trifft eher zu 1,5 Pkt.	Teils/ teils 1,0 Pkt.	Trifft eher nicht zu 0,5 Pkt.	Trifft nicht zu 0 Pkt.	Handlungsalternativen werden nicht benannt.	Bemerkungen
	❑	❑	❑	❑	❑		
.....							
Kommunikative Kompetenz							
Eine klare, präzise und verständliche Aussprache ist gegeben.	Trifft zu 2,0 Pkt.	Trifft eher zu 1,5 Pkt.	Teils/ teils 1,0 Pkt.	Trifft eher nicht zu 0,5 Pkt.	Trifft nicht zu 0 Pkt.	Eine klare, präzise und verständliche Aussprache ist nicht gegeben.	Bemerkungen
	❑	❑	❑	❑	❑		
.....							

Abb. 8.9 Kompetenzorientierter globaler Beobachtungs- und Beurteilungsbogen (Möllmann 2018) *(Forts.)*

Kriterium korrekt umzusetzen, aber es gibt teilweise Ansätze oder Versuche, es zu erfüllen.
- **„Trifft nicht zu" (0 Punkte):** Das Kriterium wurde nicht erfüllt. Der Prüfling hat das Kriterium nicht korrekt umgesetzt oder überhaupt nicht versucht, es zu erfüllen.

Am Ende der Prüfung oder Beobachtung kann eine Gesamtpunktzahl berechnet werden, indem die Punkte für jedes Kriterium zusammengezählt werden. Zum Beispiel: Wenn alle Kriterien mit „2 Punkten" bewertet werden, und es gibt insgesamt sieben Kriterien, ergibt das eine maximal erreichbare Punktzahl von 14 Punkten

Die Verwendung dieser fein abgestuften Skala zur Bewertung von Kriterien ermöglicht eine genauere und differenziertere Beurteilung der Leistung des Prüflings. Es hilft, spezifische Stärken und Schwächen herauszustellen und bietet eine objektivere Möglichkeit zur Leistungsbeurteilung, besonders in praktischen Prüfungen wie OSCEs.

Diese **globalen Ratings** in Beobachtungs- und Bewertungsbögen, insbesondere in Prüfungen wie der OSCE, haben eine bedeutende Rolle in der **Reliabilität** und **Validität** der Beurteilung. Sie bieten eine zusammenfassende Beurteilung der Gesamtleistung eines Prüflings, die nicht nur auf spezifischen Einzelkriterien, sondern auf einer umfassenden Einschätzung der Gesamtkompetenz basiert (Nikendei und Jünger 2006). Die Genauigkeit des OSCEs ist hiermit auf einem hohen Niveau anzusiedeln, da die Beobachtungs- und Beurteilungskriterien klar operationalisiert sind. Die sozial-kommunikativen Kompetenzdimension sind eher als gering reliabel (Genauigkeit) einzuordnen. Die Auswahl der Anzahl von den aufzulistenden Kompetenzen in den Beurteilungsbögen hängt von der Komplexität und der Länge der OSCE-Station ab. Empfehlenswert sind laut Brem und Steinweg (2018) maximal sieben Beurteilungskriterien.

INFO

Anzahl der Beurteilungskriterien

Die jahrelangen Erfahrungen eines Schweizer Bildungszentrum für Pflege hingegen zeigen anderes: OSCE-Stationen, die innerhalb von fünf bis sieben Minuten bewältigt werden müssen, können mit sieben bis ca. 15 Kriterien gemessen werden (Schlegel 2023).

Zu bedenken ist, dass zu viele Kriterien für die Prüferin ermüdend sein können und dass diese mehr mit den Bögen als mit der Beobachtung während der OSCE-Prüfung beschäftigt ist (Schlegel 2023). Folgende erfolgsabhängige Anforderungen sind daher für einen Beurteilungsbogen relevant: Die Handlungsabläufe sollen auf max. einer Seite chronologisch und in einfacher Sprache ohne viel Farben und Grafiken für die Prüferinnen formuliert werden. Empfehlenswert ist nach Pugh und Smee (2013), den entworfenen Beobachtungs- und Bewertungsbogen von Kolleginnen aus dem Schulteam auf inhaltliche Verständlichkeit gegenlesen zu lassen. Es ist sinnvoll, OSCE-Prüfungen im ersten und zweiten Ausbildungsdrittel mit klaren Items in den Beobachtungs- und Bewertungsbögen durchzuführen, im dritten Ausbildungsdrittel mit globalen Beurteilungskriterien (Schlegel 2023). Eine Kombination aus globalen Ratings und der Verwendung der ersten Variante der Beobachtungs- und Bewertungsbögen ist möglich und kann durchaus sinnvoll sein. Es wird empfohlen, bei Stationen, die vor allem technische Fertigkeiten verlangen, einen operationalisierten **„Ja“, „Nein“ und „Teilweise“** Beobachtungs- und Bewertungsbogen zu nutzen, da er häufig der systematischen und einfachen Erfassung dient. Bei Prüfung von kommunikativen Kompetenzen hingegen eignet sich der Einsatz von globalen Kriterien. Hier ist anzumerken, dass die Bewertung globaler Beurteilungskriterien zeitaufwendig ist. Den Prüferinnen wird empfohlen, dass die Kriterien auf den Beobachtungs- und Bewertungsbögen unmittelbar nach der Performanz der Lernenden auszufüllen sind. Die Zeit bis zum Antreten der nächsten OSCE-Station kann sehr knapp sein. Für das Erreichen einer OSCE-Prüfung ist die Bestehungsgrenze meist willkürlich und muss im Vorfeld anhand der zu vergebenen Punkte summativ angegeben werden. Durch die direkte Beobachtung während der Prüfung wird die Bestehungsgrenze empirisch festgelegt.

Die Beobachtungs- und Bewertungsbögen weisen auch **Kritikpunkte** auf. Die Bögen können jene Lernenden belohnen, welche exakt die Handlungsabläufe umsetzen. Dahingegen überspringen routinierte Lernende aufgrund ihrer Vorerfahrungen in der jeweiligen OSCE-Situation evtl. einige Schrittabfolgen, wie sie eigentlich auf dem Beobachtungs- und Bewertungsbogen vorgesehen werden und vergeben damit Punkte. Daraus lässt sich ableiten, dass die Beobachtungs- und Bewertungsbögen wenig über die Sorgfalt und Qualität der Lernenden in der Prüfung aussagen, auch wenn alle Handlungsschritte durchgeführt wurden.

INFO

Item „Gesamteindruck“

An einem Schweizer Bildungszentrum ist deshalb das Item „Gesamteindruck“ eingeführt worden. Nach der Performanz der Lernenden erscheint dieses hilfreich für die Prüferin zu sein, um noch einmal einen Blick auf die Gesamtsituation zu werfen (Schlegel 2023).

3. Konzeptionsschritt

Briefing der Lernenden

Nachdem in der zweiten Konzeptionsphase die Organisation und Fertigstellung der Dokumente für die

OSCE-Prüfungen erfolgt sind, ist die Grundlage für eine strukturierte und standardisierte Durchführung der Prüfung geschaffen. In der dritten Phase der Konzeption für ein OSCE liegt das Augenmerk auf dem **Briefing** der verschiedenen Hauptakteure. Zunächst den wichtigsten, den Lernenden. Sie müssen frühzeitig mit dem OSCE-Format in Kontakt kommen. Dieser frühzeitige Einstieg ist entscheidend, um den Prüflingen nicht nur das Format der Prüfung näherzubringen, sondern auch, um ihnen die nötige **Sicherheit** und das nötige **Selbstvertrauen** zu geben, sodass sie den OSCE erfolgreich absolvieren können. Dieses bedeutet, dass die Methode OSCE bereits im theoretischen Unterricht integriert wird und die Lernenden dadurch mit dem Format vertraut gemacht werden (Pippel 2022). Ohne die grundlegende Voraussetzung der Problemlösefähigkeit und die Erfahrungen im Zusammenhang mit Fallarbeit, gestaltet sich die Bearbeitung der Prüfungsaufgaben innerhalb einer OSCE-Prüfung als schwierig (Bonse-Rohmann, Hüntelmann und Nauert 2008).

Des Weiteren müssen die Lernenden im Vorfeld einer OSCE-Prüfung über den Ablauf und die Organisation des OSCE informiert werden. Der Prüfungstermin für das OSCE ist frühzeitig bekannt zu geben, damit die Lernenden die Möglichkeit haben, sich gut darauf vorzubereiten. Hier liegt es individuell bei der Bildungseinrichtung, wann diese ihre Klausur- und Prüfungstermine bekannt geben. Als weitere Informationen müssen die Lernenden wissen, aus welchen curricularen Einheiten die OSCE-Stationen entwickelt worden sind, damit eine gute Vorbereitung seitens der Lernenden möglich ist. Um weitere Ängste bei den Lernenden abzubauen, könnte ein „**Spaß-OSCE**" mit witzigen, aber auch pflegethematischen Inhalten von max. vier Stationen vorbereitet werden. Bei dieser OSCE-Variante erfahren die Lernenden, was sie in der Prüfung erwartet, und sie entwickeln ein Gefühl für die Anforderungen. Das **Signal für die Beendigung** der Zeit an den OSCE-Stationen ist ein wichtiger Bestandteil der Prüfung. Es ist entscheidend, dass die Lernenden bereits vor der Prüfung mit diesem Signal vertraut gemacht werden. Das hilft nicht nur dabei, Überraschungen zu vermeiden, sondern ermöglicht es den Prüflingen auch, ihre Zeitmanagementfähigkeiten besser zu entwickeln und anzuwenden. Ein Klangsignal wie eine Klangschale ist eine sehr gute Wahl, da der Klang deutlich hörbar und gleichzeitig beruhigend ist, was den Prüfungsstress etwas reduzieren kann (Schlegel 2023).

Es ist eine sehr gute Idee, den Lernenden während des Briefings für den OSCE-Parcours klare Informationen darüber zu geben, dass die Fallsituationen für jede OSCE-Station vor der jeweiligen Tür oder in einem anderen gut sichtbaren Bereich aufgehängt sind. Dies trägt dazu bei, den Lernenden die nötige Sicherheit zu geben und ihnen die Gelegenheit zu bieten, sich vorab mit der jeweiligen Fallsituation und die zu lösende Aufgabe vertraut zu machen. Eine andere Variante, bei der die mögliche Fallsituation im Debriefing von den Prüferinnen vorgelesen wird, bietet ebenfalls eine sehr strukturierte und transparente Herangehensweise für die Lernenden. Diese Methode hat einige Vorteile, insbesondere in Bezug auf die Klarheit der Aufgabenstellung und die gesteigerte **Orientierung** für die Prüflinge (Nikendei und Jünger 2006). Eine klare Kommunikation und Transparenz im Vorfeld sind entscheidend, um den Prüfungsstress zu minimieren und allen Beteiligten – sowohl den Lernenden als auch den Prüferinnen – einen **reibungslosen Ablauf** der OSCE-Prüfung zu ermöglichen. Wenn alle wissen, was, wann und wie passiert, reduziert sich das Gefühl der Unklarheit und Nervosität erheblich. Ob es abschließend eine Rückmeldung zu der OSCE-Station von den Prüferinnen geben wird, ist ein sehr wichtiger Punkt und hängt von den Zielen der Prüfungen und den Bedingungen der Bildungseinrichtungen ab. Dieses muss im Vorfeld klar vom Entwicklerinnenteam für alle Beteiligten geklärt werden, damit es im Prozess zu keinen Verwirrungen kommt.

4. Konzeptionsschritt

Briefing der Schauspielperson

Im vierten Konzeptionsschritt der OSCE-Konzeptionierung, der sich auf die SP konzentriert, ist ein detailliertes **Briefing** ebenso wichtig wie das für die Lernenden, um eine erfolgreiche und faire Durchführung der OSCE-Prüfung zu gewährleisten. Ein umfassendes Briefing für die SP ist entscheidend, um sicherzustellen, dass sie ihre **Rolle authentisch** und **realistisch** darstellen können, während sie gleichzeitig den Prüfungsablauf reibungslos unterstützen. Die inhaltliche Einweisung, **schauspielerische Schu-**

lung und die technische Vorbereitung helfen den SP, sich sicher und gut auf ihre Aufgaben vorbereiten zu können, was zu einer erfolgreichen OSCE-Prüfung beiträgt. Damit die Lernenden unter gleichen Bedingungen auf die Prüfung vorbereitet sind, müssen die SP stets die gleichen Rollen konsistent und neutral ausfüllen. Dies fördert nicht nur die **Gleichbehandlung** der Lernenden, sondern auch eine faire und reproduzierbare Bewertung ihrer Fähigkeiten. Um die größtmögliche Objektivität sicherzustellen, müssen verschiedene Aspekte berücksichtigt und in der Einweisung der SP besonders betont werden (Bonse-Rohmann, Hüntelmann und Nauert 2008).

Ebenfalls ist es von Relevanz, die **passenden Schauspielerinnen** für die jeweilige Situation in dem OSCE auszuwählen. Für den Einsatz von SP lohnt es sich, über ein SP-Management nachzudenken. Denn die Koordination und das Training der SP beanspruchen viel Zeit. Zeitgleich benötigen die SP bei Anliegen eine **Ansprechpartnerin,** bei der sie sich bspw. krankmelden können. Eine Herausforderung ist, dass ausgebildete Schauspielerinnen oft zu viel sprechen und ihre Schauspielleidenschaft in den Situationen ausleben. Hier bedarf es genauer Instruktionen (Schlegel 2023). Ein großer Vorteil bei ausgebildeten Schauspielerinnen ist, dass sie ohne Probleme mehr als eine Rolle spielen können (Schlegel und Shaha 2007). Eine Studie von Schlegel (2023) zeigt, dass der Einsatz von **standardisierten Videos** im Rahmen des SP-Trainings nachweislich zu einer besseren Leistung bei den SP führt im Vergleich zu einem Training ohne Video. Eine **Generalprobe für die SP** in dem jeweiligen zu spielenden exakten OSCE-Szenario sollte zeitlich von dem Entwicklerteam eingeplant werden. So können sie ihre dargestellten Rollen in einem realistischen Kontext einüben.

Neben den schauspielerischen Trainings benötigen die SP **organisatorische Aspekte,** damit ein reibungsloser Ablauf am Prüfungstag gelingt. Das pünktliche Erscheinen und die präzise Definition der Anfangs- und Endzeiten sind zentrale Elemente für den reibungslosen Ablauf einer OSCE-Prüfung. Es ist von entscheidender Bedeutung, dass alle Beteiligten – sowohl die Lernenden, die SP als auch das Entwicklerinnenteam – über einen **klaren Zeitrahmen** informiert sind. Dies trägt nicht nur zur **Effizienz** der Prüfung bei, sondern auch zur Stressreduktion aller Beteiligten. Alles andere verzögert den Ablauf des Prüfungs-Parcours. Bei der vorausschauenden OSCE-Planung ist bei einem kurzfristen Ausfall der SP an einen im Vorfeld festgelegten **Vertretungsplan** zu denken. Eine wesentliche Regel für den Ablauf einer OSCE-Prüfung ist, dass SP während der verbleibenden Zeit der jeweiligen OSCE-Station nicht mit den Prüflingen über deren Leistung sprechen dürfen. Diese Regel basiert auf mehreren Gründen, die die Objektivität, Vertraulichkeit und eine faire Beurteilung der Prüfungsleistung sicherstellen sollen.

Wenn das **Feedback** im Vorfeld als Bestandteil der OSCE-Stationen eingeplant wird, sollte dieses unbedingt geübt und gezielt vorbereitet werden. Es ist entscheidend, dass sowohl SP als auch Prüferinnen auf die Art und Weise der Feedback-Erteilung geschult werden, um den Lernenden konstruktives und hilfreiches Feedback zu bieten. Das Feedback sollte mehr als nur ein allgemeiner Kommentar zur Leistung sein; es sollte eine gezielte Unterstützung bieten, die den Lernenden dabei hilft, sich weiterzuentwickeln. In der Regel erfolgt das OSCE ohne Rückmeldungen von den SP, wodurch diese zur **Reliabilität** und **Objektivität** beitragen, indem sie sich strikt an das vorgegebene Szenarioskript/Rollenskript während der Prüfung halten.

Ebenso wichtig ist der Prozess des **„De-Rollings"** nach der Simulation. Dabei handelt es sich um einen wesentlichen Bestandteil, bei dem sich SPs nach einer Prüfung oder Simulation von der Rolle lösen, die sie zuvor als zu pflegende Person, Gästin, Bewohnerin oder andere Beteiligte im OSCE eingenommen haben. Dies ist entscheidend, um sicherzustellen, dass sie die Emotionen und die Identifikation mit der Rolle ablegen und wieder in ihren **neutralen Zustand** als Beobachtende oder Beurteilerin zurückkehren. Dafür gibt es **verschiedene Techniken** wie Meditation, es sich gemütlich machen, Musik hören oder sich mit Düften umgeben, die der SP helfen, ihre simulierte Rolle abzulegen (Schlegel 2023). Die meisten SP bringen selbst bestimmte **Strategien und Gewohnheiten** mit, die ihnen dazu verhelfen, nahtlos aus der Rolle zu steigen.

5. Konzeptionsschritt

Einführung der Prüferinnen

Die **Einführung der Prüferinnen** in den OSCE-Prüfungsprozess ist von entscheidender Bedeutung für den Erfolg und die Fairness der Prüfung. Wenn die Prüferinnen gründlich auf die Bewertungsaufgaben, die Kommunikation und die Prüfungsorganisation vorbereitet werden, können sie die Lernenden fair und transparent bewerten. Besonders für diejenigen, die erstmals an einer OSCE-Prüfung teilnehmen, ist eine **gezielte Schulung** und eine klare Vorstellung von der Struktur und den Abläufen unerlässlich. Dies sorgt nicht nur für eine gerechte Bewertung, sondern auch für eine entspannte und professionelle Atmosphäre während der Prüfung. Die frühzeitige Veröffentlichung der OSCE-Prüfungsdaten ist nicht nur wichtig für die Prüferinnen und SP, sondern auch für die Lernenden und die administrative Organisation. Eine gut koordinierte, **transparente Planung** sorgt für einen reibungslosen Ablauf der gesamten Prüfung, reduziert Stress und Verwirrung und sorgt für eine faire und objektive Beurteilung der Lernenden. Ideal wäre es, wenn die Termine für die OSCE-Prüfungen monatelang im Voraus festgelegt und veröffentlicht werden, um allen Beteiligten ausreichend Vorlaufzeit zur Vorbereitung zu geben (Schlegel und Shaha 2007).

Im Vorfeld erhalten die Prüferinnen **Informationen zum Ablauf und zur Organisation** des OSCE-Parcours. Für die Prüferinnen sind passend zu den jeweiligen Stationen entwickelte Checklisten, Beobachtungs- und Bewertungsbögen vorzubereiten. Eine **Einführung** in die Gestaltung der standardisierten Dokumente ist essenziell für die reibungslose Anwendung. Alle Prüferinnen müssen angehalten werden, sich strikt an die in den OSCE-Stationen vorhandenen Beobachtungs- und Beurteilungsbögen zu halten (Brem und Steinweg 2018). Im Vorfeld sollte vom Entwicklerinnenteam eindeutig geklärt und festgelegt werden, ob **Feedback** gewünscht wird und in welchem Umfang es während oder nach der OSCE-Prüfung gegeben wird (Pippel 2022).

8

MERKE

Objektive Haltung der Prüfenden

Von den Prüferinnen wird eine objektive Haltung erwartet, damit am Ende des OSCE eine **faire Notenvergabe** stattfindet und wenn erwünscht eine Rückmeldung an die Lernenden gegeben werden kann (Beyer et al. 2016).

Empfehlenswert ist, dass die Prüferin sowie die SP sich unmittelbar vor der OSCE-Prüfung **kennenlernen,** um ggf. offene Fragen für die bevorstehenden OSCE-Prüfung zu klären (Brem und Steinweg 2018). Das ist ein wichtiger Punkt in der Organisation und Struktur der OSCE-Prüfung. Die Konzeption einer jeden Station ist entscheidend für die **Objektivität** und **Fairness** der Prüfung. Wenn die Prüferin an jeder Station mit einem Klemmbrett und der für die Station entsprechenden konzipierten Fallvignette sowie Checklisten und Beobachtungs- und Bewertungsbögen sitzt, können die **Prüfungsabläufe strukturiert** und die Bewertungen konsistent durchgeführt werden. *„Während des Trainings nivellieren sich die Prüfer und setzen bei jedem Beurteilungskriterium gewisse Verhaltensanker, um die Leistungen der Kandidaten zu bewerten"* (Schlegel 2023). Den Prüferinnen wird empfohlen, den kompetenzorientierten Beobachtungs- und Bewertungsbogen am Ende der OSCE-Situation auszufüllen, denn gerade globale Beurteilungskriterien sind zeitaufwendig in der Bewertung.

Wenn die Prüferinnen die **Bewertungsstandards** kennen und anwenden, die Kriterien objektiv und klar definiert sind und wenn mehrere Prüferinnen zur Beurteilung beitragen, kann die Objektivität der Prüfung gewährleistet werden. Daher ist es empfehlenswert, die OSCE-Prüfungen von mehreren Prüferinnen durchführen zu lassen, also **unterschiedliche Prüferinnen** pro Station. Es wäre unzuverlässig, wenn die Kompetenzprüfung von Lernenden nur von einer Prüferin durchgeführt wird. Somit gilt das Prinzip: je **mehr Messbeobachtungen** es gibt, desto zuverlässiger ist die Messung in der Prüfung. Ideal sind also viele verschiedene Aufgaben für die OSCE-Stationen, die von mehreren Prüferinnen abgenommen werden. Damit können die Störfaktoren eliminiert werden. Diese Maßnahmen tragen dazu bei, dass die **OSCE-Prüfung fair und transparent** bleibt und die Lernenden eine gerechte Beurteilung ihrer Leistungen erhalten. Die Prüfungsabnahme erlangt dadurch eine hohe Messzuverlässigkeit (Reliabilität).

OSCE-Prüfung und Debriefing

Nach der Vorbereitung der OSCE-Stationen erfolgt nun die **Durchführungsbeschreibung.** Optimalerweise steht für jede OSCE-Situation ein Raum zur Verfügung. Die Räume sollten sich auf einer Ebene befinden. Dieses gewährleistet einen **ungestörten Prüfungsablauf.** Die Räume der OSCE-Stationen sind mit den nötigen Materialien, den standardisierten kompetenzorientierten Beobachtungs- und Bewertungsbögen auf einem Klemmbrett mit einem Stift und einer Uhr ausgestattet. Gerade die Uhr ist ein wesentliches Kriterium für die Einhaltung eines guten Prüfungsablaufs (Bonse-Rohmann, Hüntelmann und Nauert 2008). Die Verwendung eines Signaltons zu Beginn und Ende der OSCE-Stationen ist eine einfache, aber effektive Methode, um den Prüfungsablauf zu strukturieren und das Zeitmanagement zu gewährleisten (Nikendei und Jünger 2006). Pippel (2022) empfiehlt, die Aufgabenstellungen nicht nur an die Tür der OSCE-Station zu hängen, sondern ebenfalls in einem separaten mit Aufsicht geführten Prüfungsraum auszulegen, um die Sicherheit und Orientierung bei den Lernenden zu stärken. Hierbei muss an eine aufsichtführende Person gedacht werden.

Nach dem Blueprint und der Entwicklung der individuellen und verschiedenen Fallsituationen, der Checklisten und standardisierten kompetenzorientierten Beobachtungs- sowie Bewertungsbögen erfolgt das Debriefing der Lernenden. Die Prüferinnen sitzen, in Abhängigkeit der Gegebenheiten, außerhalb des Raumes vor einer Tür, die mit einem Glaselement versehen ist oder im OSCE-Raum selbst an der Wand auf einem Stuhl und schauen sich die Prüfungssituation an, um sie abschließend anhand der kompetenzorientierten Beobachtungs- und Bewertungsbögen zu bewerten. Das bedeutet, dass verschiedene Faktoren wie die Größe der Institution, die Verfügbarkeit von Ressourcen, die Zahl der Prüflinge und die Struktur der Prüfung Einfluss auf die spezifische Gestaltung und Organisation der Prüfung haben können.

Nachdem Erklingen des **Signaltons** endet die OSCE-Prüfung, die Lernenden verlassen die OSCE-Station. Innerhalb dieser Zeit vergeben die Prüferinnen für die **Performanz** des Lernenden Punkte auf den individuell für die OSCE-Station vorgefertigten Bögen. Nach den OSCE-Stationen kann, wenn es so festgelegt wurde, ein kurzes **Feedback** in Form eines Debriefings eingebaut werden. Danach stellt die Prüferin die Ausgangslage für die nächste OSCE-Prüfung wieder her (Nikendei und Jünger 2006). Für einen geordneten Ablauf muss unbedingt der Zeitplan vollständig eingehalten werden. Damit der Prüfungsinhalt nicht weitergetragen werden kann, werden die zu Prüfenden durch eine weitere aufsichtführende Lehrperson separiert (Schlegel 2008).

6. Konzeptionsschritt

Nach der Durchführung des OSCE erfolgt die **Auswertung der OSCE-Prüfungen** seitens der Lernenden sowie der Prüferinnen. Das ist entscheidend für die kontinuierliche Verbesserung und Optimierung des Prüfungsformats. Die Auswertung hilft dabei, Schwächen im Inhalt, im Schwierigkeitsgrad und in der Trennschärfe zu identifizieren und Maßnahmen zu ergreifen, um die Prüfungsqualität zu steigern und die Fairness sowie Objektivität der Beurteilung zu gewährleisten. Für die **Evaluation** der Lernenden eignet sich die **Best Practice Guidelines** für die Nutzung von OSCE-Prüfungen (Nulty et al. 2011). Die Fragen zur Auswertung der OSCE-Prüfung aus der Perspektive der Prüferinnen sind entscheidend, um den Prüfungsprozess sowohl inhaltlich als auch organisatorisch zu optimieren. Sie helfen, **Verbesserungspotenziale** in den verschiedenen Bereichen wie der Organisation, den Checklisten, den Bewertungsbögen und den subjektiven Wahrnehmungen der Prüferinnen zu identifizieren (Pippel 2022).

LITERATUR

Berendonk C, Schirlo C, Balestra G, Bonvin R, Feller S, Huber P. et al. The New Final Clinical Skills Examination in Human Medicine in Switzerland: Essential Steps of Exam Development, Implementation and Evaluation and Central Insights from the Perspectives of the National Working Group. GMSJ Med Educ, 2015; 32(4): DOC40.

Beyer A, Dreier A, Kirschner S, Hoffmann W. Objektive Structured Clinical Examination (OSCE) als kompetenzorientiertes Prüfungsinstrument in der pflegerischen Erstausbildung. Eine Literaturanalyse zu ihrer internationalen Anwendung. Pflege, 2016;29(4): 193–203.

Bonse-Rohmann M, Hüntelmann I, Nauert A. Kompetenzorientiert prüfen lernen- und Leistungsüberprüfungen in der Pflegeausbildung. München: Elsevier, 2008.

Brem BG, Steinweg B. Prüfungen mit SPs. In: Peters T, Thrien C. (Hrsg.). Simulationspatienten. Handbuch für die Aus-

8

und Weiterbildung in medizinischen und Gesundheitsberufen. Bern: hogrefe, 2018. S. 75–98.
Doran GT. Therés a S.M.A.R.T. Way to write management Goals and Objectives. Manage Rev., 1981;70(11): 35–36.
Dreyfus H, Dreyfus S. Künstliche Intelligenz. Von den Grenzen der Denkmaschine und dem Wert der Institution. In: Moos L, Waffender M. (Hrsg.), der deutschen Ausgabe Mutz M. (orginal erschienen 1986: Mind over machine). Reinbeck bei Hamburg: Rowohlt Taschenbuchverlag, 1987.
Fachko mmission nach § 53 Pflegeberufegesetz (2019) Rahmenpläne der Fachkommissionnach § 53 PflBG. Rahmenlehrpläne für den theoretischen und praktischen Unterricht. Rahmenausbildungspläne für die praktische Ausbildung. Verfügbar unter: https://www.bibb.de/dienst/publikationen/de/16560 (letzter Zugriff: 13.02.2025)
Möllmann C. Entwicklung kompetenzorientierter generalistischer Handlungssituationen für die Pflegeausbildung im Skills Lab. (unveröffentlichte Masterarbeit), 2018.
Murano SA, Rockenbauch K. Erarbeitung von glaubhaften Simulationen mithilfe von Rollenskripten für Sps. In: Peters T, Thrien C (Hrsg.). Simulationspatienten. Handbuch für die Aus- und Weiterbildung in medizinischen und Gesundheitsberufen. Bern: hogrefe, 2018. S. 33–46.
Nationale Koordinierungsstelle ECVET. Geografische Mobilität in der Berufsbildung: Leitfaden zur Beschreibung von Lernergebniseinheiten, 2011. Verfügbar unter: http://www.ecvetinfo.de/_media/Leitfaden_zur_Formulierung_von_Lernergebniseinheiten.pdf (letzter Zugriff: 13.02.2025).
Nikendei C, Jünger J. OSCE – hands on instructions for the implementation of an objective structure clinical examination. GMS Z Med Ausbildung 23 (3), 2006, p. 1–8.
Nulty DD, Mitchell ML, Jeffrey CA, Henderson A, Groves M, Best Practice Guidelines for use of OSCEs: Maximising value for student learning. Nurse education today, 2011;31(2): 145–151. Verfügbar unter: https:/7doi.org/10.1016/j.nedt.2010.05.006. (letzter Zugriff: 11.02.2025)
Pippel E. OSCE als summative Prüfung im Studiengang Pflege (Bachelor). Fallstricke und Lösungen. Pädagogik der Gesundheitsberufe, 2022;9(4): 214–224.
Pugh D, Smee S. Guidelines for the development of objective structured clinical examination cases. Ottawa: Medical Council of Canada, 2013.
Rauner F. Berufliche Kompetenzentwicklung vom Novizen zum Experten. In: Dehnbostel P (Hrsg.). Kompetenzentwicklung in vernetzten Lernstrukturen. Berlin: edition sigma, 2007. S. 1–20.
Schlegel C, Shaha M. Spezielle Herausforderungen bei der Planung und Durchführung von OSCE (Objective Structured Clinical Examination) in der Pflegeausbildung, PrInter Net, 2007;9(12): 773–776.
Schlegel C. OSCE (Objective Structured Clinical Examination) in der tertiären Pflegeausbildung – eine Anleitung zur Planung und Durchführung. In Nussbaumer G, von Reibnitz C (Hrsg.). Innovatives Lehren und Lernen. Konzepte für die Aus- und Weiterbildung von Pflege- und Gesundheitsberufen. Bern: Huber, 2008. S. 181–190.
Schlegel C OSCE – Kompetenzorientiert Prüfen in der Pflegeausbildung. Einführung und Umsetzung von OSCE Stationen. Berlin: Springer, 2023.
Sekretariat der Kultusministerkonferenz (2021). Handreichung für die Erarbeitung von Rahmenlehrplänen der Kultusministerkonferenz für den berufsbezogenen Unterricht in der Berufsschule und ihre Abstimmung mit Ausbildungsordnungen des Bundes für anerkannte Ausbildungsberufe. Verfügbar unter: https://www.kmk.org/fileadmin/veroeffentlichungen_beschluesse/2021/2021_06_17_GEP-Handreichung.pdf. (letzter Zugriff: 14.02.2025)
Stiehler S, Fritsche C, Reutlinger C. Der Einsatz von Fall-Vignetten. St. Gallen, Schweiz: Hochschule für Angewandte Wissenschaften, 2012. Verfügbar unter: http://www.sozial-raum.de/der-einsatz-von-fall-vignetten.php (letzter Zugriff: 14.02.2025).
Studienseminar Oldenburg für das Lehramt an berufsbildenden Schulen. Schreiben eines Unterrichtsentwurfs. 13. überarb. Fassung. Unveröffentlichte Seminarunterlagen. Oldenburg, 2015.

8.3 Beispiel zur Umsetzung einer Prüfung im Rahmen einer Weiterbildung

Julia Pulickal

In diesem Kapitel werden allgemeine Prüfungsmodalitäten, die für die Umsetzung von Prüfungssituationen mit der Lehr-Lern-Methode Simulation von Bedeutung sind, erläutert. Es werden theoretische Grundlagen und Definitionen bezogen auf die Durchführung von Prüfungen im Kontext der Weiterbildung dargelegt. Zudem wird ein praktisches Beispiel einer möglichen Prüfungssimulation dargestellt. Allgemein sind Lehrende im Rahmen von Prüfungssituationen bedingt durch die Notwendigkeit einer gerechten und fairen Leistungsbewertung sowie die Anforderungen an eine Prüfung (Objektivität, Validität) vor hohe Herausforderungen gestellt. Dies ist auch auf die Lehrenden der Gesundheitsberufe übertragbar (Rebmann und Schlosser 2019).

Das oberste Ziel von Simulationstrainings ist die Steigerung der beruflichen Handlungskompetenz der Teilnehmenden, um im Berufsalltag sicher, reflektiert und fachlich kompetent handeln zu können. Teilnehmende können in einer geschützten Lernumgebung berufstypische, realitätsnahe Situationen erleben und neue Fähig- und Fertigkeiten erlangen und festigen (SimNAT 2024). Vor diesem Hintergrund ist mit Hilfe der Lehr-Lernmethode Simulation eine Prüfungssituation gestaltbar. Dieses Kapitel soll Aufschluss darüber geben, wie Simulationsprüfungen funktionieren können und welche theoretischen Grundlagen vorher bedacht werden müssen. In der intensivpflegerischen Weiterbildung hat sich das simulationsbasierte Lernen bis dato als Prüfungsform noch nicht flächendeckend durchgesetzt.

Im Rahmen von Prüfungssituationen im Skills Lab ist die Beobachtung der präsentierten Handlung des Prüflings als wesentlicher Bewertungsgegenstand anzusehen. Dabei wird ein Beobachtungsbogen herangezogen, der die Lehrenden bei der Bewertung der Teilnehmenden im Rahmen des Szenarios unterstützt (Rebmann und Schlosser 2019). Es wird sowohl die reine beobachtete Handlung des Prüflings in der simulationsbasierten Lernerfahrung als auch die Selbstreflexion im Anschluss bewertet.

Allgemein ist zwischen der formativen und summativen Prüfungsform bzw. der prozessorientierten und ergebnisorientierten Prüfungsform zu differenzieren (Gerick, Sommer und Zimmermann 2018). Im Kontext von Gesundheitsberufen ist der Einsatz von Simulation als Lehr-Lern-Methode als formativ verbreitet.

DEFINITION

Formative Prüfungsform

Prüfungsformate, die während des Lernprozesses durchgeführt werden und damit sowohl den Lernenden als auch den Lehrenden einen Einblick in den individuellen Lernstand bieten. Sie werden auch als prozessorientierte Prüfungsform bezeichnet (Gerick, Sommer und Zimmermann 2018)

DEFINITION

Summative Prüfungsform

Prüfungsformate, die am Ende einer Lerneinheit angesiedelt sind und daher auch als ergebnisorientierte Prüfungsformate bezeichnet werden (Gerick, Sommer und Zimmermann 2018).

Im Gegensatz dazu kann Simulation auch als summatives Prüfungsformat eingesetzt werden. Hierbei steht die Leistungsbewertung der beobachteten Handlungen der Teilnehmenden im Vordergrund. Die Benotung der Prüfungsleistungen im Skills Lab kann entsprechend der Struktur der WBVO-Pflege-NRW § 11 übernommen werden (➤ Tab. 8.7).

Tab. 8.7 Notendefinitionen anhand der WBVO-Pflege-NRW § 11

Note	Notendefinition
sehr gut (1,0)	Wenn die Leistungen den Anforderungen im besonderen Maße entspricht.
gut (2,0)	Wenn die Leistungen den Anforderungen voll entspricht.
befriedigend (3,0)	Wenn die Leistung im Allgemeinen den Anforderungen entspricht.
ausreichend (4,0)	Wenn die Leistung zwar Mängel aufweist, aber im Ganzen den Anforderungen noch entspricht.
mangelhaft (5,0)	Wenn die Leistung den Anforderungen nicht entspricht, jedoch erkennen lässt, dass die notwendigen Grundkenntnisse vorhanden sind und Mängel in absehbarer Zeit behoben werden können.
ungenügend (6,0)	Wenn die Leistung den Anforderungen nicht entspricht und selbst die Grundkenntnisse so lückenhaft sind, dass die Mängel in absehbarer Zeit nicht behoben werden können.

Bezug zur WBVO-Pflege-NRW

Obgleich Simulation als Prüfungsformat in der WBVO-Pflege als Möglichkeit keine Erwähnung findet, ist ein Blick in die Prüfungsanforderungen, die sich aus der Verordnung ergeben, unabdingbar. Aktuell werden laut WBVO-Pflege-NRW Prüfungsleistungen in der Fachweiterbildung Intensivpflege und Anästhesie entweder in modularer schriftlicher Form oder als praktische Prüfungssituation durchgeführt. Wenn alle Voraussetzungen für die Abschlussprüfung erfüllt sind, ist die Prüfung in einem theoretischen sowie praktischen Teil zu leisten (§ 10 WBVO-Pflege-NRW 2009).

Die berufliche Handlungskompetenz von Fachpflegenden wird in den Dimensionen fachlich, personal, sozial und methodisch entsprechend der

8

Forderung im Weiterbildungsziel § 20 der WBVO-Pflege-NRW differenziert und im Rahmen der Lernbereiche „Fallsteuerung im Sinne von Bezugspflege“, „professionelles Handeln in komplexen Pflegesituationen“, „Prozesssteuerung und Steuerung des eigenen Lernens“ (§ 20 Abs. 2 WBVO-Pflege-NRW 2009) gelehrt. Im Rahmen der modularen Gestaltung der Lernbereiche werden Lehrenden beispielhafte Inhalte zur Erfüllung des vordefinierten Weiterbildungsziels geliefert (Anlage 1 WBVO-Pflege-NRW 2009). Die Auflistung der Lernergebnisse erfolgt nicht entsprechend der einzelnen Kompetenzdimension einer Intensivpflegefachkraft. Somit erfolgt keine konkrete Spezifizierung oder Erläuterung der geforderten Kompetenzen mit Einschluss bestimmter Fähig- und Fertigkeiten der Intensivpflege in den Richtlinien. Damit wird den Weiterbildungsinstitutionen im Rahmen der Curriculumentwicklung ein hoher Gestaltungsspielraum zugestanden. Auch eine Zuordnung der gelehrten Fähig- und Fertigkeiten in die Kompetenzdimensionen obliegt damit den Lehrenden der Weiterbildungseinrichtung.

Entsprechend der modularen Weiterbildung gliedern sich die einzelnen Lernbereiche in unterschiedliche Module, die jeweils mit einer Modulprüfung abgeschlossen werden (➤ Tab. 8.8).

Curriculare Einbettung

Das folgende Simulationsszenario ist als beispielhaftes Prüfungsszenario für die Weiterbildung für Intensiv- und Anästhesiepflege konzipiert worden. Es ist möglich, das Szenario als Zwischenprüfung durchzuführen. Wie bereits erwähnt, erfolgt die curriculare Einbettung auf Grundlage der WBVO-Pflege für das Bundesland NRW 2009.

Die Simulationsprüfung mit dem zugrundeliegenden Szenario kann mit Blick auf die inhaltliche und handlungsorientierte Ebene mehreren Modulen zugeordnet werden und damit auch eine begründete unterschiedliche curriculare Einbettung erfahren. Der inhaltliche Schwerpunkt des beschriebenen Szenarios liegt in der Thematik von atmungsbeeinträchtigten Patienten, die einer Atmungsunterstützung mit Hilfe der High-Flow-Sauerstofftherapie bedürfen, sodass das Szenario im Lernbereich II. Professionelles Handeln in komplexen Pflegesituationen im Modul 2.2 „Professionelles Handeln in komplexen Pflegesituationen mit atmungsbeeinträchtigten Menschen“ (Anlage 1, WBVO-Pflege-NRW 2009) einzuordnen ist. Aufgrund der inhaltlichen Komplexität und Dichte an medizinischen sowie intensivpflegerischen Aspekten der Fallsituation ist zudem eine curriculare Einbettung in den Lernbereich II. Professionelles Handeln in komplexen Pflegesituationen im Modul 2.3 „Professionelles Handeln in komplexen Pflegesituationen mit herzkreislaufbeeinträchtigten Patienten“ sowie im Modul 2.4 „Professionelles Handeln in komplexen Pflegesituationen mit abwehrgeschwächten und an Infektion leidenden Patienten“ denkbar.

Die Simulationssequenz wird mithilfe von zwei Simulationspersonen durchgeführt, so kann sowohl das Erleben der High-Flow-Sauerstofftherapie als auch die medizinische und intensivpflegerische Therapie in den Fokus der Betrachtung rücken. Falls eine Eskalation des respiratorischen und hämodynamischen Zustandes (z. B. Reanimation) der Patientin geschult werden soll, ist der Einsatz eines High-Fidelity-Simulators sinnvoll. Die Fallsituation, die dem Szenario zugrunde liegt, ist so konzipiert worden, dass durch die hohe inhaltliche Dichte und Komplexität eine curriculare Einbettung in vielen Modulen möglich ist. Somit obliegt es den Lehrenden, welcher inhaltliche Schwerpunkt gesetzt und damit welche Kompetenzen gefördert werden sollen. Die beschriebene Fallsituation ist als bespielhafte simulierte Prüfungssequenz entwickelt worden, sodass eine Vorgabe der bereits gelehrten Inhalte obsolet scheint und eine konkrete curricularen Einbettung nicht vorgenommen wurde.

Kompetenzbegriff

In der Literatur sind im Bereich der Kompetenzforschung diverse Definitionen des Begriffes „Kompetenz“ im Verständnis von Wissen und Können vorhanden (Olbrich 2023). Im Allgemeinen wird der Kompetenzbegriff bezogen auf die personalen Fähigkeiten einer einzelnen Person verstanden. Im Kontext des beruflichen Handlungsfeldes wird in der Profession Pflege dann auf die Bezeichnung der Handlungskompetenz zurückgegriffen.

Die Bezeichnung der Handlungskompetenz geht in der beruflichen Bildung unter anderem auf die Kultusministerkonferenz (KMK) zurück. So wurde bereits im Jahr 2000 als Handlungskompetenz die *„Bereitschaft und Fähigkeit des einzelnen, sich in be-*

Tab. 8.8 Auflistung der einzelnen Lernbereiche und Module der WBVO-Pflege NRW (WBVO-Pflege-NRW 2009, Anlage 1)

	Lernbereiche	Modul
I.	Fallsteuerung im Sinne der Bezugspflege	1.1 Beziehungsgestaltung
		1.2 Fallsteuerung
II.	Professionelles Handeln in komplexen Pflegesituationen	2.1 Professionelles Handeln in komplexen Pflegesituationen mit bewusstseins-, wahrnehmungs- und entwicklungsbeeinträchtigten Menschen
		2.2 Professionelles Handeln in komplexen Pflegesituationen mit atmungsbeeinträchtigten Menschen
		2.3 Professionelles Handeln in komplexen Pflegesituationen mit herzkreislaufbeeinträchtigten Menschen
		2.4 Professionelles Handeln in komplexen Pflegesituationen mit abwehrgeschwächten und an Infektionen leidenden Menschen
		2.5 Professionelles Handeln in komplexen Pflegesituationen mit bewegungsbeeinträchtigten Menschen
		2.6 Professionelles Handeln in komplexen Pflegesituationen mit Menschen mit Beeinträchtigung der Ernährung, der Ausscheidung und des Stoffwechsels
		2.7 Professionelles Handeln im prä-, intra- und postoperativem Umfeld

ruflichen, gesellschaftlichen und privaten Situationen sachgerecht durchdacht sowie individuell und sozial verantwortlich zu verhalten" definiert (Sekretariat der Ständigen Konferenz der Kultusminister der Länder in der Bundesrepublik Deutschland 2000). In dieser Definition steht nicht die Handlung im Vordergrund, sondern vielmehr das bewusste motivorientierte und gezielte Verhalten einer einzelnen Person. Anhand der Bezeichnung „Handlungskompetenz" und im Kontext von Bildung ist eher von einer Assoziation bezogen auf das berufliche Handlungsfeld auszugehen. Jedoch inkludiert diese Definition der KMK sowohl das Verhalten in gesellschaftlichen als auch in privaten Situationen. Diese Definition bezieht sich auf eine Person, die mit ihrem fachlichen Wissen und Erkenntnissen bewusste motivorientierte und gezielte Handlungen ausübt.

Dabei wird zwischen der kognitiven und funktionalen Kompetenz unterschieden. Unter der kognitiven Kompetenz wird das Erfahrungswissen bzw. implizite Wissen mit dem Einsatz von Theorien und Konzepten sowie das allgemein vorhandene Wissen verstanden. Dagegen werden unter der funktionalen Kompetenz Fertigkeiten erfasst, die zur Ausübung expliziter Tätigkeit von Bedeutung sind (Olbrich 2023).

Jedoch ist unter pflegerischem Handeln weitaus mehr zu verstehen als nur das strikte Anwenden gelernter Fähig- und Fertigkeiten.

Das pflegerische Handeln lässt sich in vier Dimensionen differenzieren, die alle diverse Handlungsmerkmale vereinen. Es wird zwischen dem *regelgeleiteten Handeln*, dem *situativ-beurteilenden Handeln* sowie dem *reflektierenden Handeln* und dem *aktiv-ethischen Handeln* differenziert (Olbrich 2023).

Unter dem *regelgeleiteten* pflegerischen *Handeln* wird die situationsorientierte Anwendung von gelerntem Regelwissen nach allgemeingültigen Vorgaben verstanden. Darunter fallen beispielsweise standardisierte Abläufe, die gelehrt und demnach in der spezifischen Literatur verfügbar sind (Olbrich 2023). Das *situativ-beurteilende Handeln* bezieht sich, anders als das *regelgeleitete Handeln*, auf situations- und kontextorientierte Handlungen, die individuell auf eine Patientin abgestimmt werden. Dabei wird die Handlung zielgeleitet ausgeführt. Hierbei ist die antizipatorische Fähigkeit, bedürfnisorientierte und bedarfsangepasste Ziele der pflegerischen und/oder der ärztlichen Tätigkeiten zu forcieren, entscheidend. Diese werden dann in der Darstellung der Pflegeplanung und dem Pflegeprozess an sich zum Ausdruck gebracht.

In der Dimension des *reflektierenden Handelns* steht mitunter nicht nur die zu Pflegende/Patientin im

Zentrum der Reflexion, sondern hierbei wird die eigene subjektive Dimension der Pflegefachkraft durch Gefühle und Gedanken verbalisiert und als Selbstreflexion zum Ausdruck gebracht. Darüber hinaus ist nicht die Subjekt-Objekt-Ebene zwischen Pflegefachkraft und Patient zu erkennen, sondern vielmehr die gelebte Intersubjektivität, da die Pflegefachkraft sich in die Situation der Patientin hineinversetzten kann und sie somit als Individuum ansieht. Diese Fähigkeit wird in Form von Empathie sichtbar. Mithilfe der Kommunikation kann sowohl die Intersubjektivität als auch die Empathie zum Ausdruck gebracht werden. Somit kann die Kommunikation als wichtigstes Medium der Beziehungsarbeit zwischen Pflegefachkraft und Patientin bezeichnet werden (Olbrich 2023).

Die vierte und letzte Dimension des pflegerischen Handelns ist das *aktiv-ethische Handeln.* Hierbei steht die bewusste und aktive Auseinandersetzung der Norm- und Wertvorstellungen der Patientin im Mittelpunkt. Pflegende agieren dabei als Anwälte der Patienten und stehen für die ethischen und moralischen Vorstellungen der Patientin ein. Mitunter handeln die Pflegenden entsprechend den ethischen Vorstellungen der Patientin und setzten sich bei Bedarf als deren Fürsprecher ein. Dies erfordert ein hohes Maß an Reflexionsfähigkeit und Empathieverständnis seitens der Pflegefachkraft. Das birgt die Gefahr von ethischen Dilemmata, da Pflegefachkräfte sich aktiv für die ethischen Wertvorstellungen der Patienten einsetzen und diese mitunter mit ihren eigenen Wertvorstellungen kollidieren können. Auch im Austausch im interprofessionellen Team birgt dieses individuelle Empathieverständnis mitunter Konfliktpotenzial. So ist der Wille der Patientin nicht immer mit der kurativ intendierten, medizinischen Behandlung gleichzusetzten. Diese Dimension des pflegerischen Handelns ist beispielsweise in ethischen Fallbesprechungen und/oder ethischen Visiten, die häufig auf den Intensivstationen durchgeführt werden, von Bedeutung. So fungieren Pflegefachkräfte in solchen Fallbesprechungen als Fürsprecher der Patientin, aber nehmen gleichzeitig auch die Rolle der betreuenden Pflegefachkraft der Patientin ein. Dies stellt eine große Herausforderung dar, da häufig lebenslimitierende Entscheidungen getroffen werden. Häufig steht die Problemanalyse einer ethischen Fragestellung im interprofessionellen Team und den Angehörigen unter Berücksichtigung des mutmaßlichen

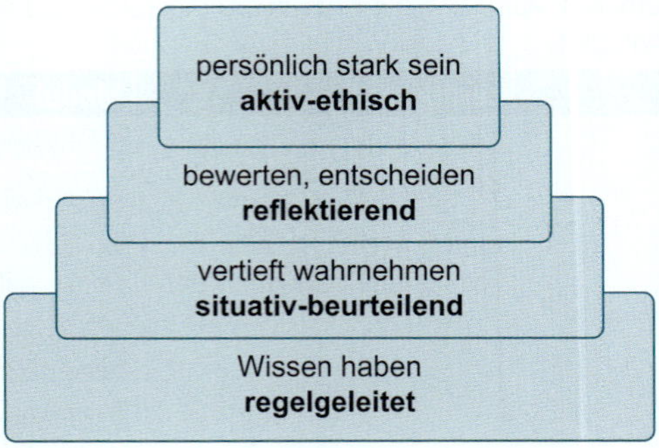

Abb. 8.10 Die vier Dimensionen des pflegerischen Handelns [M1657/L143]

Willens der Patientin im Fokus. Gegebenenfalls dreht es sich hier um mögliche Therapielimitierungen, auch wenn die Entscheidung über eine mögliche Therapielimitierung nicht der ausschlaggebende Grund für eine ethische Fallbesprechung sein muss. Jedoch haben ethische Fallbesprechungen nicht nur im Einsatz von Therapieentscheidungen ihre Daseinsberechtigung. Auch in Bezug auf belastende Situationen für die Pflegefachkräfte auf der Intensivstation gewinnen Fallbesprechungen immer mehr an Bedeutung. So finden multiprofessionelle Fallbesprechungen auch zur Analyse und Bewältigung von belastenden Situationen im Klinikalltag einer Intensivstation vermehrt Anwendung (Mark und Heinicke 2019).

Die vier Dimensionen des pflegerischen Handelns stehen in einem inneren Zusammenhang, der in ➤ Abb. 8.10 dargestellt ist. So ist von einer hierarchischen Struktur der einzelnen Dimensionen auszugehen.

Beispielsweise stellt die Reflexionsfähigkeit den Kern jedes ethisch-aktiven Handelns dar. Letzteres stellt allgemein die komplexeste Dimension dar, da eine Vielzahl von Fähigkeiten vorausgesetzt wird, um ethisch handeln zu können. Dies reicht vom Regelwissen und dessen Anwendung (regelgeleitet), über die aktive Situationseinschätzung und die darauf basierende Handlung (situativ-beurteilend) bis hin zur Reflexion nicht nur der Patientenperspektive, sondern mitunter auch der eigenen Person mit den eigenen Emotionen und Gedanken (reflektierend). Hieraus folgt die Reaktion nach reflektierender Auseinandersetzung sowohl der eigenen als auch der Moral- und Wertvorstellung der Patientin.

Voraussetzung für das regelgeleitete Handeln ist das Vorhandensein von Fachwissen (Olbrich 2023). Demnach kann das Erkenntnislernen als Grundvoraussetzung zur Erweiterung der Handlungskompetenz angesehen werden. So können in dem geschützten und simulierten Raum durch stetiges Wiederholen auch die psychomotorischen Fähigkeiten der Teilnehmerinnen erprobt und damit gefördert werden (Feilhuber 2018). Durch stetiges Wiederholen der Simulationssituationen werden Fehler bewusster wahrgenommen und können nach konstruktivem Feedback die Reflexionsfähigkeit des eigenen beruflichen Handelns fördern. Besonders im Kontext des Risikobereichs von intensivpflegerischer und medizinischer Tätigkeit ist fehlerhaftes Verhalten oft mit fatalen Folgen verbunden, sodass Fehler nicht nur aus ethischen und moralischen Gründen als Lernwergzeug genutzt werden können. Im Rahmen von Simulation ist das situierte Lernen im geschützten Lernraum möglich (Breuer 2018).

Die Dimensionen pflegerischen Handelns umfassen mitunter eine Vielzahl von Fähig- und Fertigkeiten, die im Rahmen pflegerischer Arbeit von Bedeutung sind. Dabei ist zu berücksichtigen, dass Fähigkeiten als eindimensionale Komponenten der Kompetenzen bezeichnet werden können und weder transaktional noch interaktiv einsetzbar sind, sondern vielmehr auf ein Objekt oder eine Handlung gerichtet werden. Somit können das zugrundeliegende Wissen und Können als Basis der Kompetenz bezeichnet werden (Olbrich 2023).

Die Lehr-Lernmethode Simulation bietet Lernenden die Möglichkeit, eine Vielzahl von Kompetenzen zu erlernen und zu festigen. Mitunter geschieht der Kompetenzerwerb auch subtil und für den Lehrenden nicht immer sichtbar, weshalb es nach jeder Simulationssequenz einer Reflexion durch die Teilnehmenden bedarf. Mithilfe geleiteter Reflexionsfragen können so der Lernprozess evaluiert, das Neu-Gelernte gefestigt, mögliche Wissenslücken geschlossen sowie unverstandene Aspekte korrigiert werden. Zudem können komplexere Handlungsabfolgen analysiert und dadurch gefestigt werden. Eine Kombination mit Demonstrationen im Rahmen der Simulationssequenzen und Reflexionseinheiten ermöglicht eine Fokussierung des Regelwissens.

Die dreijährige Grundausbildung zur Pflegefachfrau/zum Pflegefachmann, bzw. vorherige Ausbildungsformen, fördert bereits elementare Grundlagen der beruflichen Handlungskompetenz, die im Rahmen der spezifischen Weiterbildung dem Aufgabenfeld entsprechend spezifiziert und intensiviert werden. Um allgemein den Kompetenzerwerb von Pflegenden zu operationalisieren, griff Patricia Benner auf das Dreyfus-Modell zurück, welches von dem Mathematiker und Systemanalytiker Stuart Dreyfus und dem Philosophen Hubert Dreyfus entwickelt wurde. Gegenstand dieses situativen Modells ist, dass jeder Lernende beim Erwerben und Vertiefen von Fähigkeiten fünf Stufen des Kompetenzerwerbs durchläuft (Benner 2017). Als Kompetenzen in diesem Zusammenhang werden nicht psychomotorische Fähigkeiten oder Basiseigenschaften verstanden, sondern vielmehr geht es um Fähigkeiten *„[...] die mit pflegerischen Urteilen und Handeln zu tun haben“* (Benner 2017). Demnach werden unter Kompetenzen und/oder Fähigkeiten in diesem Kontext *„[...] das angewandte pflegerische Können in realen Praxissituationen“* verstanden (Benner 2017). Es wird zwischen der Stufe der Anfängerin, der fortgeschrittenen Anfängerin, der kompetent Pflegenden und der erfahrenen Pflegenden sowie des Pflegeexperten differenziert (Benner 2017).

Die ➤ Abb. 8.11 zeigt das Dreyfus-Modell, welches ursprünglich von Stuart E. Dreyfus und Hubert L. Dreyfus (1980) entwickelt und das im Rahmen einer Forschungsarbeit basierend auf Interviews und

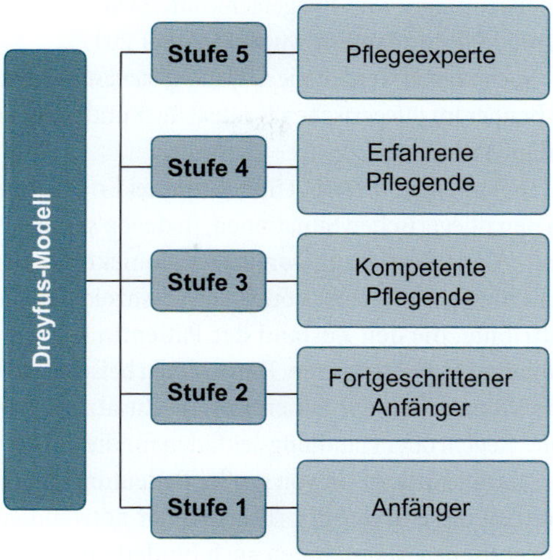

Abb. 8.11 Die fünf Stufen des Dreyfus-Modells (Grafik in Eigenerstellung, Inhalt nach Benner 2017) [M1657/L143]

8

Beobachtungen von Pflegefachkräften von P. Benner für die Pflege adaptiert wurde (Benner 2017).

Nachfolgend werden die *fünf Kompetenzstufen* nach P. Benner im pflegerischen Kontext kurz und prägnant erläutert.

Die Anfängerin verfügt über keinerlei Erfahrungen in den pflegerischen Situationen, in denen sie agieren soll. Als Hilfestellung benötigt sie objektivierbare und messbare Informationen sowie Anzeichen oder Attribute, die den Zustand der Patientin sowie die Situation charakterisieren. Dies können beispielsweise die Vitalzeichen der Patientin sein. Zusätzlich dazu sind Regeln oder Handlungsleitfäden für die klinische Praxis der Anfängerin von großer Bedeutung. Jedoch können diese in der Priorisierung der notwendigen pflegerischen Maßnahmen auch hinderlich sein, sodass die Anfängerin einer konsequenten Anleitung bedarf. Nicht nur die Auszubildende im ersten Praxiseinsatz ist eine Anfängerin, sondern jede Pflegende, die ein neues Fachgebiet kennenlernt, obwohl sie bereits über Berufserfahrung in anderen Fachgebieten verfügt, kann als Anfängerin kategorisiert werden (Benner 2017).

Die *fortgeschrittene Anfängerin* verfügt über Erfahrung, da sie bereits diverse reale Situationen bewältigt hat, sodass sie sich den *„[...] wiederkehrenden bedeutungsvollen situativen Bestandteile[n] [...]"* (Benner 2017) in einer realen Situation bewusst werden kann. Dies bedeutet, dass sie nicht messbare Attribute der Patientin, wie beispielsweise Verhaltensweisen der Patientin, erkennen und deuten kann. Um diese Einschätzung vornehmen zu können, ist entweder die bewusste Auseinandersetzung in einer konkreten Situation oder eine direkte Konfrontation durch Praxisanleiterinnen von Bedeutung. Jedoch bereitet die Einschätzung von komplexen Situationen der fortgeschrittenen Anfängerin Schwierigkeiten. Demnach ist sie nicht in der Lage, komplexe Situationen richtig einzuschätzen und prioritätengerecht zu handeln. Zur Unterstützung bedarf es einer konsequenten Anleitung und Begleitung (Benner 2017).

In der dritten Stufe des *kompetent Pflegenden* erlangt die Pflegende zunehmend an Sicherheit und Selbstständigkeit in ihrem täglichen Arbeitsfeld, wodurch die Intervalle der Anleitungssituationen verlängert werden können. Als kompetent Pflegende werden Berufsanfängerinnen mit zwei- bis dreijähriger Tätigkeit in einem oder bei Wechsel mit einem vergleichbaren Arbeitsbereich bezeichnet. Pflegende verfügen über Kompetenz, wenn sie in der Lage sind, ihre Handlungen langfristig ziel- und bedarfsorientiert auszurichten sowie sich deren Bedeutung und Reichweichte bewusst sind (Benner 2017). Somit können kompetent Pflegende ihre Pflege planvoll gestalten und verfügen über die Fähigkeit, prioritätenorientiert handeln zu können. Sie sind den Anforderungen an ihren Berufsalltag gewachsen und arbeiten effizient und organsiert. Jedoch verfügen kompetent Pflegende noch nicht über die notwendige Routine und Erfahrung von erfahrenen Pflegenden, um in ihrem Handlungsfeld schnell und flexibel agieren zu können (Benner 2017).

Die *erfahrene Pflegende* betrachtet aufgrund ihrer Erfahrungen eine Situation ganzheitlich und sieht nicht mehr nur Teilaspekte einer Situation. Die Situationen werden wahrgenommen und entsprechend nach vorangegangener Erfahrung direkt begriffen. Durch ihre Erfahrung ist es ihnen möglich, direkt den Kern der Situation zu erfassen und dementsprechend schnell und angepasst handeln zu können, ohne über mögliche Aktionen und Reaktionen nachdenken zu müssen. Erfahrene Pflegende können Abweichungen vom Normalen sowie Probleme erfassen. Sie haben Vertrauen in ihre eigenen Fähigkeiten und können relevante Situationen einschätzen, wodurch Überforderung in dieser Kompetenzstufe seltener vorhanden ist. Pflegende, die ca. drei bis fünf Jahre in einem Bereich gearbeitet haben, verfügen über einen hohen Erfahrungsschatz und können der Kompetenzstufe des erfahrenen Pflegenden zugeteilt werden.

Die *Pflegeexpertin,* die der fünften Stufe zugeordnet wird, handelt nach ihrem Verständnis angemessen und ist dafür nicht ausschließlich auf Regeln, Richtlinien oder Maximen angewiesen. Sie ist in der Lage, besondere Situationen rasch zu erfassen und auch in ungewohnten und neuen Situationen intuitiv zu handeln. Pflegefachkräfte auf der Stufe des Experten sind beispielsweise in der Lage, Notfallsituationen schnell zu erkennen, koordinierend andere Pflegefachkräfte anzuleiten und situationsangepasst handeln zu können. Klinisch sind die Experten von den Pflegenden der übrigen Kompetenzstufen zu differenzieren, da sie sich durch ihr Urteilvermögen und den Umgang mit komplexen klinischen Problemen abheben (Benner 2017). Nach ca. acht bis zehn Jahren im gleichen Arbeitsbereich kann eine Pflegefachkraft als Expertin bezeichnet werden. Von Vorteil ist, dass Pflegeexpertinnen die Kompetenz besitzen, anderen Pflegefachkräften beratend zur Seite zu stehen. Die Expertin ist in der Lage, Zustandsverschlechterungen der Patientin frühzeitig zu erkennen und somit auf mögliche notwendige medizinische Maßnahmen hinzuweisen (Benner 2017) bzw. diese auch einleiten zu können. Besonders im Kontext der Intensivpflege haben Pflegeexpertinnen die Möglichkeiten, ihre Expertise und Beobachtungen mit anderen Pflegenden sowie im interdisziplinären Team auszutauschen und damit eine stetige Verbesserung der Patientenversorgung voranzubringen und zu unterstützen.

Am Beispiel der Berufsausbildung lässt sich dies plastisch darstellen. Zu Beginn der Ausbildung befindet sich die Auszubildene auf der ersten Stufe (Anfängerin), da im Wesentlichen keine Grundkenntnisse und Kompetenzen vorausgesetzt werden können. Im Laufe der Ausbildung entwickelt die Auszubildene Fähig- und Fertigkeiten, durch die ihre Handlungen sicher und direkt ausgeübt werden können. Jedoch ist auch nach ihrem pflegerischen Examen noch nicht die Stufe des Pflegeexperten erreicht, da die intuitiven Handlungen in den unterschiedlichsten Situationen erst im Laufe der Berufsjahre gefestigt werden können. Berufsanfängerinnen in den verschiedensten Bereichen der pflegerischen Versorgung sind in der Stufe der fortgeschrittenen Anfängerin einzuordnen.

Da die Intensivpflege ein spezieller Handlungsbereich in der Pflege ist, fangen neue Mitarbeiterinnen auf der Intensivstation als Anfängerin an. Erst im Laufe des Berufslebens laufen spezielle Handlungsabläufe routiniert und intuitiv ab, sodass nach drei- bis fünfjähriger Tätigkeit die Stufe der erfahrenen Pflegenden erreicht werden kann (Benner 2017). Die Fachweiterbildung für Intensivpflege kann als wesentlicher Schritt dazu angesehen werden, in den verschiedensten kritischen Situationen auf gelernte Fähig- und Fertigkeiten zurückzugreifen, die ein routiniertes, zielgerichtetes und situativ korrektes Handeln ermöglichen. Somit kann in einzelnen Bereichen die Stufe des Pflegeexperten mithilfe der Fachweiterbildung erreicht werden, wobei ein eindeutig intuitives Handeln erst nach einigen Berufsjahren möglich ist.

Rahmenbedingungen des Szenarios

Das vorliegende Szenario ist als Prüfungsszenario für die Weiterbildung für Intensivpflege und Anästhesie konzipiert worden. Die Prüfungssituation wird als Einzelsimulation mit Schauspielpatientinnen durchgeführt. Ziel soll es sein, pro Seminartag mehrere Teilnehmerinnen unter Zuhilfenahme der Lehr-Lernmethode Simulation zu prüfen. Das beschriebene Prüfungsszenario ist sowohl zeitlich als auch personell als umfangreich zu betrachten, sodass bei mangelnden zeitlichen Vakanzen die Simulationseinheit verkürzt werden kann.
Im Rahmen von Lehre und Weiterbildung ist es für ein lernförderliches Klima von entscheidender Bedeutung, wenn den Teilnehmenden die zu erwerbenden Kompetenzen transparent gemacht werden (SimNAT 2024). Dies trägt auch zum kompetenzorientierten Prüfen bei (➤ Tab. 8.9).

Die ➤ Abb. 8.12 stellt den Prozess einer Simulationsprüfung dar und fasst die allgemeinen Rahmenbedingungen des entwickelten Prüfungsszenarios zusammen.

Prebriefing

Im Allgemeinen dient das Prebriefing als Vorbereitungs- und Orientierungsphase (SimNAT 2024), in der den Teilnehmerinnen das Ankommen ermöglicht wird und sie über das weitere Procedere instruiert werden. Ziel des Prebriefings ist es, eine konstruktive und wertschätzende Lernumgebung zu schaffen.

Das beschriebene Simulationsszenario ist als bespielhafte Prüfungssequenz konzipiert worden. Damit die Prüfungssituation realistisch umsetzbar ist, sollte vorab den Teilnehmerinnen die Lernumgebung sowie das vorhandene Equipment bekannt und vertraut gemacht worden sein. Für den Erfolg der Prüfung ist von besonderer Bedeutung, dass die Abläufe, die Umgebung sowie das Material den Teilnehmerinnen vertraut sind. Nur so ist die Performanz der Teilnehmerinnen valide und fair bewertbar.

Damit diese Prüfungssituation für die Teilnehmerinnen umsetzbar ist es, sollte Orientierung und Vertrautheit für die folgende Simulationssituation aufgebaut werden. Das Prebriefing umfasst somit alle Aktivitäten, die unmittelbar vor der Simulation

Tab. 8.9 Rahmenbedingungen des entwickelten Szenarios

Teilnehmende Personen:	• 2 Schauspielpatientinnen (Patientin/Stationsarzt) • 1 Teilnehmerin aus der Weiterbildung für Intensivpflege und Anästhesie • 1–2 Personen, die die Technik überwachen • Ggf. Lehrkräfte, die die Facilitatorin unterstützen • 1–2 Facilitatorinen
Benötigte Materialien:	• Zimmer mit Ausrüstung einer Intensivstation • Apparative Überwachung • Sauerstoffmaske • Materialien für High-Flow-Sauerstofftherapie • Materialien für Zentralvenösen Gefäßzugang (ZVK) • Materialien für arteriellen Gefäßzugang mit Reservoir und Kunstblut • Materialien für die Infusionstherapie (Kristalloide Flüssigkeiten 1 000 ml und 500 ml Sterofundin® ISO-Infusionslösung, Infusionsbestecke) • Infusionsständer, 6 Perfusoren und 2 Infusomaten • Funktionsbereite Beatmungsmaschine für die High-Flow-Sauerstofftherapie mit aktiver Atemgasbefeuchtung • Materialien für die Katecholamintherapie (Perfusorspritze mit zwei Leitungen, Flasche 50 ml NACL 0,9 %, Arterenol® 1 mg/50 ml Flasche, 5 ml Spritze, Aufziehkanüle, Spritzenabwurf, Desinfektionsmittel) • Technische Ausstattung (Kamera, Headset für Facilitatorin) • Vorbereiteter Notfallwagen (nach Standard der Intensivstation: Notfallmedikamente, verschiedene Tuben, Spritzen, Magensonde, Koniotomieset, …) • Stethoskop • Handschuhe, Händedesinfektionsmittel
Vorbereitung des/der Simulationspatienten/in:	• Oberkörper mit Krankenhaushemd, Unterkörper mit Hose bekleidet • Lippen blau und Gesicht weißlich/leicht gräulich geschminkt • Schweißperlen auf der Stirn • ZVK an der rechten Vena jugularis interna (aufgeklebt) • Arterieller Zugang an der Arteria radialis rechts mit Reservoir und Kunstblut gefüllt (aufgeklebt) • Das Monitoring ist angeschlossen (Herzfrequenz, arterieller Blutdruck, Sauerstoffsättigung) • 2 Perfusoren sind in Betrieb und am ZVK angeschlossen (2 Katecholaminperfusoren) • Kristalloide Flüssigkeit ist am ZVK angeschlossen (1 000 ml über Infusomaten, 1 000 ml als freilaufende Infusion) • Beatmungsmaschine ist bereits für die High-Flow-Sauerstofftherapie vorbereitet
Simulationsbeschreibung:	• Benötigte Vorbereitungszeit Teilnehmerin: 5 Minuten • Benötigte Simulationszeit: insgesamt 20 Minten • Benötigte Zeit für monologisches reflexives Debriefing: max. 15 Minuten • Wichtiger Hinweis: – Die Simulation wird mit Unterstützung der Videographie als Einzelsimulation für die Teilnehmerin durchgeführt. – Der Simulationsraum sollte so gestaltet sein, dass während der Simulation bei Bedarf zusätzlich benötigte Materialien aus den Schränken genommen werden können.

Tab. 8.9 Rahmenbedingungen des entwickelten Szenarios *(Forts.)*

Instruktionen: 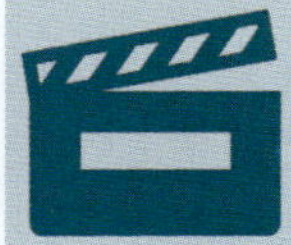	• Facilitatorin instruiert die Teilnehmerin: Es handelt sich um eine 44-jährige Patientin, die bereits seit zwei Tagen auf der Intensivstation liegt. Ihr Zustand hat sich aktuell sowohl hämodynamisch als auch respiratorisch verschlechtert. Die Patientin ist bereits mit einem zentralvenösen sowie arteriellen Gefäßzugang versorgt. Aktuell werden über den zentralvenösen Gefäßzugang Katecholamine und Kristalloide Infusionslösung infundiert. • Aktuelle Vitalzeichen: – RR: 110/65 mmHg – HF: 145bpm – Atemfrequenz: 38 Atemzüge/Minute – Aktuelle Sauerstoffkonzentration: 8 l über O2 Maske – Sauerstoffsättigung: 92 % – Temperatur: 38,9 °C (tympanal) – Haut: Blass, kaltschweißig, gräulich

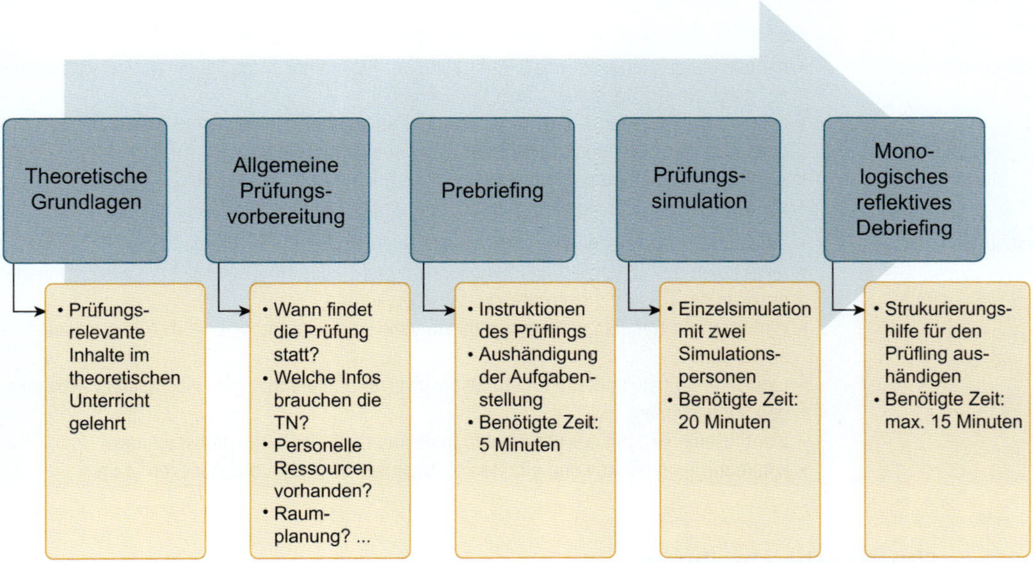

Abb. 8.12 Prozess einer Simulationsprüfung [M1657/L143]

stattfinden. Dadurch wird eine Lernumgebung bzw. Lernatmosphäre, die durch Vertrauen, Respekt und Integrität geprägt sein soll, etabliert (SimNAT 2024).

Die Simulationspersonen werden unabhängig von den Teilnehmerinnen gebrieft. Schauspielpatientinnen sind bestenfalls besonders geschulte und qualifizierte Personen, denen solche Szenarien bekannt sind.

Zur einfacheren Transformation folgt die Rollen- und Situationsbeschreibung für die Schauspielpatientinnen in diesem Szenario.

Rollenbeschreibungen zur Aushändigung für die Simulationspersonen:

Situationsbeschreibung

Rollenbeschreibung Stationsärztin:
Sie spielen eine souveräne, kompetente und hilfsbereite sowie erfahrene und kollegiale Intensivmedizinerin/Stationsärztin.

Sie drängen sich nicht in den Vordergrund und lassen die Teilnehmerinnen agieren.

Tab. 8.10 Zu fördernde Kompetenzen für das entwickelte Szenario

Kompetenzdimension	Die Teilnehmenden …
Fachkompetenz	• bereiten atemunterstützende oder atemersetzende Materialien bzw. Geräte fachgerecht vor. • identifizieren lebensbedrohliche Symptome und reagieren fachgerecht darauf. • identifizieren Symptome einer respiratorischen Verschlechterung und initiieren in Absprache mit der Ärztin weitere Maßnahmen. • führen die Vorbereitung und Anwendung der kreislaufunterstützenden Medikamente fachgerecht durch. • identifizieren die Indikationen von kreislaufunterstützenden Medikamenten und deren Nebenwirkungen. • steuern den Prozess der medikamentösen Kreislaufunterstützung anhand der apparativen Überwachung nach Absprache mit der Ärztin und dem MAD (mittleren arteriellen Druck). • bereiten den Notfallwagen fachgerecht auf. • bereiten die Materialien für eine Intubation fachgerecht vor und assistieren bei der Intubation. • bereiten die Materialien für eine High-Flow-Sauerstofftherapie fachgerecht vor und führen diese entsprechend den Indikationen durch. • führen die Überprüfung der apparativen Überwachung der Herz-Kreislauf- sowie Atmungsfunktion fachgerecht durch. • erkennen das präsentierte Symptombild und reagieren fachgerecht darauf.
Sozialkompetenz	• berücksichtigen die emotionale Verfassung der Patientinnen und Patienten und signalisieren auf diese Weise Zuwendung, Trost und Sicherheit. • nehmen die Todesangst und Symptome der Patientinnen und Patienten wahr und passen emphatisch und fachgerecht die High-Flow-Sauerstofftherapie an. • kommunizieren interdisziplinär und leiten wichtige Informationen weiter. • kooperieren und kommunizieren sicher und professionell im multiprofessionellen Team.
Selbstkompetenz	• reflektieren ihren eigenen Lernprozess innerhalb des Debriefings anhand des 3D-Modells. • reflektieren das gegenwärtige Pflegehandeln und stellen Überlegungen an, wie die Pflegepraxis in der Zukunft weiterentwickelt werden könnte. • evaluieren ihr Handeln und können ihr Handeln situationsentsprechend revidieren und neu ausrichten. • reduzieren Ängste und Stress mithilfe positiver, informierender, die Selbstheilung aktivierenden Suggestionen. • identifizieren sich mit der geforderten Rolle innerhalb des Simulationsszenarios. • kommunizieren effektiv und arbeiten professionell im multiprofessionellen Team.

8

Situationsbeschreibung

Rollenbeschreibung Patientin:
Sie spielen eine 44-jährige Frau, die primär mit einer Lungenentzündung ins Krankenhaus kommt. Ihr Zustand verschlechtert sich rapide, sodass Sie intensivmedizinisch behandelt werden müssen. Sie erhalten eine High-Flow-Sauerstofftherapie über eine Nasenbrille.

Sie waren noch nie ernsthaft erkrankt. Sie haben stärkste Luftnot und Todesangst.

Sie werden von den Teilnehmerinnen an der Schulter oder dem Oberkörper berührt.

Angaben zu den zu fördernden Kompetenzen

In der ➤ Tab. 8.10 sind die anzubahnenden Kompetenzen anhand der Kompetenzdimensionen der KMK (2021) in Fach-, Sozial-, und Selbstkompetenz gegliedert, wobei die Dimensionen Lernkompetenz, kommunikative Kompetenz und Methodenkompetenz als immanenter Bestandteil zu betrachten sind. Die bereits erläuterten Kompetenzdimensionen nach Olbrich (2023) sind in die formulierten anzubahnenden Kompetenzen integriert. Eine inhaltliche Legitimation ist anhand der *„Unterdomäne 3 Durchführung der Pflege – Die Intensivpflegeperson ist in der Lage Kom-*

Tab. 8.11 Angaben zum Simulationsszenario

Szenenbeschreibung	
Setting, Inhalt, Raum/Ort	Das Szenario findet in einem Zimmer der Intensivstation im Krankenhaus statt. Dies bedeutet, dass eine vollständige apparative Überwachung (Simulation der Vitalzeichen) sowohl mit Simulationspersonen als auch mit einem Simulator technisch möglich ist.
Klarer Anfang	Das Simulationsszenario beginnt, nachdem die Teilnehmerin die Instruktionen erhalten hat. Die Patientin liegt bereits ängstlich und mit Luftnot im Intensivpflegezimmer. Die Lernende begrüßt die Patientin und erfasst die Situation.
Klares Ende	Das Szenario wird durch die Facilitatorin zu dem Zeitpunkt, an dem die Stationsärztin beschließt, die Patientin zu intubieren, beendet.
Konflikt	Die Patientin hat Luftnot, fühlt sich hilflos und hat Todesangst.
Angaben zu den beteiligten Personen	
Rollenbeschreibung Patientin:	Frau Maria S. ist am 12.12.1980 in Münster als zweites von drei Kindern geboren. Sie ist in Münster aufgewachsen und beendete ihre Schullaufbahn mit dem Abitur. Sie liebt Kinder, deswegen ist Frau S. Erzieherin geworden. Sie reist sehr gerne und war zuletzt vor einer Woche mit ihrem langjährigen Lebensgefährten an der Mosel. Frau S. ist eine selbstbewusste, bodenständige und ehrgeizige Frau, die noch nie ernsthaft erkrankt war.
Rollenbeschreibung Ärztin:	Die Ärztin soll als eine souveräne, kompetente und hilfsbereite sowie erfahrene und kollegiale Intensivmedizinerin/Stationsärztin dargestellt werden. Das Alter der Ärztin und ihre Biografie sowie ihre Ethnie ist für die Performanz in diesem Szenario von geringerer Bedeutung. Sie ist nicht aufdringlich und lässt die Teilnehmerin agieren.
Aufgabenstellung für den Teilnehmenden	Die Teilnehmerin hat die Aufgabe, sowohl die High-Flow-Sauerstoff-Therapie fachgerecht einzusetzen als auch die hämodynamische und respiratorische Situation zu koordinieren und dementsprechend zu handeln sowie das Erleben der High-Flow-Sauerstofftherapie für die Patientin zu erleichtern.

petenz in folgenden Bereichen zu zeigen: 3.3. Intensivpflegetechniken – Tätigkeitsprofil" des Intensivpflegekompetenzrahmens der Europäischen Föderation der Intensivpflegeverbände (EfCCNAa 2014) gegeben. Zudem sind die zu fördernden Kompetenzen an die Lernergebnisse des „Moduls 2.2. Professionelles Handeln in komplexen Pflegesituationen mit atmungsbeeinträchtigten Menschen" angelehnt.

Angaben zum Simulationsszenario

In der Simulationssequenz stehen die respiratorische und hämodynamische Verschlechterung der Patientin und die daraus resultierenden medizinischen und pflegerischen Maßnahmen im Vordergrund (Deutsche Gesellschaft für Pneumologie und Beatmungsmedizin 2023).

Die Patientin erhält zur weiteren Sauerstoffversorgung und Behandlung der Hypoxämie (verminderter Sauerstoffgehalt im Blut) eine High-Flow-Sauerstofftherapie. Das Erleben der High-Flow-Sauerstofftherapie der jungen Patientin steht dabei im Fokus der Simulationssequenz. Die Sequenz endet kurz nach Anschluss der High-Flow-Sauerstofftherapie.

Das konzipierte Simulationsszenario ist so durchführbar, dass verschiedene Komplexitätsstufen, die anhand der zugrundeliegenden inneren Struktur und der Umsetzung des Szenarios individuell angepasst werden können, darstellbar sind. Zudem kann darüber hinaus auch ein spezifischer Fokus einer jeden Facilitatorin anhand der möglichen anzubahnenden Kompetenzen abgebildet werden. So obliegt es der Lehrenden, anhand der dargestellten Kompetenzen das Simulationsszenario kompetenzorientiert und komplexitätsvariabel durchführen zu können (➤ Tab. 8.11).

Tab. 8.12 Geplanter Ablauf des Prüfungsszenarios: Das Erleben der High-Flow-Sauerstofftherapie

Erwartete Handlung TN	Antizipierte Abweichung	Mögliche Gesprächsvorschläge	Hinweise
TN begrüßt die Patientin und desinfiziert sich dabei die Hände. TN reagiert und beruhigt die Patientin. TN bringt die Patientin in eine atemunterstützende Lagerung. TN regiert auf die neuen Vitalzeichen und bespricht mit der Stationsärztin, dass sie jetzt die Laufrate des Katecholamin-Perfusors anpassen würde und erneut 2 l Kristalloide Infusionslösung anhängt. Sie erklärt der Patientin ihre Handlung. TN überwacht den Kreislauf und passt die Laufrate des Perfusors weiter den Vitalwerten an.	TN erkennt die Situation nicht, ignoriert die Angst der Patientin. TN ignoriert die hämodynamische Verschlechterung.	Patientin stöhnt und ringt nach Luft. „Ich bekomme keine Luft mehr." Patientin wird währenddessen immer unruhiger. „Hilfe, ich bekomme keine Luft mehr. Ich kann nicht mehr!"	**Instruktionen der Simulationsperson durch Facilitatorin:** (ohne Beisein TN und Stationsärztin): Gefühle und Angst vor der High-Flow-Sauerstofftherapie sowie Todesangst, Unruhe und Luftnot sollen verdeutlicht werden. Instruktionen TN und Stationsärztin: Zustandsverschlechterung respiratorisch und hämodynamisch, Patientin wird zunehmend unruhiger. Erneute Vitalzeichen werden auf dem Monitor sichtbar. **HF: 170 bpm** **RR: 80/50 mmHg** **AF: 35/min** **SpO_2: Schwankungen 84 %–87 %**
TN nimmt eine Blutgasanalyse (BGA) ab.	Falls keine BGA durch die TN selbstständig abgenommen wird, kann die Stationsärztin drauf hinweisen oder die Facilitatorin.	Stationsärztin: „Hast du bereits eine Beatmungsmaschine vorbereitet? Ich würde vorschlagen, dass wir jetzt mit der High-Flow-Sauerstofftherapie anfangen, und wenn das nicht hilft, dann würde ich intubieren."	Erneute Verschlechterung der Vitalzeichen: **HF: 180 bpm** **RR: 70/50 mmHg** **SpO_2: Schwankungen 80 %–87 %** Stationsärztin bespricht dann das weitere Procedere mit der Patientin. **Facilitatorin gibt die Ergebnisse der BGA durch: pH 7,37, pO_2 67 mmHg, pCO_2 30 mmHg, BE -1,2, Lactat 4 mmol/l**
TN führt ein beruhigendes Gespräch mit der Patientin. Sie beachtet dauerhaft die Kreislauffunktionen auf dem Monitor. TN bereitet die High-Flow-Sauerstofftherapie vor. TN beginnt der Patientin zu erklären, wie die High-Flow-Sauerstofftherapie beginnt, und versucht ihr die Nasenbrille anzulegen und beruhigt sie dabei.		Patientin ist weiterhin luftnötig, blass und zeitweise unruhig. Sie wirkt zunehmend erschöpft.	

8

Tab. 8.12 Geplanter Ablauf des Prüfungsszenarios: Das Erleben der High-Flow-Sauerstofftherapie *(Forts.)*

Erwartete Handlung TN	Antizipierte Abweichung	Mögliche Gesprächsvorschläge	Hinweise
TN redet der Patientin gut zu, gibt ihr Zeit, sich an den High-Flow zu gewöhnen. TN redet beruhigend mit der Patientin.	TN ignoriert die Ängste der Patientin.	Patientin: „Bitte lassen Sie das, ich habe Angst, ich will das nicht." Patientin versucht, die Nasenbrille abzuwehren. Sie wehrt sich zunehmend, wird panisch, wedelt mit den Armen, „Bitte, lassen Sie das!" Sie schließt die Augen und toleriert den High-Flow langsam, reißt immer wieder panisch die Augen auf.	**Facilitatorin beendet das Szenario** Mit den Worten: „Vielen Dank an alle Beteiligten!"

Tab. 8.13 Exemplarische Fragestellungen für das monologische reflexive Debriefing

Defusing (Entschärfung)	• Die Simulationssequenz ist beendet, kommen wir nun zur Reflexion. • Beginnen möchte ich mit der Frage: Wie haben Sie sich in dem Szenario gefühlt? • Wie fühlen Sie sich gerade? • Was ist Ihnen in der Simulation gut gelungen?
Discovering (Erkunden)	• Mir ist eine Situation ganz besonders im Gedächtnis geblieben, werfen wir da noch einmal einen Blick drauf … • Als sich die Situation XY gestaltete, haben Sie folgendermaßen gehandelt. Erklären Sie mir, was Sie in dieser Situation bewegt hat. • Beschreiben Sie Ihren geplanten und durchgeführten Ablauf. • Warum haben Sie sich für diesen Ablauf entschieden? • Wie haben Sie sich dabei gefühlt? • Wie haben Sie die Situation mit der Patientin empfunden? • Wie ist es Ihnen damit ergangen? • Fühlten Sie sich sicher im Handeln? Warum? Warum nicht? • Was war die Herausforderung? Wie kam es dazu? • Welche Symptome konnten Sie bei der Patientin erkennen? Um welches Krankheitsbild wird es sich handeln? • Welche Komplikationen können auftreten? • Sind Ihnen solche Situationen/Krankheitsbilder bereits aus der Praxis bekannt? • Wie empfanden Sie die Kommunikation mit der Patientin? Wie empfanden Sie die Kommunikation mit der Stationsärztin? • Haben Sie auf bestimmte Kommunikationstechniken zurückgegriffen? • Wer hat die Führung in dem Szenario übernommen? Wie haben Sie die Aufgaben verteilt?
Deepening (Vertiefung)	• Es war ein aufregender Tag heute, was nehmen Sie für Erkenntnisse mit nach Hause? • Was nehmen Sie mit in Ihre intensivpflegerische Praxis?

Monologisches reflexives Debriefing der Simulation

Nach der Durchführung des Prüfungsszenarios sind die Erfahrungen der Teilnehmenden aus der simulationsbasierten Lernerfahrung durch den Prüfling zu analysieren und zu reflektieren. Hierbei ist zu beachten, dass die Selbstreflexion der Erlebnisse des Prüflings im Vordergrund steht und der interaktive Austausch eher vernachlässigt werden kann, da die Lehrenden lediglich Impulse geben. Das Debriefing ist daher als ein monologisches reflexives Debriefing zu bezeichnen, da der Prüfling die Prüfungssituation selbst reflektiert und analysiert. Diese Erfahrungen fließen dann in die Bewertung mit ein. Es ist zu empfehlen, den Prüflingen eine Strukturierungshilfe für die Selbstreflexion an die Hand zu geben. Dabei kann die Selbstreflexion beispielsweise anhand der Leitfragen des 3D-Modells nach Zigmont et al. (2011) gestaltet werden. Dies ist als ein Vorschlag zu sehen, es besteht auch die Möglichkeit, auf Reflexionsmodelle der jeweiligen Institution, wie beispielsweise das Reflexionsmodell nach Korthagen (2002), zurückzugreifen.

LITERATUR

Benner P. Stufen der Pflegekompetenz – From Notice to Expert. 3. A. Bern: hogrefe, 2017.

Breuer G. Simulators don't teach – Lernprozesse und Simulation. In St.Pierre M, Breuer G (Hrsg.). Simulation in der Medizin. Grundlegende Konzepte – klinische Anwendung Berlin: Springer, 2018. S. 76–81.

Deutsche Gesellschaft für Pneumologie und Beatmungsmedizin. S2k-Leitlinie Nichtinvasive Beatmung als Therapie der akuten respiratorischen Insuffizienz (09.03.2023). Verfügbar unter: https://register.awmf.org/de/leitlinien/detail/020-004 (letzter Zugriff: 25.02.2025)

European federation of Critical Care Nursing associations (2014). EfCCNa – Intensivpflegekompetenzrahmen deutschsprachige Ausgabe 2014. Verfügbar unter: https://www.efccna.org/images/stories/publication/2014_CC_Competencies_German.pdf (letzter Zugriff: 25.02.2025)

Feilhuber M. Simulation in der Pflegeausbildung. Entwicklung und Förderung von Pflegekompetenzen durch die Methode der Simulation. Padua, 2018; 13 (2), 129–132.

Gerick J, Sommer A, Zimmermann G. Kompetenzorientierte Prüfungsformen – Eine Praxisorientierte Hinführung. In: Gerick J, Sommer A, Zimmermann A (Hrsg.). Kompetent Prüfungen gestalten. 53 Prüfungsformate für die Hochschullehre. Münster: Waxmann 2018. S. 9–19.

Korthagen F. Schulwirklichkeit und Lehrerbildung – Reflexion der Lehrertätigkeit. Hamburg: EB-Verlag, 2002.

Mark H, Heinicke T. Wie geht's weiter, wenn wir an unsere Grenzen kommen? Intensiv, 2019;29(5): 238–242.

Ministerium des Inneren des Landes Nordrhein-Westfalen. Weiterbildungs- und Prüfungsverordnung für Pflegeberufe (WBVO-Pflege). Aus: https://recht.nrw.de/lmi/owa/br_text_anzeigen?v_id=10000000000000000749 (letzter Zugriff: 22.08.2025)

Olbrich, C. Pflegekompetenz. 4. A. Bern: hogrefe, 2023.

Rebmann M, Schlosser D. Wenn praktisches Handeln zum Bewertungsgegenstand wird – Legitimation und didaktische Einbettung der pädagogischen Diagnostik im Skills lab. Padua, 2019;14(2): 87–92.

Sekretariat der Ständigen Konferenz der Kultusminister der Länder in der Bundesrepublik Deutschland. Handreichungen für die Erarbeitung von Rahmenlehrplänen der Kultusministerkonferenz (KMK) für den berufsbezogenen Unterricht in der Berufsschule und ihre Abstimmung mit Ausbildungsordnungen des Bundes für anerkannte Ausbildungsberufe 15.09.2000. Verfügbar unter: https://frei.bszet.de/inhalt/Lehrplaene/BS/Berufsuebergreifende%20Dokumente/BS%20Handreichungen%20fuer%20die%20Erarbeitung%20von%20Rahmenlehrplaenen%202000.pdf (letzter Zugriff 26.08.2024)

SimNAT – Simulations-Netzwerk Ausbildung und Training in den Gesundheitsfachberufen e.V. Leitlinie Simulation als Lehr-Lernmethode. 2. Überarbeitung 2024. Verfügbar unter: https://www.simnat.de/download-file?file_code=-695049fd75&file_id=519

Zigmont JJ, Kappus LJ; Sudikoff SN. The 3D model of Debriefing: Defusing, Discovering, and Deepening. In: Seminars in perinatology. 2011;35(2): 52–58.

Register